Henri H. Mollaret
Jacqueline Brossollet

Alexandre Yersin

Henri H. Mollaret
Jacqueline Brossollet

Alexandre Yersin

Der Mann, der die Pest besiegte

Aus dem Französischen
von Reiner Pfleiderer

Benziger

Die französische Originalausgabe erschien 1985 unter dem Titel
Alexandre Yersin ou le vainqueur de la peste
im Verlag Fayard, Paris

ISBN 3 545 34071 6

Für Madame Yvonne Bastardot-Yersin

Inhalt

Vorwort

Seit langem ist die Pest mein Metier. Drei Wissenschaftlern verdanke ich, was ich darüber weiß: Georges Blanc, Georges Girard und Marcel Baltazard. Alle drei waren Direktoren eines Pasteur-Instituts, und zwar in Casablanca, Tananarive und Teheran, wo sie die Pest in jener Epoche kennengelernt, erforscht und bekämpft hatten, als Behandlung und Heilung noch in den Kinderschuhen steckten und wirklich Mut dazugehörte, in einer infizierten Region zu arbeiten.

Die Pest, die oft mit der Lepra verwechselt wird und von der viele glauben, sie sei ausgerottet, grassiert noch heute im Mittleren Orient, in Süd- und Ostafrika, in Asien, ja selbst in Süd- und Nordamerika. Aus Europa ist sie zwar seit mehr als einem Jahrhundert verschwunden, aber sie hat tiefe Narben hinterlassen. Wie keine andere Krankheit hat sie sich ins kollektive Unterbewußtsein eingegraben. Ich erinnere mich noch gut an den Mikrobiologiekurs im Institut Pasteur. Die Stunden über die Pest verliefen in einer ganz besonderen Atmosphäre. Georges Girard, der auf Madagaskar zwanzig Jahre lang gegen die Pest gekämpft und einen Impfstoff mit lebenden, abgeschwächten Erregern entwickelt hatte, berichtete von seinen Erfahrungen. Die Zuhörer lauschten gespannt seinen Ausführungen. Schon bald legten sie die Stifte aus der Hand, so sehr zog sie die Schilderung in ihren Bann. Die Spannung steigerte sich noch, als die technische Assistentin Madeleine Boutin den Saal betrat und unendlich vorsichtig eine Zinkplatte hereintrug, auf der unter einer Glasglocke ein seziertes und für die Vorführung präpariertes Meerschweinchen lag, das an der Pest gestorben war. Atemlose Stille herrschte, als sie die Platte auf den gekachelten Labortisch stellte und die Glasglocke hob. Niemand außer Girard durfte den Kadaver berühren. Er trug Gummihandschuhe, und die Ärmel seines Arbeitskittels waren zugebunden. Vorsichtig machte er mikroskopische Schnitte, hielt die Plättchen über die Spiritusflamme und verteilte die jetzt harmlosen Präparate an uns, damit wir sie untersuchen konnten. Jahr für Jahr wiederholte sich diese Zeremonie, und alle Zuhörer, gewarnt durch den Tod Bacons, der sich in seinem Labor in Porton angesteckt hatte, fühlten denselben Nervenkitzel, wenn der Pestkadaver hereingetragen wurde, auch Sinclair Lewis: «Die Studenten fühlten sich nicht wohl in ihrer Haut, und ein erregtes Gemurmel ging durch die Bankreihen. Man erzählte sich von einem Studenten, der sich im Labor angesteckt hatte und an den Karbunkeln gestorben war.»

Nachdem ich 1957 Mitarbeiter in der Pestabteilung des Institut Pasteur geworden war, verließ ich regelmäßig mein Labor, um die Pestgebiete in Belgisch-Kongo, Kenia, Uganda, Kasachstan, Sibirien, im iranischen Kurdistan, im Kaukasus, in Nordostbrasilien, Mauretanien, Vietnam und Kambodscha zu besuchen. Diese Missionen, die von der Weltgesundheitsorganisation initiiert worden waren, hatten zweierlei Aufgaben: Sie sollten zum einen für die Kontrolle der Nagetier-Populationen sorgen, die für die Übertragung verantwortlich sind und das Erregerreservoir bilden, zum anderen die jeweiligen Seuchenbedingungen untersuchen, die von Region zu Region variieren, je nachdem, mit welchen Nagetierarten man es zu tun hat und welche ökologischen Gegebenheiten vorliegen.

Es gibt zwei Typen von Bakteriologen. Der eine forscht im Labor, der andere vor Ort. Der Labor-Forscher behandelt den «Kolonialisten», den Waldläufer, ewigen Touristen und – trotz der Beispiele Nicolles und Laverans – wenig nobelpreisverdächtigen Kollegen gerne mit einer gewissen Herablassung. Ich erinnere mich an die ironische Anteilnahme und das offenkundige Desinteresse eines stellvertretenden Institutsdirektors, der sich die Frage nicht verkneifen konnte, wie es denn mit meiner «Mäusejagd» stehe. Yersin gehörte zum anderen Typus.

Man kann erst dann behaupten, eine Infektionskrankheit gut zu kennen, wenn ihre Geschichte lückenlos erforscht ist. Von allen Infektionskrankheiten hat die Pest unbestreitbar die bewegteste Vergangenheit. Sie zu kennen ist eine unverzichtbare Voraussetzung für die wirkungsvolle Bekämpfung der Pest in der Zukunft. Seit dem Mittelalter mit den 25 Millionen Pestopfern bemühten sich die Ärzte verzweifelt, aber ohne Erfolg darum, den Ursachen dieser Geißel der Menschheit auf die Spur zu kommen, und noch bis zum ausgehenden 18. Jahrhundert hielt die Pest Europa in ihren Krallen: Chauliac, Fracastor, Paré, Delorme, Astruc, Manget, Goiffon, Chicoyneau, Chenot, Hodge, Mead und all die anderen Forscher mußten machtlos zusehen, wie immer neue Epidemien ausbrachen.

Getrieben von dem Verlangen, hinter das Rätsel dieser Krankheit zu kommen, überwanden manche von ihnen sogar Abscheu und Furcht und sezierten Pesttote, so etwa Georgius, der nachts bei Kerzenlicht und unter freiem Himmel Autopsien vornahm.[1] Andere zwangen zum Tode Verurteilte, Kleider von Pestopfern anzuziehen und zwischen Todkranken zu schlafen, oder sie sperrten sie in infizierte Häuser. Einige «experimentierten», unter ihnen Deydier, der Hunden Galle von Pestkranken injizierte. Mutiger waren Samoïlowitz, Desgenettes, Clot-Bey, Valli und White, die sich Beuleneiter in den eigenen Körper spritzten. Doch so mutig, grausam, phantasievoll und einfallsreich die Vorläufer auch zu Werke gingen, die Pest gab ihr Geheimnis erst preis, als Yersin 1894 die verantwortliche Mikrobe entdeckte.

Um die Tragweite und die tiefere Bedeutung von Yersins Entdeckung ermessen zu können, muß man eigentlich die verzweifelten Berichte über die Pandemien des 6. Jahrhunderts und vor allem die Zeugnisse aus dem Jahr 1348 gelesen haben. Im Verlauf der Jahrhunderte, in denen Europa immer wieder von Epidemien heimgesucht worden war, hatte die Pest eine geradezu metaphysische und religiöse Dimension angenommen, so daß die Entdekkung ihres Erregers weit über die Grenzen der Bakteriologie und Medizin hinaus wirkte. Gewiß, sie weckte die Hoffnung auf einen

Impfstoff und ein Serum, sie versprach Heilung und wirksame Vorbeugung, darüber hinaus aber lieferte sie eine Erklärung für das vermeintlich Unerklärliche, mit anderen Worten: Sie entmystifizierte die Pest. Der Nachweis, daß es sich um eine ansteckende Krankheit handle, die von einem Erreger übertragen wird, brachte das übernatürliche Phänomen Pest zurück auf eine verstandesmäßig faßbare Ebene. Die Menschen brauchten nicht mehr in dauernder Angst vor ihr zu leben, und die Vorstellung von der Gottesstrafe hatte ausgespielt. Die Entdeckung der Lepra-, Cholera- und Tuberkulosebazillen sowie der Erreger vieler anderer Krankheiten war medizinisch gesehen genauso wichtig. Trotzdem erreichten diese Fortschritte nie die herausragende Bedeutung von Yersins Entdeckung.

Angesichts dieser Pioniertat, die Yersins Namen weltweit bekannt machte, mußte sein übriges Lebenswerk beinahe zwangsläufig etwas in Vergessenheit geraten. Den Pestbazillus – den *Yersinia pestis* – entdeckt zu haben, war für die Öffentlichkeit schon Ruhmestat genug. Jede andere Leistung mußte demgegenüber verblassen. Der Charakter Yersins trug überdies dazu bei. Er war schüchtern, machte sich nichts aus öffentlichen Ehrungen, gab nichts auf das Urteil anderer und mied Kongresse und Journalisten. Er sprach nie über seine Person und tat von sich aus nichts für seine Popularität.

Nur die Bakteriologen kennen die von ihm experimentell erzeugte Tuberkulose oder die Tuberkulose vom «Typ Yersin» und die drei grundlegenden Abhandlungen über die Diphtherie, für die Roux und Yersin gemeinsam verantwortlich zeichneten, wobei die Reihenfolge der Namen kein Grund ist, Yersins Beitrag zu unterschätzen.

Und wer weiß schon, daß dieser Pionier der Bakteriologie als erster Europäer die Küstenkette von Annam überquerte, zwei Jahre lang das unwirtliche und weitgehend unbekannte Land der Moi durchstreifte, in Schießereien verwickelt wurde und sich als geborener Forscher ebenso leidenschaftlich – alles, was er tat, tat er mit Leidenschaft – für unbekannte Länder interessierte wie für Orchideen, für Physik, Mechanik, Astronomie, Fotografie und Flugzeuge?

Woher rührte die unbändige Abenteuerlust dieses stillen Waadtländers, die in ihrer Art an Rimbaud erinnert und ihn immer wieder zu plötzlichen Meinungsänderungen veranlaßte? Warum verließ er das Institut Pasteur, obwohl er sich so sehr gewünscht hatte, ihm anzugehören? Warum kündigte er seine Stelle bei der Schiffahrtsgesellschaft Messageries Maritimes, von der er so lange geträumt hatte? Warum verließ er Frankreich, kurz nachdem er französischer Staatsbürger geworden war? Was waren seine Beweggründe, als er sich, mittlerweile dreißig Jahre alt und berühmt, in einem abgelegenen Fischerdorf am Chinesischen Meer vor der Welt verkroch, um sich dort beinahe ein halbes Jahrhundert lang als Pflanzer, Züchter und Astronom zu betätigen und als fast Achtzigjähriger nach einem erfüllten Leben auf seine alten Tage das Studium der griechischen und der lateinischen Sprache wiederaufzunehmen?

Wer und wie war Yersin?

Ich hatte das Glück, neben den beiden wichtigsten Informationsquellen, Henri Jacotot und Noël Bernard, sowie Yersins eigenen Publikationen etwa tausend Briefe zur Verfügung zu haben, die Yersin zwischen 1884 und 1905 an seine Mutter und nach deren Tod zwischen 1906 und 1932 an seine Schwester geschrieben hat. Yersins Großnichte, Madame Y. Bastardot-Yersin, hat sie aufbewahrt und stellte sie mir 1970 zur Verfügung. Sie sind mehr als eine Korrespondenz, eher ein Tagebuch, das Tag für Tag geführt und regelmäßig mit der Post verschickt wurde. Selten, wenn überhaupt, werden persönliche Tagebücher geführt, ohne daß die Autoren, was immer sie auch darüber sagen mögen, heimlich auf eine spätere Veröffentlichung schielen. Hier in den Briefen finden wir keine geheuchelten Bekenntnisse. Yersin schrieb seiner Mutter in einem Zug, ohne Streichungen und ohne daß er einmal Gesagtes wieder zurücknahm. Er schildert seine Gefühle, Enttäuschungen, Bedenken, Hoffnungen, Pläne, kurz alles, was er während seines ganzen Lebens sonst für sich behielt.

Verschwiegen, wortkarg, verschlossen – so erschien er allen, die mit ihm in Berührung kamen. Als «äußerst schweigsam und zugeknöpft» beschreibt ihn Marneffe.[2] Über seine Vergangenheit, «Familie, Kindheit, Studium, ließ er nie etwas verlauten», heißt es bei

Noël Bernard. «Sein ganzes Leben lang hat er nie davon erzählt. Er bewahrte eisernes Stillschweigen über alles, was Teil seines Lebens gewesen war.» Selbst seine engsten Mitarbeiter kannten seinen Vornamen nicht: «Wir sahen ihn zum ersten Mal in den Nachrufen, die ihm gewidmet waren», berichtet Bernard. Auf seiner Visitenkarte tauchte er nicht auf. Er war «Yersin», «Monsieur Yersin» oder «Dr. Yersin». Die Briefe, die er während des Studiums an die Mutter schrieb, schloß er ausnahmslos mit «In Liebe, Dein Sohn Alexandre». Nach seiner Promotion unterschrieb er nur noch mit Dr. Yersin.

Seine Verschlossenheit ging Hand in Hand mit einem unbedingten Verlangen nach Einsamkeit. Er hatte keine wirklich intimen Freunde, nur Kameraden und Kollegen.

Er lebte allein. Ungebetenen Gästen, aufdringlichen Besuchern, Offiziellen und Neugierigen ging er aus dem Weg. Die Entdekkung des Pestbazillus bescherte ihm ganze Schwärme von Besuchern, die ihm unerträglich wurden. «Unaufhörlich belästigen mich Leute, weil sie die Mikrobe sehen wollen», beklagte er sich bei Calmette. Nichts ging ihm über einsame Forschungsarbeit und die Abgeschiedenheit seiner Häuser in Suoi Giao, Hon-Ba und Lang Bian.

Hubert Marneffe beschreibt ihn als einen «kleinen, schlicht gekleideten Mann, dessen zurückhaltendes Auftreten manchmal den Eindruck erweckte, er wolle lieber verschwinden. Auf offiziellen Veranstaltungen, die er ab und zu aus purem Pflichtgefühl besuchte, wirkte er schrecklich deplaziert. Nie werde ich vergessen, welche Qualen er bei der Einweihung des Yersin-Gymnasiums 1936 in Dalat durchmachte und wie sehr er unter den Lobreden seiner Bewunderer litt.»

Seine Gleichgültigkeit gegenüber der öffentlichen Meinung, gegenüber Preisen und Ehrungen war so aufrichtig wie kompromißlos. Schon in Marburg setzte er sich über die Mißbilligung und Warnung Frau Wigands hinweg, die empört war, weil er sich mit einem jüdischen Studenten angefreundet hatte. Als ihm die Pariser Fakultät für seine Doktorarbeit eine Medaille verlieh, vergaß er, sie abzuholen. Als man ihn 1894 in die Reihen der Ehrenlegion aufgenommen hatte, wurden Stimmen von Neidern laut. Yersin machte sich nichts daraus: «Man ist neidisch auf mich. Das läßt mich vollkommen kalt.» In allen Auszeichnungen, die einem Mann wie Pasteur beispielsweise alles andere als gleichgültig waren, sah der Realist Yersin nur die praktische Seite: «Obwohl mir Ordensbänder ansonsten ziemlich gleichgültig sind, bin ich froh, daß ich das der Ehrenlegion bekommen habe. Es wird mir vieles erleichtern.»

«Vieles» will sagen: neue staatliche Aufträge, weitere Arbeitsmittel, mehr Ansehen bei den Behörden. Aber der Ruhm als solcher interessierte ihn nicht. Bezeichnend in dieser Hinsicht war Yersins Haltung bei der Kontroverse, die nach seiner Entdeckung des Pestbazillus entbrannte, als Kitasato das Verdienst der Erstentdeckung sofort für sich beanspruchte und noch bis zu seinem Tod verteidigte. Yersin muß von den Diskussionen gewußt haben, die mehrere Jahrzehnte lang die Gemüter in den gelehrten Gesellschaften erhitzten. Die einen sprachen von Yersins Bazillus, andere von Kitasatos Bazillus, dritte wiederum vom Kitasato-Yersin-Bazillus. Yersin aber hat sich in diesem Streit nie zu Wort gemeldet, um seine eponymischen Rechte zu verteidigen. Ebenso bezeichnend für seine Haltung war es, daß er Roux, Calmette und Borrel Kulturen «seines» Bazillus schickte. Obwohl er zur gleichen Zeit selbst an der Herstellung eines Pestimpfstoffs arbeitete, gab er doch seinen Kollegen damit die Möglichkeit, ihm zuvorzukommen. Dieses Risiko focht ihn nicht an: «Ich bin ganz zuversichtlich, daß Sie mit Roux schnell zu einem Resultat kommen werden», schrieb er Calmette. Nein, Ruhm war ihm völlig unwichtig. Was zählte, war allein die Freude am Forschen und der Erfolg gegen eine Krankheit.

Ebensowenig war er daran interessiert, zu publizieren: «Mir ist es gelungen, die Veröffentlichung meiner Untersuchungen über das Gallenfieber in den Zeitungen zu verhindern. Ich bin froh darüber», schrieb er 1895 anläßlich einer offiziellen Mission nach Madagaskar wegen dieser Krankheit. In fünfzig Jahren wissenschaftlicher Arbeit brachte es Yersin nur auf etwa sechzig Veröffentlichungen. Nach Jacotot ist das auf zwei Gründe zurückzuführen: Zum einen war er so bescheiden, daß es ihm unangenehm war, die Aufmerksamkeit der Öffentlichkeit auf seine Forschungen zu lenken; zum anderen entsprang seine Arbeit einem Bedürfnis, dessen Befriedigung durch eben diese Arbeit ihm genügte. Wenn er ein Thema abgeschlossen hatte, verlor er schon bald das Interesse daran. Er sprach nicht mehr darüber und nahm sich etwas anderes vor, was ihm gelegentlich den Vorwurf einbrachte, er verzettele sich wissenschaftlich. Dem war nicht so. Jede seiner Beschäftigungen ergab sich zwingend aus der vorhergehenden. Wenn er zum Züchter wurde, dann aus dem einfachen Grund, daß er Tiere für das Institut Pasteur in Nha Trang brauchte. Um sein Vieh zu ernähren, wurde er Pflanzer, und einer besseren Ernte wegen wurde er auch noch Meteorologe.

Sein klarer Verstand machte jedes Problem auf Anhieb überschaubar und präparierte das Wesentliche heraus. Seine Beobachtungsgabe war verbunden mit einem stark ausgeprägten Sinn für Genauigkeit und einem fast schon manischen Hang zur Pünktlichkeit. Er hatte einen guten Sinn für Zahlen, und seine intellektuelle Redlichkeit war über jeden Zweifel erhaben. Was er verabscheute, waren Halbheiten und Ungenauigkeiten, fehlende Gewissenhaftigkeit und mangelndes Verantwortungsgefühl. Während der dreimonatigen Expedition von Nha Trang zum Mekong ging er zu Fuß, «weil ich», wie es in seinem Bericht heißt, «meinen Chronometer selbst trug. Den Transport auf einem Elefantenrücken, auf einem Ochsengespann oder durch einen Träger hätte er bestimmt nicht unbeschadet überstanden. Im übrigen ist man gleich an Ort und Stelle, wenn man Messungen vornehmen will, und man bekommt mehr vom Land mit.» Und wie freute er sich, als er feststellte, daß sein Chronometer während der gesamten Reise nur um 4 Sekunden falsch gegangen war!

Ebensowenig wie aus Ehrungen machte Yersin sich aus Geld. Er war anspruchslos, kleidete sich einfach, ja sogar ärmlich (als er sich bei «Choque» in Paris 1936 einen Anzug kaufte, war ihm das eine Eintragung in sein Reisetagebuch wert), trug seine Taschenuhr an einem Stück Schnur und nahm mit einem eintönigen Speisezettel vorlieb, aß Gemüse, Fleisch, Eier und trank nur Wasser. Mit seinem Verdienst finanzierte er seine Liebhabereien: Autos, die Astronomie, Physik und Fotografie. Ständig perfektionierte er sein Teleskop, so wie er schon als Student einen Teil der Unterhaltszahlungen dazu verwendet hatte, sein Mikroskop zu verbessern. Als seine Mutter starb, trat er sein Erbteil an Bruder und Schwester ab.

Für Jacotot, der einundzwanzig Jahre lang mit Yersin zusammenarbeitete, waren die hervorstechendsten Züge Yersins seine Schlichtheit, Aufrichtigkeit und «eine Art Unbefangenheit, die vielleicht der Grund war für seine geistige Frische, die ihn bis ins fortgeschrittene Alter dazu befähigte, Anflüge jugendlicher Begeisterung zu erleben». Fügen wir noch seine hohe Achtung vor den Menschen, seine Abscheu vor der Gewalt und seine hochgradige Sensibilität hinzu. Yersin war ein regelrechter Autonarr. Doch als er beinahe ein annamitisches Kind angefahren hatte, verkaufte er noch am selben Tag seinen nagelneuen Wagen, um im Alter von 67 Jahren wieder aufs Fahrrad umzusteigen. Nie wieder setzte er sich hinter das Steuer eines Automobils.

So sensibel er war, so ungewöhnlich schüchtern war er auch. Beide Charakterzüge fand er bei Lambert, einem seiner Mitarbeiter, wieder, über den er schrieb: «Es gelang ihm nur schlecht, hinter einer Maske scheinbarer Schroffheit seine Schüchternheit zu verbergen, die in Wahrheit nur Ausdruck seiner Bescheidenheit und wachen Sensibilität war.»

Welchen Einfluß mag es auf Yersins Persönlichkeit gehabt haben, daß er seinen Vater, der drei Wochen vor seiner Geburt gestorben war, nie gekannt hat? Zeitlebens machte er darüber keine Andeutungen, weder in seinen Briefen an die Mutter noch im Kreis seiner engsten Mitarbeiter, während sein Bruder ab und zu an den Vater erinnerte: «Wir haben jetzt auch Physikunterricht. Ich wäre gerne ein so geschickter Physiker wie mein lieber Papa.»[3] Soll man in dieser frühkindlichen Frustration Ursache und Erklärung für seine spätere Persönlichkeit sehen? Es scheint verlockend, einige seiner hervorstechenden und schon früh ausgeprägten Charakterzüge auf das Fehlen des Vaters zurückzuführen: seine Entschlußfreude, sein Selbstvertrauen, sein fast krankhaftes Bedürfnis nach Unabhängigkeit, seine Ablehnung sozialer Zwänge, seine Tatkraft und schließlich sein Einsiedlerleben. Sartre, der seinen Vater verlor, als er zwei Jahre alt war, schreibt in *Les Mots:* «Jean-Baptistes Tod wurde das große Ereignis meines

Lebens; es legte meine Mutter von neuem in Ketten und gab mir die Freiheit.» Rentchnick[4], der eine Liste von dreihundertfünfzig Politikern, Soldaten und Eroberern zusammenstellte, die alle vaterlos aufwuchsen, sieht in dem Vaterentzug die eigentliche Ursache für ihren Ehrgeiz. Vielleicht spricht aus Yersins Verheimlichung seines Vornamens, der auch der Vorname seines Vaters war, das Bedürfnis, seine Persönlichkeit zu stärken, um nicht von der des Verstorbenen eingeholt zu werden.

Zum Fehlen des Vaters kamen zwei weitere Faktoren hinzu: eine streng puritanische Erziehung und eine ausschließlich weibliche Umgebung, die schon früh zu einer Aversion gegenüber jungen Mädchen führte. Sicherlich fühlte sich Yersin nicht zur Ehe berufen. Oder war er sich darin nicht so sicher, war er hin und her gerissen, wie manche andeuten? Ich glaube es nicht. Daß man ihn der pädophilen Neigungen verdächtigen konnte, lag an seiner Schüchternheit. Yersin fühlte sich unter Kindern wohler als unter Erwachsenen.

Gewiß aber war seine emotionale Reife weit hinter seiner geistigen Entwicklung zurückgeblieben. Zweifellos fand er in Mathematik, Physik, Mechanik und Astronomie eine Kompensationsmöglichkeit für sein verkümmertes Gefühlsleben. Vielleicht verdankte er seine Willensstärke, Tatkraft und Beharrlichkeit auch einem gewissen Minderwertigkeitsgefühl. Nach Jacotot «war seine Entschlossenheit unerschütterlich, wenn er einmal eine Entscheidung getroffen hatte».

Man ist versucht, die Atmosphäre, in der Yersin groß wurde, mit der zu vergleichen, die Pierre Lotis Kindheit prägte. Auch Loti wuchs in einer bescheidenen, streng protestantischen Familie auf, in der wie bei Yersin die Frauen – Mutter, Großmutter, Tanten, ältere Schwestern – dominierten. Der Vater spielte nur eine untergeordnete Rolle, er war gewissermaßen gar nicht vorhanden. So entwickelte sich ein schüchterner, hypersensibler und verklemmter junger Mann, der sich für Abenteuer, exotische Länder und Reisen begeisterte. Loti suchte die Gemeinschaft von Männern und flüchtete sich ins militärische Leben, wo man ihm die leidigen Sorgen des Alltags abnahm. Yersin dagegen, so Noël Bernard, «fürchtete nach seiner Schulzeit die harte berufliche Konkurrenz» und schloß sich deshalb der Gemeinschaft der Wissenschaftler an: «In der Familie der Pasteurianer fühlte er sich gut aufgehoben.» Es mag sein, daß viele Mediziner sich nur deshalb der Forschung zuwenden, weil sie, ohne es sich einzugestehen, Angst vor dem Berufsleben haben. Doch Yersins Weigerung, als Mediziner zu praktizieren, liegt ein rühmlicheres Motiv zugrunde: «Es macht mir Freude, denen zu helfen, die zu mir kommen, ich würde aber nie aus der Medizin einen Broterwerb machen wollen, das heißt, ich könnte niemals von einem Patienten Geld verlangen für die Behandlung, die er von mir bekommt. Die Medizin ist für mich ein Priesteramt genau wie die Seelsorge. Für die Behandlung von einem Kranken Geld zu verlangen ist fast so, als würde ich ihm sagen ‹Geld oder Leben!›. Ich weiß wohl, daß meine Kollegen diese Ansicht nicht teilen. Aber ich sehe die Dinge nun einmal so, und ich denke, es würde mir schwerfallen, diesen Standpunkt zu ändern.»

Als man ein neues Gebäude des Institut Pasteur, das nur für den Ausbildungsbetrieb gedacht war, nach Yersin benannte, hätte man keine unglücklichere Wahl treffen können: Yersin verabscheute zeitlebens jede Art von Lehrtätigkeit. Als Präparator bei Roux, der 1889 einen Kurs in praktischer Mikrobiologie einrichtete, mußte auch Yersin Stunden halten, was ihm zutiefst zuwider war. Kein Brief an die Mutter, in dem er sich nicht beklagt: «Die Schüler sind Blödmänner ... Besonders einer geht mir unsäglich auf die Nerven ... allein die Vorstellung, daß diese Leier wieder von vorn losgeht ... noch mehr als vier Wochen Kurs! Ich habe vielleicht ein Glück ... wenn ich doch diesen Kurs nie wieder halten müßte ...» Als Yersin 1890 das Institut Pasteur verließ, war sein Widerwille gegen den Kurs mit der entscheidende Grund. Selbst Roux' Versuch, ihn mit der Verleihung der akademischen Palme zurückzuhalten, war umsonst. Im Januar 1902 wurde Yersin zum Direktor der neuen Medizinischen Schule in Hanoi ernannt. Doch nachdem er zwei Jahre lang gegen behördliche Schikanen und politische Intrigen angerannt war, kehrte er glücklich in sein Refugium in Nha Trang zurück.

Ich habe vergeblich versucht, etwas über Yersins Kunstgeschmack in Erfahrung zu bringen. Wie über vieles andere schwieg er sich auch über diesen Punkt aus. Die Begeisterung, mit der er nach einem Besuch des Louvre der Mutter seine Gefühle für ein Gemälde Gleyres beschreibt, läßt vermuten, daß es mit seinem Kunstverstand nicht weit her war: «Von allen Bildern, die ich sah, hat mir besonders eins gefallen, ja ich habe es aus tiefster Seele bewundert: *Les Illusions perdues* von Gleyre. Bisher kannte ich es nur von Fotografien. Ich hätte mir nie vorgestellt, daß es so schön ist.» Bei einem Besuch bei «Ploix Disquaire» (den es heute nicht mehr gibt) in der Rue Saint-Placide in Paris erfuhr ich, daß Yersin dort regelmäßig Schallplatten bestellte, «aber nur leichte Musik, etwa von Franz Lehár. Er hatte keinen guten Musikgeschmack.» Von einer Begutachtung seiner Bibliothek in Nha Trang versprach ich mir einige Aufschlüsse. Doch als ich 1970 dort ankam, fand ich keine Spur von Büchern, sondern nur Eßnäpfe und Patronen auf den leeren Regalen. Die Polizisten, die sein Haus in Beschlag genommen hatten, waren allem Anschein nach keine Leseratten. Aus anderen Quellen habe ich nur erfahren, daß er leidenschaftlich gerne Kriminalromane las. Was das Kino angeht, dessen Aufkommen er ja miterlebt hat, so hat Yersin am 11. Oktober 1938 bei seinem vorletzten Paris-Aufenthalt in sein Notizbuch eingetragen: «Schneewittchen und die sieben Zwerge»; was mag ihm daran wohl gefallen haben?

1952 schrieb Marneffe: «Unter Kindern und einfachen Leuten fühlte sich Yersin wohl. Ihnen öffnete er sein Herz und überschüttete sie mit Beweisen seiner unendlichen Güte. Die Bergbewohner, die er bei seinen Expeditionen kennengelernt hatte, und die Fischer, unter denen er sein Leben verbringen wollte, spürten diese tiefe Sympathie, die er für sie empfand. Sie schenkten ihm dafür ihr Vertrauen und ihre Zuneigung. In der Gegend, die sich Yersin zur zweiten Heimat auserkor, ist die Erinnerung an den Beschützer und Freund noch heute lebendig.»

Wie lebhaft diese Erinnerung noch ist, konnte ich 1970 feststellen, als ich auf dem Rückweg von Manila in Saigon einen Zwischenaufenthalt hatte. Soldaten der amerikanischen Armee erklärten sich bereit, mich nach Nha Trang zu bringen. Ich hatte vor, Yersins Grab in Suoi Giao zu besuchen, aber das Hinterland war von den Vietcongs kontrolliert. Das Gebiet um Suoi Giao galt als unsichere Zone, ich konnte nicht hin. Also durchstreifte ich Nha Trang. Ich feierte Wiedersehen mit dem Institut Pasteur, mit Yersins Haus und der Kuppel seines Observatoriums. Ich sah den Fischern und den spielenden Kindern zu, und hier und da stellte ich mir Yersin vor, wie er sich unter ihnen bewegte. Ich sprach mit Fremden und erwähnte seinen Namen: Das war der Schlüssel, der mir den Weg zu seinem Grab öffnete. Wie ein Lauffeuer ging die Neuigkeit durch die Stadt und ihre Umgebung, daß ein Franzose die Kapelle von Monsieur Nam besuchen wolle, um dort Weihrauchstäbchen anzuzünden. Jemand bot sich als Führer an und versicherte mir, daß «da vorn alles ruhig sei». Am nächsten Tag, zur verabredeten Zeit, machten wir uns bei strömendem Regen auf den Weg nach Suoi Giao. Wir mußten über Stacheldraht springen, an dem Granatsplitter und Konservendosen hingen. Manchmal verlangsamte mein Führer – ein Soldat oder ein Zivilist? – seine Schritte und empfahl mir, wegen der Minen meine Tritte genau in seine Fußstapfen zu setzen. Durchnäßt bis auf die Haut und die Augen auf den Boden gerichtet, marschierte ich weiter, bis wir den Gipfel des Hügels erreichten. Dort war das Grab. Vier Soldaten räumten ihr Maschinengewehr aus dem Weg und hielten sich abseits, ohne ein Wort zu sagen. In der kleinen Kapelle hing noch immer Yersins Fotografie. Ich zündete meine Weihrauchstäbchen an und ging dann zum Grab. Durch den dichten Regenvorhang versuchte ich einen Eindruck von der Landschaft zu gewinnen, die Yersin so geliebt hatte. Die Soldaten schauten mich schweigend an. Es wollte nicht aufhören zu regnen. Schließlich sagte der Führer, es sei Zeit zum Aufbruch. Bevor wir den Hügel wieder hinabstiegen, warf ich noch einen letzten Blick auf das Grab, wo jener Mann ruhte, der als 26jähriger gesagt hatte: «Das ist doch kein Leben, wenn man nichts unternimmt.»

I

Morges (1863 – 1884)

Obwohl die Schweiz zu Beginn des 19. Jahrhunderts endlich wieder Frieden findet – der Pariser Vertrag vom 20. September 1815 garantiert ihre Grenzen und die Fortsetzung ihrer Neutralität –, bleibt sie doch auf Jahre hinaus ein ausgeblutetes Land, ruiniert durch die Napoleonischen Kriege. Keiner der neu vereinten Kantone ist bereit, seine angestammten Hoheitsrechte zugunsten einer überregionalen Regelung aufzugeben; unterschiedliche Maß- und Gewichtseinheiten, zahlreiche Binnenzölle und Wegegelder beeinträchtigen Warenaustausch und Wirtschaft. Die einsetzende Mechanisierung stürzt die Landwirtschaft und mehr noch die Papier- und Textilindustrie in eine tiefe Krise und lockt brotlos gewordene Bauern und Handwerker in die Städte, wo ein hungerndes Industrieproletariat heranwächst. Der internationale Handel meidet von nun an die Schweiz mit ihren zahlreichen Zollschranken. Dazu kommt, daß der Warenverkehr in wachsendem Maße über das neue Transportmittel Eisenbahn abgewickelt wird, die Schweiz verkehrstechnisch jedoch ein rückständiges Land ist. 1844 sind ganze 25 km Schienen verlegt, das Gesetz zum Ausbau des Streckennetzes wird erst 1852 verabschiedet. Arbeitslosigkeit, Bauernrevolten, Emigration nach Südamerika – das sind die Probleme, mit denen die Schweiz um 1825 zu kämpfen hat. Der Kanton Waadt allerdings, der ländlichste von allen, bleibt davon relativ verschont.

Von den Osthängen des Jura erstrecken sich die Hügel und

Täler der Waadt bis hinunter zum Genfer See. Auf ihren fruchtbaren Böden gedeihen Getreide, Gemüse und Pflanzen, die zu Öl oder Textilfasern verarbeitet werden, vor allem aber wird Wein angebaut. Alljährlich stellen die Winzer für die Weinlese französische Saisonarbeiter ein.

So auch Benjamin Yersin, den Urgroßvater Alexandre Yersins, der mit seiner Arbeit auf den Feldern und in den Weinbergen von Rougemont nicht nur seinen eigenen Lebensunterhalt bestreitet, sondern auch seine Frau Suzanne Sauvin und seine einzige, 1797 geborene Tochter Françoise versorgen muß. 1825 ist das Ehepaar Yersin allerdings wieder allein: Im vorangegangenen Herbst hatte sich die Tochter von einem Tagelöhner aus dem Jura verführen lassen, und als wenige Monate später nicht mehr zu verbergen ist, daß sie ein Kind erwartet, jagen die Eltern sie aus dem Haus. Sie sollten weder ihre Tochter, die sich als Kurzwarenhändlerin in dem Städtchen Morges niederläßt, wiedersehen, noch jemals ihren Enkel, der am 5. April 1825 zur Welt kommt und auf die Namen Jean, Marc und Alexandre getauft wird. Er ist der Vater von Doktor Alexandre Yersin.

Es gehört wenig Phantasie dazu, sich das entbehrungsreiche und beschwerliche Leben Françoise Yersins auszumalen. Wie mag ihr zumute sein, wenn sie in ihrem kleinen, mit Bändern und Wollknäueln, Knöpfen und Zwirnrollen vollgestopften Laden Bäuerinnen und Bürgerfrauen bedienen muß, für die eine ledige Mutter alles andere als ehrbar ist. Ihr Sohn aber kümmert sich zeitlebens liebevoll um sie. Jean Marc Alexandre ist ein ausgezeichneter Schüler. Nach dem Besuch der Grund- und Mittelschule in Morges wechselt er auf eine höhere Schule in Genf über, wo er schon bald seine Liebe für die Naturwissenschaften, die Botanik, insbesondere aber für die Insektenkunde entdeckt. Um die Mutter nicht mit den Kosten für seine Ausbildung zu belasten, nimmt er am Gymnasium von Aubonne bereits in jungen Jahren die Stelle eines Hilfslehrers an. Als der gleiche Posten wenig später in Morges frei wird, kehrt er in seine Heimatstadt zurück. Neben seinem normalen Unterricht gibt er einträgliche Nachhilfestunden und vertieft seine Forschungen auf dem Gebiet der Insektenkunde.[1] Begonnen hatte er diese Wissenschaft mit dem Studium der Hartflügelkäfer, doch jetzt wird ihm klar, daß er das Feld seiner Untersuchungen enger abstecken muß. Er entscheidet sich für die noch wenig erforschte Abteilung der Geradflügler (Heuschrecken, Wanderheuschrecken, Grillen). Zusätzlich zu seiner Lektüre unternimmt er von nun an Exkursionen in die waadtländische Umgebung, in den Ferien sogar nach Frankreich und Italien. Obschon nur Autodidakt, ist er bald in der Lage, eine Grillen- oder Heuschreckenart allein an ihrem Zirpen zu erkennen und zu bestimmen. Er fängt die Insekten, züchtet und seziert sie; er studiert ihre Verhaltensweisen, ihre Anatomie und Physiologie und bringt seine Ergebnisse zu Papier. Als höchst aufmerksamer und exzellenter Beobachter benützt er bei seinen anatomischen und physiologischen Studien ein Mikroskop, das ihm zu detaillierteren Resultaten verhilft. Zwischen 1850 und 1862 schickt er an die Waadtländische Gesellschaft für Naturwissenschaften und an die Französische Gesellschaft für Insektenkunde etwa zwanzig Artikel, in denen er sich fast ausschließlich mit den Geradflüglern beschäftigt. Seine Insektensammlung wird berühmt: sie ist heute im Naturhistorischen Museum von Genf ausgestellt.

Im Dezember 1858 heiratet Jean Marc Alexandre Yersin die zehn Jahre jüngere Fanny Moschell, Tochter einer ursprünglich aus der südfranzösischen Diözese Uzès stammenden protestantischen Familie. Einer ihrer Vorfahren, Jacques Domergue, hatte das Departement Gard während der religiösen Dragonaden unter Ludwig XIV. verlassen, und die nachfolgenden Generationen hatten sich zunächst in der Gegend von Gex, später dann im Genfer Raum niedergelassen. Am 13. April 1861 wird dem Paar die Tochter Émilie, im darauffolgenden Jahr der erste Sohn, Franck, geboren.

Zu dieser Zeit wird Yersin vom Bundesrat zum Verwalter der Schießpulverherstellung in der französischen Schweiz ernannt. Etwa zehn Kilometer von Morges entfernt bezieht er mit seiner Familie bei der Pulverfabrik von Lavaux, nahe bei Aubonne, ein zweistöckiges Haus. Während er in der Freizeit weiterhin seinen privaten Forschungen über das Nervensystem der Grille nachgeht, nimmt Jean Marc Alexandre Yersin in der Fabrik einige wichtige Veränderungen vor: Er führt eine einfache, übersichtliche Buchführung ein, trifft eine sorgfältigere Auswahl der verwendeten Rohstoffe und schafft moderne Maschinen an. Doch wenig mehr als ein Jahr ist vergangen, als ein Schlaganfall seinem Leben plötzlich ein Ende setzt. Er ist erst 38 Jahre alt, und seine Frau erwartet ihr drittes Kind. Als der Junge drei Wochen später, am 22. September 1863, zur Welt kommt, nennt die Witwe ihn John, nach ihrem Bruder, Émile, nach ihrem Großvater, und Alexandre, nach ihrem verstorbenen Mann.

Wenige Wochen nach Alexandres Geburt muß die Witwe das Haus in Lavaux räumen, da es für die Verwaltung der Pulverfabrik beansprucht wird. An den Ufern des Genfer Sees, in der Rue de Lausanne 22 in Morges – wo ihre Schwiegermutter drei Jahre vorher gestorben war –, kauft Madame Yersin das *Maison des Figuiers*, ein Haus, das ihre beschränkten finanziellen Mittel nicht übersteigt, aber doch groß genug ist, um junge Mädchen aus anderen Kantonen und aus Deutschland zu beherbergen, deren Erziehung bei Madame Yersin vervollkommnet werden soll. Gute Manieren, Malen, Musizieren und Kochen – mehr brauchten die zukünftigen Ehefrauen nicht zu lernen, mehr war ihnen damals auch nicht erlaubt.

In der zweiten Hälfte des 19. Jahrhunderts bringen es die Kantone wieder zu ansehnlichem Wohlstand. Am 12. September 1848 hatte eine neue Bundesverfassung die politische Einheit endgültig festgeschrieben und damit den ökonomischen Aufschwung der Eidgenossenschaft eingeleitet. 1850 fällt mit der Einführung eines einheitlichen Währungssystems die letzte innere Handelsbarriere, was den Warenverkehr erheblich erleichtert. Innerhalb von 10 Jahren wird das Streckennetz der Eisenbahn von 40 auf 1300 Kilometer verlängert.[2] Die Fabrikanten haben ihre Produktionsstätten inzwischen auf den modernsten technischen Stand gebracht und machen sich an die Erschließung neuer Märkte. Vor allem aber hat der romantische Zeitgeist den idyllisch gelegenen Alpenseen eine neue Spezies von Reisenden beschert: die Touristen. In der nunmehr wirtschaftlich florierenden Schweiz wartet der französischsprachige Kanton Waadt mit einer regionalen Spezialität auf: An einigen Schulen, vor allem aber in Privatpensionaten, sozusagen im intimen familiären Rahmen und unter den Fittichen der Pensionsmutter, erteilt man Unterricht in gutem Benehmen, in der Kunst der Unterhaltung und in Hauswirtschaft. So auch im *Maison des Figuiers,* wo Fräulein Anna Ballestraedt, die deutsche Gouvernante, und Marion, die Köchin, Madame Yersin zur Hand gehen. Eine nicht datierte Fotografie[3] aus jenen Tagen zeigt ein gutes Dutzend junger Mädchen mit züchtigen Haarknoten, langen Röcken und hochgeschlossenen Krägen. Die einen lehnen aus den Fenstern, die anderen haben sich unter der Eingangspforte um Madame Yersin gruppiert.

Alexandre steht dieser Umgebung mit gemischten Gefühlen gegenüber. Einerseits hängt er sehr an seiner Mutter, auch wenn er das nicht offen zeigt – seine Briefe sprechen eine um so deutlichere Sprache –, und auch zu seiner Schwester und den beiden Hausangestellten hat er ein inniges Verhältnis. Andererseits wird er den jungen Pensionstöchtern gegenüber immer aggressiver. Befürchtet er, sie könnten sich zwischen ihn und seine Mutter drängen? Es ist zwar möglich, daß er sich von Zeit zu Zeit in seinem Drang nach Selbständigkeit durch die enge Mutterbindung eingeengt fühlte – immerhin trug er den Namen des frühverstorbenen Vaters und war deshalb vielleicht mehr als die Geschwister Gegenstand der mütterlichen Zärtlichkeit –, aber trotzdem sah er es wahrscheinlich gar nicht gern, wenn sich seine Mutter weniger um ihn als um die Mädchen kümmerte. Wir wissen keine Einzelheiten über sein Verhältnis zu den Pensionstöchtern, aber es genügt daran zu denken, daß er von klein auf bis zu seinem zwanzigsten Lebensjahr in einem Haus – in *seinem* Haus – leben mußte, das gleichzeitig Fremde in Beschlag genommen hatten, junge Mädchen, von denen er und die Seinen, wie er sehr wohl wußte, finanziell abhängig waren. Mußte er einer der jungen Damen manchmal sein Zimmer überlassen? In Briefen spricht er von «seinem Mansardenzimmer», das er während der Ferien wieder beziehen darf, so als habe man ihn für den Rest des Jahres daraus vertrieben. Wie auch immer, die Mädchen gehen ihm auf die Nerven. «Gänse» sind sie für ihn; so jedenfalls pflegt er sie in späteren Briefen an seine Mutter zu nennen. Und das gilt für alle jungen Mädchen. Jeden Umgang mit ihnen, und sei es auch nur ein harmloser Spaziergang, verabscheut er, mehr noch, er verachtet jeden, der sich zu solchem Zeitvertreib hergibt. Yersins Mysogynie ist schon früh ausgebildet und bleibt auch später Teil seines Charakters. Als Zweiundzwanzigjähriger schreibt er an seine Mutter: «In der Chirurgievorlesung hat man uns heute zahnärztliche Instrumente vorgeführt und wie man sie handhabt. Wenn ich wieder zu Hause bin, werde ich sie an den Fräuleins ausprobieren ...»

Die einzige *Gans*, die vor seinen Augen jemals Gnade finden wird, ist seine Schwester Émilie, um so mehr, als sich abzuzeichnen beginnt, daß sie ledig bleiben und ein Leben im Schatten ihrer Mutter führen wird. Klein, zierlich und mit schmalem Gesicht, sieht sie ihrem jüngeren Bruder so ähnlich, daß man später von ihr sagen wird: «Ganz der Herr Doktor in Frauenkleidern!»[4] Wenn Alexandre in den Schulferien von der Familie getrennt ist, schreibt er der Schwester häufiger als der Mutter: «Seit zwölf Tagen bin ich jetzt bei Tante Pasquet ... Ich war beim Welt-Kirchentreffen in Genf. Abgesandte aus allen europäischen Staaten sind dort zusammengekommen, dreißig waren aus Amerika, einer vom Kap der Guten Hoffnung und einer aus Australien. Du kannst Dir vorstellen, da ging es zu wie beim Turmbau zu Babel. Hier ein Deutscher mit seinem *Ya Ya ich finde auf das*, dort ein Engländer, der dauernd sagt *Yes my dear* usw. Bis bald liebe Émilie, Dein Dich liebender Bruder.» Als Émilie für ein Jahr nach Deutschland geht, erhält sie von ihrem Bruder detaillierte Schilderungen seines Schülerlebens: «Morges, den 8. April 1878. Liebe Schwester, ich stecke mitten in den Prüfungen ... Gestern hatten wir Französischdiktat und Aufsatz. Im Diktat habe ich ‹ausreichend› (Rechtschreibung ist nicht gerade meine Stärke); was ich im Aufsatz habe, weiß ich noch nicht. Unser Thema hieß ‹Die Landschaft nach dem Gewitter›, ein Thema, das wir kürzlich erst im Unterricht behandelt haben!!! ... Heute habe ich die Deutschübersetzung geschrieben, ich glaube, daß ich eine Vier geschafft habe ... Morgen, o Schreck!, haben wir Übersetzung in Griechisch und Latein, mir graut schon jetzt davor ... Ich weiß nicht, ob Dir Mama geschrieben hat, daß ich jetzt wieder in meiner Mansarde wohne. Jeden Morgen bewundere ich von dort oben den herrlichen Sonnenaufgang. Ich habe jetzt ungefähr achtzig Insekten in meiner Sammlung. Es wäre schön, wenn Du mir welche mitbringen könntest ... Man legt sie für ungefähr zwölf Stunden in Weingeist, danach läßt man sie ein bis zwei Stunden auf einem Löschpapier trocknen. Anschließend spießt man sie auf eine Nadel (am Punkt A und nicht am Punkt B).[5] Du mußt ihnen jeden Tag die Beinchen auseinanderziehen, dann bleiben sie in dieser Stellung. Wenn Du fertig bist, steckst Du sie in eine kleine Schachtel und bringst sie mir. Wenn Du das für mich tun könntest, würde ich mich sehr freuen.» Zwei Wochen Herbstferien, die er in Guévaud verbringt, verschaffen ihm gar archäologische Freuden: «Stell Dir vor, beim Buddeln vor dem Haus, am Seeufer, habe ich Reste von Pfahlbauten gefunden und überall drum herum Scherben von Amphoren, Hirschgeweihe, den Knochen vom Knie eines Auerochsen, Knochen von Wildschweinen, Ziegen usw. Du kannst Dir vorstellen, wie stolz ich war.» Und weil Émilie natürlich keine Ahnung hat, wie die Weihnachtsbescherung ausgefallen ist: «Von Franck habe ich ein *Graecum Testamentum* und einen biblischen Kalender für das Jahr 1879 bekommen, von Mademoiselle Briefpapier und Umschläge (Du hältst gerade ein Blatt davon in der Hand), von Émile und Édouard ein Briefmesser, von Berthe ein Notizbuch, in das ich während der Predigt meine Notizen schreiben kann, und schließlich von Mama wunderbare Schlittschuhe, echte Halifax, ich habe sie sogar schon ausprobiert. Du siehst, ich bin ein verwöhntes Kind.»

Ein verwöhntes Kind? Ganz gewiß – obwohl die finanziellen Mittel seiner Mutter recht bescheiden sind. Wir sehen ihn als unbekümmerten Jungen, der oft zum Baden an den nah gelegenen See geht und schon bald, darin ein echter Yersin, seine Vorliebe für die Naturwissenschaften entdeckt und eine Pflanzen- und Insektensammlung anlegt. Natürlich wird in der Familie Yersin auch musiziert: Émilie spielt Klavier, Alexandre Flöte. Als er später in Marburg studiert, bittet er seine Mutter, ihm das Instrument zu schicken, das er in seinem Zimmer vergessen hat.

Alexandre verlebte eine glückliche Kindheit, wurde aber auch streng erzogen. Die Familie Yersin gehörte der Freien Evangelischen Kirche an. Diese Glaubensgemeinschaft war 1845 in Lausanne aus einem Glaubensstreit hervorgegangen, der den waadtländischen Protestantismus in zwei Lager spaltete. Nach der Änderung der kantonalen Verfassung – die waadtländische tritt zwischen 1830 und 1833 in Kraft – üben die Kantonsregierungen unumschränkte Macht über die reformierte Kirche aus: Der Staat ernennt, besoldet und beherbergt die Pastoren und erwartet von ihnen als Gegenleistung rückhaltlose Unterwerfung unter das Diktat der politischen Autoritäten. Diese Verschmelzung von politischer und kirchlicher Macht, die schon der Reformator Ulrich Zwingli im 16. Jahrhundert gefordert hatte, wird 1845 für zahlreiche Pastoren des Kantons Waadt untragbar. 166 von ihnen widersetzen sich und legen ihre Ämter am 12. November 1845 nieder, um sich frei von politischer Bevormundung ausschließlich religiösen Aufgaben zu widmen. Dieser Abschied aus dem Staatsdienst ist für sie und ihre Familien ein Schritt in eine ungewisse Zukunft. Aus ihren Häusern vertrieben, ohne festes Einkommen und mit Versammlungsverbot belegt, durchleben die Pastoren, die oft noch für eine vielköpfige Kinderschar zu sorgen haben, einige Monate zwischen Hoffen und Bangen. Von einem Teil der Bevölkerung werden sie angefeindet, von einem anderen unterstützt. Am 23. November 1845 schreibt der Pastor von Moudon: «Ich weiß nicht, ob Gott mir den richtigen Weg weist. Mir ist schwer ums Herz, aus vielerlei Gründen, und doch erfüllt mich eine Freude, wie sie nur ein reines Gewissen zu verschaffen vermag. Ich stehe nach wie vor zu meiner Entscheidung, als staatlich besoldeter Pastor der waadtländischen Kantonskirche zurückzutreten. Mit diesem Opfer, das ich im Angesicht Gottes bringe, glaube ich, meinem Land und der wahren Kirche Jesu Christi besser zu dienen, als wenn ich gegen mein Gewissen in einer Staatskirche bliebe, die zunehmend unterjocht und damit in meinen Augen entehrt wird.»[6] Die Abtrünnigen fanden in der waadtländischen Bevölkerung ein breites Echo, so daß sie es wagen konnten, die Freie Evangelische Kirche des Kantons Waadt ins Leben zu rufen. Sie konstituierte sich während der Synode vom 10. November 1846 im Hause Juste de Charrières in Lausanne. Als Vertreter von 33 Gemeinden arbeiteten 78 Pastoren eine Verfassung aus, deren endgültige Fassung am 12. März 1847 verabschiedet wurde. Die Gründung war damit offiziell vollzogen, die Freie Kirche hätte jetzt in aller Form ihre Arbeit aufnehmen können. Doch die demissionierten Pastoren wurden weiterhin vom Staat verfolgt, einige sogar verbannt. Viele waren gezwungen, bei ihren Familien oder bei Glaubensgenossen Unterschlupf zu suchen, wo heimlich Gottesdienste abgehalten wurden. Erst 1856 konnte die Freie Evangelische Kirche des Kantons Waadt ganz offen Räumlichkeiten mieten, die sie benötigte. Die Finanzierung mußte freilich ausschließlich von den neuen Gemeinden selbst getragen werden. Obwohl die Bezahlung der Pastoren sehr bescheiden war, mußten ihre Anhänger dafür große Opfer bringen, die sie jedoch für ihren Glauben und ihr Ideal der freien Religionsausübung bereitwillig trugen. Askese, Verachtung irdischer Güter und Sittenstrenge wurden zu Kardinaltugenden der Gläubigen. Die tiefempfundene Freude darüber, das Richtige zu tun, und der glühende Eifer bei den Zusammenkünften schufen unter den Glaubensbrüdern im Kanton Waadt, wo die Freie Kirche erheblichen Einfluß ausübte, ein elitäres Erwählungsbewußtsein: Sie waren die Besten, die Sittenstrengsten, die Selbstlosesten, mit einem Wort: die Aristokraten des Schweizer Protestantismus.

Alexandre Yersin wird nach diesen streng puritanischen Maßstäben erzogen. Er selbst erwähnt das zwar nie auch nur mit einem Wort, doch ein kurzes Tagebuch, das sein Bruder Franck zwischen März und September 1869 geführt hat, verdeutlicht, welch wichtige Rolle die Religion im Leben der Familie Yersin spielt: «18. Juli. Wir waren in Aubonne und haben einen Wagen bestellt, um in die Kirche zu fahren. Der Pastor hat von Josuas Kriegen erzählt, und daß auf einmal die Erde aufgehört hat, sich zu drehen, und Josua deshalb gesiegt hat . . . 5. September. Heute morgen hat Monsieur Fargat in Aubonne gepredigt: Es war eine sehr schöne Predigt über Jesus und seine schöne Botschaft, die die Christen verbreiten sollen.» Franck war damals gerade sieben Jahre alt!

Alexandre scheint zu seinem um ein Jahr älteren Bruder keine sonderlich enge Beziehung gehabt zu haben. Franck war fröhlich, offen und mitteilsam, aber er fand keinen Zugang zu seinem Bruder. Ihre Beziehung blieb zeitlebens sachlich und höflich, aber ohne tiefere menschliche Wärme.[7] Nach dem Studium der Altphilologie ging Franck 1884 für ein Jahr als Hauslehrer nach Berlin. Eine südfranzösische Familie bot ihm danach eine ähnliche Stelle an. Franck lehnte das Angebot jedoch ab und ging statt dessen als Französisch-Lehrer ans Robert College von Bebek, eine amerikanische Schule in einem Vorort Konstantinopels. Im Juli 1887 kehrte er nach Morges zurück, im Oktober promovierte er im Fach Theologie, und schon zwei Monate später war er Pastor der Freien Evangelischen Kirche. Von 1887 bis 1894 arbeitete er in der Gemeinde von Ormonts-Dessus, danach bis zu seinem Tod im Jahr 1926 in Bottens. Bereits 1888, ein Jahr nach seiner Einsetzung, heiratete er Amélie Junod. Das Paar hatte zwei Söhne, Adolphe und Henri, und fünf Töchter: Marguerite, Ida, Marie, Hélène und Emma. Beim Sonntagsgottesdienst glänzte Franck Yersin als Redner, wochentags unterrichtete er an einer Konfessionsschule, und rund um die Uhr war er natürlich auch noch Vater seiner vielköpfigen Familie. Ein vom Glauben geprägtes Leben also, das sich grundsätzlich von dem unterscheidet, das sein Bruder führte, und doch hatten beide als Knaben dieselbe Erziehung genossen. Doch obwohl Alexandre jede praktische Religionsausübung aufgab, kaum daß er Morges den Rücken gekehrt hatte – übrigens unter dem Vorwand, außerhalb der Waadt zelebriere man einen anderen Kult und die Kirchen im Ausland seien so schlecht beheizt –, so verdankte er doch zwei seiner grundlegenden Lebensregeln dem Einfluß der Freien Evangelischen Kirche: seine Verachtung weltlicher Güter und sein Eintreten für das Recht auf freie Selbstentfaltung.

Während sich Émilie dem Klavierspiel, der Pastell- und Porzellanmalerei widmet, besucht Alexandre nacheinander das Jungenkolleg in der Rue des Charpentiers in Morges, dann das Collège in Lausanne und schließlich das Gymnasium, wo er am 21. Juli 1883 sein humanistisches Abitur ablegt.

Welche Gründe mögen ihn veranlaßt haben, sich der Medizin zuzuwenden? Sein Interesse an der Insektenkunde war ja schon früh ausgeprägt, und, so seine Großnichte Yvonne Bastardot-Yersin, «seine Vorliebe für die Naturwissenschaft steigerte sich fast bis zur Leidenschaft. Er verbrachte seine freie Zeit mit Beobachten und Experimentieren. Eine Arbeit, die er im Rahmen eines Schülerwettbewerbs verfaßt hatte, zeigte, wie weit er für sein Alter schon war. Die Lehrer hielten diese Abhandlung über Ozon für so bemerkenswert, daß sie in einer wissenschaftlichen Fachzeitschrift jener Zeit veröffentlicht wurde ... Er war acht Jahre alt, als er in einer Truhe diverse Gegenstände aus dem Besitz seines Vaters entdeckte, darunter ein rasierklingenscharfes Operationsmesser, mit dem der Naturforscher wissenschaftliche Präparate hergestellt hatte. Kaum hatte es Alexandre entdeckt, hegte er nur noch einen Gedanken: Er wollte selbst mit diesem faszinierenden Instrument arbeiten. Was aber sollte er sezieren? Nun, gerade als er das wertvolle Messer hinter dem Rücken der Mutter in sein Mansardenzimmer geschmuggelt hatte, schlich eine Katze durch das Dachfenster in das kleine Reich des Schuljungen. Damit hatte sie ihr eigenes Todesurteil gefällt ... Aber die bezaubernde Aussicht, die Katze unter das Messer zu bekommen, wurde dem Knaben doch erheblich getrübt durch das Verbrechen, das er vorher begehen mußte. Weil es ihm widerstrebte, das Tier eigenhändig zu töten, ließ er sich etwas einfallen: Bevor er zur Schule ging, setzte er die Katze auf den Tisch und legte ihr eine Schlinge um den Hals, deren Ende er an der Decke befestigte. Es war unvermeidlich, daß die Katze während seiner Abwesenheit vom Tisch springen würde, und dann ...»[8] Hatte sich der Junge die grausame Strangulierung wirklich selbst ausgedacht, oder wußte er schon damals, daß man bei der Tötung von Labortieren ganz ähnlich verfuhr? Wie auch immer. Jahre später, während seiner Forschungen über Tuberkulose, wird Yersin betonen, daß die Kaninchen, mit denen er experimentiert, vor der Autopsie erdrosselt werden.

Sieht man einmal von Yersins spontaner Neigung für die Naturwissenschaften ab, so wurde seine Entscheidung für das Medizinstudium wahrscheinlich auch durch zwei Ärzte beeinflußt, die mit seiner Mutter befreundet waren und immer wieder mal ins *Maison des Figiuers* gerufen werden mußten: Dr. Ferdinand Jaïn, geboren 1813, hatte in Aubonne praktiziert und dort auch Yersins Vater kennengelernt, bevor er sich 1867 nach Morges zurückzog.[9] Der andere, Dr. Jean-Marc Morax, 1838 in Morges geboren und Schüler von Trousseau, Velpeau und Charcot, hatte lange in Paris als Assistenzarzt gearbeitet und kehrte 1864 nach Morges zurück, um dort zu praktizieren. Er war nicht nur ein einfacher Landarzt, sondern als Mitglied im Gesundheitsrat, Chef der kantonalen Gesundheitspolizei und Präsident der waadtländischen Medizinischen Gesellschaft auch eine Persönlichkeit des öffentlichen Lebens.[10] Bei Alexandre Yersins Entscheidung für die Medizin spielten wohl beide eine gewisse Rolle, und so begann er sein Studium erst einmal in der Abteilung für medizinische Wissenschaften an der alten Akademie von Lausanne. Da es aber nicht möglich war, das Studium dort fortzusetzen, mußte Yersin im kommenden Semester an eine ausländische Fakultät wechseln. Die Wahl konnte nur auf Frankreich oder Deutschland fallen, wobei es freilich nicht leicht war, sich zu entscheiden, denn in den achtziger Jahren des letzten Jahrhunderts war die Ausbildung in diesen beiden Ländern, was die Methode und die inhaltlichen Schwerpunkte angeht, völlig unterschiedlich.

Ihrer hochqualifizierten Professoren und ihrer modern eingerichteten Laboratorien wegen genoß die deutsche Schule einen guten Ruf. Jede der medizinischen Fakultäten an den 22 Universitäten des Deutschen Reichs war bemüht, die besten Spezialisten als Professoren an sich zu binden. Der Hang zur Spezialisierung fand sich auch bei den Studenten wieder. Ihre Vorlesungen und Professoren konnten sie frei wählen. So war es möglich, daß sich ein Student jederzeit bei diesem oder jenem Professor, in einer Stadt seiner Wahl, mit einer ganz bestimmten Disziplin vertraut machte. Auf diese Weise pickte er sich das Beste aus dem breitgefächerten wissenschaftlichen Angebot an den deutschen Universitäten heraus. Daher rührte auch die stimulierende Rivalität der Professoren untereinander, denn die Vorstellung, vor leeren Rängen zu dozieren, während sich Kollegen vor Zuhörern kaum retten konnten, war wenig angenehm. Dieser Wettbewerb brachte auch eine ständige Verbesserung der Laboreinrichtungen mit sich. Als Beispiele seien die von Virchow erwähnt, der sich intensiv der pathologischen Anatomie widmete, oder die von Johannes Müller, der bis zu seinem Tod 1858 durch seine Arbeiten über das Nervensystem die Elite der Physiologen nach Berlin zog, aber auch die des Chemikers Justus von Liebig, der in Gießen das erste Universitätslabor überhaupt einrichtete. Aber diese hervorragende Ausbildung in den wissenschaftlichen Grundlagen fand meistens außerhalb der Krankensäle statt. Der Student wurde mehr mit der Theorie bekannt gemacht als mit der klinischen Praxis.

Demgegenüber war die französische Schule für ihre anatomisch-klinische Methode berühmt und für ihre Ausbildung *am Krankenbett,* die von Corvisart initiiert, dann von seinem Schüler Laënnec weiterentwickelt worden war und unter Trousseau schließlich ihren Höhepunkt erreichte. Im französischen System kam der Student schon im ersten Studienjahr mit den Kranken in Berührung. Während die Teilnahme an den theoretischen Kursen freigestellt wurde, war die Anwesenheit im Krankenhaus Pflicht. Das Hospital war nicht mehr nur der Ort, an dem man Kranke pflegte, sondern eine Anstalt, wo geforscht und unterrichtet wurde.

Im Jahr 1884 ist die dominierende Stellung der französischen Medizin unumstritten. Jaïn plädiert deshalb für Frankreich, Morax rät dagegen zu Deutschland. Weil die deutsche Gouvernante und Yersins Mutter die Frau von Professor Wigand kennen, der als ordentlicher Professor für Botanik an der Medizinischen Fakultät in Marburg an der Lahn lehrt, fällt die Wahl nach einigem Hin und Her auf Deutschland.

Am 14. Oktober 1884 verlassen Alexandre und Franck Yersin Morges in Richtung Marburg. Franck fährt weiter nach Berlin, um dort bis 1886 als Hauslehrer zu arbeiten. Alexandre bleibt an der Lahn und zieht in das Haus Professor Wigands.

II

Marburg (1884 – 1885)

Marburg ist von Hügeln umgeben. Von den Ufern der Lahn, die im Tal friedlich dahinfließt, ziehen sich die Häuser der Stadt eine Anhöhe hinauf, die vom Schloß der Hessischen Landgrafen überragt wird. Am Steinweg, der direkt zum Gipfel hinaufführt, bewohnt Professor Wigand ein malerisches Fachwerkhaus mit unzähligen kleinen Fenstern. Yersin hat von seinem Zimmer freie Aussicht auf den Botanischen Garten, den Bahnhof, die Kirche und das Hospital, und über das Gewirr von Dächern hinweg auf die weichen Linien der gegenüberliegenden Hügelkette. Die Stadt verströmt einen leisen Charme, für den der junge Schweizer gewiß empfänglich war.

Professor Julius Wilhelm Wigand kann auf eine nicht alltägliche akademische Karriere zurückblicken: Doktor der Philosophie, Direktor des Instituts für Pharmazie (1854), Leiter des Botanischen Gartens (seit 1861) und ordentlicher Professor für Botanik. Er ist, mittlerweile 63 Jahre alt, gerade Dekan der Philosophischen Fakultät geworden, als der junge Waadtländer am 15. Oktober 1884 bei ihm zur Untermiete einzieht. Ein Mann von Amt und Würden also, aber auch ein Patriarch, der keinen Widerspruch duldet und bei Tisch nicht einmal die belangloseste Diskussion gestattet. Er hat die Neigung, sich für unfehlbar und sein Urteil für endgültig und unumstößlich zu halten. In seinem Schatten lebt Frau Wigand: eine kleine, sanfte und bescheidene, aber sehr aktive Person. Drei ihrer Kinder leben noch im Haus: Friedrich führt ein Studentenleben zwischen Examensängsten und feuchtfröhlichen Abenden im Kreis seiner Kommilitonen; die beiden Töchter sind in einem Alter, in dem Mädchen herumalbern und unentwegt kichern, und sie witzeln auch über die sprachlichen Holprigkeiten des ausländischen Pensionsgastes. Kaum ist Yersin also in der Fremde, hat ihn auch schon der Gegenstand seiner chronischen Irritation eingeholt: *die Gänse.*

Im Jahr 1884 zählt die Stadt Marburg zehntausend Einwohner. Ihr ganzer Stolz ist die 1527 gegründete Universität, an der Rechtswissenschaft, Theologie, Medizin und Botanik gelehrt werden. Im Studienjahr 1884–85 sind an den verschiedenen Fakultäten 708 Studenten eingeschrieben, davon allein 206 im Fach Medizin. Yersin ist einer von ihnen, immatrikuliert unter der Nummer 38. Nachdem er sich eingeschrieben (15 Mark) und die Studiengebühren für ein Semester (136 Mark) entrichtet hat, erhält er seinen Studentenausweis. «Er leistet gute Dienste», erklärt er seiner Mutter. «Wenn man abends von der Polizei ohne Ausweis erwischt wird, wandert man in Arrest.» Die Formalitäten sind schnell erledigt, jetzt kann er bei seinen künftigen Professoren vorsprechen und die Kurse für das erste Trimester belegen.[1]

Rudolf E. Kulz, Jahrgang 1845, ist seit 1879 Direktor des Instituts für Physiologie in Marburg und Dekan der Medizinischen Fakultät. Er stellt hohe Ansprüche, kümmert sich als Lehrer aber intensiv um seine Schüler. Seine gute Meinung von Yersin äußert sich in wertvollen Ratschlägen. Daß sich ein so ungewöhnlich begabter Student aber auch für andere Fächer als die Physiologie interessieren könnte, scheint ihm ein ganz und gar abwegiger Gedanke.[2]

H. A. Balthasar Strahl lehrt Embryologie am Institut für Anatomie (1895 übernimmt er diesen Posten an der Universität Gießen, wo er bis zu seinem Tod 1920 bleibt). Die Vorlesungen dieses sympathischen jungen Mannes – er ist damals erst 28 Jahre alt – sind so gut besucht, daß Yersin in den Bänken des Hörsaals keinen Platz mehr findet und mit einem Stuhl am Fenster vorliebnehmen muß, wo er gezwungen ist, seine Knie als Schreibunterlage zu benützen.

Anatomie ist das Spezialgebiet von Professor Samuel Nathanael

Lieberkuhn, einem Onkel von Dr. Strahl. Gut hundert Studenten besuchen seinen Kurs, und Yersin darf sich freuen, ein «gutes Stück» zum Sezieren erwischt zu haben: einen halben Kopf und Hals, die halbe Brust und den Arm eines Greises. «Damit bin ich für eine Zeitlang eingedeckt.»

Die Chirurgie fasziniert ihn, obwohl der Lehrstuhlinhaber, Professor Röser, ein schroffer, gefühlloser und unzugänglicher Mann ist. Aber sein Sohn, Karl Röser, 1856 in Marburg geboren, seit 1881 Doktor der Medizin und von 1884 an Assistent seines Vaters an der chirurgischen Klinik, brennt darauf, sein Französisch zu verbessern. Er macht sich zum Mentor des jungen Schweizers, verschafft ihm auch außerhalb der Vorlesungsstunden Zugang zum Hospital, wenn besonders interessante Operationen anstehen, und erklärt ihm die einzelnen Fälle. Um seine Konversationsstunden auszudehnen, erwirkt Röser für Yersin die Genehmigung, jederzeit die chirurgische Klinik zu betreten, wovon der junge Mann auch ausgiebig Gebrauch macht, übrigens auch dann, wenn Röser nicht im Haus ist. Die Briefe, die er in jenen Tagen an seine Mutter schreibt, veranschaulichen, unter welchen Bedingungen man vor einem Jahrhundert in einer modernen deutschen Klinik Eingriffe vornahm. «Eine Frau wurde auf den Operationstisch gelegt. Sie hatte ein Geschwür am Fuß und eine Geschwulst am Bein. Zuerst wurde sie eingeschläfert, dann schnürte der Arzt mit einer festen Binde[3] die Blutzirkulation im Bein ab. Jetzt erst nahm er sein Skalpell zur Hand und begann zu schneiden. Ich habe die ganze Zeit über wacker zugeschaut ... Als er den ersten Schnitt tat, ist die Patientin, obwohl sie eingeschläfert war, so zusammengezuckt, daß vier oder fünf Personen sie festhalten mußten. Sie war noch nicht wieder bei Bewußtsein, als man sie hinausschaffte. Eine zweite Frau nahm ihren Platz ein. Ganz bleich war sie, denn sie hatte das Ende der vorangegangenen Operation mitansehen müssen. Sie war noch nicht ganz eingeschläfert, als der Doktor schon zu schneiden begann ... Die Operation war schnell zu Ende, die Wunde wurde verbunden. Als man die Patientin hinausbrachte, wurde sie wach und fing wieder an zu stöhnen ... Dann war ein junger Mann an der Reihe mit einem völlig vereiterten Finger, an dem der Fingernagel fehlte ... Dann ein alter Mann mit einer schrecklich zugerichteten Hand ... Ihm hat man mit Watte nur ein wenig Eiter entfernt und einen frischen Verband angelegt. Das war alles. Danach hat jeder seinen Hut genommen und ist gegangen. Trotz allem werde ich mir das Abendessen schmecken lassen, da bin ich mir ganz sicher.» Eine Amputation wegen syphilitischer Gelenkerkrankung, der operative Verschluß einer Gaumenspalte und die Einrenkung eines Oberschenkelknochens sind für den jungen Waadtländer «schicke» Operationen. Besonders begeistert ihn der Luftröhrenschnitt bei einem dreijährigen, an Diphterie erkrankten Mädchen. Yersin hält das zappelnde Kind an den Beinen fest und kann deshalb nicht zur Seite springen, als sich ein Strahl von Schleim und Blut über ihn ergießt. Aber er beruhigt seine Mutter: «Zu Hause habe ich mir Gesicht und Haare gewaschen, wie es sich gehört.»

Schon bald gilt Yersins besonderes Interesse dem Schicksal der jungen Patienten. Während er scheinbar teilnahmslos, ja mit beinahe schockierender Kaltblütigkeit die Operationen und Leiden Erwachsener schildert, ändert sich sein Ton auffallend, sobald es um Kinder geht. Kinder wurden damals nicht in speziellen Krankensälen oder auf einer für sie reservierten Station untergebracht, sondern lagen zwischen Erwachsenen und alten Leuten. Die Allerkleinsten wurden so zwangsläufig zu Zeugen der schrecklichsten Szenen; nicht selten mußten sie mitansehen, wie im Bett nebenan ein Mensch mit dem Tod rang. Um sie ein wenig abzulenken und aufzumuntern, verteilt der junge Student Bilder, die er sich von seiner Mutter hat schicken lassen; wertlose Stiche, die er in ein Heft klebt und den kleinen Patienten zeigt. Manchmal schließt er den einen oder anderen ganz besonders ins Herz: «Am Montag war ich sehr traurig. Einer meiner kleinen Freunde, mein liebster, ist in der Nacht von Sonntag auf Montag völlig unerwartet gestorben ... Ich kümmere mich viel um einen armen Jungen, der gestern operiert wurde. Wahrscheinlich kam der Eingriff zu spät. Jedenfalls habe ich wenig Hoffnung, daß er jemals wieder gesund wird. Schon seit Wochen hat er hohes Fieber bis zu 40° C.[4] Zur Zeit messe ich zweimal am Tag seine Temperatur ... Der arme Kleine! Wer weiß, ob er morgen noch am Leben ist. Und seine arme Mutter ist so weit weg ... Am Sonntag habe ich für ihn einen Brief an seine Eltern geschrieben. Er selbst war so schwach, daß er nur eine Zeile in meinem Notizbuch zustande brachte: *Liebe Eltern, ich liebe euch, Johannes Gonder.* Ich habe den Eltern diese wenigen Worte ihres Kindes zukommen lassen, wahrscheinlich sind es seine letzten.»

Yersin läßt schon bald den Sonntagsgottesdienst ausfallen. Die täglichen Andachten im Hause Wigand, die, streng geregelt, morgens vom Sohn und abends vom Vater vorgetragen werden, sind ihm genug. Die Predigten würden ihn langweilen, schreibt er, und in den Kirchen sei es eiskalt. Sonntags, wenn die Wigands ihrem Familienoberhaupt ins Gotteshaus folgen, geht Yersin zu seinen kleinen Freunden in der Klinik und schneidet mit ihnen Bildchen aus. Den Kleinsten bringt er Spielzeug mit, den Kränksten erzählt er biblische Geschichten, die er in der Sonntagsschule der Freien Evangelischen Kirche in Morges gehört hat, als er selbst noch ein Kind war. Und jeden Sonntag, wenn er die Krankensäle betritt, wird er von Patienten und Personal mit einem klingenden «Guten Morgen, Herr Doktor» begrüßt.

Das wachsende Mitgefühl für die leidenden Kinder wird Alexandre Yersin zeitlebens nicht mehr verlassen und sich später, während seiner Pariser Zeit, noch verstärken, als er ins Hôpital des Enfants-Malades[5] kommt, wo er ein klinisches Praktikum ableisten muß. Dieses Mitgefühl, diese Empörung über das sinnlose kindliche Leid enthüllt eine wichtige Seite seines Charakters: Er, der sonst so zurückhaltende, schüchterne junge Mann, gibt sich dieser Gefühlsregung voll und ganz hin, als müsse er hier einen Teil seiner emotionalen Bedürfnisse kompensieren. Doch sein Mitgefühl ist aufrichtig und echt: «Ich kann nicht so abgebrüht tun wie Dr. Röser und im Tod nur einen Krankheitsunfall sehen, wie er es tut.» Als einer seiner kleinen Freunde stirbt, zögert er allerdings keinen Moment, an der Autopsie teilzunehmen. Sein Wunsch zu lernen und zu beobachten verscheucht jedes andere Gefühl.

Yersin ist von seinem Studium und seinen Kranken vollkommen in Anspruch genommen. Von seinen Kommilitonen, die sich fast jeden Abend bei studentischen Zusammenkünften treffen, hat er keine allzu hohe Meinung. Trotzdem versucht Professor Wigands

Sohn, ihn zum Eintritt in seine Verbindung «Wingolf» zu bewegen. Sie besteht aus etwa dreißig Mitgliedern und ist von allen Marburger Verbindungen eine der strengsten. Wer aufgenommen werden will, muß sich zu den ethischen Grundsätzen des Christentums bekennen, und er darf sich nicht schlagen. Studentische Verbindungen haben ihre geschichtlichen Wurzeln im Mittelalter. Damals waren sie noch Zusammenschlüsse von Studenten gleicher Nationalität mit dem Ziel, sich gegenseitig zu helfen. Zu Beginn des 19. Jahrhunderts wurden sie zu Keimzellen der politischen Opposition, weshalb sie von den Regierungen der deutschen Bundesstaaten mehrfach aufgelöst und verboten wurden. Zwar wurden sie immer wieder neu ins Leben gerufen, doch für die Studenten des Jahres 1885 sind sie nur noch ein Vorwand, allabendlich zusammenzusitzen, zu trinken, zu singen und sich zu schlagen. Das ist in Marburg nicht anders als an allen anderen deutschen Universitäten. In der Theorie sind die Ziele zwar hoch gesteckt: Man will literarische und wissenschaftliche Diskussionen führen, die Ideale der Gelehrsamkeit pflegen und sich im Gefühl germanischer Größe bestärken. In der Praxis aber sind die Zusammenkünfte nichts anderes als wüste Saufereien. Jede Verbindung hat ihre Stammkneipe, wo sich die Mitglieder treffen. Der Sprecher oder Senior führt den Vorsitz, die Burschen und Inaktiven sind die normalen Mitglieder, und Füchse heißen die Studienanfänger. Man sitzt vor Bierkrügen, die nie leer zu werden scheinen, raucht Zigarren oder Pfeifen mit langem Stiel und stimmt patriotische Gesänge oder auch nur derbe Trinklieder an. Nähert sich die Stimmung ihrem Höhepunkt, stellt man den Füchsen Aufgaben, wie etwa auf dem Stuhl durch den Saal zu reiten. Kurzum: Was ein richtiger deutscher Student sein will, schließt sich einer Verbindung an und betrinkt sich regelmäßig.

Das zweite Herzstück des studentischen Lebens ist das Schlagen. Es unterliegt strengen Regeln. Wer sich wacker schlägt, erntet Ansehen und Bewunderung. In einem mit Wappen geschmückten Saal, umringt von Kommilitonen und sensationshungrigen Zuschauerinnen, stehen sich die Kontrahenten gegenüber. Ohne schützende Kopfbedeckung, die Brust und den rechten Arm dick gepolstert, um den Hals eine dicke Manschette und die Augen durch eine Brille geschützt, rücken sie mit spitzem Degen gegeneinander vor, der Kampf beginnt. Der Schiedsrichter wacht darüber, daß die Regeln eingehalten werden. Er bestimmt auch, wann gekämpft und wann eine Pause eingelegt wird. Selten dauert ein Duell länger als eine Viertelstunde. Die kurzen Unterbrechungen werden zur notdürftigen Versorgung der ersten Verletzungen genutzt. Erst wenn schon aus mehreren Wunden Blut fließt, wird der Kampf abgebrochen. Jetzt waltet der Arzt seines Amtes, vernäht und verbindet die Wunden. Die zurückbleibenden Narben werden noch lange der Stolz des Kämpfers sein und ihm die Bewunderung der jungen Mädchen einbringen.[6] «Am Montag haben sich zwei Studenten geschlagen. Der eine ist Naturwissenschaftler, der andere Mediziner. Der Grund: Einer der beiden hat den anderen in einer Kneipe angeschaut und dabei gelacht ...»

Trinken, singen und mit dem Degen herumfuchteln ist Yersin zuwider. So lernt er nie «die schönen Seiten des deutschen Studentenlebens» kennen, wie Frau Wigand mit Bedauern feststellt. Dafür freundet er sich mit einem Kommilitonen an, der ihm charakterlich nähersteht. Einen «Büffler» nennt er ihn in einem Brief. Oft treffen sich die beiden nach den Vorlesungen, schlendern durch die Straßen von Marburg und diskutieren. Frau Wigand macht sich wegen dieser Freundschaft allerdings Sorgen und gibt Yersin den Rat, schnell mit dieser Beziehung Schluß zu machen, denn sie bringe ihn ins Gerede. Der Büffler ist Jude.

Europa erlebt in der zweiten Hälfte des 19. Jahrhunderts ein heftiges Wiederaufflammen des Antisemitismus. Am stärksten betroffen ist Österreich.[7] Aber auch in Deutschland meldet er sich lauter zu Wort als etwa in Frankreich, Italien oder Spanien, was damit zusammenhängt, daß der jüdische Bevölkerungsteil dort größer und einflußreicher ist als in jenen Ländern. Zwar trachtet man den Juden im Deutschen Kaiserreich nicht nach dem Leben wie etwa im 14. Jahrhundert, als man sie für die Pestepidemien verantwortlich machte und bei lebendigem Leib verbrannte,[8] oder wie bei der «Endlösung» der Nazis, doch sie sind eine ausgestoßene, verhaßte und verachtete Minderheit. Einigen wenigen Philosophen, die wie Nietzsche gegen die Diskriminierung Front machen, stehen unzählige andere gegenüber, die es mit Schopenhauer halten und gegen den *jüdischen Gestank* polemisch zu Felde ziehen. Vor der Jahrhundertwende, als die europäischen Nationen damit beschäftigt sind, ihre Industrieproduktion zu steigern und durch die Eroberung ferner Kolonien ihre politische Macht auszubauen, geht in Deutschland die Angst vor den Juden um. Ob auf dem Gebiet der Wissenschaften, der Kunst oder im Wirtschaftsleben – überall tun sich Juden durch ihre Leistungen hervor. Und die Furcht, die die Deutschen vor den Juden haben, ist im Grunde genommen nichts anderes als eine Verbeugung vor ihren Fähigkeiten. Das zuzugeben verbietet freilich der germanische Stolz, denn es käme dem Eingeständnis gleich, die germanische Rasse könne von anderen übertroffen werden. Auch Richard Wagner schürt in seinen letzten Lebensjahren den Haß durch die Themenwahl in seinen Opern, und noch lange nach seinem Tod geraten die Aufführungen in Bayreuth zu antisemitischen Demonstrationen.[9] Die Verachtung des Ariers für diese minderwertige Rasse – und nichts anderes sind die Juden für ihn – wird durch die Angst nur noch potenziert. Bei gleichen Rechten könnte sich der Jude als dem Arier ebenbürtig erweisen, ihn vielleicht sogar übertreffen. Die Angst erzeugt Haß, und der Haß produziert im Deutschland des ausgehenden 19. Jahrhunderts eine wahre Flut von Hetzschriften, mit denen die Wortführer des Antisemitismus das Gift ihrer Lehre in alle sozialen Schichten der Bevölkerung hineintragen. Schon 1880 erlebt Berlin seine erste Kristallnacht: Schaufensterscheiben gehen zu Bruch, Läden werden geplündert, Passanten verprügelt, Synagogen demoliert. Auch an den Universitäten, wo zehn Prozent der Studierenden jüdischer Abstammung sind, findet eine Rassentrennung statt. Keine Verbindung nimmt Juden auf, und kein Nichtjude würde sich mit einem Juden schlagen, wodurch sich letztere zutiefst in ihrer Ehre verletzt fühlen.

Der junge Schweizer ist vom Ausmaß und der Schärfe des deutschen Antisemitismus überrascht. Auch seine Landsleute haben während der großen Pestepidemie von 1348 Juden massakriert. Im Schloß von Chillon, an der Ostspitze des Genfer Sees, wurden die Juden des reichen Städtchens Villeneuve, fast ausnahmslos Händler, beschuldigt, die Pest verbreitet zu haben, und bei lebendigem Leib verbrannt. Auch in der Waadt, damals noch im Besitz des Herzogs von Savoyen, hatte die Pest zahlreiche Opfer gefordert. Und auch hier wurden die Juden als die Schuldigen ausgemacht und ins Feuer geworfen. Angeblich hatten sie im Herzogtum die Brunnen vergiftet und damit die Seuche ausgelöst.[10] Bei den nachfolgenden Epidemien, die den Kanton Waadt bis zum 17. Jahrhundert heimsuchten,[11] hielt man wieder nach Sündenböcken Ausschau: Diesmal traf es auch die Ärzte. Ihnen wurde vorgeworfen, die Verbreitung der Seuche zu begünstigen, um ihren Patientenkreis zu erweitern. Da die Pest aber auch die Juden nicht verschonte, verlor der Antisemitismus immer mehr an Boden. Im 19. Jahrhundert ist er aus dem Kanton Waadt so gut wie verschwunden. Um so verblüffter ist Yersin, als er in Marburg Bekanntschaft mit diesem Phänomen macht. Über die Vorurteile unter den Studenten ist er geradezu bestürzt. Frau Wigand beschwört ihn, sich mit seinem Freund Sternberg in Zukunft nicht mehr in der Stadt zu zeigen, aber ihr Untermieter läßt sich nicht vorschreiben, was er zu tun hat. Seine Freundschaft und Wertschätzung sind nicht zu erschüttern, und bis zu den Ferien führen die beiden jungen Männer noch viele lange Gespräche. Nur ein einziges Mal schlägt Yersin eine Einladung Sternbergs aus: es geht um einen Spaziergang mit *Gänsen.*

Wie beurteilt Yersin sein erstes Trimester in Deutschland? Einerseits weiß er die Ausbildungsmethoden an der deutschen Universität zu schätzen. Das fachliche Können der Professoren, ihre Bereitschaft, auf die Studenten einzugehen, und nicht zuletzt auch die Möglichkeit, im Unterschied zu Frankreich unabhängig von einem direkten Vorgesetzten sein Studium zu gestalten, das alles sind unbestreitbare Pluspunkte. Andererseits ist er von der Theorielastigkeit der Ausbildung enttäuscht. Ohne die Freundschaft zum jungen Röser hätte er den Operationssaal zweifellos nur selten von innen gesehen.

Zum ersten Mal in seinem Leben feiert Yersin 1884 Weihnachten und Neujahr ohne seine Mutter. Dafür kann er in Marburg deutsche Weihnachtsbräuche studieren. Am Heiligabend sitzen die Kinder vor der Bescherung in einem abgedunkelten Raum und singen Weihnachtslieder. Danach werden sie ins Wohnzimmer geführt, wo die Geschenke aufgebaut sind. Jetzt dürfen sie ihre

Pakete auspacken, aber mehr auch nicht. Die Geschenke müssen drei Tage lang auf dem Gabentisch ausgestellt bleiben, damit sie von Freunden, die zu Besuch kommen, bewundert werden können. Dann erst dürfen die Kinder sie zu sich nehmen. Auch Silvester hat sein festes Ritual. Eine Stunde vor Mitternacht versammelt sich die Familie im Wohnzimmer um eine große Schüssel mit Punsch und einen Teller mit Süßigkeiten. Das Familienoberhaupt spricht einige Gebete, und wenn es Mitternacht schlägt, erhebt man sich und tauscht Neujahrsglückwünsche aus, akustisch begleitet von jugendlichen Banden, die durch die Straßen ziehen und deren Gebrüll bis herauf in die gute Stube dringt. Dann setzt man sich wieder hin und liest sich gegenseitig Glückwunschkarten vor, die man zu Neujahr erhalten hat.

Doch wie verkraftet Yersin die Trennung von seiner Mutter? Offenbar recht gut. Wie sonst hätte Frau Wigand an Madame Yersin folgende Zeilen übersenden können: «Ihr Sohn legt keinen Wert auf ein Familienleben ... sein ganzes Interesse gilt dem Studium ... Mein Gemahl hätte ihm gern den einen oder anderen Rat gegeben, aber er braucht keine Hilfe. Er kommt mit seinem Studium ganz allein zurecht ... er hat keine Freunde ... wenn ich ihm eine Konzertkarte anbiete, ernte ich als Antwort ein trockenes ‹Nein›. Er arbeitet Tag und Nacht, doch er macht einen glücklichen und zufriedenen Eindruck.»

Im zweiten Trimester, das mit dem neuen Jahr beginnt, kommen drei neue Fächer hinzu: klinische Chirurgie, Botanik und pathologische Anatomie.

Die klinische Chirurgie ist das Spezialgebiet von Professor Mannkoff, einem gebürtigen Preußen, der 1858 in Berlin promovierte und dort auch bis 1867 im Krankenhaus Charité arbeitete, um dann als Professor für Pathologie und Therapie nach Marburg zu wechseln. Seine Vorlesungen folgen einem festen Ritual: Zuerst wird der Patient hereingeführt, und der Professor faßt kurz seine Krankengeschichte zusammen. Dann holt er zwei ältere Semester nach vorn, die unter seiner Anleitung den Patienten untersuchen, abhorchen und abtasten und dann eine Diagnose stellen sollen. Mannkoff stimmt zu oder korrigiert. Dann prognostiziert er den weiteren Krankheitsverlauf und schlägt eine Therapie vor. Ist die

Vorlesung vorüber, hatten von allen Studenten im Hörsaal nur zwei wirklich Kontakt zum Kranken, die Anfänger durften nur zuhören. Auch diese Veranstaltung vermittelt nichts als Theorie.

Das zweite neue Fach führt bald zu einer Verstimmung zwischen Yersin und seinem Gastgeber Professor Wigand, dem Lehrstuhlinhaber für Botanik. Wigands Unterricht besteht aus sechs Vorlesungsstunden pro Woche, in denen er eine Litanei von Arten und Unterarten herunterbetet – weshalb Yersin bald durch Abwesenheit glänzt. Darüber hinaus bietet er Exkursionen an, die sich aber schnell als langweilige Plackerei entpuppen. Bei der ersten Exkursion sind noch alle eingeschriebenen Studenten mit von der Partie. In einem langen Zug marschieren sie durch das Gelände. Hie und da schert einer aus, pflückt eine Blume oder einen Grashalm und legt seinen Fund dem Professor vor. Der verkündet dann im Ton höchster Gelehrsamkeit Name und Familie des Gewächses. Nach und nach schrumpft die Zahl der Teilnehmer an diesen Ausflügen, bis schließlich nur noch der harte Kern von knapp zwei Dutzend Interessierten übrigbleibt, sehr zum Ärger des Dozenten, dem es ein besonders schmerzlicher Dorn im Auge ist, daß ihm auch sein eigener Untermieter nicht die Treue hält: «Gestern stand wieder einmal eine botanische Exkursion auf dem Programm. Eigentlich wollte ich ja nicht hingehen, ich bin dann aber doch mit dem kleinen Häuflein mitmarschiert. Nachdem ich gut anderthalb Stunden hinter den anderen hergetrottet bin, habe ich mich seitlich in die Büsche geschlagen, um nach Wasserinsekten zu suchen. Ich habe mich so in meine Jagd vertieft, daß ich die anderen darüber ganz vergaß. Als ich mich ihnen wieder anschließen wollte, waren sie verschwunden . . . ich habe mich seelenruhig auf den Heimweg gemacht.»

Sosehr ihn die Botanik langweilt, so fasziniert ist Yersin von der pathologischen Anatomie, und der Lehrstuhlinhaber Professor Marchand wird schnell auf den begabten Studenten aufmerksam. Marchand, 1846 in Halle geboren, promovierte 1870 an der Medizinischen Fakultät in Berlin, wo er fünf Jahre lang blieb. Er war Assistent am Institut für pathologische Anatomie in Halle (von 1876 bis 1878), in Berlin (1879) und in Breslau (1880). Danach wurde er Professor in Gießen und 1881 schließlich Institutsdirektor. Seit 1883 nun bekleidet er diesen Posten am Institut für pathologische Anatomie in Marburg. In den achtziger Jahren des vorigen Jahrhunderts erlebte die pathologische Anatomie einen lebhaften Aufschwung. Ihr Name war zwar schon 1713 von Hoffmann geprägt worden, als eigenständige Disziplin bildete sie sich aber erst mit dem Werk von Giovanni Battista Morgagni heraus *(De sedibus et causis morborum per anatomen indagatis,* 1761 in Venedig erschienen). Zunächst arbeitete man rein makroskopisch, d. h. wie in der Anatomie im eigentlichen Sinne konnte man nur das untersuchen, was mit dem bloßen Auge zu erkennen war. Und wie die Schwesterdisziplin war man Vorurteilen und Verboten unterworfen, was das Öffnen des menschlichen Körpers betraf. Bis zum 16. Jahrhundert bestand die einzige Möglichkeit, das Innere des menschlichen Körpers zu studieren, darin, Tiere zu sezieren und die dabei gewonnenen Erkenntnisse auf den Menschen zu übertragen. Vésale, der Begründer der Anatomie des Menschen, beschäftigte sich ausschließlich mit Bau und Funktion des gesunden Körpers. Die Veränderungen am kranken Organ erforschte er nicht. Morgagni dagegen versuchte, gerade die pathologischen Veränderungen näher zu beschreiben und sie mit den klinischen Symptomen in einen Zusammenhang zu stellen. Parallel zu dieser Entwicklung machte die Histologie in der Nachfolge Malpighis große Fortschritte. Die ständige Verbesserung des Mikroskops ermöglichte ganz neue Einblicke in die Gewebestrukturen; makroskopische Untersuchungen wurden fortan durch mikroskopische ergänzt.

Um die Mitte des 19. Jahrhunderts macht die Histologie einen Riesensprung nach vorn. Unbestrittene Autorität auf diesem Gebiet ist Rudolf Virchow, der weltberühmte Begründer der Zellularpathologie. Alexandre Yersin zeigt starkes Interesse an diesem Fach, dessen Akribie ihn nicht etwa abschreckt, sondern geradezu fasziniert. Wie jeder seiner Kommilitonen erhält auch er Gewebeproben von kranken Organen, die entweder einer Leiche (Nekropsie) oder einem Kranken (Biopsie)[12] entnommen wurden. Diese Proben werden in Holundermark gelegt, damit man sie besser in kleine Teilchen zerschneiden kann, die auf kleine Glasplättchen gelegt und so angebracht werden, daß sie haften bleiben.

Wenn sie dann auch noch eingefärbt sind, kann man sie endlich unter dem Mikroskop untersuchen. Eines der Kästchen, die sich Yersin beim Schreiner in Morges bestellt hatte und zur Aufbewahrung seiner mikroskopischen Schnitte verwendete, ist erhalten. Jedes der zwanzig Präparate ist mit zwei Etiketten versehen. Auf dem einen mit dem Vermerk ‹pathol. Hist.› hat er die Art der Gewebeprobe und die Krankheit näher bezeichnet, das andere trägt seine Unterschrift, den Vermerk ‹Marburg› und das jeweilige Datum. Die Qualität der Schnitte und Einfärbungen läßt ahnen, wie minutiös der Student Yersin arbeitete. Kein Wunder also, daß Professor Marchand ihm mit Rat und Tat zur Seite steht und ihm ein Praktikum in seinem Labor vorschlägt, falls er den Sommer über in Marburg bleiben sollte.

Der Frühling lädt zu Ausflügen ins Marburger Umland ein. Ohne Kommilitonen macht sich Yersin auf die Suche nach Fröschen und Kaulquappen, Blutegeln, Schnecken und Eidechsen, die er eine Zeitlang in seinem Zimmer hält, dann tötet, seziert und unter dem Mikroskop betrachtet. Manchmal unternimmt er auch längere Wanderungen aufs Land hinaus, um einen seiner kleinen Patienten zu besuchen und sich von seiner Genesung zu überzeugen. Als er bei einer solchen Gelegenheit durch Münchhausen kommt und sich wundert, wie freundlich und lebenslustig die Bewohner sind, erklärt ihm Frau Wigand: «Alles ehemalige französische Flüchtlinge.»

Am 15. April 1885 verreist das Ehepaar Wigand für einige Wochen. Das Haus wird geschlossen, und Yersin muß woanders unterkommen. Frau Wigand vermittelt ihm ein Zimmer im Haus der Familie Mardorf, die in der Nähe des Botanischen Gartens eine Metzgerei betreibt. Die Aussicht ist hier weniger schön, das Mobiliar ist rustikaler als bei Wigands, und Yersin muß selbst für seine Verpflegung sorgen. Er probiert verschiedene Restaurants aus: Im ‹Schweinsberg› bekommt er für 1 Mark Suppe, zwei Stück Fleisch, Kartoffeln und Gemüse. Im ‹Hessischen Hof› bezahlt er nur 60 Pfennig für Suppe, ein Stück Fleisch und Gemüse. Dazu gibt es Kartoffeln oder Kompott nach Wahl. Ein Glas Bier kostet 12 Pfennig. Abends ißt er in seinem kleinen Zimmer über dem Laden Wurstbrötchen, dazu trinkt er eine Tasse Tee. Manchmal genehmigt er sich auch etwas Gebäck, das er mit Marmelade bestreicht, mit der er regelmäßig aus Morges versorgt wird.

Kurz nach seinem Umzug fährt er nach Berlin, wo er fünf Tage bei seinem Bruder verbringt. Er flaniert Unter den Linden, bekommt sogar zweimal den Kaiser am Fenster zu Gesicht, besichtigt das Industriemuseum und «das mit den Bildern», geht ins Konzert, ins Theater und in den Zoo. Vor allem aber zieht es ihn in die chirurgische Klinik. Sie ist der einzige Ort, den er mehrmals aufsucht. «Ich hatte zweimal Gelegenheit, bei einer Hüftoperation zuzusehen. Ein solcher Eingriff ist in Marburg während des ganzen Winters nur einmal vorgenommen worden.» Er benützt seinen Aufenthalt in Berlin dazu, ins nahegelegene Jena hinüberzufahren. Beim berühmten Carl Zeiss läßt er sein Mikroskop auf den neuesten technischen Stand umrüsten: Er kauft sich einen Kondensator Abbe und eine Immersionslinse, die stärkere Vergrößerungen ermöglicht. Auch die deutsche medizinische Fachliteratur genießt in ganz Europa einen guten Ruf. Yersin erwirbt deshalb unter anderem den Anatomieatlas von Henke (32 Mark), der ihm von Röser wärmstens empfohlen worden ist, eine Abhandlung über Anatomie sowie eine über Pathologie und Therapie. Diese Einkäufe, besonders die Rechnung bei Zeiss, veranlassen seine Mutter, von ihm Rechenschaft über seine Ausgaben zu fordern. Eine Zeitlang stellt er sich diesem Anliegen gegenüber taub, schließlich aber muß er nachgeben: «Hier meine Kostenaufstellung für die verbleibende Zeit in Marburg: Zimmermiete für zwei Monate: 42 Mark, Verpflegung (46 Tage à 1,30): 62 Mark, Weingeist: 2 Mark, Wäschereinigung: 5 Mark, Poutz: 12 Mark, Kästchen für Mikropräparate: 7 Mark, Reparaturen am Mikroskop: 30 Mark, Verschiedenes: 20 Mark.» Madame Yersin hat keine Ahnung, was ein *Poutz* ist, ihr Sohn erklärt es ihr: «Ein Poutz ist ein Mensch, der Schuhe putzt und Kleider bürstet. Ich wollte mir eigentlich keinen nehmen, aber Frau Wigand hat mir entschieden dazu geraten.» Kommt er auf seine Garderobe zu sprechen, insbesondere auf seine diesbezüglichen Sorgen, überrascht er sie mit ganz neuem Vokabular: «Ich besitze nur vier Paar weiße Baumwollstrümpfe. Deshalb bin ich zu folgender Prognose gekommen: Eine Hyperplasie ihrer Anzahl wäre keine schlechte Sache ... mein Schlafrock kränkelt schon seit geraumer Zeit, an der rechten Tasche klafft eine große Wunde, die keinerlei Anstalten macht zu verheilen. Hier wird eine Epithelverpflanzung nötig werden, damit sich die Bildung des Granulations- und Narbengewebes beschleunigt . . .»

Schon im Juli schläft der Betrieb an der Medizinischen Fakultät in Marburg allmählich ein. Offiziell dauern die Vorlesungen zwar bis zum 15. August, aber schon ab der letzten Juliwoche bestätigen die Professoren den Studenten bereitwillig die Teilnahme an den Lehrveranstaltungen. Nur mit der Unterschrift des Professors können sie sich im nächsten Jahr problemlos wieder einschreiben. Die Hörsäle sind danach fast wie ausgestorben, doch sind die Dozenten angehalten, ihre Vorlesungen bis zum 15. August fortzusetzen. Aber sie sind nur noch von geringem Interesse. Deshalb zögert Yersin nicht lange: Am 5. August 1885 stopft er seine wenigen Habseligkeiten in einen Koffer, verpackt sehr gewissenhaft sein Mikroskop und die Bücher und nimmt den nächsten Zug Richtung Morges.

Wie es weitergehen soll, hat er schon entschieden. Er wird sein Studium in Paris fortsetzen, wo die Ausbildung stärker an der Praxis orientiert sein soll. Beschleicht ihn Wehmut, als er Marburg verläßt? « Mir tut es nur um eines leid: um meine kleinen Freunde in der Klinik . . . Heute nachmittag war ich noch einmal bei ihnen . . . Diese Besuche machten mir immer sehr viel Freude.»

III

Paris (1885–1890)

Das Medizinstudium

Im Jahr 1885 hat sich Paris weitgehend von den Wunden erholt, die ihm Baron Haussmann während des zweiten Kaiserreichs und die Kommune von 1871 zugefügt haben. Haussmann hatte niederreißen, einebnen, ganze Häuserkomplexe dem Erdboden gleichmachen lassen. Doch er zerstörte nur, um aus den Trümmern neue Straßen und Viertel zu errichten, die für die Hauptstadt der Zukunft unverzichtbar waren. Das Paris von gestern sollte dem Paris von übermorgen weichen. Die Kommunarden dagegen wollten Symbole zerstören. Indem sie die Vendôme-Säule niederrissen, das Rathaus, den Rechnungshof, den Justizpalast und die Tuilerien in Brand steckten, versuchten sie die Spuren eines verhaßten Regimes auszulöschen. Paris brauchte zehn Jahre, um sich davon zu erholen. Zwar wurden die Trümmer am Rechnungshof erst um die Jahrhundertwende beseitigt und an ihrer Stelle der Bahnhof Orsay errichtet, doch das war eine Ausnahme. Die meisten beschädigten Gebäude wurden schon in den siebziger Jahren entweder restauriert oder neu aufgebaut.

Nur eine riesige Baustelle im Norden erinnert 1885 noch an die düsteren Stunden des Jahres 1871: Um dem Himmel für seinen Beistand bei der Niederschlagung der Kommune zu danken, hatte die Nationalversammlung 1873 mit 393 gegen 164 Stimmen ein Gesetz verabschiedet, das den Bau der Basilika Sacré-Cœur auf dem Montmartre vorsah. Was damals noch keiner ahnte: Von der Grundsteinlegung 1876 sollten die Baugerüste noch fast ein halbes

Jahrhundert in den Himmel ragen, bis die Kirche 1919 schließlich geweiht werden konnte. Allein die Maurerarbeiten am Fundament verschlangen wegen des labilen Untergrunds vier Millionen Francs. 1889 schätzte man die verbleibenden Kosten auf 26 Millionen; eine gewaltige Summe, die durch Spenden aufgebracht werden mußte. Wann die Bauarbeiten an der Sacré-Cœur beendet sein würden, vermochte zum damaligen Zeitpunkt niemand zu sagen.

Aber auch ein anderes Bauwerk, von dem 1885 ganz Paris spricht, soll bald in Angriff genommen werden. Es handelt sich um einen Turm aus Stahl, mit viereckigem Sockel, 125 Meter breit und 300 Meter hoch. Im Gedenken an die Französische Revolution soll er auf dem Champ-de-Mars errichtet und *die* Attraktion der Weltausstellung werden. Am 1. Mai 1885 hatte Monsieur Lockroy, der Minister für Handel und Industrie, das Projekt ausgeschrieben.

Die Hauptstadt zählt 2 344 500 Einwohner, die je nach Berufsstand auf verschiedene Viertel verteilt sind: Möbelschreiner und Tischler wohnen in Saint-Antoine, Schmuckwarenhersteller im Marais. Ménilmontant, Belleville und La Villette sind Arbeiterviertel, während Montrouge, Vaugirard, Passy und Autueil in erster Linie Rentner und Privatiers beherbergen. Großbourgeoisie und Adel logieren zwischen Saint-Germain-des-Prés und Les Invalides, das Quartier Latin ist den Studenten, Dozenten, Buchhändlern und Verlegern vorbehalten. Zwischen Montmartre und den Batignoles sind die Künstler zu Hause, das Zentrum ist die Hochburg der Finanz- und Geschäftswelt und der Zeitungen. Außer an der Kleidung (sehr viele Zünfte haben besondere Trachten) läßt sich der Beruf eines Mannes auch an einem Detail erkennen: an seiner Barttracht. Ob spitz oder rund, eher viereckig oder fächerförmig, kurz oder lang – ein Bart schmückt das Gesicht des Mannes. Es sei denn, er ist einer von denen, die sich auch glattrasiert zeigen dürfen: Priester etwa oder Richter, Arzt, Schauspieler oder Domestike. Wer einem anderen Beruf nachgeht und sein Kinn trotzdem unverhüllt zur Schau stellt, vergeht sich auf schockierende Weise gegen die öffentliche Moral. Auf einigen Herrenröcken ist seit etwa zwei Jahren ein grünes Band mit roter Litze zu bewundern: der Mérite Agricole, eine Auszeichnung, die der Volksmund bald in *Le poireau* (Lauch) umtauft. Die Damen legen sich bei ihrer Morgentoilette oberhalb der Hüfte einen kleinen Panzer aus Korbweide um den Leib. Er wird durch einen langen Rock verdeckt und verleiht ihnen jene Figur, die das alte Schönheitsideal aus dem Zweiten Kaiserreich abgelöst hat, als man sich noch mit Krinolinen abplagen mußte. Die Ammen tragen die Säuglinge noch auf dem Arm, oft bis zum 18. Monat. Die ersten Kinderwagen tauchen um 1880 auf, sie bleiben aber ein Privileg der Reichen. Das Telefon findet rasche Verbreitung und mit ihm der Ruf ‹allô›, dem der Amerikaner Graham Bell zu Popularität verhalf, als er seine Erfindung 1878 der Öffentlichkeit vorstellte. Natürlich bediente sich Bell bei seiner Demonstration des englischen, für die Franzosen jedoch unaussprechlichen ‹hello›. Jedes der 85 Pariser Postämter verfügt bereits über eine öffentliche Fernsprechkabine, doch der überwiegende Teil der Kommunikation wird noch über Briefe, Telegramme oder Rohrpost abgewickelt. Achtmal pro Tag – sogar sonntags – wird Post ausgetragen, von 6 Uhr morgens (im Winter ab 7 Uhr) bis 21 Uhr abends. Monsieur Poubelle, der Polizeipräfekt, hat vor kurzem die Beseitigung des privaten Hausmülls organisiert (wofür sich die Nation bis auf den heutigen Tag dadurch bedankt, daß sie die Mülltonnen nach ihm benennt). Pierre Michaux verkauft allein im Jahr 1885 vierhundert Fahrräder. Chardonnet erfindet die Kunstseide und Turpin den Sprengstoff Melinit. Marey schafft mit seiner Kamera zwölf Bilder pro Sekunde.

Dies ist das Paris, in dem Alexandre Yersin am 27. Oktober 1885 eintrifft. Für 33 Francs im Monat mietet er ein kleines Mansardenzimmer in der vierten Etage einer Privatpension, Rue Madame 44. Von seiner Dachluke aus blickt er auf die schiefen Türme der Kirche Saint-Sulpice.

Die ersten Tage widmet er einigen notwendigen Einkäufen. Dazu geht er ins *Bon Marché,* das erste Kaufhaus der Welt. Boucicaut hat es 1853 konzipiert und mit revolutionären Verkaufsmethoden wie kleineren Gewinnspannen, Auszeichnung der Waren, vielfältigem, abwechslungsreichem Warensortiment und Sonderangeboten die Konkurrenz der kleinen Einzelhändler geschreckt.

Am Haupteingang in der Rue de Sèvres gibt es seit 1863 einen Stand mit Süßigkeiten und Erfrischungen für Kinder, und auf einer Galerie, die für eine ständige Bilderausstellung vorgesehen war, hat man 1875 einen Lesesaal eingerichtet. Yersin macht es sich zur Gewohnheit, in die Rue de Sèvres zu gehen, um Zeitung zu lesen.[1] Für die Kunst hat er nicht sonderlich viel übrig. Die Sainte-Chapelle bringt er schnell hinter sich, im Louvre macht er nur vor dem Gemälde des Waadtländers und Landsmanns Gleyre halt, das Bürgerkönig Louis-Philippe 1843 im Salon – in der Kunstausstellung, die seit 1848 regelmäßig im Louvre durchgeführt wird – für 3000 Francs erworben hat. Dieses Bild mit dem Titel *Les illusions perdues*, das Yersin, wie er gesteht, aus «tiefster Seele» bewundert, hat einige Berühmtheit erlangt; es behandelt ein Sujet, das um die Jahrhundertmitte sehr beliebt war: Barke und Melancholie, ein Thema, das auch etliche andere Bilder der Epoche darstellen, darunter *Die Überfahrt* von Ferdinand Hodler. Gleyres Gemälde zeigt einen Mann in antikem Gewand, wie er auf einer Mole sitzend, traurig und gedankenverloren einer Barke nachblickt, die junge Frauen und Mädchen aufs Meer hinausträgt – ein Bild voller Traum- und Hoffnungssymbolik.

Methodisch und wißbegierig, den Baedeker unter den Arm geklemmt, macht sich Yersin an die Entdeckung der Stadt, besucht das Panthéon, den Jardin des Plantes, die Buttes-Chaumont, den Père-Lachaise, die Börse und die Seine-Ufer. Am stärksten aber zieht es ihn zum Hôtel-Dieu: Um hineinzukommen, muß er zuerst an einem mürrischen Pförtner vorbei, der aus notorischem Mißtrauen jeden Besucher verdächtigt, alkoholische Getränke in die Räumlichkeiten zu schmuggeln. Seiner Mutter schreibt Yersin: «Im Leichenschauhaus herrscht immer Betrieb. Man betritt einen mittelgroßen Saal, der durch eine Zwischenwand aus Glas in zwei Hälften geteilt ist. Dort stehen acht bis zehn abgeschrägte Tische, auf die man die Leichen legt. Als ich da war, waren gerade vier Männer aufgebahrt. Zwei von ihnen wiesen schwere Verletzungen auf.» So führt ihn also der Zufall schon kurz nach seiner Ankunft ins Leichenschauhaus des Hôtel-Dieu,[2] wo er fünf Monate später, zusammen mit Roux, an Tollwutopfern Autopsien vornehmen wird.

Inzwischen hat Yersin einen ehemaligen Schulkameraden aus Lausanne wieder getroffen, der sein Medizinstudium in Genf begonnen und genau wie Alexandre nach Paris gewechselt hatte, um die französische Schule kennenzulernen. Von Haus aus vermutlich besser betucht als sein Kommilitone, hat sich Gampert in der Rue Gay-Lussac eine kleine unmöblierte Zweizimmerwohnung mit Kochnische gemietet. Er bereitet sich gerade auf die Prüfung für eine Assistentenstelle vor und arbeitet im Krankenhaus Sainte-Eugénie. Dort trifft Yersin am 31. Oktober 1885 erneut mit ihm zusammen: «Die Assistenten tun sich mehr durch ihre geistreichen Bemerkungen hervor als durch wissenschaftliche Kompetenz. Kein Wort kommt ihnen über die Lippen, ohne daß sie gleich ein Wortspiel daraus machen. Wenn es aber darum geht, eine Diagnose zu stellen, sind sie mit ihrem Latein schnell am Ende. So hat man neulich ein kleines Kind eingeliefert, dessen Arm ganz rot und dick geschwollen war. Ohne daß sie dem Vater auch nur eine Frage stellten, stand ihre Diagnose fest: Akute Knochenmarkentzündung. In Wahrheit war das Kind am Vortag hingefallen und hatte sich dabei den Unterarm gebrochen.» Die Beziehung zu Gampert schläft bald wieder ein. Er ist kein «Büffler», sondern ein «Faulenzer». Trotzdem begleitet ihn Yersin noch einige Male bei seinem Dienst im Hospital Sainte-Eugénie: «Die Arztvisite findet hier nachmittags statt, und ich konnte zusehen, wie Verbände angelegt wurden. Ich muß sagen, ich war ziemlich enttäuscht. Die antiseptische Methode wird überhaupt nicht befolgt. Die beiden Ärzte haben sogar ganz offen darüber gesprochen. Und warum wird sie nicht befolgt? Weil sie zuviel Umstände macht; das jedenfalls war ihren Worten zu entnehmen.» Eine merkwürdige Operation erregt seine Aufmerksamkeit: Nélaton entfernt einem Mädchen ein Auge, das an der Hornhaut von einem Staphylom (Vorwölbung am Augapfel) befallen ist, und setzt ihm statt dessen ein Kaninchenauge ein. Yersin nimmt das Auge des Mädchens mit, um es unter dem Mikroskop zu untersuchen. Schon am nächsten Tag ist das halbe Gesicht des Mädchens entzündet, und das Kaninchenauge, bereits in Verwesung übergegangen, muß wieder entfernt werden. «Ich war gerade außer Haus, als Monsieur Nélaton den zweiten Eingriff vornahm. Wie ich wieder zurückkomme und meinen Kittel anziehen will, sehe ich, daß ein kleines Päckchen daran hängt. Der Inhalt: Das Kaninchenauge und ein Zettel, auf dem steht: Monsieur X, bitte untersuchen Sie das Auge für Monsieur Nélaton. Ich halte das Ganze für einen Scherz; abends verfüttere ich das Auge an die Spatzen. Am nächsten Tag fragt mich Nélaton nach meinen Beobachtungen. Ich bleibe ganz ruhig und verspreche ihm, das Auge noch am selben Abend zu untersuchen. Wieder zu Hause, fasse ich einen Bericht ab über das, was ich gesehen habe, oder sagen wir lieber: was ich hätte sehen sollen. Ich füge sogar einige erklärende Anmerkungen hinzu. Am nächsten Tag liefere ich das Papier bei Nélaton ab. Er ist hoch erfreut und legt es zu seinen Unterlagen.»[3]

Nélaton vertritt in der Chirurgie nur vorübergehend Professor Lannelongue, der bald wieder seinen Dienst aufnimmt: «Es hat den Anschein, als wolle er mit der Antisepsis Ernst machen; so hat er den Schwestern heute Anweisung gegeben, sämtliche Vorhänge, Altäre und Kruzifixe, Leuchter und Marienbilder aus den Krankensälen zu entfernen, mit der Begründung, das seien die reinsten Bakterienherde.»

Ein anderes Hospital weckt Yersins Neugier, denn dort scheint man nach den modernsten Methoden der Antisepsis zu verfahren: das Krankenhaus Beaujon. Erst vor kurzem war es am rechten Seine-Ufer dort neu aufgebaut worden, wo das alte Hospiz gestanden hatte, das 1784 von dem Bankier Beaujon gestiftet und 1865 zerstört worden war.[4] Schon beim Betreten des Gebäudes prallt Yersin vor dem dichten Phenolnebel zurück, der Tag und Nacht von großen Zerstäubern auf die Gänge und in die Treppenhäuser geblasen wird. J. Lister hatte die Desinfektion mit Phenol propagiert und in den sechziger Jahren zu wissenschaftlichen Ehren gebracht. Lucas-Championnière stützte sich auf seine Theorie; die Zerstäuber waren das Resultat seiner Arbeit. Yersin kommen angesichts der massiven Anwendung des Prinzips allerdings gewisse Zweifel. Ob es den Kranken wirklich guttut, wenn sie so viel Phenol einatmen müssen?

Nach Erledigung der Anmeldeformalitäten – Einschreibung an der medizinischen Fakultät, Anerkennung seiner deutschen und schweizerischen Zeugnisse – beginnt für Yersin das dritte Studienjahr. 1885 dauert ein Medizinstudium in Frankreich in der Regel vier Jahre. Die Teilnahme an den theoretischen Kursen bleibt dem Studenten freigestellt, Krankenhausdienst und praktische Übungen sind dagegen Pflicht. Die Ausbildung umfaßt zwölf Fächer: Anatomie und Pharmazeutik, Medizinische Chemie und Pharmazeutik, Medizinische Physik und Hygiene, Äußere Pathologie, Innere Pathologie, Naturgeschichte der Medizin, Externes Klinikum, Chirurgie, Internes Klinikum, Klinikum für Fortgeschrittene, Geburtshilfe, Gerichtsmedizin und Geschichte der Medizin. Die klinischen Kurse finden im Hôtel-Dieu oder im Hospital Charité statt (dort, wo sich heute die neue Medizinische Fakultät in der Rue des Saints-Pères befindet). Nur wer ein natur- oder geisteswissenschaftliches Abitur abgelegt hat, wird zur Immatrikulation zugelassen. 1878 waren es 676 Bewerber. Im selben Jahr beliefen sich die Studiengebühren auf 520 Francs, die Anmeldung für die drei Prüfungen am Jahresende kostete 90 Francs, und für die fünf Abschlußprüfungen, einschließlich Zeugnis und Diplom, mußte der Studierende 690 Francs entrichten.[5] Man kann davon ausgehen, daß diese Zahlen auch noch 1885 aktuell sind. Yersin muß sich die Anerkennung seiner ausländischen Zeugnisse allerdings noch zusätzliche 180 Francs kosten lassen.

Obwohl ein Anhänger der deutschen Schule, hat Morax Yersin ein Empfehlungsschreiben für Professor Cornil mitgegeben, mit dem zusammen er in Paris studiert hatte. Victor Cornil, 1837 in Cusset geboren, hatte unter anderem bei dem berühmten Professor Virchow in Berlin praktische Erfahrungen gesammelt. Inzwischen ist er selbst Professor am Institut für Pathologische Anatomie in Paris und leitet eine Abteilung im Hôtel-Dieu, wo auch seine Vorlesungen stattfinden. In der Rue Christine unterhält er ein Laboratorium, das mittlerweile zu einem Anziehungspunkt für viele Mediziner geworden ist, die sich dort mit einer neuen Wissenschaft beschäftigen wollen: mit der Bakteriologie. Zusammen mit seinem Schüler Chantemesse, einem späteren Mitarbeiter Pasteurs, führt Cornil an der Medizinischen Fakultät von Paris die ersten Kurse in Bakteriologie durch.[6] Als er erfährt, daß Yersin in Marburg bei dem Pathologen und Anatomen Marchand gehört hat, nimmt er ihn in seine Abteilung im Hôtel-Dieu auf. Yersin ist über die Zustände, die dort herrrschen, bestürzt. Die Säle sind riesig, eine Lüftung gibt es nicht, die Kranken liegen dicht zusammengepfercht. Während einer Visite wird ein Kind zur Untersuchung vorgeführt. Die Schwestern scheuchen einen Mann aus dem Bett, der unter einem Abszeß am Knie leidet, und legen das Kind an seinen Platz. Im Bett nebenan liegt ein Todeskandidat röchelnd im Sterben.

Die Vorlesungen beginnen am 13. November 1885, und Yersin hat gleich Grund, sich zu ärgern: «Neben mir sitzen zwei Gänse, die gehen mir auf die Nerven. Ich rutsche nach links rüber, damit sie mir nicht zu nahe kommen ... im allgemeinen sind Studentinnen hier ziemlich verhaßt; nicht nur bei den Studenten, mehr noch bei den Professoren. Dieses Jahr sind es zwei, die sich um eine Assistentenstelle beworben haben. Wahrscheinlich werden sie auch noch angenommen, aber was war das für ein Riesenradau, als sie sich angemeldet haben. Was wird das erst geben, wenn sie es tatsächlich schaffen!» Frauen an der Universität – das war neu, auch in Paris. Erstmals war 1870 einer Frau – einer jungen Engländerin – das Diplom ausgestellt worden. 1875 hatte die erste Französin den Doktorgrad in Medizin an der Pariser Universität erlangt. Die wenigen Studentinnen, die es jetzt gibt, sind meist Ausländerinnen, und schon allein deshalb stoßen sie bei den Mitgliedern des Lehrkörpers auf schroffe Ablehnung. Unter Gejohle und Hohngelächter, eskortiert von den Pedellen, so ziehen die wenigen «Damen» gewöhnlich in die Hörsäle ein.[7] Die Universitätsverwaltung läßt wissen, daß sie Zulassungen zu Studium und Prüfung nur »zurückhaltend und in Maßen» erteile. Keinesfalls dürften Bewerbungen von Frauen aber zur Regel werden, sondern müßten die Ausnahme bleiben.[8] Die damalige Gesetzgebung schweigt sich zur Frage Frauen im Arztberuf aus, allerdings bleiben Studentinnen bis 1885 von der Aufnahmeprüfung für die Assistentenstellen ausgeschlossen. Am 2. Januar wohnt Yersin einer solchen Prüfung, die im Wettbewerbsverfahren durchgeführt wird, bei. Zu den Kandidaten gehört die am 15. Oktober 1859 in San Francisco geborene Amerikanerin Augusta Klumpke. 1877 war sie nach Paris gekommen, um Medizin zu studieren. Schon einmal, 1883, hatte sie an der Prüfung teilnehmen wollen, war als Frau aber abgelehnt worden. Jetzt erst wird sie zugelassen. Yersin schildert die Prüfung folgendermaßen: «Sie war sehr aufgeregt, aber nach Meinung aller hat sie viel mehr gewußt als der junge Dandy, gegen den sie anzutreten hatte. Der Dandy wurde von einem Mitglied der Jury ganz schön gelöchert, trotzdem hat er 14,5 Punkte bekommen, während es die Demoiselle nur auf 11 brachte. Der Dandy wird Assistent und nicht die Gans. Es wird dieses Jahr also keine weiblichen Assistenten in den Hospitälern geben. Der Grund dafür ist himmelschreiende Ungerechtigkeit.»

Drei Monate ist Yersin nun schon in Paris, doch noch immer ist er unschlüssig, ob er bleiben oder lieber wieder nach Deutschland zurückgehen soll. Anfangs war er noch fest entschlossen, hier alles besser zu finden als in Marburg, mittlerweile jedoch ist er, was das Niveau der theoretischen Veranstaltungen anbelangt, ziemlich enttäuscht. Zwar ist er froh über den täglichen Umgang mit Kranken, doch er hätte es lieber gesehen, wenn die Gewichte zwischen theoretischer und praktischer Ausbildung gleichmäßiger verteilt gewesen wären. Seiner Meinung nach wird die Praxis auf Kosten der Theorie zu sehr betont.

Allerdings hat er im Labor Cornils einen ruhigen und gut ausgestatteten Arbeitsplatz. Täglich verbringt er dort viele Stunden mit Sezieren und Beobachten. Cornil vertraut ihm die Vorbereitung der Präparate an, die er in seinen Lehrveranstaltungen vorführen will, und lernt die unermüdliche Hingabe seines Schülers zu schätzen, der oft genug auch sonntags kommt, um die wachsende Flut deutscher Zeitschriftenartikel ins Französische zu übersetzen. Auf dem Feld medizinischer Publikationen hatten die Franzosen im internationalen Vergleich lange die führende Rolle gespielt. Erst in den vierziger Jahren waren sie von den Engländern abgelöst worden, die ein Jahrzehnt später dann den Deutschen den Vortritt lassen mußten. Als einer, der fließend Deutsch spricht, ist Yersin für Cornil deshalb ungemein nützlich. Cornil ist ein ehemaliger Schüler Virchows und will sich über die Publikationen auf dem Gebiet der pathologischen Anatomie natürlich auf dem laufenden halten. Sie erscheinen in erster Linie im »Archiv für pathologische Anatomie und Physiologie und für klinische Medizin», einer Zeitschrift, die sein Lehrer 1877 ins Leben gerufen hatte.[9]

Yersin ist ein ebenso ausdauernder wie neugieriger Spaziergänger. Er unternimmt ausgedehnte Streifzüge durch die Straßen von Paris, wirft auf gut Glück mal hier und mal dort einen Blick hinein, immer dankbar, wenn es etwas zu bestaunen gibt. Kommt er von seinen ausgedehnten Fußmärschen nach Hause, schreibt er lange Briefe an seine Mutter, in denen er ausführlich schildert und kommentiert, was ihm begegnet ist. So auch, was er an einem Novemberabend des Jahres 1885 erlebt, als er ein Lokal am Quai Valmy betritt. Auf einer Bühne haben Angehörige der Heilsarmee[10] Aufstellung genommen. Links die Männer in Uniformen, rechts die Frauen in langen dunklen Kleidern und mit tief ins Gesicht gezogenen Hüten mit violetten Bändern, wie sie auch heute noch bei der Heilsarmee üblich sind. Schräg über der Brust tragen sie Schärpen, auf denen Worte wie «Mut» oder «Erlösung» eingestickt sind. Ein Klavier, eine große Trommel und ein Tambourin begleiten ihren Gesang. Sobald der Refrain ertönt, stimmt das zahlreiche Publikum im Saal mit ein. Dann verkündet Marschallin Booth, daß sich die Heilsarmee unaufhaltsam auf dem Vormarsch befinde, daß sie in alle Länder einmarschieren werde, sogar in China (sie besteht ausdrücklich darauf: auch in China), und daß sie die Welt verändern werde. Dann wieder Gesänge, danach wieder Reden und dazwischen immer wieder Gelächter und Anzüglichkeiten aus dem Publikum. Und erneut ergreift die Marschallin das Wort, um die Anwesenden zur Umkehr zu bewegen. «Soldaten gehen durch die Reihen, sprechen die Zuschauer an und drängen sie zu einem Glaubensbekenntnis.» Die Marschallin fordert: «Alle, die sich heute haben bekehren lassen, sollen aufstehen.» Gut sechzig Männer erheben sich von ihren Plätzen, lachend und Witze reißend, freilich nur hinter vorgehaltener Hand, denn die Soldaten passen auf. Wer als Störer entlarvt und hinausgejagt wird, hat sein Recht auf ein Abendessen verwirkt. Jetzt wird die Hälfte der Gaslichter gelöscht, der Raum versinkt in Halbdunkel. Die Musik wird rhythmischer, die Stimme der Marschallin noch eindringlicher. Für Yersin der Moment, sich davonzustehlen, ohne ein Exemplar der Heilsarmee-Zeitung *En avant* gekauft zu haben.

Im Winter des Jahres 1885 wird Yersin, der an Straßenszenen

ebenso großes Interesse hat wie an Kindern, Zeuge einer Begebenheit, die er selbst «einen Roman» nennt. Als er eines Abends von der Klinik in seine Pension zurückkehrt, bemerkt er an der Ecke zur Rue Madame einen Haufen aufgeregter Gören, die sich schreiend und wild gestikulierend um einen weinenden Jungen scharen. Die Kinder hatten vor einem Laden gespielt, als plötzlich der Krämer herausstürzte und mit einer Peitsche zwischen sie fuhr und den Jungen am Auge traf. Als Yersin dazukommt, trösten ihn gerade zwei mitfühlende Passantinnen. Yersin sieht sich das verletzte Auge an und beschließt, es im Hôtel-Dieu genauer untersuchen zu lassen. Danach will er den Jungen zu seinem Vater in die Rue de l'Hôtel-de-Ville bringen. Während die Gören dem Krämer drohen, seine Schaufenster in Scherben zu schmeißen, macht sich Yersin mit seinem Schützling auf den Weg zum Krankenhaus. Der diensthabende Arzt kann ihn beruhigen: Einige Kompressen mit Borsalbe werden den Schmerz lindern, der Junge wird bald wieder normal sehen können. Als Yersin in die Rue de l'Hôtel-de-Ville einbiegt, ist es bereits dunkel. «Der Junge wohnt in einem der ersten Häuser. In der ersten Etage brennt Licht, das geht ja noch. Durch eine Tür hört man jemanden auf einer Geige herumkratzen. Aber weiter oben wird die Treppe fast lebensgefährlich, es ist stockdunkel. Wir klettern die Stiegen hinauf, bis es nicht mehr weitergeht, und mein Kleiner stößt die Tür zu seiner Wohnung auf. Drinnen herrscht völlige Dunkelheit. Alles schläft, es ist zehn Uhr. Der Vater wacht auf ... ich erzähle ihm, was passiert ist. Endlich macht er Licht: Ich bin in einem Dreckloch, in einer winzigen, vollgestopften Dachkammer. Allein das Bett füllt ein Viertel des Raumes aus. Ein kleiner Herd, eine Schusterbank, ein durchgesessener Stuhl und ein klappriger Schrank bilden das ganze Mobiliar. Die Familie besteht aus dem Vater, einem erwachsenen Mädchen von 16 bis 18 Jahren, einem etwa fünfjährigen Kind und meinem Jungen. Alle schlafen im selben Bett. Das ältere Mädchen ist in einen Unterrock geschlüpft, das jüngere Kind, anscheinend vollständig angezogen, auf dem Kopf eine rote Mütze, hockt in einer Ecke und beobachtet mich aus großen, erschreckten Augen. Ich gieße die Phenollösung aus meiner Flasche auf einen Teller, lege dem Jungen eine neue Kompresse auf und verziehe mich.» Yersin hat vom Vater die Erlaubnis erhalten, daß der Junge nach dem Religionsunterricht in der Kirche Saint-Sulpice kurz bei ihm hereinschauen darf, um für zwei Sous einige kleinere Arbeiten zu verrichten (Schuheputzen, Kleider bürsten, kurzum: was der «Poutz» in Marburg für ihn erledigt hatte). Abend für Abend erzählt der Junge von seiner Familie. Seine Mutter sei vor fünf Jahren gestorben. Seine älteste Schwester, so sagt er, sei fünfmal verheiratet gewesen. Als sie wieder nach Hause zurück wollte, habe sie der Vater zum Teufel gejagt und nur ihre kleine Tochter behalten. Der Vater sei Schuster. Früher habe er ganz gut verdient, dann aber habe er sich immer häufiger mit seinen Saufkumpanen getroffen und sei jeden Abend völlig betrunken nach Hause gekommen. Der Junge ist zwölf Jahre alt und kann weder lesen noch schreiben; er ist ein Herumtreiber, die Kleider hängen ihm in Fetzen vom Leib, nur seine Schuhe sind in Ordnung (da merkt man den Vater). Wenn er im Dezember regelmäßig zum Religionsunterricht gehe, so gesteht er freimütig, dann nur wegen der Geschenke, die man von der Gemeinde zu Weihnachten bekomme. Und tatsächlich, schon in der ersten Januarwoche werden die Besuche des kleinen Schuhputzers seltener, schließlich hören sie ganz auf. Enttäuscht, aber entschlossen und von dem Vorsatz gepackt, das Kind aus seinem Elend zu retten, begibt sich Yersin an einem Nachmittag im März 1886 ins Waisen- und Lehrlingsheim von Autueil, in der Rue La Fontaine 40, wo seit 1865 Abbé Louis Roussel elternlose Kinder aufnimmt und in einem Handwerk ausbildet. Für Yersins Zögling ist aber kein Platz frei: «Abbé Roussel, der Leiter der Einrichtung, ist etwas kurz angebunden. Vor Juni 1887 hat er keine Plätze mehr frei. Er will, um es auf den Punkt zu bringen, seinen Zöglingen den Katechismus eintrichtern. Wenn sie diese Kur nach einigen Monaten überstanden haben, erhalten sie ihre Erstkommunion. Von hundert Jungen behält er die dreißig besten. Diese dürfen dann in einer Druckerei arbeiten.» Yersin verliert den Schusterjungen aus den Augen.

Yersin ist zwar ein fleißiger Büffler, doch ist er sich seiner Sache keineswegs sicher, als er im dritten Studienjahr zu den Examina antritt: Am 20. Januar 1886 besteht er die Prüfungen in organischer und anorganischer Chemie und in Physik bei den Professoren Lutz und Ghébard. Die letzte Prüfung in den Fächern Botanik und Zoologie findet bei dem berüchtigten Professor Baillon statt, einem äußerst strengen und gefürchteten Mann. Baillon zeigt Yersin vier Gläser mit Wurzeln, die er bestimmen soll. Leider kennt der junge Mann nur eine davon. Dann fragt ihn Baillon nach der Körpertemperatur der Pottwale und nach der Methode der «Walrat-Gewinnung». «Sie sind eine Null» lautet sein abschließendes Urteil. Baillon war von jeher bekannt dafür, daß er seinen Prüflingen Fallen stellte. Im vorangegangenen Jahr hatten sich Studenten deshalb etwas einfallen lassen: Am Tag vor dem Examen gingen sie ins Museum Orfila, wo die Prüfung stattfinden sollte, und bestachen den Laborgehilfen mit jeweils 2 Francs. Dafür zeigte er ihnen die Gläser, die man für den nächsten Tag vorbereitet hatte. Doch Baillon, verblüfft über die fundierten Kenntnisse seiner Schüler, roch den Braten und deckte die Verschwörung auf. Er hätte auch Yersin durchfallen lassen, wenn Lutz und Ghébard nicht interveniert hätten. Der junge Schweizer bestand, wenn auch ohne Belobigung.

Am 6. Februar sind die Mauern in Paris mit Plakaten gepflastert: «Heute abend große öffentliche Versammlung der Anarchisten. Vorsitz: Louise Michel. Studenten sind besonders willkommen.» Yersin läßt sich das Schauspiel nicht entgehen. «Schon eine Viertelstunde vor Beginn war der Saal brechend voll. Unter dem Publikum viele Studenten, die alles andere als ruhig waren. Der erste Redner, ein polnischer Student, hatte kaum ein paar Sätze gesprochen, als schon der halbe Saal brüllte: ‹Raus mit ihm›, ‹Hinsetzen›, ‹Der nächste›. Er schlich von der Bühne, um einem Kerl mit hochgeschlagenem Kragen Platz zu machen, der über den Lärm und die ständigen Zwischenrufe so in Rage geriet, daß er sich zu der Bemerkung hinreißen ließ, die deutschen Sozialisten seien ihm allemal lieber als die französischen Bürgersöhnchen. Da war natürlich die Hölle los, Pfiffe, ohrenbetäubendes Geschrei. Auch ihm blieb nur der vorzeitige Rückzug. Auch dem dritten Redner – einem regelrechten Galgenvogel – war nicht mehr Glück vergönnt. Endlich, gegen zehn Uhr, betrat Louise Michel das Podium. Sie ist eine ziemlich große Frau, schon etwas älter, mit grauen Haaren. Kaum zu glauben, wie sie augenblicklich für Ruhe sorgte. Sie sprach so langsam und deutlich, daß mir kein Wort entging. Aber was für Ungeheuerlichkeiten! Mit lauter Stimme billigte sie den Mord von Decazeville und erklärte ihn zu einer ganz natürlichen Sache. Sie hoffe, daß er bald Nachahmer finde usw. Gegen Ende der Versammlung war ein Großteil der Studenten bereits gegangen, die Szenerie hatte sich verändert. Ein recht vernünftiger Mensch, der versucht hatte, einige Worte zu sagen, wurde ausgebuht und mußte unverrichteter Dinge die Bühne räumen. Um halb zwölf endete das Ganze in Parolen wie ‹Tod der Bourgeoisie, hoch die Minenarbeiter von Decazeville›. In meinem ganzen Leben habe ich noch nicht ein solches Spektakel erlebt. Vorn, links und rechts von der Rednerbühne, wurden rote Fahnen geschwenkt. Ich bereue es nicht, mir diese berühmten Anarchisten einmal aus der Nähe angesehen zu haben, und vor allem bin ich froh, Louise Michel gehört zu haben. Es ist immer noch die beste Art, sich von der Belanglosigkeit ihrer Utopien zu überzeugen.»

Am 4. März steht das Examen in praktischer Anatomie an. Zum Prüfungsausschuß gehören neben seinem Lehrer Cornil die Professoren Cruveilhier und Terrillon, dessen chirurgische Abteilung am Krankenhaus Salpétrière einen ausgezeichneten Ruf genießt. Elf Prüflinge sind geladen. Jeder von ihnen erhält ein anatomisches Teil. Yersin muß die Nerven und Muskeln eines Unterarms präparieren. Zwei Kandidaten fallen durch. Fünf bestehen mit der Note «ausreichend», drei bekommen «befriedigend», und nur Yersins Leistung wird mit «gut» bewertet. Am 20. März folgt das Examen in theoretischer Anatomie. Vorsitzender des Prüfungsausschusses ist der 76jährige Professor Constant Sappey, außerordentlicher Professor an der Chirurgischen Fakultät und Verfasser einer Abhandlung über beschreibende Anatomie, zu der seine Frau einen Großteil der Illustrationen beigesteuert hat. Sein fehlendes pädagogisches Geschick hat schon Generationen von Schülern entmutigt. Yersin hat zwar die Abhandlung von Cruveilhier gelesen, die von Sappey kennt er aber nicht. Er bekommt trotzdem die Note «gut».

Obwohl durch Vorlesungen, Krankenhausdienst und Examina sehr in Anspruch genommen, hat sich Yersin die letzten Wochen verstärkt bei Cornil engagiert. Hatte er bisher nur übersetzt und kleinere Arbeiten bei den Patienten verrichtet, so werden ihm jetzt neue Aufgaben übertragen, bei denen er es mit einer ganz besonderen Kategorie von Patienten zu tun bekommt: mit den Tollwutkranken.

Begegnung mit Pasteur und Roux

Jahrhundertelang hatten die Ärzte tatenlos zusehen müssen, wie Menschen unter schrecklichsten Qualen zugrunde gingen.[11] Jetzt war die Medizin erstmals in der Lage, Tollwut zu behandeln und zu heilen, genauer gesagt, den Symptomen dieser Krankheit vorzubeugen.[12] Seit der erfolgreichen Behandlung des kleinen Joseph Meister im Juli 1885 und von Jean-Baptiste Jupille im Oktober desselben Jahres strömten Menschen, die von tollwütigen Tieren gebissen worden waren, aus aller Herren Länder in die Rue d'Ulm, um sich dort in Pasteurs Labor helfen zu lassen.

Pasteur war kein Arzt im eigentlichen Sinne. Er hatte an der École normale supérieure in Paris Chemie studiert, war im Verlauf seiner praktischen Arbeit aber immer mehr zum Bakteriologen geworden. Im Jahr 1857 kehrte er als Verwalter an seine ehemalige Schule zurück, wo er sich ein kleines Privatlabor einrichtete, das für seine bescheidene Ausstattung ebenso berühmt werden sollte wie für die Entdeckungen, die gemacht wurden. Dort wurde der Impfstoff gegen die Tollwut entwickelt, dorthin kamen ab 1885 alle Infizierten. Wer keine schweren Bißverletzungen hatte und folglich keiner besonderen Verarztung bedurfte, kam nur in die Rue d'Ulm, um sich seine tägliche Injektion abzuholen. Die anderen, die von Wölfen oder Hunden so zugerichtet worden waren, daß ihre Wunden ärztlich versorgt werden mußten, wurden in Cornils Station im Hôtel-Dieu eingewiesen. Die Unglücklichen aber, die sich zu spät in Behandlung begeben hatten und deshalb nicht mehr gerettet werden konnten, wurden ins Leichenschauhaus des Hospitals geschafft. Aufgabe Yersins war es nun, ihre Leichen zu sezieren und für genauere Untersuchungen Gewebeproben zu entnehmen. So bekam er von Cornil eines Tages den Auftrag, einem der Tollwutopfer das Rückenmark zu entfernen und in Alkohol zu konservieren. Cornil wollte der Behauptung des Genfer Mediziners Dr. Fol auf den Grund gehen, der in diesem Organ den Tollwuterreger entdeckt zu haben glaubte: «Ich habe das Rückenmark also in Stücke zerteilt und in Alkohol gelegt (der Bazillen bekanntlich abtötet), einige wenige Proben habe ich in Wasser gelegt (wo Bazillen nicht abgetötet werden). Heute nachmittag nun habe ich diese virulenten Substanzen drei Opfern injiziert: einem Spaniel, einem langohrigen Kaninchen und einem Meerschweinchen. Diese Tiere werden vermutlich an der Tollwut eingehen. Du wirst mich deshalb für schrecklich grausam halten, aber laß Dir erklären, warum ich es getan habe: Wenn ich in dem Rückenmark, das ich in Alkohol gelegt habe, Erreger finde, ist noch gar nichts bewiesen; man könnte einwenden, sie seien aus einem x-beliebigen Grund dort. Wenn ich die Erreger aber bei meinen Versuchstieren wiederfinde, sticht der Einwand nicht.» Yersin begeistert sich für dieses Experiment, und als zuerst der Hund, dann das Kaninchen und schließlich auch das Meerschweinchen eingeht, macht er sich mit äußerster Vorsicht an die Autopsie: «Eine sehr riskante Angelegenheit. Man darf sich dabei nicht den kleinsten Kratzer holen.»

Hartnäckig hält sich die Legende, derzufolge Yersin 1886 Pasteurs Labor aufgesucht haben soll, um sich gegen Tollwut behandeln zu lassen. Angeblich hatte er sich beim Sezieren eines Tollwutopfers verletzt. Auf diese Weise, so berichtet Jacotot,[13] sei Yersin mit Roux zusammengetroffen, «der die täglichen Impfungen vornimmt». Und auch nach seiner Behandlung soll er im Labor aus und ein gegangen sein.[14] Auch Noël Bernard beschreibt die erste Begegnung Yersins mit Roux ganz ähnlich: «Bei seiner Tätigkeit als Präparator unter Cornil im Hôtel-Dieu verletzt sich Yersin 1886, damals noch Student der Medizin, bei der Autopsie eines Tollwuttoten an der Hand. Er kommt in den berühmten Flachbau in der Rue d'Ulm, um sich jener neuen Tollwutbehandlung zu unterziehen, die erstmals am 6. Juli 1885 angewandt worden war. Monsieur Roux ist so beeindruckt von seinem Forschungseifer und seinem Interesse, daß er ihm eine Stelle als

Präparator anbietet. So kommt es, daß Yersin im Alter von 23 Jahren zu Pasteurs Forschungsgruppe stößt und fortan als Anatom und Pathologe an der Erforschung der Tollwut mitarbeitet.»[15] Elf Jahre später beschreibt Noël Bernard in einem zweiten Buch die Szene noch einmal, diesmal aber mit einigen Abweichungen gegenüber seiner ersten Version. Jetzt ist es nicht mehr Roux, sondern Pasteur selbst, mit dem Yersin zusammentrifft: «Irgendwann zwischen Ende März und Juni 1886 gelang diesem namenlosen und völlig verschüchterten Studenten das, worum sich unzählige andere vergeblich bemüht hatten. Von dem Tag an, als Pasteur zum ersten Mal den Namen Yersin aufrief, sollte er sich dieses Studenten, der sich bei der Autopsie eines Tollwuttoten an der Hand verletzt hatte, mit liebevoller Fürsorge annehmen. Wahrlich eine Verletzung mit wunderbaren Folgen. Eine Verletzung, die dem jungen Mann verschlossene Türen öffnete.»[16] Eine rührende Schilderung – leider ist sie historisch nicht haltbar. In den Statistiken des Pasteur-Instituts über Tollwutbehandlungen für die Zeit zwischen November 1885 und dem 31. Dezember 1886, die in der ersten Ausgabe der *Annales de l'Institut Pasteur* (1887, S. 30–41) abgedruckt sind, taucht denn auch nirgendwo der Name Yersin auf. Dort sind auch alle Fälle nach Art der Infizierung aufgeführt, wie zum Beispiel Bisse durch Hunde, Katzen, Wölfe usw. Der ungewöhnliche Fall einer Ansteckung bei einer Autopsie wäre bestimmt vermerkt worden. Auch in den Patientenlisten, die im Pasteur-Museum aufbewahrt werden, fehlt der Name Yersin. Ebensowenig findet sich in den Briefen Yersins an seine Mutter ein Hinweis. Am 28. November 1886 berichtet er zwar von einer eitrigen Entzündung am Zeigefinger der linken Hand, die von einer Verletzung beim Reinigen einer Pinzette herrührte. Doch der Tote, den er zuvor seziert hatte, war nicht an Tollwut, sondern an Tetanus gestorben.

Nun hat Yersin selbst in seinen Briefen recht ausführlich die Umstände geschildert, unter denen er zunächst mit Pasteur, später dann mit Roux zusammengetroffen war. Für Legendenbildung bleibt also kein Raum. Ein häufiger Besucher im Labor des Hôtel-Dieu ist Monsieur Rémy, Stationsarzt bei Professor Richet. Dieser mürrische Misanthrop freundet sich mit dem schüchternen

Yersin an, und wie es der Zufall will, ist er mit Pasteur bekannt und geht im Labor in der Rue d'Ulm aus und ein. Anfang April bittet Yersin den «alten Hasen», so nennt er Rémy, ihn dorthin mitzunehmen: «Der Hof ist überfüllt mit Leuten, die auf ihre Aufnahme warten. Wir kommen zuerst in einen kleinen Saal, der als Wartezimmer dient. Man kann sich kaum rühren, so voll ist er mit Menschen unterschiedlichster Nationalität. Die Tür links vom Eingang führt in Pasteurs Sprechzimmer. Davor steht ein Knirps mit einem Zettel in der Hand und ruft die Namen der Personen auf, die eintreten dürfen. Rémy geht hin, um nachzusehen, ob einer seiner Freunde im Sprechzimmer sitzt, doch der Knirps bellt ihn an: ‹Rein oder raus. So versperren Sie den Eingang.› Rémy entscheidet sich für das erstere, und ich folge ihm. Doch kaum bin ich drin, dreht sich das Männchen plötzlich nach mir um und brüllt: ‹Wer sind Sie denn? Was wollen Sie?› Rémy sagt ihm, ich sei Präparator bei Cornil, was seinen Zorn auf der Stelle abkühlt, denn er fährt fort mit seiner Namenslitanei. Dieser Knirps ist kein anderer als Pasteur höchstpersönlich! So hätte ich ihn mir nun wirklich nicht vorgestellt. Sein Sprechzimmer ist ein quadratischer kleiner Raum mit zwei großen Fenstern. Unter einem der Fenster steht ein Tisch, auf dem sich die Gläser mit dem Impfstoff befinden. Daneben sitzt Monsieur Grancher, der die Injektionen vornimmt. Ein außergewöhnliches Defilee, das da an ihm vorüberzieht: Belgier, Holländer, Amerikaner, ein Araber in Nationaltracht und mit nackten schokoladebraunen Beinen, Türken mit Fez und kurzen Hosen, Russen, die sich im Vorübergehen vor Pasteur verneigen und ihm die Hand küssen. Ein seltsames Schauspiel. Beim Gehen danke ich Monsieur Pasteur für den *freundlichen* Empfang. Gnädig läßt er sich herab und schüttelt mir die Hand. Von Cornil, dem ich mein Erlebnis schilderte, habe ich dann erfahren, Pasteur sei ein fürchterlicher Griesgram, mit dem nur schwer auszukommen sei. Er lebe in ständiger Furcht, irgendein Fremder könnte ihm sein Geheimnis stehlen.» Soweit die Darstellung aus Yersins eigenem Mund. Noël Bernards phantasievoller Darstellung dürfte damit der Boden entzogen sein.

Was Roux angeht, so begegnet ihm Alexandre Yersin zum ersten Mal am 10. April 1886 im Hôtel-Dieu bei einer Autopsie, die

Cornil selbst an einem Russen vornimmt. Roux ist zu diesem Zeitpunkt 33 Jahre alt. Er wurde in Confolens geboren, verlor schon sehr früh seine Eltern und wurde von seiner älteren Schwester und ihrem Mann, einem Aufseher am Lyceum von Puy, erzogen. Zu Beginn seines Medizinstudiums in Clermont-Ferrand war er Präparator bei Émile Duclaux, Professor für Chemie an der Naturwissenschaftlichen Fakultät. Seinen Abschluß machte er in Paris, wo er auch Duclaux wiedertraf, der mittlerweile an der Sorbonne Vorlesungen in Biochemie hielt und seinen Präparator aus Clermont-Ferrand erneut bei sich beschäftigte. Duclaux war ein Freund Pasteurs, der in jenen Tagen gerade einen jungen Mediziner suchte, der ihm bei der Arbeit zur Hand gehen konnte. Roux war, mit seiner zweigleisigen Ausbildung als Chemiker und Mediziner, der ideale Assistent. Im November 1878 fing er bei Pasteur in der Rue d'Ulm an.

Zum Verhältnis dieser beiden Männer wäre manches zu sagen. Zur Frage etwa, wieviel der Lehrer seinem Schüler zu verdanken hatte und wie weit sich der Jüngere seine geistige Selbständigkeit bewahrte.[17] Roux erforschte beispielsweise völlig unabhängig von Pasteur die Überlebensdauer von Tollwutviren im Rückenmark, was Pasteur erst die Entdeckung ihrer Alterung und der damit verbundenen Toxizitätsabschwächung ermöglichte. Eigentlich profitierten alle Pasteurianer von der Zusammenarbeit mit Roux, so etwa Chamberland, mit dem er den Impfstoff gegen Milzbrand erprobte, aber auch Nocard, Straus oder Thuillier, den er nach Kairo begleitete, wo sie zusammen über die Cholera forschten.[18]

Zwischen Roux und Yersin kommt es bald zu einem stillen Einvernehmen. Neben Vorlesungen, Übungen und Krankenhausarbeit nimmt sich Yersin täglich die Zeit für einen Besuch in der Rue d'Ulm, wo er sich bei aller Schüchternheit nützlich zu machen versteht. Auch dort übersetzt er deutsche Texte oder hilft, Patienten festzuhalten, wenn sie eine Spritze bekommen sollen. In der ersten Woche des Jahres 1886 sind bereits 960 Kranke seit Joseph Meister behandelt worden. Nur sechs von ihnen sind gestorben. Zwei davon waren von Hunden, vier von Wölfen gebissen worden, und alle sechs hatten sich erst nach Ablauf der Inkubationszeit gemeldet, als bereits die ersten Symptome der Krankheit aufgetreten waren – viel zu spät also. Noch heute ist Tollwut nur heilbar, wenn die Behandlung ziemlich früh in der Inkubationszeit einsetzt. Noch nie konnte ein Patient gerettet werden, bei dem die Krankheit bereits ausgebrochen war. Hier liegt auch der Grund für die zehn Todesfälle, die 1886 bei insgesamt 1726 geimpften Personen zu beklagen waren.

Wegen dieser zehn Fälle wird Pasteur zur Zielscheibe verleumderischer Attacken, und die Akademie der Wissenschaften sieht sich um so heftigeren Angriffen ausgesetzt, je mehr Pasteur zurückschlägt. Sein Stolz – die Kehrseite seines Genies – duldet keinerlei Widerspruch. Wieder und immer wieder hat er die Richtigkeit seiner Resultate überprüft, bis er schließlich, erbost und aufgebracht über das Unverständnis oder die Böswilligkeit seiner Kontrahenten, eine öffentliche Diskussion verlangt, Zeugenanhörungen, die Einsetzung einer Untersuchungskommission usw. Sein Streit mit Béchamp ist nur ein Beispiel. Nach Béchamps Theorie trägt der Mensch die Keime seiner späteren Krankheiten bereits in sich. Diese «Mikrozyme», wie er sie nennt, werden aber erst pathogen, wenn die äußeren Umstände sie bösartig werden lassen. Für Pasteur dagegen wird der Mensch nur dann krank, wenn Mikroben in seinen Körper eingedrungen sind. Die Diskussion zwischen diesen beiden Männern wird so hitzig geführt, daß man Béchamp später fälschlicherweise mit den Verfechtern der Urzeugung gleichsetzt, an die Béchamp selbst jedoch gar nicht glaubt. Pasteur liefert sich auch denkwürdige Gefechte mit Monsieur Peter, Professor für innere Pathologie an der medizinischen Fakultät von Paris, sowie mit F. A. Pouchet, dem Direktor des Museums für Naturgeschichte. Beide sind überzeugte Anhänger der Theorie der Urzeugung.

In Morges werden die Attacken gegen Pasteur aufmerksam verfolgt und, wenigstens in Madame Yersins Kreisen, auch gutgeheißen. Die Mutter macht sich Sorgen. Der Sohn versucht sie zu beruhigen: «Über die religiöse Einstellung Pasteurs habe ich Erkundigungen eingezogen. Man sagt, er sei gläubiger Katholik und sehr klerikal eingestellt. Ich sehe keinen Grund, das Gegenteil zu glauben. Neulich sah ich auf einem Tisch in seinem Labor eine religiöse Zeitschrift mit dem Titel *La Bonne Nouvelle.*» Yersin hat für seine Beschwichtigungsversuche einen guten Grund. Für seine Mutter wie auch für viele andere Gläubige, ob nun katholisch oder protestantisch, ist Wissenschaft fast schon gleichbedeutend mit Atheismus. Nach dem Buch Genesis erschuf Gott in sieben Tagen die Welt; die Pflanzen, die Tiere und zu Schluß den Menschen, dem er in einem einzigen Schöpfungsakt seine endgültige Gestalt gab. Darwin dagegen schloß jeden übernatürlichen Eingriff aus und bestritt, daß sich Gott im Menschen ein Ebenbild geschaffen habe. Für viele Christen war Darwin deshalb der leibhaftige Antichrist. Das Erscheinen seiner Schrift *Vom Ursprung der Arten* 1859 verstärkte diese landläufige Meinung noch. Der Begriff der biologischen Evolution, der auf der natürlichen Selektion beruht, schien unvereinbar mit der biblischen Schöpfungslehre und wurde deshalb als direkter Angriff auf die Religion verstanden. Er löste leidenschaftlich geführte Kontroversen aus, nicht nur unter den Wissenschaftlern in ganz Europa, sondern auch unter den Angehörigen der verschiedenen Konfessionen. Einige taten ihre Bewunderung für Darwin nur deshalb kund, um ihren Anti-Klerikalismus zu demonstrieren; und im Gegenzug war jetzt für die Gläubigen jeder Wissenschaftler ein potentieller Atheist. Yersin versteht sehr gut, wie quälend für seine schlichte, strenggläubige Mutter die Vorstellung sein muß, ihren Sohn in den Händen eines gottlosen Gelehrten zu wissen. Deshalb beruhigt er sie mit dem Hinweis, Pasteur sei gläubiger Katholik und gehe jeden Sonntag mit seiner Frau zur Messe in die Église Saint-Jacques du Haut-Pas in der Nähe der Rue d'Ulm.[19]

Im Juli 1886 geht Yersin, unbelastet von Examensdruck, jeden Nachmittag in die Rue d'Ulm, wo er für Roux Präparate anfertigt. Pasteur weist ihm jetzt eine anspruchsvollere Tätigkeit zu: er darf Patienten verbinden. Diese Beförderung versetzt den jungen Schweizer in einen Rausch. Freunden und Bekannten gegenüber läßt er jetzt durchblicken, daß er mit einem berühmten Mann zusammenarbeitet, was ihm dann auch prompt zu einem zweifelhaften Erfolg bei einer Freundin seiner Mutter verhilft. Diese Dame sammelt Autogramme und ist darauf aus, ihre Kollektion um Pasteurs Schriftzug zu bereichern: «Dummerweise habe ich ihr geantwortet, nichts sei leichter ... zwei-, dreimal ging ich wegen dieses dummen Autogramms zu Monsieur Pasteur, aber ich wagte es nicht, ihn darauf anzusprechen ... am Dienstag bat er mich, ihm drei Francs in kleine Münzen zu wechseln. Er hat es sich zur Gewohnheit gemacht, jedem Kind etwas Geld zu schenken, damit es nicht weint, wenn es die Spritze bekommt. Das hindert die lieben Kleinen freilich nicht daran, in ohrenbetäubendes Gebrüll auszubrechen, sobald sie Bekanntschaft mit der Nadel machen. Am Sonntag endlich habe ich ihm meine Bitte vorgetragen ... er hat mich sehr wohl spüren lassen, daß ihn das ärgerte; ich habe mir fest vorgenommen, nie wieder solch einen lästigen Auftrag zu übernehmen.»

Am 14. Juli 1886 wird Yersin in der Rue d'Ulm aufgehalten – er muß einige Kranke versorgen – und versäumt deshalb die Parade in Longchamp und den anschließenden Triumphzug General Boulangers auf den Champs-Élysées. Erst am Abend schlendert er durch das ausgelassene Paris und bestaunt das Feuerwerk auf dem Champ-de-Mars. Einen Monat später nimmt er den Abendschnellzug und ist am nächsten Morgen um 10 Uhr bereits in Lausanne: Er freut sich auf vier Wochen Ferien in Morges. Er wird seine Mutter wiedersehen, das Maison des Figuiers, in seiner Mansarde wohnen. Auch die *Gänse* sind jetzt bei ihren Familien. Einen ganzen Monat lang durchstreift Yersin die Umgebung, badet im Genfer See und leistet seiner Mutter Gesellschaft. Von allen Seiten wird er mit Fragen bestürmt. Besonders Jaïn und Morax dürften seine Berichte mit Spannung erwartet haben. Ersterer ist mit dem Weg, den sein Schüler eingeschlagen hat, wohl sehr zufrieden.[20] Und Yersin hat Morax jetzt offenbar überzeugt, denn ausgerechnet er, der bisher immer für ein Studium in Deutschland plädiert hatte, beschließt jetzt, seinen Sohn, bislang Medizinstudent in Freiburg im Breisgau, zum Studium nach Paris zu schicken. Er beauftragt Yersin, gleich nach seiner Rückkehr in der Schweizer Gesandtschaft und im Erziehungsministerium alles in die Wege zu leiten, was für die Anerkennung der Zeugnisse seines Sohnes nötig sei.

Am 14. September ist Yersin wieder in Paris. Ein neues Studienjahr liegt vor ihm, doch dieses Mal wird er nicht mehr von Zweifeln geplagt, er schwankt nicht mehr unschlüssig zwischen Frankreich und Deutschland. Er wird in Paris bleiben. Seine Zukunft liegt klar vor ihm: Er bereitet sich jetzt auf die Assistentenprüfung vor, danach wird er sich verstärkt in der Forschungsarbeit bei Pasteur engagieren. In diesem Vorsatz wird er von Jules Béclard, dem Dekan der Medizinischen Fakultät, bestärkt: «Sind Sie schon irgendwo untergekommen? Bei Pasteur? Das ist sehr gut, Sie hätten es nicht besser treffen können.» Béclard, der übrigens Yersins Vater kannte, führt auch den Vorsitz bei der Assistentenprüfung. Im Dezember besteht Yersin die Prüfung mit 17 von möglichen 20 Punkten. Während des mündlichen Teils leiht ihm allerdings nur Monsieur Chantemesse sein Ohr. «Alle anderen Prüfer plauderten laut und ungeniert miteinander.»

Diphtherie

Am 1. Januar 1887 wird Yersin als Assistent dem Hôpital des Enfants-Malades und der dortigen Station von Professor Grancher zugewiesen. Zu der Station gehören ein Saal mit 28 Jungen und einer mit 30 Mädchen. Für jeden Saal trägt ein Stationsarzt die Verantwortung. Für die Mädchen ist Queyrat zuständig, Legendre für die Jungen. Yersin bekommt im Jungensaal die Betten 1 bis 14 zugeteilt, aber sein Kollege, der eigentlich die Nummern 15 bis 28 betreuen müßte, entpuppt sich als Nichtstuer. Schon bald sieht Yersin im ganzen Saal nach dem rechten. Seine Arbeit umfaßt verschiedene Aufgaben: Er muß bei der Einlieferung die Eltern befragen, Krankenberichte abfassen und die Kinder untersuchen. Jedem Saal sind fünf Praktikanten zugeteilt. Eigentlich sollten sie bei den Patienten täglich Temperatur messen, Schreibarbeiten und ähnliches erledigen. Aber auch die fünf Praktikanten in Legendres Abteilung sind nicht gerade eifrig, so daß der Assistent Yersin bald auch deren Arbeit tut. Morgens um 8.15 Uhr beginnt sein Dienst. Er untersucht die kleinen Patienten, mißt ihre Temperatur und notiert seine Beobachtungen. Um 9 Uhr kommt Legendre in Begleitung des zweiten Assistenten und der fünf Praktikanten zur Visite. Bis 11 Uhr nimmt er Untersuchungen vor und stellt Rezepte aus. Nach der Visite wäre Yersins Dienst eigentlich beendet. Doch er bleibt noch, um darüber zu wachen, daß Legendres Anweisungen auch gewissenhaft befolgt und die Behandlungen richtig durchgeführt werden.

Die Kinder auf Granchers Station haben die verschiedensten infektiösen Krankheiten: Tuberkulose, Hirnhautentzündung, Bauchtyphus, Lungenentzündung, Diphtherie. Manche leiden an Herzfehlern, Mißbildungen, Brüchen oder auch einfach an Unterernährung. So hat es Yersin gleich zu Beginn seiner Assistentenzeit bei seinen neuen «kleinen Freunden» mit zwei der gefährlichsten Krankheiten zu tun, die er aus seiner Marburger Zeit kennt: Diphtherie und Tuberkulose.

Die Diphtherie ist im 19. Jahrhundert wieder einmal bedrohlich auf dem Vormarsch. Die Geschichte dieser Krankheit ist sehr wechselvoll: Im 5. Jahrhundert war sie aus Europa so gut wie verschwunden. Erst im 16. Jahrhundert trat sie wieder verstärkt auf; zuerst in Holland, dann in Frankreich, Italien, Spanien und auch im deutschsprachigen Raum, wo sie der Volksmund auf den vielsagenden Namen *Würgeengel* taufte. Sie verschwand dann wieder für lange Zeit, um im 18. Jahrhundert erneut aufzutauchen. Diesmal griff sie auf den gesamten europäischen Kontinent über. Hundert Jahre später hat sie ihren Höhepunkt erreicht. Als Yersin im Hôpital des Enfants-Malades anfängt, ist sie die verbreitetste Infektionskrankheit, die weder Erwachsene noch Kinder verschont. Die Mediziner stehen ihr völlig machtlos gegenüber. Wenn die membranartigen Beläge im Rachen des Kranken auf die Luftröhre übergreifen und den von allen Müttern so gefürchteten Krupp auslösen, bleibt dem Arzt nur noch der Luftröhrenschnitt als Gegenmaßnahme. Schon mehrere Mediziner hatten ihn praktiziert: Severino in Neapel (1610), André in London (1782) und Bretonneau in Tours (1825). In der Praxis zögert er den Tod aber meist nur hinaus. So muß Yersin mitansehen, wie die Oberschwester des Mädchensaals an der heimtückischen Krankheit stirbt. Queyrat, der sich ebenfalls angesteckt hat, kommt noch einmal mit dem Leben davon.

Auch die statistische Kurve der Tuberkulose, damals in ganz Europa verbreitet, zeigt im Verlauf des 19. Jahrhunderts stetig nach oben. Die zunehmende Industrialisierung und das damit verbundene rasche Anwachsen der städtischen Bevölkerung führen zu einer nie gekannten Wohndichte in den Ballungsräumen. Die miserablen sanitären Verhältnisse in vielen Wohnungen tun ein übriges. So sterben Anfang des 19. Jahrhunderts von 100 000 Parisern 350 an Tuberkulose, 20 Prozent der Sterbefälle in den Krankenhäusern gehen auf ihr Konto. Yersin bemerkt dazu: «Die verheerendste Kinderkrankheit in Paris ist die Tuberkulose in all ihren Formen: als tuberkulöse Hirnhautentzündung, als Lungen-, Darm- oder Nierentuberkulose. Von meinen 18 Patienten sind 10 an Tuberkulose erkrankt.»

Gleichzeitig mit seinem Dienstantritt im Kinderkrankenhaus wird Yersin von Roux fest als Präparator eingestellt; vorläufig für ein Jahr, aber mit Aussicht auf Verlängerung. Roux bezahlt ihm 50 Francs im Monat, das ist exakt die Summe, die er selbst verdiente, als er 1878 in Paris anfing. «Es gibt zwei Arten, es zu etwas zu bringen», sagt er seinem neuen Angestellten. «Man kann vor den Professoren kriechen, oder man kann arbeiten. Sie haben sich für die zweite Möglichkeit entschieden und damit für die einzig richtige und anständige.»

Die Bande, die Yersin mit der Rue d'Ulm verknüpfen, werden noch enger, als im März 1887 Wasserzug, einer der Präparatoren Pasteurs, sein Zimmer in der Rue Vauquelin aufgibt, weil er heiratet. Yersin bewirbt sich mit Erfolg um das Zimmer. Am 8. März bricht er seine Zelte in der Rue Madame ab, um in die Rue Vauquelin 14 überzusiedeln, wo er bis zur Fertigstellung des Institut Pasteur bleibt. Die Rue Vauquelin 14 ist ein großes Gelände in der Nähe der Rue d'Ulm, das die Stadt Pasteur für seine Forschungsarbeit an der Tollwut zur Verfügung stellte. Hier, wo sich früher das Collège Rollin befand, stehen jetzt mehrere Gebäude: ein Wohnhaus, in dem Pasteur seine Laborgehilfen und ihre Familien unterbringt; dann eine Backsteinbaracke, die ab 1886 als Impfstation benützt wird, und Ställe, in denen die Versuchstiere gehalten werden, sowie ein dreistöckiges Haus, in dessen Erdgeschoß die Instrumente sterilisiert und Bakterienkulturen gezüchtet werden. Im ersten Stock hat sich Pasteur ein Labor eingerichtet. Hier hatte er zusammen mit Roux den Impfstoff gegen Milzbrand entwickelt, dessen Wirksamkeit er 1881 in Pouilly-le-Fort unter Beweis stellte. In einem zweiten Labor geht Chamberland seinen Forschungen nach. Im zweiten Stock wohnen Adrien Loir, ein Neffe Madame Pasteurs, und ein weiterer Präparator. Im dritten Stock schließlich sind Chamberland, Perdrix und von jetzt an auch Yersin untergebracht.

Täglich um 11 Uhr, wenn Yersin das Hôpital des Enfants-Malades verläßt, kehrt er in einem kleinen Restaurant in der Rue Gay-Lussac ein, wo er «für 1.30 Francs ein Omelett, ein Beefsteak mit Pommes-frites und eingemachte Früchte» zu sich nimmt. Danach geht er in Roux' Labor, oder er besucht eine seiner medizinischen Vorlesungen.

Für seine Prüfung in Geburtshilfe, die er wie jeder Medizinstudent nach dem vierten Studienjahr ablegen muß, schreibt sich Yersin bei Professor Budin im Krankenhaus Charité ein. Während seines zweimonatigen Praktikums darf er nicht im Kinderkrankenhaus arbeiten. So verlangt es die Fakultätsleitung, die darin einer Empfehlung des Ungarn Ignaz Semmelweis[21] folgt. Yersin ist von der Geburtshilfe offensichtlich wenig angetan. Er nimmt zwar an einigen Entbindungen teil, die Babys findet er aber jedesmal «ziemlich häßlich».

Nach diesem Praktikum unterweist ihn Roux in den Grundlagen der Bakteriologie. Ob es nun an seiner praktischen Erfahrung in pathologischer Anatomie liegt oder an seiner natürlichen Veranlagung zu genauem und gewissenhaftem Arbeiten – jedenfalls ist Yersin in kurzer Zeit mit dem Stoff vertraut. Die Bakteriologie ist um 1887 allerdings noch eine sehr junge Wissenschaft, in die sich ein begabter Student schnell einarbeitet. Yersin darf sich jetzt für einen persönlichen Forschungsbereich entscheiden, aus dem er später auch das Thema für seine Doktorarbeit wählen kann. Dieses ist schnell gefunden, ja es drängt sich geradezu auf, denn Yersin hat es jeden Morgen im Hospital vor Augen: In Anbetracht der Verbreitung und Gefährlichkeit der Tuberkulose und – besonders bei Kindern – der Diphtherie entscheidet er sich für diese beiden Krankheiten.

Yersin hat – das soll hier unterstrichen werden – entscheidend mit dazu beigetragen, daß sich Roux bei seinen Forschungen verstärkt mit der Diphtherie beschäftigte. Da bei den drei berühmten Abhandlungen mit dem Titel *Contribution à l'étude de la diphtérie* beide als Verfasser verantwortlich zeichnen, geht man im allgemeinen davon aus, daß Roux den zehn Jahre jüngeren Yersin in seine privaten Forschungen miteinbezogen habe. In Wirklichkeit war es Yersin, der das Thema aufgriff und schließlich auch Roux dafür gewann. Am 15. Mai 1887 kann er seiner Mutter berichten: «Endlich habe ich Roux dazu gebracht, daß wir parallel zur Tuberkulose auch über die Diphtherie arbeiten ... die Tuberkulose nimmt uns zwar sehr in Anspruch, aber die Experimente ziehen sich manchmal so sehr in die Länge, daß uns noch Zeit für anderes bleibt, während wir auf die Ergebnisse warten. Diese Arbeit, von der außer uns beiden niemand etwas weiß, macht mir großen Spaß. Pasteur hat keine Ahnung, was wir da treiben. Auch keiner der Präparatoren. Wir stehen gerade erst am Beginn unserer Arbeit, und doch haben wir schon etwas sehr Interessantes entdeckt.» Dagegen wurde die Arbeit an der Tuberkulose wahrscheinlich von Roux angeregt. Allerdings hatte auch Yersin schon auf diesem Gebiet experimentiert, bevor er es zum Thema seiner Doktorarbeit machte. Jedenfalls liegen einige Experimente, die er 1888 veröffentlicht, mehr als ein Jahr zurück: So ist etwa die Rede von einem «Kaninchen, das am 9. Dezember 1886 eine Injektion erhält».

Das Jahr 1887 endet für Yersin mit einer Reihe von Prüfungen: Operative Medizin am 7. November (Yersin muß eine Schienbeinarterie abbinden und nach der Methode von Chopard einen Fuß operieren); Chirurgie und Geburtshilfe (1.Teil) am 22. November; Innere und Allgemeine Pathologie und pathologische Anatomie am 9. Dezember und am 20. Dezember schließlich Therapeutik, Heilmittelkunde, Pharmakologie, Hygiene und Gerichtsmedizin.

Tuberkulose

Das Jahr 1888 beginnt für Yersin mit einer Einladung, die ihn in einige Verlegenheit bringt. Das Ehepaar Pasteur gibt am Silvesterabend ein Diner. Mit auf der Gästeliste stehen Roux, Dr. Straus,[22]

Professor Villemin, ehemaliger Chefarzt im Val-de-Grâce und seit 1885 im Ruhestand, Madame Vallery-Radot, die Mutter von Pasteurs Schwiegersohn, und Perrot, Direktor der École normale superieure.[23] Eher beklommen denn geschmeichelt folgt Yersin dieser Einladung, jedoch nicht ohne sich vorher zu erkundigen, was man bei solchen Anlässen anzieht: «Ich trug einen dunklen Anzug, dazu ganz gewöhnliche Schuhe, eine schwarze Krawatte und schwarze Handschuhe. Lackschuhe, weiße Krawatte und Zylinder, so habe ich mir sagen lassen, trägt man nur zum Ball. Nur ein einziger Gast kam in dieser Aufmachung, die anderen waren wie ich gekleidet, nur trugen sie statt der schwarzen eine weiße Krawatte. Den Frack hat mir freundlicherweise Wasserzug, einer unserer Präparatoren, geliehen. Er hat genau meine Größe. Punkt acht haben Monsieur Roux und ich das Labor verlassen. Um zu Pasteurs Wohnung zu gelangen, brauchten wir nur den Hof der Hochschule zu überqueren. Das Essen war ganz ausgezeichnet. Nach dem Dessert haben die Herren erst einmal geraucht (mit Ausnahme von mir), danach sind wir in den Salon hinübergegangen. Pasteur sprach von einer neuen, seiner Meinung nach sehr bemerkenswerten Abhandlung, die Roux in der jüngsten Ausgabe der *Annales de l'Institut Pasteur*[24] veröffentlicht hatte. In der Tat weist Roux darin nach, daß man gegen gewisse ansteckende Krankheiten nicht mehr mit den Mikroben selbst zu impfen braucht, die ja immer noch gefährlich werden können, obwohl sie geschwächt sind, sondern nur mit dem Ausscheidungsprodukt dieser Mikroben, d.h. einer vollkommen leblosen chemischen Substanz. Pasteur hat dann auch noch über mich gesprochen. Sobald ich meinen Doktor in der Tasche habe, will er mich als vollwertigen Mitarbeiter ins Institut Pasteur aufnehmen.»

Am 13. und 31. Januar 1888 besteht Yersin erfolgreich die Prüfungen in klinischer Chirurgie und Geburtshilfe.[25] Es sind seine letzten Examina. Von jetzt an kann er sich voll und ganz der Zusammenarbeit mit Roux widmen und seine Doktorarbeit vorantreiben. Das Thema seiner Arbeit verbindet zwei Bereiche, die ihm vertraut sind: die Tuberkulose und die pathologische Anatomie. In der Februarnummer der *Annales de l'Institut Pasteur* ist bereits ein erster Aufsatz von ihm unter dem Titel «De l'action de quelques antiseptiques et de la chaleur sur le bacille de la tuberculose» erschienen. In den Augen Noël Bernards «eine Anfängerarbeit, aber damals war jede Arbeit, so bescheiden sie auch sein mochte, mehr oder weniger originell». Drei Monate später veröffentlichen die *Annales* eine weitere Abhandlung von ihm, die aber weit mehr Interesse erregt: Es ist seine Doktorarbeit mit dem Titel «Étude sur le développement du tubercule expérimental».[26] Durch diese Arbeit macht Yersin schon bald von sich reden, und das zu Recht. Der Tuberkulose kam bei den damaligen Forschungen auf dem Gebiet der Infektionskrankheiten eine Schlüsselstellung zu. Die totale Unkenntnis ihrer Natur und ihrer Eigenschaften wich allmählich ersten brauchbaren Ergebnissen. Schon Laennec hatte behauptet, daß es sich bei der Tuberkulose um eine Krankheitsentität handle. Seine These war aber von den deutschen Anatomen und Pathologen bestritten worden. Insbesondere Virchow zweifelte in seinen Publikationen der Jahre 1847 bis 1858 an der Einheit der Tuberkulose und unterschied mehr oder weniger willkürlich zwischen Tuberkulose und Phthise (Schwindsucht). Er sollte bald endgültig widerlegt werden. 1865 spritzte J. A. Villemin seinen Versuchskaninchen virulente Substanzen, die er Kranken mit verschiedenen Tuberkuloseformen entnommen hatte. Alle Tiere wiesen in der Folge die gleichen krankhaften Veränderungen auf. Damit war Verschiedenes bewiesen: Die Tuberkulose war eine Infektionskrankheit, sie konnte durch Injektion übertragen und im Experiment reproduziert werden, und bei allen Formen handelte es sich um ein und dieselbe Krankheit. Grancher stützte diese Ansicht in seiner Dissertation *De l'unité de la phtisie* (1873). Der endgültige Beweis gelang Koch mit der Entdeckung des Tuberkelbazillus 1882.[27] Man mußte also, wie Yersin schrieb, «mit der anatomischen Pathologie der Tuberkulose von vorn beginnen, jetzt aber den Bazillus in den Mittelpunkt der Forschungen rükken». Genau das tut er, als er streng methodisch ein Experiment Cornils aufgreift. Einer Reihe von Kaninchen spritzt er intravenös eine Bazillenlösung. In regelmäßigen Abständen werden die Tiere dann getötet und untersucht. Auf experimentellem Weg gelangt Yersin so zu einem neuen Typ der Tuberkulose, bei dem keine krankhaften Veränderungen auftreten, die mit bloßem Auge zu erkennen sind. Es handelt sich um eine Form, die Landouzy beim Menschen beobachtet und 1881 beschrieben hatte und die unter dem Namen Typhobazillose bekannt war.

Trotz der Veröffentlichung in den *Annales de l'Institut Pasteur* muß Yersin von seiner Doktorarbeit 112 Exemplare drucken lassen. Besonders unangenehm ist ihm, daß er seine Mutter über die laufenden Ausgaben für seinen Unterhalt hinaus mit den Druckkosten belasten muß. Er selbst kann das Geld nicht aufbringen, obwohl er seit dem 1. Januar monatlich hundert Francs verdient. Zwanzig Seiten Text, dazu diverse farbige Illustrationen, die zuerst gezeichnet und anschließend lithographiert werden müssen, das übersteigt seine finanziellen Möglichkeiten. Sparsam wie er ist, streicht er kurzerhand alles, was nicht unbedingt notwendig ist. Von seinen vier Experimentreihen wählt er die beste aus. Doch noch immer sind fünf Bildtafeln mit neunzehn Abbildungen erforderlich. Sein Landsmann und Freund Victor Morax fertigt ihm einige Zeichnungen an, wegen der übrigen wendet er sich an Karminski, den Hauszeichner der *Annales de l'Institut Pasteur.*

Am 26. Mai 1888 muß Alexandre Yersin zum Rigorosum antreten. Im Gegensatz zu den anderen Kandidaten, die sich von ihren verschüchterten, aber mit Stolz erfüllten Eltern zur mündlichen Prüfung begleiten lassen, erscheint Yersin allein. Zwei Professoren und zwei Privatdozenten bilden die Jury, vor der er seine Arbeit darlegen und Fragen beantworten muß. Noch am selben Tag wird ihm die Doktorwürde verliehen. Am 21. Januar 1889, neun Monate später also, wird ihn die Medizinische Fakultät von Paris in Anerkennung seiner Dissertation mit einer Bronzemedaille auszeichnen. Der schnelle Ruhm steigt Yersin nicht zu Kopf: Seiner Mutter zuliebe wird er die Medaille im Mai endlich in Empfang nehmen. Schon jetzt, wie auch in seinem ganzen späteren Leben, geht es ihm nicht um die Befriedigung persönlicher Eitelkeit. Ist eine Aufgabe erst einmal erfüllt, verliert er rasch das Interesse daran. Sein Blick ist immer nach vorn auf neue Projekte gerichtet.

Schon am Abend nach dem Rigorosum verläßt er Paris in Richtung Berlin. Roux hat ihn mit einer besonderen Mission beauftragt: Am zukünftigen Institut Pasteur soll ein Kurs in Mikrobiologie angeboten werden, und da es am Berliner Hygiene-Institut bei Robert Koch einen ähnlichen Kurs bereits gibt, will Roux nähere Informationen darüber einholen. Wer wäre dazu besser geeignet als Yersin, der fließend Deutsch spricht?

Berlin ist für Yersin keine unbekannte Stadt. Von Marburg aus hatte er dort seinen Bruder besucht und bei ihm einige Ferientage verbracht. Sein zweiter Besuch fällt mit dem Tod des Kaisers zusammen, für Yersin die Gelegenheit, die Trauerfeierlichkeiten, Truppenparaden und Aufmärsche mitzuerleben.

Der Kurs an Kochs Institut dauert einen Monat, täglich wird von 8 Uhr morgens bis 18 Uhr unterrichtet. Die Leitung übernehmen Kochs Assistenten Petri und Fränkel. Petri war Militärarzt, bevor er 1886 Mitarbeiter Robert Kochs wurde. Bis zu seiner Pensionierung im Jahr 1900 gehört er dem Reichsgesundheitsamt an (sein Name hat sich in der sogenannten «Petri-Schale» verewigt, die auch heute noch in allen Laboratorien verwendet wird). Fränkel, ein Schüler Kochs, wird 1891 Professor in Marburg, später lehrt er in Halle (1895–1915). Bekannt wird er durch seine zahlreichen Veröffentlichungen über Bakterien. Petri und Fränkel halten beide 24 Theoriestunden und führen die praktischen Übungen durch. Koch selbst nimmt an dem Kurs nicht teil, er posiert noch nicht einmal für das traditionelle Gruppenfoto mit Schülern und Dozenten.

Während der Unterrichtsstunden macht sich Yersin eifrig Notizen. Alles Wichtige einer jeden Stunde, praktischen Vorführung oder Übung bringt er zu Papier.[28] Dazu liefert er eine Menge technischer Details: einen Plan des Labors, Zeichnungen von den Tierkäfigen, technische Daten der Mikroskope, chemische Formeln der Färbemittel, Rezepturen für die Nährböden der Bakterienkulturen usw. Über das Niveau der Kurse ist er schon bald herb enttäuscht: «Alle Themen werden nur sehr oberflächlich behandelt. Ich glaube, es wird uns nicht schwerfallen, das in Paris besser zu machen.» Eine Woche vor seiner Abreise aus Berlin schickt ihm Roux einige Exemplare seiner Dissertation. Nur zu gerne würde er sie «dem Oberpriester Koch vorlegen, den ich bis jetzt noch nicht zu Gesicht bekommen habe, aber unbedingt noch sprechen möchte, bevor ich Berlin wieder verlasse». Koch, der kaum ein Wort Französisch spricht, führt in seinen Schriften heftige Attacken gegen Pasteur[29] und herrscht als unumschränkter Diktator über seine Mitarbeiter, wie Yersin wenige Tage später feststellen muß: « ... ich habe Professor Flügge aufgesucht. Er war sehr freundlich und zeigte mir alles, was ich zu sehen wünschte. Früher war er Mitarbeiter Kochs und dessen rechte Hand. Jetzt, da er sich von ihm getrennt hat und in seinem wissenschaftlichen Denken ein wenig freier und selbständiger geworden ist, gibt er zu, daß auch in Frankreich interessante Arbeit geleistet wird. Besonders überzeugt ist er von der Wirksamkeit der Tollwutimpfung. Das begegnet einem in Deutschland nicht oft.» Yersins Wunsch findet schließlich doch noch Gehör, und es kommt zu einem Gespräch mit Koch. Kommentarlos faßt er das Wichtigste in seinem Notizbuch zusammen: «Er [Koch] hat mir über seine Cholera-Kulturen berichtet, die nach einer langen Reihe von Züchtungen die Fähigkeit verloren hätten, Sporen zu bilden, aber unvermindert virulent seien ... Koch selbst hat mir versichert, daß er in ein oder zwei Fällen von Lupus-Kulturen Erfolg gehabt habe ... Seit er bei seinen Tuberkulose-Kulturen einen Glyzerin-Agar-Nährboden verwende, so sagt er, habe er keine Veränderung ihrer Virulenz beobachten können.»

Wieder in Paris,[30] stürzt sich Yersin mit Roux in die Vorbereitung des neuen Kurses. Er stellt einführende Literatur zusammen, überwacht die Mikroben-Kulturen, wartet die Laborinstrumente und bereitet die Experimente vor. Diese Arbeit scheint ihm so wichtig, daß er auf eine Teilnahme am Tuberkulose-Kongreß verzichtet, der just in diesen Tagen in Paris abgehalten wird. «Wir im Labor nehmen kaum davon Notiz ... bei neun von zehn Kongressen macht die Wissenschaft ja doch nur Rückschritte statt Fortschritte. Man bekommt nur dummes Geschwätz zu hören. Bis jetzt sieht es nicht so aus, als sei der hier eine Ausnahme.»

Während der Sommerferien schnuppert Yersin wieder einmal frische Alpenluft in Morges. Er unternimmt lange Wanderungen ins Gebirge oder geht am See spazieren. Mit den Kindern aus dem Dorf läßt er Papierdrachen steigen, die sie vorher zusammen gebastelt haben. Aber seine Gedanken kreisen um Paris und das zukünftige Institut in der Rue Dutot.

Das Institut Pasteur

Als Pasteur vor der Akademie der Wissenschaften über die erfolgreiche Behandlung der Tollwut berichtete – einer Krankheit, die bis dahin in jedem Fall tödlich verlaufen war – und darauf verweisen konnte, daß von den 350 Patienten, die er seit Joseph Meister geimpft hatte, nur einer gestorben war, schloß er mit den Worten: «Der Grundstein für eine wirksame Tollwut-Prophylaxe nach einem Biß ist gelegt. Jetzt ist es an der Zeit, eine Impfstation einzurichten.» Dieser Wunsch löste ein weltweites Echo aus. Auf dem Konto, das bei der Bank von Frankreich eingerichtet und von einem Komitee aus Akademiemitgliedern verwaltet wurde, gingen von überallher Spenden ein: vom russischen Zaren, vom Kaiser von Brasilien, von reichen Gönnern ebenso wie von einfachen Leuten oder von ganzen Schulklassen. Die Namen aller Spender wurden im *Journal Officiel* veröffentlicht.[31] Im Dezember 1886 genehmigte der Gemeinderat von Paris den Bau auf einem städtischen Gelände. Am 19. März 1887 erwarb der Trägerverein des Institut Pasteur einen Bauplatz an der Rue Dutot 25, im 15. Arrondissement. Am 24. April waren die Planungen endlich abgeschlossen, die Bauarbeiten begannen am 1. Juni. Schon drei Wochen später wuchsen die ersten Mauern aus dem Erdreich. Damit das frische Mauerwerk schneller trocknen konnte, brannten Tag und Nacht große Koksöfen. Im Oktober 1887 wurde das Metalldach aufgesetzt, doch von da an war plötzlich Sand im Getriebe. Waren anfangs noch 170 Arbeiter auf der Baustelle beschäftigt gewesen, so waren es jetzt nur noch 60. Entsprechend zäh ging der Innenausbau vonstatten. Von Monat zu Monat versprach der Architekt eine schnelle Fertigstellung. Schließlich mußte die Einweihung, ursprünglich für Ende September 1888 vorgesehen, auf den 14. November verschoben werden und in einem halbfertigen Neubau über die Bühne gehen. Die Laboratorien konnten erst im Februar 1889 in Betrieb genommen werden.

Pasteur und Roux sehnten diesen Tag ungeduldig herbei. Der Ältere, weil ihm die Jahre nicht nur Ruhm, sondern auch Krankheit beschert hatten. Zwei Schlaganfälle hatten einen Greis aus ihm gemacht. Pasteur konnte nicht mehr normal sprechen, er zog das eine Bein nach, und sein linker Arm war gelähmt. Die Treppe in seiner Wohnung hatte aus diesem Grund niedrigere Stufen als die anderen Treppen im Institut Pasteur. Zwar war er noch bei vollen geistigen Kräften, konnte die Arbeit seiner Schüler mitverfolgen und verfügte auch über ein eigenes Labor im Institut, doch entgegen der weitverbreiteten Meinung machte er keine seiner großen Entdeckungen an dieser neuen Wirkungsstätte. Die Entdeckung des Tollwutimpfstoffs war zugleich Höhepunkt und Abschluß seiner langjährigen Forschungsarbeit. Das Institut Pasteur krönte das Lebenswerk seines Gründers, markierte aber auch das Ende seiner Karriere. Trotzdem nahm Pasteur seinen Platz dort ein «als ein Mann, den die Zeit besiegt hat», wie er am Tage der Einweihung sagte.

Roux' Ungeduld hatte ganz andere Ursachen. Nach seinen Erfolgen im Labor wollte er endlich mit seinem Kurs in Mikrobiologie beginnen, um sein Wissen und seine Erfahrung weiterzugeben. Mehrmals die Woche gingen er und Yersin 1888 zur Baustelle in der Rue Dutot, um nach dem Rechten zu sehen. Wohnung und Arbeitsplatz waren für beide wie für Pasteur freilich noch in der Rue Vauquelin bzw. in der Rue d'Ulm.

Am 14. November 1888 wird das Institut Pasteur eingeweiht. Anwesend sind der Staatspräsident Sadi Carnot, Gäste aus dem In- und Ausland, Wissenschaftler und unzählige Persönlichkeiten des öffentlichen Lebens sowie ein Heer von Journalisten. In der großen, festlich mit Blumen geschmückten Bibliothek empfängt Pasteur seine Gäste, lauscht den Rednern und läßt, eher müde als bewegt, seine Ansprache von seinem Sohn Jean-Baptiste verlesen. Es hätte nahegelegen, bei diesem Festakt seinen wichtigsten Mitarbeiter, Émile Roux, und dessen rechte Hand Alexandre Yersin an seiner Seite zu haben. Doch dem ist nicht so. Das Stelldichein der oberen Zehntausend ist nicht unbedingt nach dem Geschmack der beiden Wissenschaftler. Dem Gedränge in der Bibliothek ziehen sie die stille Abgeschiedenheit ihres Labors in der Rue Vauquelin vor. Drei Tage nach der Zeremonie schreibt Yersin einen Brief an seine Mutter, die es natürlich kaum erwarten kann, von diesem gesellschaftlichen Ereignis aus erster Hand zu erfahren: «Ich habe den Staatspräsidenten und mehrere Minister gesehen, aber es waren so viele Leute da, daß weder ich noch Roux im Saal einen Platz fanden. Mir geht es also nicht besser als Dir. Ich muß mich mit den Zeitungsberichten zufriedengeben.» Ein Wermutstropfen verdirbt ihm ein wenig die Freude über die Einweihung des Instituts: «Du wirst bemerkt haben, daß im Bulletin Médical kein Wort über die Präparatoren und ihre Gehälter verloren wird. Ich muß mich also weiter in Geduld üben. Die Einbürgerung wird vieles einfacher machen.»

Der Schweizer Yersin hat guten Grund, sich über seine Staatsbürgerschaft Gedanken zu machen. Nach einem neuen Gesetz dürfen nur noch französische Staatsbürger den Arztberuf ausüben. Yersin bittet also die Mutter, seine Ahnentafel zu schicken. Sein Vater war ein uneheliches Kind; diese Abstammungslinie verliert sich sehr schnell im Dunkel. Aber das Gesetz erkennt auch die mütterliche Linie an, vor allem dann, wenn es sich bei den Vorfahren um Franzosen handelt, die einstmals vor religiösen Verfolgungen aus dem Land geflohen waren. Die amtlich beglaubigte Herkunftsbescheinung wird im Dezember 1888 ausgestellt,[32] und am 11. Januar 1889 geht Yersin mit Roux auf das Bürgermeisteramt des 5. Arrondissement an der Place du Panthéon. Ein Beamter trägt die Bescheinigung aus Genf in sein Register ein, die beiden Männer unterschreiben: Yersin ist Franzose. «Es war kein bißchen feierlich, viel nüchterner noch als bei einer Eheschließung», schreibt er am selben Abend seiner Mutter.

Apropos Eheschließung: Bis vor kurzem hatte Yersin noch mit dem Gedanken gespielt, sich zu verheiraten. In Paris und während der Ferien in Morges war er mehrere Male mit Mina Schwartzenbach zusammengewesen, der Nichte jener Freundin seiner Mutter, die Autogramme sammelte, und die beiden Frauen hatten versucht, eine Verbindung der jungen Leute einzufädeln. Im Dezember 1888 antwortet Yersin seiner Mutter: «Meine Gefühle für Mademoiselle Mina haben sich nicht geändert. Von allen Frauen, die ich kenne, ist sie die einzige, zu der ich so viel Vertrauen habe und die ich so verehre, daß ich einer Verbindung nicht abgeneigt wäre. Ich kenne sie schon lange. Ich habe mich an sie gewöhnt und sie sich vielleicht auch ein wenig an mich. Sie weiß, daß ich ein ungehobelter Kerl bin. Aber ich denke, wenn sie es mit diesem

Kerl nur einmal versuchen wollte, so würde er sich schon zähmen lassen. Ich wäre Dir sehr dankbar, wenn Du das Terrain für mich sondieren könntest. Sag mir, was ich tun soll. Mir selber fällt nichts ein.» Das Ergebnis dieser Sondierung erfährt der junge Mann am Tag vor Weihnachten, es ist ein Korb: «Mademoiselle Minas Brief ist so bestimmt, daß ich keine weiteren Anstrengungen mehr unternehmen werde. Für ihre Offenheit bin ich ihr sehr dankbar, denn sie hat einem Seelenzustand ein Ende bereitet, den sie nicht einmal ahnen konnte. Meine Zuneigung und Wertschätzung für sie waren keine kurzlebige romantische Schwärmerei, wie man vielleicht meinen könnte. Du weißt, daß ich schon sehr lange Freundschaft für sie empfand. Dieses Gefühl wurde im Lauf der Zeit immer stärker. Es war an der Zeit, daß man dem ein Ende machte ... Ich kann heute nicht sagen, daß ich schnell darüber hinwegkommen werde, ich müßte lügen. Aber ich verlasse mich auf die Zeit, diesen großen Doktor, der alle Wunden heilt.» Als sich ein Jahr später seine Mutter erbietet, seine Chancen bei der Tochter von Jaïn zu sondieren, antwortet er zuerst «Sei sehr vorsichtig», und vierzehn Tage später: «Unternimm nichts. Ich habe viel darüber nachgedacht. Mir liegt nichts mehr daran.» Trotzdem stand er Fanny Jaïn näher als Mina Schwartzenbach. Als Kind und noch als junger Mann ging er täglich zum Unterricht zu Jaïn, dessen Tochter, nur wenig älter als Alexandre, das Haus mit Leben erfüllte. Auch nach dem Tod des Vaters ist er wiederholt Gast im Haus Jaïn. 1889 besucht er mit Fanny die Weltausstellung in Paris, und nach ihrer Abreise schreibt er seiner Mutter: «Es hat mir sehr viel Spaß gemacht, mit ihr zusammenzusein und mich mit ihr zu unterhalten. Sie kommt auf die verrücktesten Ideen. Wie ich hat sie eine große Schwäche für das Reisen ... » Kein Wunder also, daß Madame Yersin in Fanny Jaïn eine potentielle Schwiegertochter wittert. Aber Yersin erklärt sich nicht. Hat er es später bedauert? Als ihm seine Mutter 1894 Fannys Heirat meldet, bestätigt er kommentarlos, daß ihn die Nachricht erreicht hat. Aber viele Jahre später, im Februar 1939, schickt er seinem Neffen Adolphe[33] folgende Zeilen: «Der Tod von Madame Jaïn hat mich zutiefst erschüttert. Sie war eine sehr gute Freundin. Ich habe sie niemals vergessen.»

Heirat oder nicht, die Arbeit geht weiter. In der Dezembernummer der *Annales de l'Institut Pasteur* erscheint der erste von drei Artikeln mit dem Titel «Contribution à l'étude de la diphtérie». Als Verfasser zeichnen Roux und Yersin. Die zweite und die dritte Abhandlung folgen im Juni 1889 und im Juli 1890 unter demselben Titel und wieder in den *Annales*. Wenn der Titel «Contribution ...» (Beitrag) bescheiden klingt, so ist der Inhalt um so bedeutender.

Zwar hatte schon Bretonneau angenommen, daß es sich bei der Diphtherie um eine ansteckende und eigenständige Krankheit handle, die nicht mit anderen Halserkrankungen verwechselt werden dürfe, doch trotz seiner Beobachtungen während der Epidemie von 1818 blieben Ursache und Entstehungsweise der Diphtherie ein Rätsel. Nicht einmal daß sie ansteckend war, konnte bewiesen werden. Die Versuche Trousseaus und Peters, die Krankheit im Labor künstlich zu erzeugen, schlugen fehl.[34] Erst mit Hilfe der Erkenntnisse der Bakteriologie konnte der Beweis für ihre «Spezifität» und damit für Bretonneaus Behauptung angetreten werden. Klebs entdeckte 1883 in den membranartigen Ablagerungen bei 25 Kranken Bazillen, die durch ihre Form und Anordnung auffielen. Im darauffolgenden Jahr machte Löffler ähnliche Beobachtungen, und ihm gelang es sogar, den Bazillus zu züchten und in seinem ursprünglichen Zustand zu erhalten. Injektionen bei Tieren führten zu den charakteristischen membranartigen Belägen. Trotzdem zögerte Löffler noch, in dem Bazillus, den Klebs gesehen hatte, den Diphtherieerreger zu sehen. Aus drei Gründen: erstens führten seine Injektionen nicht bei allen Versuchstieren zu den typischen Lähmungserscheinungen, zweitens hatte er genau den gleichen Bazillus bei einem gesunden Kind entdeckt und drittens hatte Klebs' Bazillus nicht bei allen Diphtheriefällen nachgewiesen werden können. Hoffmann bestätigte diese Ergebnisse teilweise in einer Arbeit aus dem Jahr 1888. Aber er machte auch auf neue Bazillen aufmerksam – heute bezeichnet man sie als anazide Pseudodiphtheriebakterien –, die er sowohl im Rachenraum von Gesunden als auch in diphtherischen Belägen gefunden hatte und die in keiner Weise krankheitserregend waren.

Das ist der Stand der Wissenschaft, als Roux und Yersin beginnen, von jenem Erreger, den Klebs und Löffler entdeckt hatten, Kulturen anzulegen und ihre Eigenschaften zu beschreiben. Auch ihnen gelingt es, nach Trendelenbourg und Örtel, die Diphtherie bei Labortieren zu erzeugen, wobei sich Meerschweinchen als besonders anfällig erweisen. Vor allem sind immer auch Lähmungserscheinungen zu beobachten: «Diese Lähmungen nach der Injektion des Bazillus zeigen, daß die Krankheit, die im Labor erzeugt wurde, der natürlichen Krankheit zumindest sehr ähnlich ist, und sie unterstreichen die spezifische Rolle dieses Bazillus.» Schon in der ersten der drei Abhandlungen stellen Roux und Yersin also einen ursächlichen Zusammenhang zwischen dem Klebs-Löfflerschen Bazillus und der Diphtherie fest. Dann folgt eine äußerst wichtige Beobachtung: Der Bazillus ist nur in den membranartigen Ablagerungen zu finden. «Bei Personen, die an der Krankheit gestorben sind, ist er weder im Blut noch in den Organen vorhanden. Bei Tieren, die infolge einer Injektion eingehen, ist es nicht anders.» Daraus leiten sie die Hypothese ab: «Wie kann eine Bakterienkultur, die sich nur an einer ganz bestimmten Stelle des Körpers einnistet, eine allgemeine Infektion hervorrufen und zu krankhaften Gefäßveränderungen in allen Organen führen? Es ist anzunehmen, daß dort, wo sich die Kultur einnistet, ein sehr starkes Gift produziert wird, das sich dann im gesamten Organismus ausbreitet.» Dieses zunächst nur vermutete «sehr starke Gift» gibt es tatsächlich, wie Roux und Yersin nachweisen: Die Impfung eines Bakterienfiltrats zieht die gleichen Schädigungen nach sich wie die Injektion der Bakterien selbst: die gleichen Lähmungen, die gleichen Veränderungen in der Nebenniere. Das Diphtherietoxin – dieser Ausdruck taucht allerdings erst in der dritten Abhandlung auf – ist entdeckt.

Noch einmal die wesentlichen Punkte dieser ersten Abhandlung: Roux und Yersin weisen nach, daß es sich bei dem Klebs-Löfflerschen Bazillus um den Diphtherieerreger handelt; sie zeigen, daß sich die Kulturen nur in den membranartigen Belägen auf der Schleimhaut einnisten, daß Meerschweinchen besonders anfällig sind und daß nach der Injektion immer Lähmungen auftreten; schließlich entdecken sie das Diphtherietoxin. Am Schluß stellen sie noch wahrhaft prophetische Betrachtungen an: «Wenn man eines Tages in der Lage sein wird, diese löslichen Stoffe, die von den Mikroben produziert werden, in der Prophylaxe einzusetzen, sollte man eines nicht aus den Augen verlieren: Es ist möglich, daß sich gewisse Folgen erst viel später einstellen. Die Zukunft wird zweifellos zeigen, daß zahlreiche organische Schäden, deren Ursache wir heute noch nicht kennen, Spätfolgen in diesem Sinn sind. Viele Nierenentzündungen oder Nervenkrankheiten, deren Entstehung noch ungeklärt ist, sind möglicherweise auf eine Mikrobeninfektion zurückzuführen, die völlig unbemerkt blieb.» Und schließlich stellen Roux und Yersin schon in dieser ersten Arbeit die Frage: «Ist es möglich, die Tiere an dieses Diphtheriegift zu gewöhnen und auf diesem Wege Immunität zu erzeugen?»

Das Aufsehen, das diese erste Publikation erregt, ist groß. Obwohl man noch am Anfang steht, zieht die Presse schon weitreichende Schlüsse. «Wenn sich Journalisten in die Wissenschaft einmischen, kommt nur Unsinn heraus. So hat der *Figaro* diese Woche behauptet, wir hätten einen Impfstoff gegen die Diphtherie gefunden. Dieser Artikel hat uns eine ganze Meute von Reportern auf den Hals gehetzt. Von allen Pariser Zeitungen kamen sie und verlangten Einzelheiten. Zwei habe ich empfangen; der eine war vom *Matin*, der andere von der *Liberté*. Ich habe ihnen ein Exemplar unseres Artikels in die Hand gedrückt und gesagt, dort würden sie alle Einzelheiten finden. Was diesen Reporter vom *Matin* freilich nicht daran hinderte, am nächsten Tag zu schreiben, ich hätte ihm gesagt, die Entwicklung des Diphtherieimpfstoffs stünde kurz vor ihrem Abschluß und wir würden bereits Tiere damit impfen!»

Die zweite wissenschaftliche Abhandlung ist fast ausschließlich dem Gift – dem Toxin – gewidmet: seiner Natur, seiner Wirkung auf verschiedene Tierarten, dem Nachweis des Toxins im Urin von Kranken oder infizierten Tieren, seiner Abschwächung unter Hitze- oder Säureeinwirkung. Fünfzig Jahre später äußert Gaston Ramon sein «Erstaunen über diese Studie, die in einer Zeit gemacht wurde, da die Labortechnik noch in den Kinderschuhen steckte. Man könnte meinen, Roux und Yersin hätten alles vorausgesehen und erahnt, was mit dem Diphtheriegift im speziellen und den Mikrobengiften im allgemeinen zusammenhängt.»[35] In dieser zweiten Schrift liefern die Autoren eine ebenso moderne, endgültige wie revolutionäre Definition der Diphtherie: «Sie ist eine Vergiftung, hervorgerufen durch ein sehr starkes Gift, das von einem Bazillus produziert wird, der sich nur in einem sehr eng begrenzten Teil des Körpers entwickelt.» Zum ersten Mal wird auch zwischen den Hauptwirkungsweisen von krankheitserregenden Bakterien unterschieden: «Wir dürfen nicht die toxische Wirkung der Bakterienkulturen mit ihrer Virulenz verwechseln.» Zum ersten Mal wird diese zweite Eigenschaft klar definiert: «Virulenz ist die Fähigkeit einer Mikrobe, sich im Körper eines lebenden Wesens zu entwickeln.»

Neben den Infektionskrankheiten, die direkt mit der Vermehrung der Bakterien verbunden sind, erscheint die Diphtherie wie ein Modellfall für jene Krankheiten, «bei denen der Organismus mit einer toxischen Substanz überschwemmt wird, die sozusagen außerhalb des Körpers hergestellt wird». Diese Entdeckung sprengt den engen Rahmen der reinen Diphtherieforschung und befruchtet auch die Physio-Pathologie anderer Krankheiten wie Tetanus, Botulismus oder Wundinfektionen. Der Forschung öffnen sich neue Wege, die Pasteur nicht vorausgesehen hatte: Neben dem Pasteurschen Prinzip der Abschwächung der Viren kann sich die Schwächung der Toxine etablieren. Die Arbeiten von Roux und Yersin ermöglichen später Behring und Kitasato die Entwicklung des Antitoxins. Roux, Martin und Chaillou entdecken die Serumtherapie gegen die Diphtherie, die ab 1895 angewendet wird. 1923 verwandelt Ramon das Toxin, das Roux und Yersin entdeckt hatten, durch die kombinierte Einwirkung von Hitze und Formol in eine harmlose und zugleich immunisierende Substanz: das Anatoxin. Damit kann erstmals gegen die Diphtherie geimpft werden.

Zur Vorbereitung der dritten Abhandlung geht Yersin täglich in die Diphtheriestation des Hôpital des Enfants-Malades. In erster Linie aber sucht er genesene Patienten auf, um ihren Rachen zu untersuchen und Abstriche zu machen. Verblüfft müssen Roux und Yersin feststellen, daß bei den Kindern, die klinisch geheilt sind, die membranartigen Beläge im Hals zwar vollständig verschwunden sind, daß sie aber immer noch Träger *virulenter* Diphtheriebazillen sind. Roux beschließt deshalb, diese ehemaligen Kranken mit gesunden Kindern zu vergleichen, die in einer Region wohnen, wo die Diphtherie kaum in Erscheinung getreten ist: in der Normandie. Am 17. Dezember 1889 setzt Roux folgenden Brief auf:[36] «Der Rektor des Bezirks Caen hatte die Freundlichkeit, uns, Monsieur Yersin und mir, zu erlauben, die Kinder der Schule von Grandcamp bei Isigny nach Mikroben zu untersuchen. Unsere Absicht ist, die Mikroben, die wir im Mund dieser Kinder finden, die an einem gesunden, von allen Seuchen verschonten Ort wohnen, mit denen zu vergleichen, die wir bei Pariser Kindern gefunden haben. Er legt uns nahe, Sie rechtzeitig vom Termin unseres Besuchs in Kenntnis zu setzen. Leider bin ich selbst momentan unabkömmlich. Der Kurs, den ich am Institut Pasteur leite, macht meine Anwesenheit in Paris dringend erforderlich, so daß ich Monsieur Yersin nicht nach Grandcamp werde begleiten können. Er wird am Freitag abend deshalb allein bei Ihnen eintreffen. Wenn Ihnen der Termin zusagt, könnte die Untersuchung der Kinder am Samstag stattfinden.» Das Resultat dieses Vergleichs begeistert die beiden Wissenschaftler: Die Hälfte der Kinder hat den Diphtheriebazillus, und trotzdem sind die Kinder nicht krank. Fälle von Diphtherie kommen im Dorf nur selten vor. «Es steht daher fest, daß der Bazillus im Mund häufig nicht virulent ist und daß er seine Virulenz nur sehr schwer wiedererlangt. Das ist übrigens genau das, was wir mit unseren Experimenten beweisen wollten. Kürzlich erst ist es uns gelungen, einem Diphtheriebazillus seine Virulenz zurückzugeben. Das ist ein großer Schritt nach vorn.»

In ihrer dritten Studie bemühen sich Roux und Yersin zunächst um eine exaktere Diagnostik der Diphtherie. Sie untersuchen Bakterienabstriche membranartiger Ablagerungen, färben sie nach der von Gram 1884 entwickelten Methode und isolieren den Bazillus auf einem Nährboden aus Blutwasser. Zu Recht gilt ihr Interesse bei diesen systematischen bakteriologischen Untersuchungen den klinisch zweifelhaften Fällen. Die wichtigste Entdeckung dürfte aber sein, daß der Bazillus auch bei geheilten Kindern noch über einen langen, schwer zu bestimmenden Zeitraum hinweg nachzuweisen ist. Diese *gesunden Bakterienträger*[37] veranlassen Roux und

Yersin schon bald, praktische Schlüsse zu ziehen: «Die Gefahr der Ansteckung verschwindet nicht mit der Krankheit. Die Patienten, die gerade erst von der Diphtherie genesen sind, dürfen nicht zu rasch in ihre Familien, in die Schule oder an ihren Arbeitsplatz zurückkehren. Sie dürfen nicht aus dem Krankenhaus entlassen werden, nur weil die membranartigen Beläge verschwunden sind; und weil es unabsehbare Folgen haben könnte, wenn man sie in den normalen Krankensälen unterbrächte, sollte man auf den Diphtheriestationen vorsichtshalber spezielle Räumlichkeiten für Rekonvaleszente schaffen ... Wir sind davon überzeugt, daß in nicht allzu ferner Zukunft Diphtheriekranke erst dann entlassen werden, wenn durch zahlreiche Abstriche sichergestellt ist, daß sie keine Diphtheriebazillen mehr mit sich herumtragen. Diese Vorsichtsmaßnahmen, die wir hier vorschlagen, sind beileibe nicht aus der Luft gegriffen.» Roux und Yersin berichten dann ausführlich über ihre Erforschung der Überlebensfähigkeit des Bazillus außerhalb des Organismus und empfehlen dringend, Wäsche und Bettzeug von Kranken keimfrei zu machen. Der abschließende Teil der Abhandlung untersucht die Virulenz des Bazillus, zieht Vergleiche zum Pseudodiphtheriebazillus und beschäftigt sich mit der Möglichkeit, ihn abzuschwächen oder wieder virulent zu machen. Diese Rückkehr zum Pasteurschen Prinzip der Abschwächung ist der am wenigsten überzeugende Teil der Abhandlung.

Am 20. Januar zieht Yersin von der Rue Vauquelin in die Rue Dutot. Er ist der erste Bewohner des neuen Institut Pasteur. Die Etage direkt über der großen Bibliothek hat man für die Präparatoren reserviert.[38] Yersin entscheidet sich für ein großes Eckzimmer mit zwei Fenstern: «Im Moment bin ich hier noch ganz allein. Die anderen aus dem Labor werden erst Anfang Februar einziehen. Ich soll die letzten Arbeiten vorantreiben und die Dampfheizung anwerfen und einstellen ... Ich komme auf dem Zahnfleisch daher, denn ich muß die Arbeiter überwachen, mehrere Öfen am Laufen halten, die Druckmesser kontrollieren und dabei die Termine mit den Bauunternehmern einhalten usw.» Am 1. Februar beginnt die Verlegung der einzelnen Abteilungen. Die Abteilung Tollwut nimmt als erste die Arbeit wieder auf. Ihre Ausrüstung ist klein und schnell transportiert. Ganz anders ist es mit den Forschungslaboratorien: Der Transport der Bakterienkulturen und der Kisten mit den Laborgläsern und den Instrumenten erfordert äußerste Vorsicht. Nach dem Umzug will Roux unverzüglich mit seinem Unterricht beginnen.

Roux und sein Kursus

Der erste Kurs in praktischer Mikrobiologie beginnt am 15. März 1889 und soll bis zum 25. April dauern. In der Ankündigung heißt es: «Kursleitung: Dr. Roux; Präparator: Dr. Yersin.»

Zugelassen sind fünfzehn Teilnehmer, darunter neun Mediziner: die Doktoren Battle, Arebinard (aus New Orleans), Rémond, die beiden Russen Loris-Melikoff und Levitsky, des weiteren Schlemmer und Boiffon (Prosektor an der Medizinischen Fakultät in Paris), dann die Präparatoren Préel und Suzanne von der Medizinischen Fakultät Bordeaux; dazu die sechs Assistenzärzte Thiroloix, Etlinger, Hallion, Répin, Oustaniol und Marquesy. Als Gasthörer nehmen teil: Professor Laveran und Dr. Phisalix (Ausstopfer am Museum für Naturgeschichte) sowie die Präparatoren Perdrix und Larbour vom Institut Pasteur. Schon in diesem ersten Kurs zeigt sich Roux' pädagogische Ader. Mit unendlicher Geduld und Nachsicht führt er die Anfänger in das noch neue Gebiet der Bakteriologie ein, während Yersin in Weißglut gerät über die «Dummheit der Schüler ... dieser Blödmänner. Besonders einer geht mir unsäglich auf die Nerven.»

Der zweite Kurs dauert vom 1. Juni bis zum 25. Juli, immer noch unter dem Gespann Roux-Yersin. Diesmal sind fünfzehn Teilnehmer mit von der Partie, Franzosen und Ausländer: die Doktoren Cosmo de la Pereita (Brasilien), Harley und Slater (Großbritannien), Quiroga (Argentinien) und aus Paris die Doktoren Verchère, Hallé, Récamier, Treille, Daremberg und Queyrat, Yersins früherer Chefarzt am Hôpital des Enfants-Malades. Ferner die Veterinäre Laquerrière und Blier aus dem Departement Seine, der Pharmakologe Berthoud, der Präparator Auclair und der Assistenzarzt Chritzmann. Gasthörer sind die Doktoren Moriez aus Montpellier, Vincent und Voïtof von der Universität Moskau.

Als auch dieser Kurs zu Ende ist, kann Yersin endlich die Weltausstellung besuchen. Sie hatte ihre Pforten offiziell bereits am 7. Mai geöffnet, doch waren damals sehr viele Stände noch gar nicht aufgebaut und zahlreiche Schaukästen noch leer gewesen. Erst Anfang Juni ist das Spektakel in vollem Gange. Die Ausstellungsfläche am Invalidendom ist für das Kriegs- und Kolonialministerium reserviert. Rund um den Hauptpavillon erheben sich Dörfer aus Senegal, Papua-Guinea, Tahiti, Tunesien, Algerien und Indochina. Andere Pavillons illustrieren die unterschiedlichsten Bereiche des Lebens. Einer zum Beispiel beschäftigt sich mit dem Thema Hygiene und Wohnen, ein anderer mit Mineralwasser, ein dritter mit der Luftschiffahrt usw. Am oberen und unteren Ende des Champ-de-Mars sind die architektonischen Hauptattraktionen zu bewundern: der Eiffelturm und die Maschinengalerie. Hier ist alles ausgestellt, was mit Werkzeug- und Maschinenbau, Bergbau und Metallgewinnung, mit Papierherstellung, Wohnungs- und Straßenbau zu tun hat. In einer anderen Halle zeigen Aussteller aus dem In- und Ausland unter der Rubrik ‹Diverses› Keramikwaren, Öfen, aber auch Textilien und Modeartikel. Eine Grünfläche mit zwei illuminierten Springbrunnen wird durch zwei Gebäude flankiert. Das eine ist den Künsten gewidmet, das andere einem Überblick über die Geschichte der Arbeit. Entlang dem Seine-Ufer, am Quai d'Orsay, reiht sich zwischen dem Pont d'Iena und dem Pont des Invalides Pavillon an Pavillon. Wie eine Nabelschnur verbinden sie die beiden Ausstellungszentren miteinander. Hier gibt es alles zum Thema Ernährung und Landwirtschaft zu sehen.

Mehr als alles andere schlägt jedoch der Eiffelturm[39] die Besucher in seinen Bann. Menschenmassen drängeln sich, um auf die erste Plattform (2 Francs), die zweite (3 Francs) oder die dritte (5 Francs) hinaufzukommen. Zeitgenössische Berichte behaupten, auf der zweiten Plattform sei die Luft am saubersten und daher frisch verheirateten Paaren (!) und Kindern mit Keuchhusten wärmstens zu empfehlen. Letztere dürfen in Begleitung sogar gratis den Fahrstuhl benutzen, vorausgesetzt, sie können eine ärztliche Bescheinigung vorlegen. Ihre Mütter fahren zum halben Tarif. Auf der ersten Plattform sind vier Restaurants untergebracht (ein französisches, ein russisches, ein belgisches und ein amerikanisches). Die ganz Mutigen erklimmen den Stahlriesen zu Fuß über die Außentreppe. Der außergewöhnliche Erfolg des Turms bringt endgültig die Befürchtungen zum Verstummen, die immer wieder laut geworden waren, seit sich die Jury, die über die eingereichten Bauvorschläge für das Denkmal der Französischen Revolution zu befinden hatte, am 15. Mai 1886 für die Pläne des Ingenieurs Gustave Eiffel entschieden hatte. Als man im Januar 1887 die Bauarbeiten in Angriff genommen und die vier Eckpfeiler bald fertiggestellt hatte, gab es immer noch Fragen über Fragen: Sollte er aus irgendeinem Grund umknicken, würde er dann nicht die Notre-Dame, den Louvre und die umliegenden Viertel zerschmettern? Oder sein Schatten der Stadt die Sonne nehmen? Würde er Blitze anziehen oder überhaupt das historische Paris verschandeln?[40] Doch wer wagt es noch, im Mai 1889, solche Bedenken vorzubringen? Die Begeisterung ist groß, und als die Weltausstellung im November ihre Pforten schließt, haben 1 968 287 Besucher die Kassenhäuschen passiert. Allein oder in Begleitung seines Freundes, des Präparators Perdrix, geht Yersin so oft er kann zur Ausstellung. Seine ganze Bewunderung gilt dem Maschinenpark, und vom exotischen Zauber auf dem Platz vor dem Invalidendom ist er förmlich geblendet. Als er im Sommer nach Morges zu seinen Landsleuten reist, umgibt ihn der Nimbus der großen Welt: Er hatte an der Einweihung des Institut Pasteur teilgenommen und die Weltausstellung gesehen.

Ahnt er, als er nach Paris zurückkehrt, daß die Jahre 1889 und 1890 sein Leben wahrscheinlich entscheidender verändern werden als alle vorhergehenden und späteren Lebensabschnitte? Gleich nach seiner Rückkehr tut er etwas, was Roux nicht versteht, ja geradezu verwerflich findet, und was die Freundschaft der beiden Männer erschüttert: er fährt für eine Woche ans Meer. Nicht etwa, um im engen Familienkreis Urlaub zu machen – den hat er ja gerade hinter sich, genau wie Roux, der die Ferien bei seiner Schwester in Puy verlebt hat –, sondern um als Sommerfrischler allein eine Woche lang die See zu genießen. Zieht es ihn ans Meer, weil er aus den Alpen stammt? «Monsieur Roux kann nur schwer verstehen, daß andere fremde Gegenden kennenlernen wollen. Er selbst hat eine tiefe Abneigung gegen das Reisen. Ferien sind für ihn verlorene Zeit.» Am 1. September lädt Yersin sein Fahrrad in den Zug nach Dieppe. Von dort aus radelt er bis nach Le Havre, setzt mit der Fähre nach Honfleur über, fährt dann weiter nach Rouen und kehrt mit dem Zug nach Paris zurück. «Bei Tréport habe ich mich oben auf den Klippen, die hundert Meter ins Meer abfallen, ins Gras gelegt. Eine Stunde habe ich damit zugebracht, den Wellen zu lauschen und die frische Seeluft in meine Lungen zu pumpen.» In den kleinen Hafenstädten schließt er sich den Fischern an, wohnt bei ihnen und fährt im ersten Morgengrauen mit hinaus aufs Meer; manchmal geht er am Strand spazieren, sammelt Krabben oder Schnecken und lernt sogar ein paar Worte Dialekt.

Zurück in der Rue Dutot durchlebt er immer und immer wieder in Gedanken diese glücklichen Tage. Er vermißt das Meer, manchmal ist ihm, als könne er sein Rauschen hören. Roux stellt nicht die kleinste Frage. Der Sonnenbrand seines Präparators sagt ihm genug. In einem langen Brief an die Mutter erinnert sich Yersin noch einmal seiner jüngsten Erlebnisse. Auch hier beweist er seine präzise Beobachtungsgabe, seine Fähigkeit, das Wesentliche zu erfassen, aber auch seinen Sinn für charakteristische Details. Einen Tag mit den Fischern von Grandcamp beschreibt er folgendermaßen: «Grandcamp ist ein großes Dorf mit 1200 Einwohnern ... Alles lebt hier vom Fischfang. Stell Dir vor, Du kommst um 8 Uhr in der Frühe im Dorf an. Um diese Zeit kehren die Fischer zurück. Überall begegnen Dir stämmige Kerle mit riesigen Stiefeln, blauen Hosen, Matrosenkitteln und Baskenmützen auf dem Kopf ... am Ufer sind gut dreißig große Ruderboote aufgereiht. Fünfhundert Meter draußen im Wasser liegt die gesamte Fangflotte vor Anker, vierzig Kähne, von denen einer wie der andere aussieht. Gerade lag der Strand noch leer und verlassen da, aber schon im nächsten Augenblick belebt er sich. Zuerst kommen die Schiffsjungen. Sie verabschieden sich von ihren Müttern und steigen in die Boote. Dann kommen die Matrosen und die Schiffsführer mit der Tagesverpflegung: Brot und einem Krug

Cidre ... Die Boote werden ins Wasser geschoben, man rudert zu den Kähnen hinaus ... Heute geht es auf Steinbuttfang. Die Fischer müssen deshalb die Calabre ansteuern. Wie auch an Land hat auf dem Meer jeder Ort einen Namen. Bald schon ist das Ufer nur noch ein bläulicher Streifen am Horizont. Wir umschiffen das Kap in nordöstlicher Richtung; jetzt haben wir noch eine Stunde Fahrt, bevor das Netz ausgeworfen wird. Der Schiffsjunge verschwindet unter Deck, um den Herd anzufeuern, während ein alter Seebär die Fische für die Mannschaft putzt. Ein jeder schneidet sich dann von dem runden Weißbrotlaib ein Stück herunter und angelt sich mit dem Messer einen Brocken aus dem dampfenden Kochtopf. Noch ein Schluck Cidre und wieder an die Arbeit ... Der Meeresgrund an der Calabre ist steinig und zerklüftet ... Zwei Stunden sind wir jetzt unterwegs, zweimal schon haben wir die Calabre passiert. Jetzt ist es an der Zeit, das Netz einzuholen. Wegen der Wellen läßt sich die Winde nur ruckweise drehen. Endlich taucht das Netz auf ... ein Schwall von Fischen, Krabben und anderem bizzarem Meeresgetier ergießt sich auf das Deck. Im Nu ist der Fang verlesen: die Rochen, Seebarben, einige schöne Austern und eine riesige Krabbe werden behalten, alles übrige taugt nichts. Und nicht ein einziger Steinbutt! ... Es ist 4 Uhr nachmittags. Das Netz ist von neuem ausgeworfen. Plötzlich stoppt das Boot, das Seil des Schleppnetzes spannt sich bis zum Zerreißen. Wir sind an einem mächtigen Felsen hängengeblieben, der ein mehrere Meter großes Loch in das Netz reißt. Schnell sind Flickzeug und Leine heraus, um das Loch zu stopfen. Erst um 7 Uhr ist der Schaden behoben, zu spät für den Steinbutt, der nur am Tag gefangen wird. Nachts fängt man Seezungen, sie sind sehr gefragt. Dazu muß man allerdings näher an die Küste heran. Seezungen bevorzugen sandigen Untergrund ohne Felsen ... Nach dem Abendessen legen sich die Männer zum Schlafen in ihre Kojen. Um 2 Uhr morgens weckt mich das Quietschen der Winde. Das Netz wird eingeholt, es ist prall gefüllt mit Seezungen. Als wir in Grancamp einlaufen, liegen einige Kähne schon vor Anker. Jetzt wird das Deck geschrubbt, die Fische werden auf flache Körbe verteilt ... die Fischhändler aus Paris haben es sehr eilig ... Angebote machen die Runde, während sich die Frau des Schiffsführers die

Verkäufe notiert. In fünf Minuten ist der Handel unter Dach und Fach. Sonntags versammelt sich die Mannschaft einschließlich Bootsjunge beim Chef, dessen Frau das Kassenbuch vorlegt. Dann werden die Einnahmen der Woche zusammengerechnet. Die Hälfte des Geldes behält der Schiffseigner für sich, der Rest wird zu gleichen Teilen unter der Mannschaft verteilt, der Schiffsjunge bekommt nur einen halben Anteil.» Die Lektüre der *Fischer von Island* gibt Yersins Sehnsucht noch zusätzliche Nahrung, und als der dritte Kurs in praktischer Mikrobiologie zu Ende geht, erträgt Roux' Präparator immer weniger die Zwänge der Ausbilderdaseins.

Der dritte Kurs dauert vom 15. November 1889 bis zum 5. Januar 1890. Diesmal haben sich vierzehn Teilnehmer eingeschrieben: Die Professoren Landouzy (Entdecker der Typhobazillose) und Budin (Yersins Professor in Geburtshilfe), Matruchot, Präparator an der École normale supérieure, sowie die Assistenten bzw. Stationsärzte Guyon, Saint-Germain, Soupplet und Cayla. Aus dem Ausland sind mit dabei: die Doktoren Lafosse aus Belgien, Malm vom norwegischen Veterinäramt in Kristiania, Madam aus Havanna und die beiden Russen Polotzoff, Botaniker, und Blagovetschensky. Unter den Gasthörern sind Olga Metchnikoff, Professor Gessard vom Hospital Val-de-Grâce (der 1892 die Pyozyaneusbakterien entdeckte) und W. M. Haffkine, Bibliothekar am Institut Pasteur; ferner zwei Professoren aus Mexiko, zwei Russen, ein Schwede, ein Holländer. Die berufliche Position der Teilnehmer und der wachsende Anteil an Ausländern verdeutlichen, welch guten Ruf der Kursus mittlerweile in aller Welt genießt. Mehrere Male während der zwei Monate versucht Roux, seinen Präparator dazu zu überreden, selbst einige Stunden zu halten, aber Yersin verzichtet dankend. Roux verfolgt mit seinem Angebot zwei Ziele: Zum einen wünscht er, daß ihm Yersin einen Teil der Arbeit abnimmt, denn mit seiner Gesundheit steht es nicht zum besten; zum anderen hält Roux für seinen Präparator nach einer Professorenstelle in der Provinz Ausschau, die Yersin in ein oder zwei Jahren antreten könnte. «Leider», schreibt Yersin, «reizt mich das überhaupt nicht. Viel lieber würde ich zur Marine gehen. Dort, vor allem in den Kolonien, könnte ich großartig forschen

... Es würde mir nicht schwerfallen, Paris zu verlassen ... Das Theater hier ödet mich ohnehin an, diese elegante Welt ist mir ein Greuel. Mir ist, als müßte ich hier ersticken. Was das Heiraten angeht, so will ich daran erst wieder in ein paar Jahren denken. Ich muß mich regen, mich umsehen in der Welt.» Nur widerwillig verspricht er Roux schließlich doch, einige Unterrichtsstunden zu übernehmen.

Beim vierten Kurs, der vom 20. Februar bis zum 4. April 1890 dauert, sind die Ausländer schon in der Überzahl: drei Italiener, ein Engländer, ein Rumäne, ein Russe, ein Ägypter, ein Mexikaner, ein Amerikaner und nur sechs Franzosen. «Monsieur Roux beginnt jetzt wieder mit seinem Kursus. Mit seiner Methode bin ich allerdings nicht ganz einverstanden. Ich habe dies ihm gegenüber auch angedeutet, mit dem Ergebnis, daß wir uns zwei volle Stunden in den Haaren lagen. Zum Glück habe ich inzwischen ein dickes Fell. Trotzdem glaube ich, wenn ich genauer darüber nachdenke, daß er mir am Ende doch noch recht geben wird, obwohl nichts schwerer ist, als Fehler zuzugeben ... Nächsten Mittwoch werde ich eine Stunde über das Präparieren mit Gelatine halten. Das wird wahrscheinlich nicht besonders, von meinen rhetorischen Fähigkeiten halte ich nicht allzuviel ... Meine Stunde ist ganz gut gelaufen. Doch Roux kritisiert, mein Vortrag sei zu knapp ausgefallen, ich hätte zu leise gesprochen und geleiert. Außerdem findet er, ich hätte eine Knabenstimme, die keinerlei Autorität ausstrahle. Meine nächste Stunde findet erst Donnerstag nächster Woche statt. Diesmal geht es um Geflügelcholera. Seit ein paar Tagen bereite ich mich darauf vor, obwohl Roux behauptet, man müsse vor seine Zuhörer treten, ohne zu wissen, was man sagen wird. Für einen wie ihn mag das vielleicht zutreffen. Nur kann er nicht verstehen, daß nicht alle Menschen sind wie er.» Sein Vortrag über die Geflügelcholera findet Roux' Billigung, Yersin selbst ist unzufrieden: «Ich liebe die Ordnung, er die Unordnung; von daher rühren unsere Meinungsverschiedenheiten. Gestern habe ich im Kurs die Herstellung mikroskopischer Schnitte behandelt und die Instrumente erklärt, die man dabei verwendet. Ich bin nicht zufrieden. Wenn ich doch diesen Kurs nie wieder halten müßte.»

Yersin macht auf Roux einen überaus nervösen, gereizten und

auch unzufriedenen Eindruck. Als Belohnung, und um seinem Präparator Gelegenheit zu geben, sich zu erholen, schlägt er ihm vor, für zwei Wochen nach Morges zu fahren. Als Yersin am 21. Mai nach Paris zurückkehrt, um den fünften Kurs vorzubereiten, der am 1. Juni beginnen soll, trifft er Roux in einem alarmierenden Zustand an: «Roux geht es nicht gut. Ich bin heute den ganzen Tag über bei ihm geblieben. Er sieht sehr schlecht aus. Heute nachmittag hat er Blut gespuckt. Bei dem Leben, das er führt, war das fast abzusehen. Immer, wenn man ihm sagte, er solle sich ein bißchen ausruhen, antwortete er, er habe keine Zeit. Ich werde mich beim nächsten Kurs stärker einbringen müssen, als ich eigentlich vorhatte. Zusammen mit meinen Besuchen in den Hospitälern wird mich das ganz schön auf Trab halten.» Am 25. Mai verschlimmert sich Roux' Zustand: «Wir haben einige schwere Tage hinter uns. Roux hat uns große Sorgen bereitet. Er ist noch lange nicht über den Berg. Am Dienstagabend hat er zwar nur wenig Blut gespuckt, dafür war es am Mittwoch eine ganz beträchtliche Menge. Erst am Abend ging es ihm wieder etwas besser. Am Donnerstag früh erschien er im Labor und meinte, ihm fehle nichts, er sei wieder gesund. Ausgerechnet in der größten Mittagshitze wollte er ins Hospital hinüber. Das Resultat: er bekam einen dritten Anfall, diesmal noch schlimmer als der letzte. Bis gestern hat er Blut gespuckt. Heute scheint es ihm glücklicherweise wieder besser zu gehen. Jedenfalls darf er einige Monate lang nicht arbeiten. Das bedeutet für mich, daß ich den Kurs alleine halten muß (ich habe nur eine Woche für die Vorbereitung). Außerdem sollte ich weiter an den Experimenten zur Diphtherie arbeiten und mich in praktischer Medizin weiterbilden.»

Roux' Anfälle sind, wie Professor Vallery-Radot diagnostiziert, nicht tuberkulösen Ursprungs, sondern auf eine Erweiterung der Bronchien zurückzuführen. Roux wird während seiner Krankheit vom Ehepaar Metchnikoff gepflegt. Sprechen ist ihm verboten. Wenn er etwas mitteilen will, schreibt er es auf ein Blatt Papier.[41] Seine Zettel dokumentieren seine wachsende Beunruhigung: Als er von der Zurückhaltung Yersins erfährt, beauftragt er Duclaux, dem jungen Mann die formelle Zusage abzuverlangen, daß er die volle Verantwortung für den Kurs übernehme. Als er hört, Yersin habe zugesagt mit der Bemerkung «Monsieur Roux zuliebe», greift er aufgebracht zu Papier und Feder: «Yersin muß kapieren, daß es hier nicht darum geht, mir einen Gefallen zu tun. Hier geht es um die Interessen unseres Ladens.» Ähnlich drückt er sich aus, als ihn Yersin besucht: «So dürfen Sie nicht reden. Was ich will, ist völlig unmaßgeblich. Es geht um die Interessen unseres Ladens, unseres Instituts. Nur das ist wichtig. Wir müssen uns anstrengen, wenn wir unsere Aufgabe anständig erfüllen wollen. Unsere Schüler sollen von unserer Arbeit profitieren können. Gehen Sie also mit sich zu Rate und entscheiden Sie sich.» Einige Tage später kritzelt er (für wen?): «Man muß mit Yersin darüber reden. Vielleicht ändert er seine Meinung, wenn er im Unterricht ein Erfolgserlebnis hat.»

Schließlich erklärt sich Yersin bereit, den fünften Kurs zu leiten, der vom 2. Juni bis zum 5. Juli 1890 stattfinden soll. Als Präparatoren assistieren ihm Queyrat und Haffkine. An diesem Kurs, der kürzer ist als die vorhergehenden, nehmen vierzehn Schüler und zwei Gasthörer teil. Unter den neun Franzosen sind zwei Assistenten, die er bereits kennt: Maurice Nicolle und Victor Morax. Seiner Mutter schreibt er: «Dieser stumpfsinnige Kurs kostet mich unsäglich viel Zeit. Bei meiner ersten Stunde hatte ich Pasteur, Chamberland und andere Respektspersonen als Zuhörer. Pasteur schien mit mir ganz zufrieden zu sein.» Mit dieser Einschätzung liegt er wohl richtig, denn Pasteur sorgt dafür, daß er im Juli mit der akademischen Palme ausgezeichnet wird. Aber endlich ist er da, der Tag der Erlösung: «Ich kann aufatmen. Gestern hatte ich meine letzte Unterrichtsstunde. Die Schüler kommen nur noch, um ihre Sachen hier in Ordnung zu bringen, danach kehrt im Labor wieder Ruhe ein.»

Auch Yersin hat zu seiner alten Ruhe zurückgefunden: er wußte zu diesem Zeitpunkt, daß er an den folgenden Kursen nicht mehr teilnehmen würde. Auch Roux wußte es. Die Erfolge im Unterricht hatten nichts an Yersins Plänen ändern können, seine Zelte in Paris abzubrechen. Hatte Roux im September 1889 noch geglaubt, die Ferien an der See würden den Erlebnishunger seines Präparators stillen, so merkte er recht bald, daß Yersin seit damals nicht mehr mit Leib und Seele bei der Arbeit war. Die neuen Aufgaben im Institut verlangten aber bedingungsloses inneres Engagement, und dazu war Yersin nach monatelangem Ringen nicht mehr bereit. Seine Mutter mußte es geahnt und ihren Sohn darauf angesprochen haben, denn schon am 9. Februar 1890 hatte er ihr geantwortet: «Über meine Zukunft kann ich noch nichts Definitives sagen. Ich will also noch schweigen und Dich mit Halbheiten und unausgegorenen Plänen verschonen. Mit Roux führe ich über dieses Thema oft heftige Auseinandersetzungen. Nach dem Streit von heute morgen ist mir klargeworden, daß wir zu keinem Einvernehmen mehr kommen, denn es gibt zu viele Dinge, die er nicht begreift und auch nie begreifen wird.» Es ist anzunehmen, daß die Mutter diesem Bedürfnis nach Veränderung durchaus gute Seiten abgewann. Ihr Sohn wäre nicht länger dem Einfluß der Pasteurianer ausgesetzt, die ihr vermutlich immer etwas suspekt geblieben waren. Möglicherweise hoffte sie auch, er würde eines Tages in die Heimat zurückkehren, wenn seine Abenteuerlust erst einmal befriedigt wäre. Deshalb machte sie ihm Mut, und Yersin antwortete ihr am 16. Februar: «Ich stimme Deinen Vorschlägen voll und ganz zu. Roux' Ratschläge zielen übrigens in dieselbe Richtung. Ich werde also bei Monsieur Pasteur um ein Jahr Urlaub nachsuchen und im Oktober bei den Messageries Maritimes eine Stellung als Schiffsarzt annehmen, mit einem Gehalt von monatlich 200 Francs bei freier Kost und Logis. Ich werde einige kleine Reisen machen können und mein seelisches Gleichgewicht wiederfinden, was ich bitter nötig habe. Die ersten Schritte habe ich bereits unternommen. Letzten Sonntag hatte ich eine kurze Unterredung mit Cousin Demole. Liebenswürdigerweise hat er sich bereit erklärt, mir behilflich zu sein. Er will mich dem Direktor der Schiffahrtsgesellschaft empfehlen, denn die Stellen sind sehr begehrt und ohne ausreichende Protektion nur schwer zu bekommen.»

Wenn ihm die bessere Gesellschaft auch von jeher ein Greuel war und seine Besuche bei Isaac Demole, dem wohlhabenden Cousin seiner Mutter, entsprechend spärlich ausfielen, so macht er sich doch die Verbindungen seines Verwandten zunutze. Er erhält einen Termin bei einem der Direktoren der Schiffahrtsgesellschaft Messageries Maritimes und legt ihm ein Empfehlungsschreiben vor, das Pasteur diktiert und Roux zu Papier gebracht hat: «Ich, der Unterzeichnende, Direktor des Institut Pasteur, Mitglied des Instituts und Träger des Großen Kreuzes der Ehrenlegion, versichere hiermit, daß Doktor Yersin (Alexandre) zuerst im chemisch-physiologischen Labor der Hochschule, dann vom Juli 1886 bis heute im Institut Pasteur als Präparator beschäftigt war. Ich bestätige gerne, daß Monsieur Yersin seine Aufgaben immer mit dem größten Eifer erfüllt hat und daß er in der Zeit seiner Beschäftigung in meinem Labor mehrere wissenschaftliche Abhandlungen veröffentlichte, die in Fachkreisen eine positive Resonanz fanden.» So reserviert dieses Schreiben im Ton auch gehalten ist, für den jungen Pasteurianer stößt es die Türen der Messageries Maritimes weit auf: Wäre ihm eine Fahrt nach Brasilien genehm? Oder vielleicht nach Japan, Australien oder Madagaskar? Sollte die gewünschte Stelle schon besetzt sein, würde man den bereits engagierten Arzt wieder an die Luft setzen. Und sollte Monsieur Yersin die Absicht haben, exotische Krankheiten zu studieren, stünden ihm alle Agenten der Kompanie zu Diensten.

All dies geschieht zu der Zeit, als der vierte Kurs noch in vollem Gang ist, und es überschattet zunehmend die Beziehung zwischen Roux und Yersin während des fünften Kurses. Endlich von Lehraufgaben entbunden, kehrt der zukünftige Schiffsarzt für einige Wochen in die Hospitäler zurück, um sich mit Spezialgebieten vertraut zu machen, die er bei seinem Studium ausgeklammert hatte. Methodisch, vorausblickend und ordnungsliebend, wie er ist, will er nichts dem Zufall überlassen. Im Hinblick auf seine praktische Arbeit auf See beschäftigt er sich mit Hautkrankheiten, kleiner Chirurgie und Augenheilkunde. Schließlich beginnt er zu packen: Seine Kleider stopft er unordentlich in eine «90 Zentimeter breite Korbtruhe, deren Deckel mit Wachsleinwand bezogen ist (Preis: 49 Francs)». Das Mikroskop, einige Reagenzien, ein Arztbesteck und die Bücher werden dagegen sorgfältig verpackt und verstaut. Am 13. September 1890 beordert ihn eine Depesche der Compagnie des Messageries Maritimes nach Marseille, wo er sich nach Indochina einschiffen soll. Von Pasteur, der gerade von Arbois nach Paris zurückgekehrt ist, kann er sich verabschieden, nicht aber von Roux, der noch im Urlaub bei seiner Schwester ist.[42]

Für Ersatz in Roux' Kurs ist schon gesorgt. Der exilrussische Mediziner Haffkine, bisher in der Institutsbibliothek beschäftigt, wird Yersins Nachfolge als Präparator antreten.

IV

Für die Messageries Maritimes unterwegs (1890–1891)

Nach nächtlicher Zugfahrt erreicht Yersin Marseille und nimmt sich im Hotel ‹Transatlantique› ein Zimmer. Gleich anschließend geht er zur Geschäftsstelle der Messageries Maritimes, wo man ihm ein Exemplar der Schiffsordnung in die Hand drückt und ihn auffordert, sich bei der *Belle Jardinière* eine Uniform schneidern zu lassen. In zwei Tagen wird sein Schiff *Oxus* auslaufen. Der Bestimmungshafen ist Saigon. Dort wird Yersin seinen Dienst antreten und Näheres über seine weitere Verwendung erfahren.

Die Paragraphen 177 bis 193 der bei der Handelsmarine gültigen Schiffsordnung regeln die Stellung des Arztes: Der Schiffsarzt untersteht den Richtlinien des französischen Gesundheitsamtes. Befehle nimmt er nur vom Kapitän oder in dessen Abwesenheit vom Ersten Offizier entgegen. Bei jeder Fahrt muß er die erforderlichen Gesundheitsbescheinigungen beibringen, damit das Schiff im Zielhafen nicht mit Quarantäne belegt wird.[1] Wenn er es im Hinblick auf die Gesundheit von Besatzung und Passagieren für erforderlich hält, unterbreitet er dem Kapitän Vorschläge zur Verbesserung der hygienischen Maßnahmen an Bord. Außerdem hat er für die Sauberkeit in den Kombüsen zu sorgen. Die Schiffsglocke signalisiert den Beginn der täglichen Sprechstunde. Der Arzt entscheidet allein über die Schwere einer Erkrankung und die Art der Behandlung, sei es an Bord oder an Land. In besonders schwierigen Fällen soll der Bordarzt Kollegen zu Rate ziehen, sofern sich unter den Passagieren welche befinden. Über seine

Behandlungen hat er exakt und detailliert Buch zu führen und nach jeder Reise einen Bericht an den Hauptgeschäftsführer der Messageries Maritimes oder an einen der regionalen Direktoren zu schicken. In Sterbefällen stellt der Arzt einen Totenschein mit genauen Angaben zur Todesursache aus und sendet ihn an die Hauptgeschäftsstelle der Kompanie in Marseille. Fachliteratur und kleines Arztbesteck muß er selbst stellen. Eine Kiste mit Instrumenten befindet sich an Bord. Der Geschäftsführer hat jederzeit das Recht, sie zu inspizieren. Muß er feststellen, daß die Instrumente durch nachlässige Behandlung beschädigt wurden, kann er sie auf Kosten des Arztes reparieren lassen. Nach der Ankunft im Zielhafen muß der Arzt binnen 24 Stunden dem Kapitän eine Liste vorlegen, auf der alle notwendigen Anschaffungen für die nächste Reise verzeichnet sind. Die Lieferung der Waren hat er zu kontrollieren und mit seiner Bestellung zu vergleichen. Ferner muß er sich vergewissern, daß die Bordapotheke alle notwendigen Medikamente enthält. Obwohl Yersin nicht als zuständiger Arzt, sondern als Passagier an Bord geht, hilft er dem Schiffsarzt der *Oxus* bei dieser letzten Aufgabe. Und es bleibt ihm vor der Abfahrt noch genügend Zeit für einen Besuch des Château d'If. Die maßgeschneiderte Uniform ist in weniger als zwei Tagen fertig: «Sie steht mir nicht schlecht.»

Am 21. September 1890, um 16.30 Uhr, sticht die *Oxus* mit Kurs auf Saigon in See. An Bord befinden sich 410 Passagiere, darunter 240 Soldaten, die nach Tonkin entsandt werden, ein Dutzend Benediktinermönche und ebenso viele Ordensschwestern, die nach China wollen. Yersin teilt seine Kabine mit Millet, einem Kollegen, der auf dem Weg nach Singapur ist. Der Luxus der ersten Klasse blendet ihn, die Küche ist ausgezeichnet: «Man hatte mir gesagt, daß man bei den Messageries Maritimes gut esse, aber die Wirklichkeit übertrifft noch meine Erwartungen.» Die Überfahrt Marseille–Saigon dauert 1890 30 Tage, die Aufenthalte inbegriffen. Aber Yersin wird die Zeit nicht zu lang. Er büffelt Englisch, liest medizinische Fachliteratur, spielt mit Millet Schach und geht an Deck spazieren. Vorsorglich hat er sich in Marseille ein Fernglas gekauft, mit dem er jetzt stundenlang den Horizont absucht, sogar nachts, wenn er vor der Hitze in seiner stickigen

Kabine an Deck flüchtet. Die Zeit vergeht wie im Fluge, und Yersin schickt ein Funktelegramm an Roux, «der maßlos übertrieb, als er mir die unerträgliche Langeweile an Bord schilderte». Marseille, Messina, Kreta, Alexandria, Port-Said, Suez, Aden, Colombo, Singapur und Saigon – alle diese Städte versetzen Yersin bei dieser ersten Reise in helles Erstaunen. Fasziniert wie ein Kind, aber auch sehr genau beobachtet er Land und Leute, das unterschiedliche Blau des Himmels, die Farbnuancen des Wassers, die Rauchfahne über dem Stromboli, die Bettler in Alexandria. Er registriert die verlangsamte Fahrt durch den Suez-Kanal (laut Vorschrift muß die Geschwindigkeit von 12 auf 6 Knoten gedrosselt werden), die drückende Hitze, die Trostlosigkeit der Landschaft vor Aden und bei der Insel Perim, «wo die Engländer eine Garnison unterhalten, deren Mannschaft alle zwei Monate abgelöst wird. Doch trotz dieser kurzen Zeitspanne nehmen sich viele Soldaten in dieser deprimierenden Umgebung das Leben.» Es ist Nacht, als das Schiff in Aden anlegt: «Große, von unzähligen rötlichen Fackeln nur schwach beleuchtete Fahrzeuge lösen sich vom Ufer und halten auf uns zu. Monotoner, rhythmischer Gesang dringt zu uns herüber. Es sind die Kohlenhändler, die sich mit ihren Flößen von einem kleinen Dampfer herüberschleppen lassen, um die Kohlebunker der *Oxus* aufzufüllen.» Colombo, die Haupstadt Ceylons, erscheint ihm wie hinter einem roten Schleier: die Erde, die Häuser, ja selbst die Hautfarbe der Bewohner ist kupferfarben. Der Lotse ist so betrunken, daß er dreimal die Hafeneinfahrt verfehlt. Schließlich muß der Kapitän selbst das Schiff an die Anlegestelle manövrieren, wo sich Yersin ein exotisches Bild bietet: Schlangenbeschwörer, Stocherkähne, die zwischen den Korallenbänken hindurchgleiten, und eine üppige Unterwasserflora.

Auch das Leben an Bord hat seine unterhaltsamen Seiten. An der Decke im Speisesaal hängt ein Pankha, ein breiter Fächer, den ein Chinese über ein System von Seilen und Rollen unermüdlich in Bewegung hält. Gelegentlich wird musiziert. «Einige Amateure kratzten auf ihren Geigen, ein paar Ladies gaben rührselige Romanzen zum besten, und die Soldaten führten Kostproben im Stock- und Faustkampf vor. Den Abschluß des Festes bildete ein großer Ball.» Vor Singapur sorgt der Monsun für hohen Seegang.

Deshalb müssen für die Mahlzeiten spezielle Meßtische installiert werden, die man «Violinen» nennt, denn sie werden immer dann aufgestellt, «wenn man tanzt».

Yersin ahnt noch nicht, daß er einmal Stammgast dieser Linie sein wird. Wieder und immer wieder werden diese Landschaften an ihm vorüberziehen, bis er schließlich keinen Blick mehr für ihre Schönheit übrig haben und vierzig Jahre später ein anderes Verkehrsmittel benützen wird: das Flugzeug.

Am 18. Oktober 1890 kreuzt die *Oxus* um das Kap Saint-Jacques und steuert den Fluß hinauf nach Saigon. Diese erste Berührung mit Indochina wird für Yersin, den Colombo nachhaltig beeindruckt hat, zu einer herben Enttäuschung. Vier Stunden lang geht die Fahrt durch topfebene Landschaft, die schlammigen Uferböschungen sind übersät mit übelriechenden Pflanzen. Unzählige Sampans kreuzen auf dem Fluß. Sie fahren entweder hinauf zur Hauptstadt Kotschinchinas oder hinunter an die Küste, wo sie fast den gesamten Handel mit den anderen Städten abwickeln. Nachdem die *Oxus* in Saigon vor Anker gegangen ist, sucht Yersin die Niederlassung der Messageries Maritimes auf, die sich genau gegenüber der Landungsbrücke befindet. Dort erfährt er, daß man ihn der Linie Saigon-Manila zugeteilt hat. An Bord der *Volga*,[2] unter Kapitän F. Nègre, wird er in vier Tagen seine erste Fahrt machen. Ihm bleibt also noch genügend Zeit, sich in seinem Zielhafen umzusehen.

Saigon und die Nachbarstadt Cholon bilden 1890 eine Agglomeration mit etwa 165 000 Einwohnern. Für die Europäer ist die Hauptstadt der reichen Provinz Kotschinchina das Tor zu Indochina. Mit ihren großzügigen, prächtigen Alleen, den öffentlichen Gebäuden im europäischen Baustil (Gouverneurspalast, Kathedrale, Theater, Botanischer Garten) und den Residenzen der Weißen hat sie von allen Städten des Fernen Ostens am meisten westliches Gepräge. Nicht umsonst gilt sie als *Paris des Fernen Ostens.*[3] Am Tage sind in den Straßen unzählige Menschen unterwegs. Die Annamiten gehen barfuß. Männer und Frauen tragen weite, dunkelblaue Hemden und Hosen aus indischem Garn. Die Haare haben sie zu Knoten gebunden. Die Frauen unterscheiden sich von den Männern dadurch, daß ihre Hemden länger und ihre Haarknoten höher gesteckt sind. Auf ihren Schultern balancieren sie Stangen, mit zwei Körben an beiden Enden, die nicht selten schwer beladen sind. Doch selbst dann bleibt ihr Gang leichtfüßig und geschmeidig. Die vornehmeren Annamiten-Frauen tragen Haarspangen aus purem Gold und lassen sich in Rikschas durch die Stadt chauffieren. Abends ziehen sich die Einheimischen in ihre Häuser zurück, aus denen alsbald der Duft von Weihrauch aufsteigt, den sie ihren Familiengöttern opfern. Dann werden die Zwischenwände vor die Türöffnungen geschoben, die Schlafmatten ausgerollt, und im Viertel kehrt Ruhe ein. Die Franzosen sitzen derweil noch bei einem Gläschen in den Salons der großen Hotels oder in den Straßencafés. Doch schon bald breitet sich nächtliche Ruhe über ganz Saigon.

Von einer ganz anderen Seite zeigt sich die Chinesenstadt Cholon. Die engen Gassen säumen unzählige Hütten, die zur Straße hin offen sind. Tagsüber werden sie als Ladenfläche genutzt, nachts dienen sie der Familie als Schlafzimmer. In den Auslagen werden vor allem landwirtschaftliche Produkte angeboten: Gemüse, Fleisch von Kaninchen oder Hühnern, Fisch, Wurst, aber auch Kuchen, Reisschälchen und Näpfe mit Getränken oder gefärbten Gelees. Die Ladentische bestehen aus wackeligen Brettern, über denen große, grellbunte Talg- oder Petroleumlaternen baumeln. Sobald die Nacht hereinbricht, trägt jeder Chinese an einem Stock eine Laterne vor sich her. Auf diese Weise ist Cholon immer festlich beleuchtet. Die Menge drängt sich durch die Gassen, hier feilscht man mit dem Ladenbesitzer, dort schart man sich um einen fliegenden Händler, der lautstark seine Waren anpreist. Mitten unter den einfachen Leuten aus dem Volk wandeln würdevoll und gemessenen Schrittes die Mandarine in langen, bestickten Gewändern und Beinkleidern aus reiner Seide. Unter ihren roten Seidenkäppchen gucken Zöpfe hervor, an den Füßen tragen sie leichte Stiefel. Auch abends hält die Betriebsamkeit an. Bis spät in die Nacht bieten die hell erleuchteten Läden Eßwaren, Schmuck, Stoffe und Möbel feil. Doch die meisten Passanten mit den Lampions sind auf dem Weg ins Theater, wo Stücke gespielt werden, deren Handlung sich über mehrere Tage und Nächte hinzieht.

Manila

Am 22. Oktober 1890 sticht die *Volga* mit Kurs auf Manila in See. Yersin tritt seinen Dienst an, und es stellt sich schnell heraus, daß er alles andere als aufreibend ist: «Meine Arbeit an Bord ist ziemlich unkompliziert. Morgens um 9 Uhr wird die Sprechstunde eingeläutet, und wenn sich Kranke melden, untersuche ich sie. Bevor das Schiff ablegt, muß ich im Hospital die Gesundheitsbescheinigung abholen, damit wir in Manila nicht in Quarantäne müssen. Das ist auch schon alles. Über mangelnde Freizeit kann ich mich wahrlich nicht beklagen.» Bei der ersten Passage hat Yersin nur einen Patienten. Der Bootsmann sucht ihn wegen eines Gichtanfalls auf.

Am 25. Oktober legt der Dampfer in Manila an. Die Rückfahrt ist auf den 4. November festgelegt. Der Repräsentant der Messageries Maritimes für die Philippinen gewährt Yersin alle erdenklichen Erleichterungen, so daß er sich ausgiebig in der Hauptstadt umsehen kann. Manila erstreckt sich über eine riesige Fläche. Die etwa 130 000 Einwohner leben in kleinen einstöckigen Häusern, die wegen der ständigen Bedrohung durch Erdbeben nur sehr leicht gebaut sind.[4] Statt Glas verwendet man transparente Muschelschalen als Fensterscheiben, was den fast schnurgeraden Straßen ein ungewöhnliches Aussehen verleiht. Je nach Wetter ist die Stadt entweder schmutzig, staubig oder schlammig. Seit der Landung der Spanier, die Manila 1571 gründeten, übt die Katholische Kirche mit ihrer prächtigen Kathedrale, den zahlreichen Kirchen und Klöstern und ihrer 1645 gegründeten Universität nahezu unumschränkte Macht aus. Yersin ist Zeuge einer der häufigen Prozessionen durch die erleuchteten nächtlichen Straßen: An der Spitze des Zuges marschieren Soldaten mit Fanfaren, dann folgen Frauen und Männer mit brennenden Kerzen, Heiligenstatuen und Kirchenfahnen. Schließlich defilieren die Geistlichen vorbei, umringt von Männern im Festtagsgewand (weißes Hemd und weiße Hose). Manche von ihnen sind eigens zu diesem Anlaß in die Stadt gekommen.

Die Industrie ist nur schwach entwickelt. Zu den wichtigsten Produkten zählen Zigarren, und Yersin ist nicht wenig erstaunt über die schönen jungen Frauen, die zigarrerauchend durch die Straßen Manilas schlendern. Im Hafen, der erst seit kurzem dem internationalen Seeverkehr angeschlossen ist, werden die Produkte der einheimischen Landwirtschaft verladen, in erster Linie Zucker, Tabak, Baumwolle, Indigo, Reis und Perlmutt. Die Frachter aus Europa bringen vor allem Seide, Wolle, Werkzeuge, Luxusartikel, Wein und hochprozentige Getränke. Mitten durch die Stadt fließt der Pasig, ein Fluß, der die Bucht von Manila mit dem See Laguna verbindet. Fluß- und Seeufer säumen Hunderte von Pfahldörfern.

Der Pendelverkehr zwischen Saigon und Manila verliert für Yersin bald den Reiz des Neuen.[5] Um so erwartungsvoller fiebert er den Aufenthalten in der philippinischen Hauptstadt entgegen. Sie sind für ihn willkommene Gelegenheiten für Ausflüge ins Umland. Für seine Fahrt zum Observatorium der Jesuiten benützt er das landesübliche Verkehrsmittel, die *Caromata*, ein zweirädriges Fuhrwerk, das zwei Fahrgästen Platz bietet und mit einer Plane überdacht ist, die je nachdem vor der Sonne oder den sintflutartigen Regenfällen Schutz bietet. Bei schönem Wetter genügt ein Pferd als Zugtier. Zwei Pferde, besser noch zwei Büffel braucht man, wenn der Regen die Straßen in Morast verwandelt hat.

Mit jedem Aufenthalt übt das philippinische Hinterland größere Anziehungskraft auf Yersin aus. Er will zu den Seen, dem Laguna und dem Bonbon-See, in dessen Mitte sich ein Vulkan erhebt. Die Besitzer der zahlreichen Plantagen rund um die Seen sind teilweise französischer Abstammung. Regelmäßig fahren sie in kleinen Booten nach Manila, wo Yersin einige von ihnen kennenlernt. Einer dieser Grundbesitzer lädt Yersin in sein Dorf Jala-Jala am Laguna ein: «Wir fahren nicht auf direktem Weg zu ihm nach Hause, sondern machen einen Umweg über das kleine Dorf Morong, um dort den Militärkommandanten abzuholen. Dazu müssen wir einen schmalen Fluß hinauffahren. Dieser Abstecher war gewiß das Schönste am ganzen Ausflug. Stell Dir den schmalen, gewundenen Seitenarm eines Flusses vor, der sich unter einem grünen Blätterdach mitten durch den dichtesten tropischen Urwald windet. Dazu den Mondschein, die nächtliche Stille, die kleinen Einbäume der Fischer in den dunklen Winkeln der Uferböschungen – eine faszinierende Szenerie. In Morong nehmen wir den Kommandanten, seine zwei kleinen Kinder und einen spanischen Unteroffizier auf ... Um 1 Uhr nachts kommen wir in Jala-Jala an.» Ein anderes Mal fährt er in das Tagalendorf Galatz,[6] das am Fuß eines 600 Meter hohen, mit riesigen Bäumen bewachsenen Hügels liegt. Abends hört man dort die Hirsche röhren, wilde Pferde tummeln sich in unmittelbarer Nähe der Hütten. In Pillila, einem anderen Dorf, beobachtet Yersin die Philippinos bei ihrem Lieblingsspiel: beim Hahnenkampf.

Eines Tages mietet Yersin in Colombo eine *Caromata*, um durch das Gebirge hinüber an den Bonbon-See mit seinem Vulkan Taal zu fahren. Auf den schmalen, unwegsamen Serpentinen, die immer dicht am Abgrund entlangführen, geht die Fahrt nur langsam voran. Eine Staubwolke erschwert die Orientierung, Hindernisse versperren den Weg. In Tagig, einem kleinen Weiler aus sechs Hütten, wird Yersin gastfreundlich aufgenommen und großzügig bewirtet, wenn auch die Mittel dieser Leute sehr beschränkt sind: Reis und Eier sind hier die einzigen Nahrungsmittel. Der Bonbon-See mit seinem kristallklaren, tiefblauen Wasser ist von Bergen umgeben. Die kleine Insel in seiner Mitte besteht fast nur aus dem Vulkan Taal, aus dem ununterbrochen eine weiße Rauchsäule aufsteigt. Auf einer großen *Banca* braucht Yersin drei Stunden, um auf die Vulkaninsel überzusetzen. Die Besteigung des Taal ist beschwerlich. Über vulkanische Schlacke, die unter jedem seiner Schritte knistert, geht es 400 Meter steil den Berg hinauf bis zu einem Kamm, der nur aus Asche und Lava besteht. Plötzlich öffnet sich der Krater: ein breiter Talkessel mit senkrecht abfallenden, gut 200 Meter hohen Wänden, etwa einen Kilometer lang und zwei Kilometer breit. Aus dem grünlichen Wasser auf seinem Grund steigen weiße Dampfwolken auf. Es herrscht völlige Stille.

Wieder in Colombo, geht Yersin an Bord eines großen Segelboots, das eine Ladung Zucker nach Manila befördert. Auf dem Pasig kommt er wieder am Dorf Patero vorüber, in dem jeder Bewohner mindestens fünfhundert Enten besitzt und für deren Futter jeden Tag auf Muschelfang geht. Die schlachtreifen Tiere werden in Manila verkauft. Die Flußufer sind mit diesem schwarzen, unentwegt schnatternden Federvieh so dicht bevölkert, daß kaum ein Grashalm zu sehen ist.

Yersin wird es allmählich lästig, von den Bootsvermietern abhängig zu sein. Deshalb kauft er sich in einem Tagalendorf für acht Piaster eine *Banca* und schafft das Kanu von sechseinhalb Metern Länge an Bord der *Volga*, denn er will es vor allem bei Ausflügen um Saigon benützen. Der Bootsmann gibt ihm einen Anstrich, fertigt zwei Ruder an und deckt es mit einer Zeltplane ab. Während der Überfahrt nach Saigon feiert die Mannschaft eine richtige Schiffstaufe mit Champagner und allem, was dazugehört.

Saigon

Wie die Zwischenhalte in Manila sind auch die Aufenthalte in Saigon für Yersin willkommene Gelegenheiten für Ausflüge in die Umgebung. Hat er sich anfangs noch einen *Sampan* gemietet, so benützt er jetzt seine eigene *Banca*. Er lädt Decken, Verpflegung, Laternen, ein Moskitonetz und einen Pasteur-Chamberland-Filter ins Boot und fährt in Begleitung seiner beiden Boys Choun und Tiou von Saigon aus den Fluß hinauf. Nach gut drei Stunden Fahrt durch flaches Land beleben die ersten Ausläufer der Küstenkette von Annam die Landschaft. Für gewöhnlich schlägt Yersin sein Lager in der Nähe von Dörfern auf. Auf den Märkten werden exotische Gemüsesorten und Früchte wie Papayas, Mangos oder Kokosnüsse angeboten, und in den angrenzenden Wäldern gibt es Wild im Überfluß. Während der Nacht muß das Boot immer gut angepflockt werden. Der Wasserspiegel steigt und sinkt mit Ebbe und Flut. Dabei kann eine Strömung entstehen, die Bäume entwurzelt und mit sich reißt. Der Neuling verwechselt sie manchmal mit Krokodilen. Nacheinander besucht Yersin die Orte Thu, Duc, Bien Hoa, Thu Lan Mot. Oft kehrt er gerade noch rechtzeitig nach Saigon zurück, um seinen Dienst auf der *Volga* anzutreten.

Bei einem seiner längeren Ausflüge stößt er bis zu den Stromschnellen von Trian vor. Hinter Bien Hoa fährt er aufs Geratewohl den Don Nai hinauf. Nach drei Tagen wird der Fluß immer wilder: die Ufer zu beiden Seiten werden steiler, die Felsen erzeugen gefährliche Strudel. In der Nähe des Dorfes Trian machen die Stromschnellen auf einer Strecke von mehreren Kilometern jedes Weiterkommen unmöglich. Unter Getöse stürzen die Wassermassen zehn, an manchen Stellen sogar zwanzig Meter in die Tiefe. Yersin bindet seine *Banca* am Ufer an und stattet Herrn Gorgensen, einem dänischen Kolonisten, der sich hoch über den Wasserfällen ein Holzhaus gebaut hat, einen Besuch ab. Von seinem Balkon hat man einen großartigen Blick über die weite Dschungellandschaft. Affen springen von Baum zu Baum, in der Morgendämmerung kann man Elefanten bei der Tränke beobachten. Yersin wähnt sich am Ende seines Ausflugs und trifft schon erste Vorbereitungen für die Rückreise, doch der Däne überredet ihn, seine Reise zu Fuß fortzusetzen. Quer durch den Dschungel soll es zu den Moi gehen, einem Bergvolk, das zwar die Höhen der Küstenkette von Annam bewohnt, mit den Annamiten aber nicht verwandt ist. Gorgensen stiftet zwei lebende Hühner und eine Ente, zwei Flaschen Wein, zwei Konservendosen mit Bohnen, Kaffee und Reis als Marschverpflegung, und Yersin dringt mit seinen Boys in den Dschungel vor. Der Regen ergießt sich in wahren Sturzbächen über die drei Männer, und bald machen sie unliebsame Bekanntschaft mit einer ganz besonderen Spezies von Waldbewohnern: den Blutegeln. Diese kleinen Schmarotzer lassen sich von den Bäumen auf die Wanderer fallen oder kriechen die Schuhe hoch bis an die Waden, wo sie sich festbeißen und von ihrem Wirt erst wieder ablassen, wenn sie sich mit Blut vollgesaugt haben. Zurück bleibt eine winzige Wunde, die oft nur sehr langsam verheilt. Aber dieser Marsch durch den Dschungel ist großartig: rundherum herrscht tiefe Stille, die nur gelegentlich unterbrochen wird vom Grollen naher Wasserfälle oder vom Gezwitscher der Vögel. Mit Buschmessern bahnen sich die drei Männer einen Weg durch den manchmal bis zu vierzig Meter aufragenden Bambus und das dichte Geflecht der Lianen. Nach zwei Tagesmärschen treffen sie auf das erste Dorf der Moi. Yersin beschreibt es seiner Mutter: «Die Moi (oder Wilden, wie man bei uns sagen würde) sind hochgewachsen und tragen nur einen Lendenschurz. In ihren Gesichtszügen unterscheiden sie sich stark von den Annamiten. Sie wirken wilder, selbstbewußter, und viele tragen einen

Bart. Die Dörfer bestehen aus einem einzigen, dafür aber riesigen Haus, das auf Pfählen errichtet ist. Jede Familie bewohnt einen Teil, der durch Zwischenwände notdürftig von den übrigen abgetrennt wird. Sie führen ein richtiges Gemeinschaftsleben. Geld hat für die Moi keinen Wert. Glasperlen oder Kupferringe sind ihnen lieber.» Ahnt Yersin bei seiner Rückkehr nach Saigon, daß dieser erste Besuch bei den Moi nicht sein letzter sein wird?

Im Februar 1891 erfährt er, daß sich am Hospital von Saigon ein Mediziner vom Pariser Institut Pasteur aufhält: «Ich war bei Monsieur Calmette. Er ist Marinearzt und kürzlich erst aus Paris eingetroffen, wo er am Institut Pasteur einen Kurs besucht hat. Er konnte mir Neuigkeiten aus dem Labor berichten, was mich sehr gefreut hat ... Er hat vor, in Saigon ein Labor mit einem Institut für Pocken, Milzbrand, Tollwut usw. einzurichten. Er hat ehrgeizige Pläne und ist sehr couragiert. Aber er wird es sehr schwer haben in diesem Land, wo die Hitze jede Art von Arbeit äußerst schwierig macht ... Er hat sich alle erdenkliche Mühe gegeben, mich als Mitarbeiter zu gewinnen, aber meine Argumente sind noch immer dieselben. Ich habe mich bisher zu keiner Entscheidung durchringen können.» Von diesem Tag an verbindet die beiden gleichaltrigen Männer eine dauerhafte Freundschaft. Calmette, der als Zwanzigjähriger dem Sanitätsdienst der Marine beigetreten war, hatte am China-Feldzug Admiral Courbets teilgenommen. Nach sechsmonatigem Aufenthalt in Gabon, zwei Jahren in Neufundland und auf Saint-Pierre-et-Miquelon war er 1890 nach Paris zurückgekehrt, wo er vom 15. November bis zum 31. Dezember den Mikrobiologiekurs am Institut Pasteur besuchte. Anschließend ging er zum Sanitätsdienst bei den Kolonialtruppen, und Roux schickte ihn nach Saigon mit dem Auftrag, eine Pocken- und Tollwutimpfstation aufzubauen. Dort sollte er bis 1893 bleiben, beschäftigt mit der Fermentation von Reis, mit Opium und der Entwicklung von Seren gegen Schlangengifte.

Haiphong

Die Einstellung der Schiffahrtslinie Saigon–Manila kommt Yersin sehr entgegen. Das Hin- und Herfahren hat ihn ohnehin schon gelangweilt. Was gehen ihn die flüchtigen Romanzen der Passagiere an, die finanziellen Sorgen der Pflanzer oder die Alltagsprobleme der Mannschaft? Ihm steht der Sinn nach Neuem, nach Veränderung. Im April 1891 wird er der *Saigon* zugeteilt, einem 1305-Tonnen-Dampfer, der 1882 für 36 Passagiere gebaut wurde und die Küste zwischen Saigon und Haiphong befährt. Von seiner ersten Fahrt ist Yersin begeistert: «6. Mai 1891, auf See ... Wir befinden uns auf der Rückreise von Tonkin. Morgen sind wir wieder in Saigon. Die Fahrt war einfach hinreißend ... Kapitän Flotte war sehr nett zu mir ... Die Tonkin-Route ist ganz anders als die Überfahrt nach Manila. Man fährt immer in einem Abstand von zwei bis drei Seemeilen an der Küste entlang, so daß sich dem Reisenden immer neue Eindrücke bieten. Aus lauter Vergnügen habe ich eine Skizze der Höhenzüge angefertigt, die wir passiert haben, damit ich sie bei der nächsten Reise wiedererkenne. Der Kapitän hat mich eingeladen, auf der Kommandobrücke weiterzuarbeiten, und mich um eine Kopie gebeten, denn die Seekarten dieser Küstenregionen seien sehr ungenau ... Die erste Zwischenstation nach Saigon ist Nha Trang. Man braucht von Saigon aus etwa 28 Stunden. Wir gehen eine Meile von der Küste entfernt vor Anker; nach einer Stunde soll die Fahrt schon wieder weitergehen. Landbesuche sind daher nicht möglich, und das ist sehr schade, denn die malerische Gebirgslandschaft wirkt sehr einladend ... Man sagt, dort wimmle es von Tigern. Außer dem Stadtkommandanten und den Zollangestellten gibt es keine Europäer ... Die nächsten Stationen sind Qui Nhon und achtzehn Stunden später dann Tourane. Tourane gilt in Tonkin wegen der Kohlevorkommen in der Umgebung als die Stadt der Zukunft. Im Augenblick ist davon noch nicht viel zu sehen. Die Landschaft hat nichts Anziehendes, es ist eine sandige Ebene, die Berge sind ziemlich weit entfernt. Auch hier gibt es wenig Europäer (höchstens dreißig), und wir sind das einzige Schiff, das in dieser Bucht haltmacht.» Nach einer letzten Zwischenstation in Thuan An erreicht der

Dampfer Haiphong. Die Stadt liegt in einem Delta aus Sümpfen und ehemaligen Reisfeldern. Ein Kanal trennt das französische Viertel von den Wohngebieten der Einheimischen. Sehr viele Straßen waren früher kleine Wasserläufe, die man einfach zugeschüttet hat. In diesen Straßen zirkulieren Rikschas, die von einem Annamiten vorn gezogen und einem zweiten hinten geschoben werden. Für zwei Sous die Stunde kann der Fahrgast verlangen, daß er im Laufschritt ans Ziel befördert wird.

Vor der Landung der Franzosen im Jahr 1872 führten die rund 8000 Bewohner der Stadt ein ärmliches Leben. Zwanzig Jahre später hat sich die Bevölkerung verdoppelt. Neben den Annamiten leben in Haiphong 5000 Chinesen, die vor allem den Handel unter sich haben, und 600 Europäer. Am Seehafen werden jährlich 600 Hochseedampfer abgefertigt. Aber Haiphong ist auch ein Binnenhafen an der Mündung des Roten Flusses, über den flußaufwärts Hanoi, die Hauptstadt von Tonkin, zu erreichen ist. Zwischen den beiden Städten herrscht reger Verkehr. Dreimal am Tag befördern dampfbetriebene Schaluppen Passagiere den Fluß hinauf oder hinunter, Hunderte von Dschunken nehmen denselben Weg. Die französische Stadtverwaltung hat in Haiphong neben Straßen und großzügigen Alleen auch hochmoderne Bauten errichtet: das Rathaus, eine Markthalle, ein Hospital, Wohnhäuser für Europäer, eine Kaserne ... Auch in Hanoi haben die Franzosen gebaut. Die Haupstadt Tonkins besitzt breite Prachtstraßen mit schönen Villen, in denen sogar fließendes Wasser und Strom nicht fehlen. Daneben gibt es auch öffentliche Gebäude wie den Gouverneurspalast, das Hospital und die Rennbahn.

Was wußte man in Frankreich am Ausgang des 19. Jahrhunderts über Indochina? Gar nicht so wenig, muß man sagen. Einige einschneidende Ereignisse der letzten dreißig Jahre hatten doch relativ viel Informationen aus diesem entlegenen Teil der Welt, der lange nur als das Indien jenseits des Ganges bezeichnet worden war, nach Europa sickern lassen.

Katholische Missionare waren die ersten Franzosen, die zu Beginn des 17. Jahrhunderts das Land betraten. Einer von ihnen, Alexandre de Rhodes, stellte ein annamitisch-portugiesisch-lateinisches Wörterbuch zusammen, das sich als sehr nützlich erwies. Es war die erste Umsetzung des Annamitischen in eine europäische Sprache.[7] Die Missionare knüpften friedliche Beziehungen zu den Kaisern von Annam,[8] gründeten im Verlauf des 18. Jahrhunderts mehrere Niederlassungen und verhandelten wegen der Entsendung eines Botschafters an den Versailler Hof, wo am 18. November 1787 ein Bündnisvertrag unterzeichnet wurde, in dem Kaiser Gia Long den Hafen von Tourane (das heutige Da Nang) und die Insel Poulo Condor an Frankreich abtrat und Ludwig XVI. sich als Gegenleistung dazu verpflichtete, den Annamiten Truppen zu schicken, die sie im Kampf gegen ihre Erbfeinde, die Siamesen, unterstützen sollten. Obwohl diese Gegenleistung wegen der Französischen Revolution unterblieb, hielt Gia Long bis zu seinem Tod 1820 seine schützende Hand über die Franzosen. Deren Schicksal änderte sich erst unter seinen Nachfolgern, die mit der Begründung, ihr Land vor jedem Einfluß und jeder Einmischung der Europäer schützen zu wollen, die wenigen französischen Händler vertrieben. Während der kommenden dreißig Jahre waren die Missionare blutigen Verfolgungen ausgesetzt.[9] Alle Verhandlungsbemühungen der nachfolgenden französischen Regierungen scheiterten. Im Jahr 1859 beschoß eine französische Schwadron Saigon, und die Stadt fiel in französische Hände. Durch Truppenverstärkungen gelang es den Besatzern nicht nur, zwei Jahre lang die Stellung zu halten, sondern auch noch die Städte Bien Hoa, My Tho und Vinh Long zu erobern. Schließlich erklärte sich der Kaiser von Annam bereit, eine Abordnung zu empfangen, und unterzeichnete 1862 in Saigon einen Vertrag, demzufolge Annam die drei Provinzen Saigon, Bien Hoa und My Tho an Frankreich abtrat, drei Häfen in Tonkin dem französischen Handel zugänglich machte und die Sicherheit der Missionare garantierte. Gleichzeitig dehnten die Franzosen ihre Einflußsphäre auf das benachbarte Kambodscha aus, das 1863 zum französischen Protektorat erklärt wurde. Indirekt verstärkte der Krieg von 70/71 den Eroberungsfeldzug in Indochina. Erniedrigt durch die schmähliche Niederlage gegen die Preußen und von Rachegelüsten besessen, wandten sich die Franzosen den Ländern in Übersee zu, mit dem Ergebnis, daß Frankreich dreißig Jahre später über ein riesiges Kolonialreich herrschte.[10] Um Gründe für diese Eroberungen war man nicht verlegen: Man wollte den, wie man sie heute nennt, unterentwickelten Ländern die Segnungen der Zivilisation bringen, ihre natürlichen Schätze verwerten und die Gewinne teilen, und man wollte natürlich den anderen europäischen Kolonialmächten zuvorkommen. Dennoch scheint eines unbestreitbar: Wenn sich die Franzosen nach 1870 leidenschaftlich an koloniale Eroberungen machten, dann doch vor allem deshalb, weil sie ihr angeschlagenes Selbstbewußtsein wiederaufrichten wollten.

In Frankreich war man stolz auf die neue Kolonie, doch im Grunde bestand der neue Besitz nur aus einem schmalen Küstenstreifen und den großen Hafenstädten. Die Missionare waren zwar an manchen Punkten weit ins Hinterland vorgestoßen, jedoch nur, um dort missionarisch zu wirken, nicht aber, um den Handel anzukurbeln. Lexika von 1872 beschreiben Indochina noch immer als eine kaum erforschte Region, von Wilden bevölkert, die unentwegt miteinander Krieg führen, und für eine Ausbeutung der dort vermuteten Reichtümer nur schwer zugänglich. Die Ermordung Francis Garniers durch Piraten am 21. Dezember 1873 löste in Frankreich Empörung aus. Garnier hatte den Mekong und den Jangtse ausgekundschaftet, im Sturm die Zitadelle von Hanoi genommen und der französischen Handelsflotte damit die Zufahrt nach Tonkin freigemacht, als chinesische Piraten, die entlang der nahen Grenze eine Schreckensherrschaft ausübten und überall ihre schwarzen Fahnen aufpflanzten, ihn während einer Ausfahrt massakrierten. Wieder wurde zwischen Frankreich und dem Kaiser von Annam verhandelt. Im zweiten Vertrag von Saigon (15. März 1874) erkannte Annam das französische Protektorat an. Dieses Abkommen beunruhigte die Chinesen, die selbst daran interessiert waren, ihren Einfluß in Tonkin zu verstärken. Um diesen mächtigen Nachbarn zu beruhigen, schickte der Kaiser von Annam 1876 eine Ergebenheitsadresse an die Chinesen, worin er ihnen erlaubte, den Franzosen den Zugang nach Tonkin zu verwehren. Zwei Jahre später besetzten chinesische Truppen den Norden des Landes. Frankreich reagierte umgehend und entsandte den Oberkommandierenden Rivière, dessen Truppen 1882 die Zitadelle zurückeroberten und die Position Frankreichs festigten.

Auch Rivière kam wenig später um. Er fiel am 19. Mai 1883 im Kampf gegen Chinesen und Annamiten.

Die französische Regierung entsandte daraufhin eine Schwadron unter dem Befehl Admiral Courbets, der den Vertrag von Hue (August 1883) unterzeichnete, worin Annam und Tonkin das Protektoratsverhältnis aufgezwungen wurde. Courbet führte fortan als Oberkommandierender des französischen Marinegeschwaders im Fernen Osten auch die politischen Geschäfte und schlug sich bis zu seinem Tod 1885 mit den Chinesen, um der französischen Präsenz in diesem Teil der Welt Geltung zu verschaffen.

Der Tod Rivières hatte Jules Ferry, der im Februar 1883 zum zweiten Mal zum Ministerpräsidenten berufen worden war, erlaubt, seine Kolonialpolitik zu forcieren. Gegen den Widerstand der Abgeordneten aus dem extremen linken und aus dem rechten Lager, die zuallererst nach Vergeltung an Preußen riefen, begann er die 3. Republik zu einem ansehnlichen Kolonialreich aufzubauen. Einerseits, um die Verlierer von 1870 zu trösten, andererseits, um für seine langfristigen politischen Ziele die notwendige Basis zu schaffen: Frankreichs Wirtschaft sollte in der Welt eine führende Stellung einnehmen. Unter Ferrys Präsidentschaft wurde Frankreich «Schutzmacht» für Tunesien, Madagaskar und Teile des Kongo. Die Erregung im Parlament über den Tod Rivières konnte er für seine Indochina-Politik ausnutzen. Die notwendigen Gelder für die Entsendung von Truppen wurden bewilligt, die Kaiserstadt Hue wurde unter Beschuß genommen, und Courbet konnte schließlich Annam das Protektorat aufzwingen. Als aber am 28. März 1885 Lang Son durch die völlig unverständliche Kapitulation eines zweitrangigen französischen Offiziers in chinesische Hände fiel, wurde Jules Ferry von der Deputiertenkammer gestürzt.

In den Apriltagen des Jahres 1891, als Yersins Schiffahrtsgesellschaft die Linie Saigon–Haiphong aufnimmt, ist die Stellung der Franzosen wieder gefestigt. Doch nach wie vor sind die Räuberbanden eine ernste Gefahr. Vor allem außerhalb der Städte sind sie von jedermann gefürchtet. Von jedermann, ja, nicht aber von Yersin, der sich ein neues Boot mit Rudern und Segel gekauft hat und es kaum erwarten kann, während eines Aufenthaltes in Haiphong damit den Roten Fluß hinaufzufahren. Eines Tages nun – er hat bereits einige kürzere Tagesausflüge in dieser Gegend hinter sich – steuert er das Gebirge der Sieben Pagoden an. Was er dabei erlebt, schildert er in einem Brief: «Ich muß hier eine Anmerkung machen zu diesen berüchtigten Banden, deren Heldentaten in Tonkin jedes Kind kennt. Anscheinend sind es heute mehr denn je. Es gibt zwei Sorten. Zum einen die chinesischen: sie bilden eigene Banden und sind hervorragend bewaffnet. Wahrscheinlich handelt es sich bei ihnen um reguläre chinesische Soldaten, die der Himmlische Kaiser von China geschickt hat, um den Franzosen so lange Ärger zu machen, bis sie schließlich klein beigeben und das Land verlassen. Es sind gefürchtete Leute, die sich vor allem in den Bergen im Norden versteckt halten. Sie kommen bis nach Haiphong herunter. Neulich sollen sie ein Dorf zwei Kilometer vor der Stadt niedergebrannt haben. Meist operieren sie nachts. Ganz unvermutet fallen sie über Siedlungen her, töten die Männer und verschleppen Frauen und Kinder, um sie in Kanton zu verkaufen. Die anderen sind Annamiten, die durch Armut zu diesem Broterwerb gekommen sind. Man braucht sie weniger zu fürchten als die Chinesen, denn in der Regel sind sie schlecht bewaffnet. Allerdings treten sie oft in ziemlich großer Anzahl auf. Sie stecken Dörfer in Brand, töten und massakrieren, lauern vorüberfahrenden Dschunken auf, schlagen blitzschnell zu und rauben ihre Opfer aus. Sie sind fast überall anzutreffen. Im Mündungsgebiet des Roten Flusses, an seinen Seitenarmen, aber auch in den Bergen. Franzosen, von denen sie wissen, daß sie gut bewaffnet sind, greifen sie im allgemeinen nicht an, es sei denn, sie sind zahlenmäßig weit überlegen und wollen sich Munition beschaffen. Manche sind regelrechte Kämpfer für die Gerechtigkeit. Du hast sicher in den Zeitungen diese Geschichte der Brüder Roque gelesen, die im Gebirge der Sieben Pagoden von Räubern gefangengesetzt und nur gegen Bezahlung eines stattlichen Lösegeldes wieder freigelassen wurden. Hintergrund der Geschichte war anscheinend, daß sich die Brüder Roque einige Tage zuvor geweigert hatten, eingeborene Kulis auszuzahlen, die für sie gearbeitet hatten. Die Regierung ist machtlos, denn das Gebiet, das sie schützen soll, ist zu groß für die wenigen verfügbaren Truppen. Ihnen bleibt nichts anderes übrig, als sich defensiv zu verhalten und in den Kasernen Schutz zu suchen. Ich habe von einem Fall gehört, bei dem hundert Meter von einem Militärposten entfernt ein Dorf niedergebrannt wurde, ohne daß die Milizsoldaten den unglücklichen Bewohnern zu Hilfe eilen konnten ... Mein Ausflug ... hatte das Gebirge der Sieben Pagoden zum Ziel ... meine drei Matrosen bestanden darauf, daß ich mich bewaffnete, eben wegen der Räuber. Um sie zu beruhigen, lieh ich mir also bei den Schiffsoffizieren zwei Revolver und ein Dutzend Patronen. Am 30. April, nachmittags um halb zwei, fuhren wir den Fluß hinauf ... Während auf den Nebenarmen und Kanälen in Saigon Hunderte von Sampanen und Dschunken kreuzten, begegnete uns hier kein einziges Boot, nichts. Und das, obwohl wir in Richtung Hanoi, der Hauptstadt Tonkins, fuhren. Die Angst vor Überfällen ist anscheinend zu groß. Als wir die Stelle erreichten, wo der Phu Tai in den Roten Fluß mündet, sahen wir die Leiche eines Annamiten in der Strömung treiben. Ich wollte näher heran, um festzustellen, woran er gestorben war, aber meine Mannschaft, von Panik ergriffen, weigerte sich hartnäckig. Zehn Minuten später bemerkten wir einen Sampan mit Frauen und Kindern, die stromaufwärts gerade vom rechten Ufer ablegten, um den Fluß zu überqueren. Im Vorüberfahren fragten wir sie nach ihrem Ziel. Sie antworteten, Räuber seien auf dem Hügel, in allernächster Nähe. Aus Angst, umgebracht zu werden, wollten sie ans andere Ufer flüchten, um dort die Nacht zu verbringen. Weiter oben verengte sich der Fluß zusehends, die schroffen Felsen schoben sich immer weiter ans Ufer heran. Das Wasser brodelte. Wir überwanden glücklich eine kleine Stromschnelle (ein natürliches Wehr aus Felsblöcken staut hier das Wasser). Als es gerade dunkel zu werden begann, bemerkten wir am linken Ufer einige Fischerhütten. Dort wollten wir die Nacht über bleiben. Vor dem Abendessen bestieg ich einen kleinen Hügel, von dem man das Umland gut überblicken kann. Wie alle Hügel in dieser Gegend ist er dicht mit Gras bewachsen. Nicht ein einziger Baum. Um 6 Uhr aßen wir mit gesundem Appetit von unserem mitgebrachten Proviant, dann stellten wir das Zelt auf und richteten unser Nachtlager. Die beiden Revolver in Reichweite, schliefen wir mehr schlecht als recht bis zum Morgen, denn keine drei Schritte von uns entfernt sangen die Wächter der Annamiten, um sich wach zu halten und sich Mut zu machen. Um 5.30 Uhr brachen wir auf, und schon um 9 Uhr waren wir, dank der starken Strömung, wieder an Bord des Dampfers. Am 1. Mai stachen wir wieder in See mit Kurs auf Saigon. Die Rückreise verlief gut. Die Passagiere waren zwar wieder einmal ziemlich langweilig, aber damit muß man eben leben.»

Je öfter die *Saigon* Nha Trang passiert, desto mehr reift in Yersin der Plan, dort an Land zu gehen, die Küstenkette von Annam zu überqueren und sich auf dem Landweg nach Saigon durchzuschlagen. Ein Plan, der von den Leuten, denen er davon erzählt, für undurchführbar erklärt wird. Die Küstenkette ist das Rückgrat Annams. Als Fortsetzung des tibetanischen Hochlands schlängelt sie sich von Nord nach Süd über die gesamte Halbinsel. Zwar flachen ihre Ausläufer nach Kotschinchina hin ab, doch liegen vereinzelte Erhebungen immerhin noch auf über 2000 Meter. Sie verläuft parallel zur Küste, ohne sich aber zum Meer hin abzusenken. Der tiefgelegene Küstensaum ist an manchen Stellen kaum mehr als zehn Kilometer breit. Auf den Plateaus und in den Tälern des Gebirges wohnen Stämme, die mit den Annamiten[11] nicht verwandt sind und von denen man kaum etwas weiß. In Kotschinchina hat Yersin bereits die Bekanntschaft der Moi gemacht. Sie leben auch im Süden Annams.[12] Meist halten sie sich an Flüssen oder Waldrändern auf, wo sie sich durch Brandrodung Felder anlegen, auf denen sie Reis oder Maniok anbauen. An der Grenze nach Laos leben die Kha und die Banhar. Die Muong bewohnen die Hochebenen von Tonkin. Die Wege, die durch das Gebirge führen, verlaufen in der Nähe der Flüsse. Eine Verbindung zu den westlichen, nach Kambodscha weisenden Hängen gibt es nicht. Bis zum Jahr 1891 ist es noch niemandem gelungen, das Gebirge von der Küste her zu überqueren.

Mit Einverständnis des Kapitäns verlassen Yersin und sein Boy am 29. Juli 1891 die *Saigon*, um den französischen Ortskommandanten von Nha Trang aufzusuchen und ihm ihre Pläne zu unterbreiten. Der Kommandant rät ihnen, ihr Glück von der kleinen Hafenstadt Phan Ri aus zu versuchen, die auf halber Strecke zwischen Nha Trang und Saigon liegt. Von dort aus sei es wahrscheinlich leichter, ins Hinterland vorzustoßen. Als Begleitung gibt er ihnen einen Linh mit, einen annamitischen Milizsoldaten. Yersin folgt einem Pfad, den eine Telegrafenlinie säumt. Um die Masten sind kleine Gräben gezogen. Sie sollen verhindern, daß sich Elefanten an ihnen zu schaffen machen, die sich durch das Geräusch des über die Drähte streichenden Windes irritiert fühlen. Pausen werden bei den *Tram* eingelegt, Poststationen, wie es sie früher auch in Europa gab, wo sich der Reisende erfrischen und seinen Proviant auffüllen kann. Die einzigen Franzosen in Phan Ri sind ein Wachsoldat und ein Telegrafist. Auf dem Markt kauft Yersin einige Meter Stoff. Stoff ist ein Tauschmittel, das von den Moi akzeptiert wird. Danach begibt er sich in Begleitung eines Annamiten, der in Marseille das Gymnasium besucht hat, zur Zitadelle von Phan Ri, wo er mit den führenden annamitischen Beamten der Provinz zusammentrifft. Der Gouverneur und seine Minister sind ihm gern zu Diensten. Welchen Weg Yersin einschlagen muß, wissen sie allerdings nicht. Sie machen kein Hehl daraus, daß sich bislang keiner von ihnen allzu weit ins Gebirge vorgewagt hat. Sie schenken ihm einen Sack Reis, ein paar Hühner und stellen ihm einen Paß aus, der die Verantwortlichen der anderen annamitischen Ortschaften anweist, ihm weiterzuhelfen. Am Sonntag, dem 3. August 1891, macht er sich mit seinem Boy und vier Kulis auf den Weg in die Berge. Die ersten bewaldeten Hügel werden überquert. Vereinzelt gibt es hier noch annamitische Dörfer. Doch schon bald wird das Gelände bergiger. In 650 Metern Höhe stößt Yersin auf das erste Dorf der Moi. Yersin ist der erste Weiße, den die Bewohner zu Gesicht bekommen. Gastfreundlich quartieren ihn die staunenden Moi in einer ihrer Hütten ein. Als Gegenleistung macht er sie mit dem Geschmack von Büchsenfleisch, Brot und Rübenzucker bekannt. Am nächsten Tag geht die Kletterei durch Wälder, über Wiesen und abschüssige Trampelpfade weiter; lästige Begleiter sind die Blutegel und der nie aussetzende Regen. In 1250 Metern Höhe erreichen sie das nächste Dorf. Abends in der Hütte muß Yersin feststellen, daß seine Schuhe völlig verschlissen sind, nicht einmal die Blutegel hatten sie mehr fernhalten können. Er beschließt, sie wegzuwerfen und seinen Weg barfuß fortzusetzen, wie die Annamiten und die Moi. An den folgenden beiden Tagen kommen sie nur sehr langsam voran. Sie müssen Wasserläufe durchwaten, Anhöhen überqueren und Sümpfen ausweichen. Doch es kommt noch schlimmer: Die Angaben der Häuptlinge, bei denen sich Yersin nach der Entfernung zum nächsten Dorf erkundigt, sind so ungenau, daß er sich gezwungen sieht aufzugeben. Er kann sein ursprüngliches Ziel nicht verwirklichen und beschließt am 6. August, an die Küste zurückzukehren. 8. August: «Wir sind wieder im Land der Annamiten. Die Anwerbung der Kulis gestaltet sich äußerst schwierig. Jedesmal, wenn wir die Träger wechseln, dauert das über eine Stunde. Es ist zum Verzweifeln! Heute nachmittag um 3 Uhr ist mir dann der Kragen geplatzt. Ich rekrutierte die ersten besten, die mir über den Weg liefen, ob sie nun wollten oder nicht: einen Bauern, der gerade sein Reisfeld bestellte, einen zweiten, der Gras mähen wollte, und drei Passanten, die zufällig vorüberkamen. Ich zwang sie, bis zum Ende mitzugehen. Sie haben nur darüber gelacht. Endlich waren wir in Phan Thiet. Der Empfang in der Poststation war großartig. Einer gab mir frische Wäsche, ein anderer Schuhe, und ich bekam zu essen. Es war wunderbar. Man besorgte mir sogar eine Dschunke, die mich noch am selben Abend nach Nha Trang bringen sollte. Nach dem Abendessen fuhren wir los. Kaum an Bord, war ich auch schon eingeschlafen. Sonntag, 9. August: Wir segeln den ganzen Tag mit einer kräftigen Brise im Rücken. Das Wetter ist einmalig. Montag, 10. August: Die *Saigon* läuft um 6 Uhr in der Frühe ein. An Bord ist alles wohlauf ...»[13]

Die Expedition hat Yersins Lust am Erforschen unbekannter Regionen nur noch verstärkt. Von jetzt an benützt er seine freie Zeit an Bord dazu, sich gründlich auf seine nächsten Reisen vorzubereiten. Er beschäftigt sich mit Mathematik und Vermessungskunde, lernt, mit dem Sextanten umzugehen und seinen Standort nach den Sternen zu bestimmen. Auch wenn er sich noch um das Nagelgeschwür des chinesischen Kochs und um einen schwer malariakranken Matrosen kümmert, so hat er doch nur noch ein Ziel vor Augen: er will von der französischen Regierung den Auftrag erhalten, den Oberlauf des Don Nai zu erforschen.

In der Tat: Die Ära der Soldaten ist vorüber, und Indochina erlebt die Zeit der Forschungsreisenden, die vor allem durch zwei Männer repräsentiert wird, deren Namen bald jedem Franzosen, der sich für diese Kolonie interessiert, ein Begriff sind: den Pazifisten Auguste Pavie und Hauptmann Cupet.

Auguste Pavie wurde 1847 in Dinan geboren. Mit 17 Jahren kam er zur Marineinfanterie und mit ihr nach Indochina. In Kampot am Golf von Siam leitete er als einziger Europäer unter lauter Asiaten eine Telegrafenstation. Dort lernte er die Kultur der Khmer kennen. Sie faszinierte ihn. Für den Bau einer Telegrafenleitung, die um die gesamte Golfküste herumführen sollte, führte er 1879 geographische und topographische Erhebungen durch. Bei dieser Gelegenheit stellte er eine Sammlung einheimischer Tiere, Pflanzen und Insekten zusammen sowie eine Anthologie mündlich überlieferter Volksmärchen. Im Jahr 1880 beauftragte ihn der erste Zivilgouverneur Indochinas mit der Errichtung einer Telegrafenleitung zwischen Kambodscha und Siam. Fünfzehn Jahre lang sollte er die Halbinsel durchstreifen, Grenzen abstecken, zahlreiche Konflikte friedlich beilegen und Frankreich den Reichtum dieses Landes vor Augen führen. Durch sein diplomatisches Geschick erwarb er sich das Vertrauen aller Seiten. Als der alte König von Laos von den Siamesen vertrieben wurde, ging er Pavie um Hilfe an. Zum Dank zeigte er ihm die *Chroniken des laotischen Königshauses,* die noch nie zuvor ein Weißer zu Gesicht bekommen hatte. Ihre französische Übersetzung sind die einzigen verfügbaren Quellen zur Frühgeschichte dieses Landes.

Hauptmann Cupet wurde 1859 in Sermaize-les-Bains als Sohn eines Gendarmen geboren. Als Absolvent der Militärschule Saint-Cyr wurde er Leutnant beim 2. Regiment der Kolonialtruppe in Algerien, wo er fünf Jahre lang verschiedenste Tätigkeiten ausübte. Er war Telegrafist, Brunnenbauer, Kartenzeichner und anderes mehr. 1885 nahm er als Angehöriger des französischen Expeditionskorps in Tonkin an der Schlacht von Lang Son teil, schlug einen Aufstand in Kambodscha nieder und rieb 1886 in Annam eine Rebellengruppe auf. Inzwischen Hauptmann beim Stab der französischen Truppen in Tonkin, bekam er im Juli 1887 den Auftrag, mit Pavie zusammenzuarbeiten. Die beiden Forscher sollten neue Verbindungswege erschließen, topographische Erkenntnisse sammeln und nebenbei noch die Räuberbanden bekämpfen. 1889 wurde Cupet von Pavie in die Gegend zwischen Hanoi und Vinh geschickt, um das Tal des Song Ca zu erkunden. Im selben Jahr sammelte er im Regierungsauftrag und immer noch in Zusammenarbeit mit Pavie weiteres topographisches Material von den Gegenden am linken Mekong-Ufer. Er beschrieb 9000 Kilometer Wegstrecke zu Wasser und zu Land und war an der Erstellung der *Grande Carte de l'Indochine des Capitaines Cupet, Friquegnon et Malglaive* beteiligt, die 1892 und 1893 in den *Annales de Géographie* veröffentlicht wurde.

Da die Expeditionen im Fernen Osten also Pavie und Cupet unterstehen, wendet sich Yersin mit seinem Anliegen an letzteren. Von seiner Antwort will er abhängig machen, wie es für ihn weitergehen soll. Zur gleichen Zeit bieten sich ihm aber auch andere berufliche Chancen. Calmette drängt ihn, dem kolonialen Sanitätskorps beizutreten. Doch Yersin ist mit den französischen Militärbehörden nicht ganz im reinen, denn nach der Einbürgerung hätte er eigentlich seinen Militärdienst ableisten müssen. Calmette sieht in einer Verpflichtung als Kolonialarzt für Yersin die Chance, in Indochina zu bleiben, dabei ein regelmäßiges Gehalt zu beziehen und über gewisse Freiheiten zu verfügen. Andrien Loir, ein Neffe Madame Pasteurs und von Pasteur 1888 nach Australien geschickt, um die dort grassierende Kaninchenplage mit Hilfe des Geflügelcholera-Erregers zu bekämpfen, bemühte sich ebenfalls um ihn. Loir war 1890 nach Sydney zurückgekehrt, um dort eine Filiale des Institut Pasteur zu eröffnen, die sich mit Tollwut-Prophylaxe, der Lungenseuche bei Rindern und vor allem mit Milzbrand befassen sollte. Er hatte Pasteurs Impfstoff gegen Milzbrand an australischen Schafen erprobt, und 1891 herrschte in seinem Labor bereits Hochbetrieb. Vor die Notwendigkeit gestellt, das wissenschaftliche Personal aufzustocken, schickt er nun Brief um Brief an seinen ehemaligen Kollegen in der Rue d'Ulm, worin er ihm ein eigenes Labor und ein Jahresgehalt von 10 000 Francs verspricht, wenn er zu ihm nach Sydney komme. Das Angebot ist verlockend, aber Yersin lehnt dann doch ab, weil er findet, Loir male die Zukunft in allzu rosigen Farben. Gleichzeitig drängt ihn seine Mutter, nach Frankreich zurückzukehren. Hier ist seine Ablehnung entschiedener: «Du sagst, ich solle wieder ans Institut Pasteur, weil man mich dort vermisse. Aber mein Entschluß steht fest, ich werde nicht mehr dorthin zurückgehen. Zwar sind die wissenschaftlichen Forschungen sehr interessant, aber Monsieur Pasteur hatte vollkommen recht, als er sagte, man müsse entweder ein Genie oder reich sein, um in einem Laboratorium zu arbeiten, denn selbst wenn man als Wissenschaftler einen klangvollen Namen habe, sei man dazu verurteilt, eine ziemlich bedauernswerte Existenz zu fristen ... ich weiß, daß an dem Punkt, den die Mikrobiologie inzwischen erreicht hat, jeder große Schritt nach vorn mit unsäglichen Mühen erkämpft werden muß und daß Rückschläge und Enttäuschungen niemals ausbleiben. Ich weiß aber auch, daß es mein Schicksal ist, früher oder später als Forschungsreisender zu enden. Meine Leidenschaft für dieses Metier ist einfach zu groß, und Du erinnerst Dich bestimmt, daß es schon immer mein innigster Wunsch war, auf Livingstones Spuren zu wandeln.» Was er davon hält, eine Praxis aufzumachen, hat er schon im Januar 1891 unmißverständlich dargelegt: «Du fragst mich, ob mir der Arztberuf gefällt. Ja und nein. Es macht mir Freude, denen zu helfen, die zu mir kommen, ich würde aber nie aus der Medizin einen Broterwerb machen wollen, das heißt, ich könnte niemals von einem Patienten Geld verlangen für die Behandlung, die er von mir bekommt. Die Medizin ist für mich ein Priesteramt genau wie die Seelsorge. Für die Behandlung von einem Kranken Geld zu verlangen ist fast so, als würde ich ihm sagen ‹Geld oder Leben!› Ich weiß wohl, daß meine Kollegen diese Ansicht nicht teilen. Aber ich sehe die Dinge nun einmal so, und ich denke, es würde mir schwerfallen, diesen Standpunkt zu ändern.» Den praktischen Arztberuf übt er in Saigon auch zwischen seinen Reisen aus: «Wenn ich mich nicht gerade auf einer Forschungsreise befinde, strömen annamitische Patienten von überall her zu mir. Und ich muß zugeben, daß sie weit mehr als ich von meiner Wissenschaft profitieren. Vor allem, wenn sie mich zum Dank für meine Bemühungen um mein Portemonnaie erleichtern. Aber was willst du sagen, in ihren Augen ist es nun einmal eine gute Tat, einen Franzosen zu bestehlen. Und überhaupt. Aus welchem Grund sind denn schließlich die Franzosen nach Indochina gekommen? Doch wohl, um die Annamiten zu bestehlen.»

Um sich von den Messageries Maritimes etwas zu lösen, ohne mit der Kompanie[14] gleich endgültig zu brechen, bittet Yersin um einige Monate «Krankheitsurlaub» (gleichzeitig versichert er seiner Mutter, daß er sich bester Gesundheit erfreue und daß dieser Ausdruck rein formellen Charakter habe). Dann, am 2. Dezember 1891, bittet er um Freistellung für ein Jahr, mit möglicher Verlängerung.

Wie vor Jahren dem Institut Pasteur kehrt er jetzt den Messageries Maritimes den Rücken und holt sich zurück, was ihm am wichtigsten ist: seine Unabhängigkeit und seine Freiheit. Von allen Pflichten entbunden, kann er jetzt nach Belieben über seine Zeit verfügen, sich seinen geheimsten Wunsch erfüllen und, wenn auch auf einem anderen Kontinent, dem Beispiel Livingstones folgen und fremde Länder erforschen.

V

Die Forschungsreisen (1892 – 1894)

Von Nha Trang nach Phnom Penh

Am 28. März 1892 verläßt Yersin Nha Trang mit dem Ziel, die Küstenkette von Annam zu überqueren und zum Mekong vorzustoßen. Im Jahr zuvor hatte Cupet von Kratie in Kambodscha aus schon einen Vorstoß versucht. Ihm war es aber nicht gelungen, das Gebirge zu überwinden. Wirklich erschlossen ist zu jener Zeit eigentlich nur der Küstenstreifen Annams, Kotschinchinas und Tonkins. Das Hinterland ist noch weitgehend unerforscht, ein weißer Fleck auf der Landkarte. Yersin schätzt die enorme Bedeutung seines Projekts durchaus richtig ein.[1] In Begleitung seines Boys und fünf annamitischer Träger, die er in Saigon angeworben hat, bricht er von Nha Trang auf. Monsieur Lenormand, der als Kanzler Frankreichs in Nha Trang ein kleines Strandhaus bewohnt, begleitet ihn auf der ersten Etappe seiner Reise bis zu M'Siao, einem wichtigen Moi-Häuptling, zu dem er Beziehungen anzuknüpfen wünscht. Mit Hilfe seines Marine-Chronometers und seines Höhenmessers bestimmt Yersin die Koordinaten der Dörfer, durch die er kommt. Dies ist um so notwendiger, als die Moi-Dörfer durch ihre ungewöhnliche Mobilität immer wieder Verwirrung stiften. Jedes Dorf trägt den Namen seines Häuptlings, und der kann von heute auf morgen beschließen, die Ansiedlung um einige hundert Meter oder mehr zu verlegen. Ebenso könnte das Dorf von Feinden niedergebrannt und an anderer Stelle unter gleichem Namen wieder aufgebaut werden.

Das Dorf M'Siao liegt 1892 auf 12° 41' 30" nördlicher Breite und 106° 3' 12" östlicher Länge. Es besteht aus einem 300 Meter langen Pfahlbau, den sich M'Siao mit seinen Frauen, Dienern und Soldaten teilt und wo er auch seine Gäste einquartiert. Drum herum stehen gut fünfzig Hütten, die man aus Angst vor Tigern ebenfalls auf Pfählen errichtet hat. Yersin bleibt etwa zehn Tage in dem Dorf. Täglich unternimmt er Erkundungsausflüge in die Umgebung. Dann setzt er seinen Marsch in Richtung Westen fort. Zwei Elefanten tragen die Ausrüstung. Er selbst geht zu Fuß, um zu verhindern, daß sein Chronometer, den er in einem Korb bei sich trägt, durch den Transport verstellt wird. Die Winchester-Büchse hat er sich über die Schulter gehängt. Das nächste Dorf, Doi, liegt ungefähr fünfzehn Kilometer von M'Siao entfernt. Die einzelnen Etappen dauern etwa drei Fußstunden. Wie früher, als man an den Poststationen die Pferde wechselte, werden im Land der Moi bei jeder Station die Elefanten gegen frische Tiere ausgetauscht. Bei diesen Gelegenheiten spielen sich malerische Szenen ab. Je nachdem, wie geschäftstüchtig ein Dorfhäuptling ist, verlangt er Geschenke für die Beschaffung von Elefanten und die Erlaubnis, durch das Stammesterritorium zu ziehen. In der Regel bezahlt Yersin sechs Taschentücher, eine Pfeife, eine Spiegeldose, Glasperlen und je drei Maßeinheiten von weißem und rotem Leinen. Besonders beliebt bei den Moi sind mit roter Baumwolle eingefaßte Kupferarmbänder. Ein gutes Tauschmittel ist weißer, ungebleichter Baumwollstoff, noch gefragter ist roter. Als «Maßeinheit» gilt bei den Moi die Spannweite eines Mannes. Verständlich, daß sie bei Tauschgeschäften immer den Goliath des Dorfes herbeiholen. Eine Maßeinheit Baumwollstoff entspricht dem Wert von vier Hühnern oder vierzig Eiern, vier Tassen Wachs oder vier mit Honig gefüllten Bambusrohren. Vier bis zehn Einheiten von weißem Stoff – das hängt wiederum von der Geschäftstüchtigkeit des Häuptlings ab – wiegen einen Elefantenstoßzahn auf. Für drei bekommt man ein Ferkel, acht bezahlt man für ein ausgewachsenes Schwein oder ein kleines Rind. Fünfzehn Einheiten kostet ein großer Ochse. Für den sehr gefragten roten Stoff erhält man fünf Tassen Wachs statt der sonst üblichen vier. Eine Maßeinheit Kupferdraht wiegt eine Maßeinheit Stoff auf. Auch

Gongs sind bei den Moi sehr geschätzt: für ein Sortiment Gongs bekommt man ein Pferd, für drei das Horn eines Rhinozeros.

Die Moi vom Stamm der Binh stehen früh auf. Schon um 4 Uhr morgens sitzen die Frauen vor den Hütten und zerstoßen Reis in ihren Holzmörsern. Danach gehen sie mit Kürbisflaschen zum Fluß, um Wasser zu holen. Zwei Stunden später begeben sich die Männer zur Feldarbeit. Außer dem Werkzeug führen sie Lanzen und Armbrüste bei sich. Lanzen tragen alle Männer, auch wenn sie nur auf einen Sprung beim Nachbarn vorbeischauen wollen. Nur wenn sie zusätzlich einen Schild bei sich führen, ist das ein untrügliches Zeichen dafür, daß man sich im Kriegszustand befindet.

B. Doi, das nächste Dorf nach M'Siao, besteht aus etwa dreißig Hütten. Der Häuptling verhält sich ganz so, wie es der Brauch verlangt. Er gibt sich den Anschein, als habe er die Reisenden gar nicht bemerkt. Ohne sie anzuschauen, schafft er Matten herbei, die er in der Gästehütte ausrollt. Danach holt er Wasser, einen Krug Reiswein und macht Feuer. Jetzt erst scheint er die Ankömmlinge zu bemerken, und die Unterhaltung beginnt. Diese scheinbare Gleichgültigkeit legen die Moi traditionsgemäß auch an den Tag, wenn die Reisenden das Dorf wieder verlassen. Ohne Abschiedsgruß, ohne ein Wort von der einen oder der anderen Seite setzen sie ihren Weg fort.

Yersin erregt in jedem Dorf, durch das er kommt, großes Aufsehen. Er muß die Zeiger seiner Uhr kreisen lassen, die Klingen seines Schweizer Messers ausklappen und seinen Kompaß vorführen. Aus seiner Winchester gibt er sieben Schüsse auf einen Baum ab, was die Moi-Krieger, die nur mit Lanzen bewaffnet sind, in höchste Aufregung versetzt.

Nach B. Doi folgt das Dorf von Kheung. Der Häuptling ist noch jung und zurückhaltend. Ein anderer Reisender befindet sich schon dort: ein annamitischer Steuereintreiber. Der Häuptling des nächsten Dorfes, M'Houe, ist um die fünfzig Jahre alt und verlangt für frische Elefanten das Siebenfache von dem, was die anderen Häuptlinge forderten. Yersin ist weder willens noch in der Lage, sich auf diese Weise ausplündern zu lassen, und kehrt zu Kheung zurück, wo sich, wenn auch unfreiwillig, noch immer der Steuereintreiber aufhält. Ein Rheuma-Anfall fesselt ihn ans Lager, und daher hat er einen Diener Kheungs an seiner Stelle in das Dorf des Häuptlings Ai Roui geschickt, um die Steuern zu kassieren. Aber Ai Roui, der mit Kheung in Fehde liegt, hat den Diener gefangengesetzt. Kheung und der Steuereintreiber bitten Yersin, etwas zu unternehmen. In einem Brief schildert er, wie seine Verhandlungen am 26. April 1892 verlaufen: «Morgens um 8 Uhr steigen wir auf und reiten zuerst durch die Felder Kheungs, dann durch einen Wald, der die beiden Stammesterritorien voneinander trennt. Es wimmelt dort von Blutegeln. Kaum haben wir den Wald hinter uns gebracht, tauchen auch schon die ersten Felder Ai Rouis auf. Wir stoßen auf eine Gruppe von Kriegern, die, mit Lanzen und Armbrüsten bewaffnet, allem Anschein nach auf dem Weg zu Kheung sind, um Gefangene oder Beute zu machen. Um 10 Uhr sind wir am Ziel. Ai Roui ist ungefähr fünfzig Jahre alt. Er ist ein wenig dicklich, seine Gesichtszüge sind hart, und er redet mit lauter Stimme. Wie es die strenge Etikette der Moi verlangt, scheint er uns erst zehn Minuten nach unserem Eintreffen zu bemerken. Es dauert eine geraume Zeit, bis die Oberen des Dorfes versammelt sind und ein Krug mit Reiswein bereitsteht. Um 11.30 Uhr beginnt das Palaver, bei dem die jeweiligen Redner mit einem Stock auf die Erde schlagen, um sich Gehör zu verschaffen. Auch das ist bei den Moi so üblich. Die Ursache für die Fehde zwischen den beiden Dörfern liegt zwanzig Jahre zurück. Ein Bewohner des Dorfes Ai Roui hatte bei einem Untertan Kheungs ein Pferd gekauft, es aber nicht vollständig bezahlt. Schon lange sind Pferd, Käufer und Verkäufer tot. Vor einigen Wochen nun sind vierzehn Rinder auf die Weide Kheungs geraten. Dieser ließ sie kurzerhand einfangen und wärmte die alte Geschichte wieder auf, um einen Vorwand zu haben, die Rinder behalten zu können. Im Gegenzug nimmt Ai Roui Kheungs Diener gefangen, der die Steuern eintreiben will. Nach einstündiger Diskussion sind wir uns einig: Kheung soll die vierzehn Rinder zurückerstatten, dafür will Ai Roui den Gefangenen freilassen und noch ein Schwein dazugeben, das den Frieden zwischen den beiden Dörfern besiegeln soll. Danach gibt man uns etwas Reis zu essen. Um 1 Uhr flammt die Diskussion von neuem auf: Ai Roui hat seine Meinung geändert. Jetzt will er den Gefangenen gegen acht seiner Rinder austauschen, und die Fehde soll weitergehen. Damit aber noch nicht genug. Die Angelegenheit wird immer verwickelter, und bald wird deutlich, daß wir zu keiner Übereinkunft mehr kommen werden. Um 4 Uhr gebe ich das Zeichen zum Aufbruch. Zuerst wird noch ein Schluck Reiswein getrunken, dann übergebe ich dem Häuptling einige Geschenke, und wir besteigen unsere Pferde ... Um 7 Uhr sind wir wieder in Kheungs Dorf.»

Weiter geht es in Richtung Mekong. Auf einem weiten Abstecher nach Süden läßt sich Yersin von einem anderen Steuereintreiber begleiten, der ihm als Dolmetscher dienen soll. Die folgende Etappe führt durch das Dorf Knieng, dessen Häuptling Yersin zu Ehren ein Fest in seiner baufälligen Hütte gibt. Yersin muß seinen linken Fuß auf ein Tabakblatt stellen, dann ertönt ein Gong, und ein Moi-Krieger bepinselt seinen Fuß mit dem Blut eines frisch geschlachteten Schweins, wobei er ununterbrochen Beschwörungsformeln murmelt. Dann drückt ihm der Häuptling ein Bambusrohr in die Hand, mit dem er Reiswein aus einem Krug trinken soll. Er darf erst absetzen, wenn einer der Moi-Krieger sein Rohr in den Krug taucht.

Am nächsten Tag zieht er weiter in Richtung Süd-Südost, überquert Ebenen, Reisfelder, einen Fluß und erreicht schließlich das Dorf Kheune, dessen Häuptling, ein hochgewachsener alter Mann, ihm interessante Auskünfte zur Topographie dieser Region gibt: Der Fluß in der Nähe des Dorfes heißt Krong P'ath. Einige Kilometer westlich vereinigt er sich mit dem Krong Kadoung zum Krong Bung, der fünf bis sechs Tagereisen lang mit dem Boot befahrbar ist. Dann fließt er durch Gelände, wo ihn Stromschnellen unbefahrbar machen. Schließlich mündet er in den Mekong. Die Moi des Dorfes Kheune gehören noch zum Stamm der Binh. Oben in den Bergen leben die Benongs, vor denen sich die Moi sehr zu fürchten scheinen.

Am 16. Mai 1892 fährt Yersin den Fluß hinunter. Dieser hat viele Windungen und ist etwa fünfzig Meter breit. Die beiden Kanus, in denen die Ausrüstung verstaut ist, locken Kaimane an. Da die Dörfer nicht direkt am Wasser liegen, muß die Ausrüstung jeden Abend entladen und bei tosenden Gewittern durch Wald und Morast zum nächsten Dorf geschleppt werden. Am 18. Mai geht Yersins kleine Truppe bei Keranne an Land. Sie befinden sich jetzt auf dem Territorium der Benong. Die Eingeborenen sind mit imposanten Armbrüsten bewaffnet, mit denen sie Elefanten und Nashörner jagen. Gelegentlich benützen sie auch Giftpfeile. Bei allen Verhandlungen reden die Frauen der Benong mit. In Aussehen, Sprache und Gebräuchen unterscheiden sich die Benong in manchem von den Binh. Sie tragen zylinderförmige Ohrringe aus Elfenbein, während sich die Binhs Kupferhaken ans Ohr hängen, die mit einem Stück rotem Flanell verziert sind. Jede Benong-Familie lebt in einer Hütte für sich. Jedesmal, wenn Yersin durch ein Dorf kommt, streift ihm der Häuptling einen Kupferreif über den rechten Arm. Da die Gegend von Moskitos wimmelt, sorgt am Abend, wenn Yersin mit den Benong palavert, das stete Klatschen für Begleitmusik.

Jeden Morgen kehrt die Gruppe zu den Booten zurück, fährt bis zum Abend weiter den Fluß hinunter und findet in einem neuen Dorf Aufnahme, das wie alle anderen erst durch einen Fußmarsch zu erreichen ist. Jeden Tag bestimmt Yersin die Koordinaten der Dörfer und Flüsse. Manchmal nimmt er die Abkürzung durch den Wald. Dann muß über den Verkauf der Kanus verhandelt werden, ebenso über Kauf oder Mietpreis neuer Fahrzeuge, wenn es wieder auf dem Fluß weitergehen soll. Am 24. Mai ist sein Vorrat an Baumwollstoff erschöpft. Für einen Korb Salz, eine Rolle Kupferdraht und Glasperlen mietet er zwei Elefanten. Am nächsten Tag erreicht er B. Done, das erste Dorf auf laotischem Gebiet. Die Bewohner haben vor einem Jahr zum ersten Mal einen Weißen zu Gesicht bekommen: Hauptmann Cupet. Ihre Neugier an dem neuerlichen Exemplar dieser Rasse ist um so lebhafter. Um das Dorf herum entdeckt man weder Reisfelder noch sonstige Anbauflächen. Man lebt von der Jagd, vom Fischfang und vom Verkauf von gefangenen und dressierten Elefanten.

Weil die Stromschnellen die Fahrt auf dem Fluß zu gefährlich erscheinen lassen, wird die Reise nur noch zu Land fortgesetzt. Aber auch das ist nicht ohne Gefahren, denn nachts streichen Tiger um das Lager. Am 9. Juni 1892 erreicht Yersin den Mekong bei Stung-Treng, wo ein französischer Konsulatsbevollmächtigter wohnt: «Der Längengrad, auf dem Stung-Treng liegt, ist genau bekannt. Ich kann also meinen Chronometer überprüfen und stelle fest, daß die von ihm angezeigte Zeit von der tatsächlichen nur um sechs Sekunden abweicht, und das in einem Zeitraum von drei Monaten. Dieses Resultat ist sehr erfreulich. Wahrscheinlich ist das nur dem Umstand zu verdanken, daß ich den Chronometer während der Reise sehr pfleglich behandelt habe. Die ganze Zeit über bin ich zu Fuß gegangen und habe die Uhr gut eingewickelt in einem kleinen Korb bei mir getragen, um sie vor Erschütterungen zu schützen. Es handelt sich um einen Marine-Chronometer der Marke Leroy. Monsieur Roland, der Generalbevollmächtigte der Kompanie Messageries Maritimes in Saigon, hatte ihn mir geliehen.»[2] Am 25. Juni 1892 trifft Yersin nach einer Dampferfahrt den Mekong hinunter in Phnom Penh ein und ißt noch am selben Tag mit Louis Huyn de Verneville, dem französischen Residenten in Kambodscha, zu Abend. «Alle Leute hier scheinen der Ansicht zu sein, ich hätte eine sehr große Reise hinter mir, aber mir kommt sie nicht so außergewöhnlich vor. Sie wollen nicht glauben, daß ich mich zwei Monate lang nur von Reis ernähren konnte. Die Wilden können es ja auch. Und wenn man nichts anderes zu essen hat, bleibt einem nichts anderes übrig, als es ihnen nachzumachen.» Über den Golf von Siam fährt er nach Saigon zurück, wo er seine Reiseberichte abfaßt. Einer ist für den Generalgouverneur von Indochina bestimmt, einer geht an Auguste Pavie, die anderen an die französischen Repräsentanten der von ihm besuchten Städte und an die beiden Geographischen Gesellschaften in Paris.

Innerhalb von zwei Monaten hat Yersin das Ziel seiner Mission voll erfüllt. Neben einer Fülle ethnologischer Beobachtungen und hundertvierzig aufschlußreichen Fotos hat er eine genaue Karte der Region gezeichnet, die er zwischen der Küste und dem Mekong bereist hat. Seine Messungen nahm er mit gewohnter Sorgfalt vor: «Überall, wo es mir möglich war, habe ich meinen Standort bestimmt. Fast alle meine geographischen Breiten habe ich durch eine Reihe von Polhöhenbestimmungen ermittelt. Das ist ein ausgezeichnetes Verfahren, denn die Wiederholung der Messungen führt zu einer größeren Genauigkeit. Ich garantiere eine maximale Abweichung von 20 Sekunden. Meine Längenmessungen hängen natürlich von der Zuverlässigkeit meines Chronometers ab.

Deshalb habe ich ihn jedes Mal, wenn ich gezwungen war, mehrere Tage an einem Ort zu bleiben, überprüft. Er lief so genau, daß ich meine Längengrade bis auf 4 Sekunden Abweichung garantieren kann. In Stung-Treng betrug die Differenz zwischen meiner Chronometer-Zeit und der tatsächlichen nur 6 Sekunden. Das ergibt eine Abweichung von 2 Sekunden pro Monat. Sie ist also so verschwindend gering, daß man sie getrost vernachlässigen kann, zumal der Chronometer immer gewissen Schwankungen unterworfen ist. Wenn ich keine Möglichkeit hatte, die geographische Breite mit Hilfe von Polhöhen oder einer Meridianhöhe zu bestimmen, beobachtete ich zwei Sterne oder auch die Sonne am Morgen und am Abend und errechnete die Breite durch ihre Höhe über dem Horizont. Die Höhe meines Standorts ermittelte ich mit Hilfe meines Taschenbarometers, den ich im Observatorium von Manila überprüft hatte.»

Im Oktober 1892 kehrt Yersin nach Paris zurück, um Hauptmann Cupet von den Ergebnissen seiner Mission zu berichten, vor allem aber auch in der festen Absicht, sich um Gelder für neue Expeditionen zu bemühen. Gleich nach seiner Ankunft besucht er Pasteur, der ihm anbietet, in seinem früheren Zimmer im Institut zu wohnen. Bei dieser Gelegenheit feiert Yersin ein Wiedersehen mit Victor Morax, Maurice Nicolle und vor allem mit Roux: «Ich brauche Dir nicht zu sagen», schreibt er seiner Mutter, «wie sehr wir uns über das Wiedersehen gefreut haben. Er hat sich in den letzten zwei Jahren überhaupt nicht verändert. Er ist freundlich und selbstlos wie immer. Er hat mich gefragt, wie viele Kilometer ich noch zurückzulegen gedenke. Ich habe ihm geantwortet: ‹Noch viele.› Da hat er wohl verstanden, daß mich die Reiselust noch immer nicht losgelassen hat.» Dieses Verständnis renkt die Freundschaft der beiden wieder ein. Roux akzeptiert jetzt, daß ihn sein ehemaliger Präparator verlassen mußte.

Während seines Pariser Aufenthalts, den er bis Weihnachten ausdehnt, spricht Yersin bei zahlreichen Herren vor, die ihm die nötigen Geldmittel für weitere Forschungsreisen beschaffen könnten. Er lernt F. J. Harmand kennen, dessen Werdegang ein wenig seinem eigenen ähnelt. Harmand war 1866 Hilfsarzt auf dem Passagierdampfer *Iena*, arbeitete dann in einem Saigoner Krankenhaus, bis er 1870 nach Frankreich zurückkehrte, um am Krieg teilzunehmen. Aber auch Harmand wurde immer wieder vom Reisefieber gepackt. 1874 erhielt er vom Erziehungsministerium den Auftrag, für ein wissenschaftliches und archäologisches Projekt drei Jahre nach Kotschinchina zu gehen. 1877 gewährte man ihm Sonderurlaub, um ihm Gelegenheit zu geben, seine Sammlungen zu ordnen. Heute werden sie im naturgeschichtlichen Museum in Paris aufbewahrt. 1881 nahm er seinen Abschied von der Marine und wurde französischer Konsul, zunächst in Bangkok, 1885 dann in Kalkutta. Harmand kann für Yersin zwar nichts Konkretes tun, er gibt ihm aber ein Empfehlungsschreiben für Ernest Hamy mit. Dieser empfiehlt dem jungen Forscher, über seine Reisen zu schreiben, um sich in interessierten Kreisen einen Namen zu machen. Derselben Ansicht ist P. A. Lefèvre-Pontalis, Attaché in der politischen Abteilung des Außenministeriums. Er rät ihm, von Pavie und Cupet unabhängig zu publizieren und seine zukünftigen Expeditionen selbst zu organisieren.

Sogar Fürst Henri d'Orléans empfängt ihn, und die beiden Männer sind sich auf Anhieb sympathisch. Auch der Fürst war in Indochina, und wie Yersin ist er begeistert vom Fotografieren. Kein Wunder also, daß sie sich angeregt über diese beiden Themen unterhalten. Doch auch dieser Besuch, wie schon die vorhergehenden, verschafft Yersin nicht die erhoffte finanzielle Unterstützung und einen offiziellen Auftrag.

Große Hoffnung setzt Yersin in ein Empfehlungsschreiben Pasteurs an den Außenminister Alexandre Ribot: «Dr. Yersin bittet mich, Ihnen, Herr Minister, sein Anliegen vorzutragen und ans Herz zu legen. Ich komme diesem Wunsch bereitwilligst und voller Zuversicht nach. Dr. Yersin hat zwei Jahre lang mit außergewöhnlichem Erfolg am Institut Pasteur gearbeitet. Zusammen mit Dr. Roux hat er Arbeiten ersten Ranges über die Diphtherie veröffentlicht. Seine umfassenden Kenntnisse im Bereich der Medizin haben ihm den Doktortitel eingebracht. Er hatte eine glänzende Zukunft als Wissenschaftler vor sich. Aber plötzlich, infolge umfangreicher Lektüre, wurde er von einem unwiderstehlichen Reisefieber gepackt, und nichts konnte ihn zurückhalten. Ich versichere, daß Dr. Yersin ein sehr ernsthafter Mensch ist. Seine

Rechtschaffenheit ist über jeden Zweifel erhaben. Er besitzt außergewöhnlichen Mut und ebenso vielseitige wie unbestreitbare Qualitäten. Mit einem Wort: Er kann unserem Land alle Ehre machen. Im übrigen spricht der beiliegende Bericht über seine letzte Reise zum Mekong für sich. Er vermittelt einen unmittelbaren Eindruck von den herausragenden Qualitäten des Forschers und Reisenden Yersin. Paris, den 21. Oktober 1892. Louis Pasteur vom Institut de France.»[3] Die Wärme dieses Empfehlungsschreibens unterscheidet sich merklich vom eher unpersönlichen und kalten Ton des Schreibens aus dem Jahr 1890 an die Messageries Maritimes. Vermutlich hat Roux bei seiner Abfassung mitgewirkt. Insofern dokumentieren diese Zeilen eindrucksvoll die Versöhnung zwischen den beiden Männern. Leider zeigen sie bei Ribot nicht die erhoffte Wirkung.

Der nächste, bei dem Yersin sein Glück versucht, ist F. E. Jamais. Jamais begann seine Karriere als Kanzleiadvokat in Paris, wurde dann Abgeordneter des Departement Gard und 1892 schließlich stellvertretender Staatssekretär im Ministerium für Handel, Industrie und die Kolonien. Er empfängt Yersin zwar sehr herzlich, erweist sich aber als echter Beamter und verschanzt sich hinter dem Generalgouverneur von Indochina, Monsieur de Lanessan, der allein in solchen Angelegenheiten zu entscheiden habe.

Schließlich führt ein Empfehlungsschreiben Émile Duclaux' an François Charmes doch noch zum Erfolg. Charmes war 1880 als stellvertretender Direktor im Außenministerium an der Vorbereitung von Expeditionen in Tonkin und Madagaskar beteiligt. Inzwischen ist er im Erziehungsministerium für die Vergabe von wissenschaftlichen Forschungsaufträgen zuständig. Er bewilligt Yersin eine Summe von 15 000 Francs, empfiehlt ihm aber, gleich nach seiner Ankunft in Indochina bei Monsieur de Lanessan vorzusprechen.

Yersin hat seinen Aufenthalt in Paris auch dazu benützt, mit den beiden geographischen Gesellschaften in der Stadt Kontakt aufzunehmen. Die eine nennt sich Société de géographie, und ihr Präsident ist E. Hamy. Als Generalsekretär zeichnet Charles Maunoir. Er ist gleichzeitig Leiter des Kartenarchivs am Kriegsministerium und hat durch seine Beratung von Forschungsreisenden wesentlich zum Erfolg zahlreicher Expeditionen beigetragen. Die andere Gesellschaft nennt sich Société de géographie commerciale; ihr Generalsekretär ist Charles Gauthiot. Gauthiot ist Journalist beim *Journal des débats* und Mitglied im Kolonialrat. «Es kostet mich einiges an diplomatischem Geschick, zwischen diesen beiden Gesellschaften zu lavieren. Sie rivalisieren miteinander, und jede hätte gerne von mir einen kurzen Bericht und eine Karte. Sie sollen es beide haben. Ich bin gespannt, welche es zuerst veröffentlicht. Die andere wird bestimmt sehr zornig darüber sein.» Es kommt aber doch noch zu einem guten Einvernehmen. Am 29. November hält Yersin einen Vortrag bei der Société de géographie commerciale,[4] am 2. Dezember wiederholt er ihn bei der Konkurrenz.[5]

Wegen der Absetzung des Ministers Ende November fürchtet er, die versprochenen Gelder könnten wieder gestrichen werden. Außerdem muß er sich mit der «Trägheit, der Faulheit und der Böswilligkeit» der Bürokraten herumschlagen, «bei denen es schlimmer zugeht als bei den Wilden». Die unfreiwilligen Mußestunden nutzt er, so gut es geht. Er erweitert seine Kenntnisse auf dem Gebiet der Fotografie, vor allem aber beschäftigt er sich mit Astronomie. Zu diesem Zweck besucht er Kurse am Observatorium Montsouris. Sie begeistern ihn so sehr, daß der ohnehin schon knapp bemessene Besuch bei seiner Mutter in Morges noch kürzer ausfällt: «Ich fahre am Donnerstagabend in Paris ab und muß am Dienstagmorgen wieder hier sein, denn donnerstags und dienstags habe ich meinen Kurs in Astronomie in Paris.» In Morges kauft er einen Chronometer, einen Elektrometer, mehrere Thermometer und zwei Gewehre bei Mayor.[6] Alle diese Neuanschaffungen werden direkt nach Marseille geschickt, wo er sich am 24. Dezember 1892 nach Indochina einschifft.

Am 29. Januar 1893 trifft er sich gleich nach seiner Ankunft in Saigon mit Jean-Marie de Lanessan, dem Generalgouverneur von Indochina, dem zur politischen auch noch die militärische Gewalt in Indochina übertragen worden war. Das Militär hatte sich daraufhin geweigert, sich ihm zu unterstellen, und Admiral Fournier, bis dahin Oberbefehlshaber der Truppe im Fernen Osten, war

1892 nach Frankreich zurückgekehrt. Seitdem führt Lanessan seine Geschäfte in einer von Intrigen und Streitigkeiten vergifteten Atmosphäre.

Im Land der Moi

Lanessan beauftragt Yersin, das an Kotschinchina angrenzende Gebiet der Moi zu bereisen, um den möglichen Verlauf einer zukünftigen Straße abzustecken, die von Saigon aus in nördlicher Richtung ins Landesinnere führen und dann am günstigsten Punkt auf die Küste stoßen soll. Außerdem soll Yersin herausfinden, ob in den Regionen, durch die er kommt, natürliche Bodenschätze vorhanden sind, ob Viehzucht möglich ist, ob es verwertbare Holzbestände oder Mineralvorkommen gibt. Um seine Reiseroute besser verfolgen zu können, seien hier die geographischen Gegebenheiten dieser Region noch einmal kurz zusammengefaßt. An der Küste gibt es fünf Hafenstädte: Saigon, Phan Tiet, Phan Ry, Phan Rang und Nha Trang. Weiter im Norden liegen Tourane und Hue. Phan Tiet liegt etwa 220 Kilometer von Saigon und 50 Kilometer von Phan Ry entfernt, und von dort sind es noch einmal ungefähr 50 Kilometer nach Phan Rang. Zwischen Phan Rang und Nha Trang liegen mehr als 60 Kilometer. Alle diese Angaben beziehen sich auf einen Fußweg, der an der Küste entlangführt. Eine direktere und ausgebaute Verbindungsstraße würde die Entfernungen entscheidend verkürzen. Zudem wäre sie für größere Fahrzeuge befahrbar, mit denen man Holz aus den nah gelegenen Wäldern abtransportieren könnte – ein Projekt, mit dem die Franzosen schon lange liebäugeln. Die Hafenstadt Phan Tiet an der Mündung des La-nah ist der wichtigste Umschlagplatz an diesem Küstenabschnitt. Auf dem Fluß kreuzen meist unzählige Dschunken der Einheimischen, denn die Moi tauschen hier ihre Produkte gegen Bedarfsgüter ein. Fünfhundert Chinesen haben den Handel fest in der Hand. Die wichtigsten Waren, die hier umgeschlagen werden, sind Salz, Maniok und getrockneter Fisch. Frankreich wird in Phan Tiet durch einen Vize-Residenten, ein

Telegrafenbüro und eine ebenso unvermeidliche wie allerorten als lästig empfundene Zollstation vertreten. Die waldreichen Plateaus im Hinterland liegen auf einer Höhe von fünfzig bis hundert Metern.

Als Yersin am 24. Februar 1893 Saigon verläßt, stellt sich ihm also folgende Aufgabe: Er soll eine Strecke finden, die auf möglichst gerader Linie die Städte Saigon und Phan Tiet verbindet. An dieser Strecke soll er ein Dorf ausfindig machen, das in Zukunft als Verkehrsknotenpunkt dienen kann und von dem in alle Richtungen Wege sowohl ins bisher noch unerschlossene Hinterland als auch zu den anderen Städten an der Küste abgehen. Begleitet wird Yersin von zwei Boys und dem Förster Wetzel, der den Bau einer Teilstrecke zu überwachen hat und, das nur nebenbei, ein tüchtiger Elefantenjäger ist. Im Marschgepäck hat Yersin einen Höhenmesser und drei Chronometer, von denen einer ärgerlicherweise um drei Sekunden täglich nachgeht. Außerdem führt er Pockenimpfstoff vom Institut Pasteur in Saigon mit sich. Die Bevölkerung kennt und fürchtet die Pocken und läßt sich von Yersin deshalb bereitwillig impfen.

Bis Bien Hoa ist die Straße schon fertig. Dann folgen 20 Kilometer Schotterweg. Anschließend geht es durch die Wälder. Hier machen tiefe Wagenspuren die Wege nahezu unbefahrbar. Am 28. Februar erreicht die Gruppe die Stromschnellen des Don Nai bei Trian. Von da an führt die Route bergauf nach Cai Gao und Ben Nom. Diese beiden annamitischen Dörfer sollen durch eine 15 Kilometer lange Straße miteinander verbunden werden, für deren Bau Wetzel verantwortlich ist. 12 Kilometer weiter erreichen die Reisenden Voyang, das erste Moi-Dorf. Die typischen Pfahlbauten kennt Yersin schon von früheren Reisen. Auch die Lichtungen, die durch Brandrodungen entstanden sind und als Anbaufläche für Reis und Mais genutzt werden, sind ihm schon vertraut. Es folgen drei weitere Moi-Dörfer, das letzte heißt Tracou. Diese Streckenführung scheint für den Bau einer Straße geeignet; allerdings muß Yersin fünf Bächen ausweichen, die im Januar zwar leicht zu überspringen sind, sich während der Regenzeit aber in reißende Sturzbäche verwandeln. 12 Kilometer hinter Tracou öffnet sich ein idyllisches Tal, das von einem Nebenfluß des La-nah so reichlich mit Wasser gespeist wird, daß hier Reis angebaut werden kann. Doch nicht nur die Landschaft, auch ihre Bewohner verändern sich: Zwar wohnen sie in Pfahlbauten wie die Moi, aber jede Familie besitzt eine eigene Hütte, quadratisch und im Innern durch Zwischenwände in verschiedene Räume unterteilt. Die Thiames – so heißt der Stamm, dem sie angehören – sind mit ihren Turbanen, den langen Lendentüchern und Umhängen den Malaien ähnlich. Yersin weist auch ausdrücklich auf sprachliche Unterschiede zu den Moi hin. In der Mitte des Tales liegt das Dorf Tan Linh. Es gilt als wichtiger Marktflecken. Seine Bewohner lassen sich mit Begeisterung gegen die gefürchteten Pocken impfen. Am 27. März 1893 verläßt Yersin Tan Linh, um zur Küste nach Phan Tiet vorzustoßen. Das einzige Dorf, das er passiert, ist Pou La. Von dort geht der Marsch 40 Kilometer durch Wälder, die von Tigern unsicher gemacht werden. Nach Landessitte wird während der Nacht ein Feuerring um das Lager gezogen, um die Raubtiere fernzuhalten. Von Phan Tiet aus wendet sich Yersin nach Norden Richtung Phan Ry, wo der zweite Teil seiner Mission beginnt.

Yersin hat Tan Linh als den Ort gewählt, in dem sich die Verbindungsstraßen kreuzen sollen. Deshalb beschließt er, eine Strecke festzulegen, die diesen Marktflecken mit einer weiteren Küstenstadt verbindet. Für diese neue Expedition vergrößert er seine Begleitmannschaft: achtzig Kulis, sechs Reitpferde und ein Elefant eskortieren ihn jetzt. Sie erreichen den Marktflecken Rioung am 15. April. Die Bauweise der Hütten ist anders als bisher. Sie stehen nicht auf Pfählen, und ihre Strohdächer reichen bis zum Boden. Die Moi dieser Region sind Schmiede. Sie stellen Messer, Äxte und verschiedene Haushaltwerkzeuge her. Wenn Reiswein getrunken wird, muß jeder Gast zuerst etwas davon aus dem Krug schöpfen und damit die Pfosten des Hauses einreiben. Dabei wird der Gott Yan angerufen, der hier anstelle Buddhas verehrt wird. Vor Gewitter schützen sich die Moi auf ihre Weise: an einer bestimmten Stelle außerhalb des Dorfes werden nebeneinander eine Mangofrucht und ein Stück Rind- oder Schweinefleisch ausgelegt. Dieser Köder soll den Blitz anziehen, damit er nicht im Dorf einschlägt.

Nach Rioung wendet sich der Expeditionszug nach Südwesten. Die nächsten Stationen sind Klakar, Contan und Lara. Diese Dörfer liegen auf einer Hochebene, die nur mit hohem Gras bewachsen ist. In Klakar wird zu Ehren Yersins eine Jagd organisiert. In einem Umkreis von mehreren Kilometern legen die Moi Feuer, um das Gras niederzubrennen. Das Feuer frißt sich zur Mitte des Ringes hin durch und scheucht das Wild auf. Von Zeit zu Zeit setzt ein *con-nai* (ein Hirsch), ein Büffel oder ein Tiger mit einem Sprung durch die Flammenwand. Doch bevor sich die Tiere retten können, werden sie von den Speeren der Moi oder von den Kugeln aus Yersins Büchse getötet. Die Hunde der Moi erweisen sich als außergewöhnlich jagdlustige Tiere.

Am 25. April erreicht Yersin Ta La, das in 900 Metern Höhe auf einem hügeligen Plateau liegt, umgeben von Reisfeldern und Weideland. Auf den Anhöhen wachsen Pinien, die zahlreichen Dörfer liegen an den Hängen. In Ta La residiert der Häuptling dieser Region, und die Reisenden werden in einem Gemeinschaftshaus untergebracht. Die Moi von La Ta sind reiche Viehzüchter, die große Büffelherden halten. Bei religiösen Feierlichkeiten werden immer einige der Tiere geopfert, und für jeden geschlachteten Büffel wird neben den Hütten eine meterhohe Bambusstange aufgestellt. Sie wird mit Seilen im Boden verankert und mit Bändern geschmückt. Von weitem macht das den Eindruck, als sei hier «eine kleine Flotte vor Anker gegangen». Obwohl die Landschaft jetzt zunehmend bergiger wird, bieten die von den Nebenflüssen des La-nah und des Don Nai reichlich mit Wasser versorgten Hochebenen dennoch hervorragende Bedingungen für Viehzucht und Ackerbau. In der Nähe des Dorfes Ya Lane hat ein Sturzbach durch Erosion eine Zinnader freigelegt.

Yersin verläßt das Plateau in westlicher Richtung und trifft am 19. Mai wieder in Tan Linh ein, wo der dritte Abschnitt seiner Expedition beginnen soll. Seine nächste Aufgabe besteht darin, eine Route zu finden, die Tan Linh, wo sich die bisher abgesteckten Wege kreuzen, mit der kleinen, südlich von Nha Trang gelegenen Hafenstadt Phan Rang verbindet.

Am 22. Mai beginnt Yersins erster Vorstoß. Aber der eingeschlagene Weg erweist sich als völlig ungeeignet für den Bau einer

Straße. Er kehrt also um und unternimmt am 30. Mai einen erneuten Versuch. Am 11. Juni erreicht die Gruppe die Siedlung Bross im fruchtbaren Tal des Don Nai, am Fuß des Gebirges Ta Doum. Seine Gipfel umschließen einen Talkessel, in dessen Tiefe eiskalte Bergbäche tosen. Yersin beschließt, den höchsten Gipfel zu besteigen. Der Aufstieg durch Regen und Wolken kostet ihn zwei Tage. Das Nachtlager wird in 2000 Metern Höhe aufgeschlagen. Mit Erleichterung stellt der Forscher fest, daß die Blutegel, die ihm in niederen Lagen so übel mitspielten, verschwunden sind. Das Wetter klart auf, und Yersin benützt die Gelegenheit, die höchste Spitze zu erklimmen (2100 Meter). Sie ist allerdings so dicht bewachsen, daß er auf einen Baum klettern muß, um die umliegende Landschaft sehen zu können. Der Blick reicht weit ins Land hinaus, aber wegen des Regens und der Nebelschwaden kann Yersin keine Einzelheiten ausmachen.

Dann geht die Reise weiter nach Norden ins Quellgebiet des Don Nai. Dieser lange Strom, der sich vom Plateau Lang Bian bis hinunter nach Saigon schlängelt, wo er sich zu einem breiten Delta erweitert, war für die Franzosen von jeher eine wichtige Verbindungsbrücke ins Hinterland. Aber wo entspringt er? Welches sind seine Nebenflüsse? Manche dieser Zuflüsse hatte man mit dem Hauptstrom verwechselt, ihre Quellen waren für die Quellen des Don Nai gehalten worden. Diese Unkenntnis der geographischen Verhältnisse beeinträchtigte alle Vorhaben, den Fluß und sein Einzugsgebiet wirtschaftlich auszubeuten. Es sollte Yersin vorbehalten sein, die genaue Lage und den Verlauf der Quellflüsse zu ermitteln. Seine exakten Nachforschungen lieferten wertvolles Material für die Pläne des Generalgouverneurs von Indochina.

Chronometer und Höhenmesser im Marschgepäck, folgt Yersin dem Don Nai stromaufwärts. Dabei durchquert er die praktisch unerforschte Region westlich der Annamitischen Küstenkette. Um eine Karte dieses Landstrichs erstellen zu können, berechnet er die Lage der Siedlungen, durch die er kommt, zeichnet die Umrisse der Berge auf und die Windungen des Flusses. Nachdem er eine mit ausgedehnten Wäldern bewachsene Bergflanke erklommen hat, entdeckt er am 21. Juni das Plateau Lang Bian (wo später die Stadt Dalat gebaut wird). Die Schönheit dieser Hochebene überwältigt Yersin, heimatliche Gefühle steigen in ihm auf. Die Ebene ist verlassen und menschenleer, nur saftiges grünes Gras wiegt sich im Wind. Im Nordosten wird die Ebene durch das Massiv des Lang Bian begrenzt, das über 2000 Meter hoch aufragt. Nur an wenigen Stellen wachsen Pinien, und ein breiter Fluß windet sich ins Tiefland hinunter. Sorgfältigt notiert Yersin die Koordinaten. Vier Jahre später bittet ihn Paul Doumer, der neue Generalgouverneur von Indochina, dem man von seinen Reisen erzählt hat, um Rat. Er will für Franzosen, denen das Klima der Kolonie schlecht bekommt, eine Höhenklinik bauen. Sie soll irgendwo im Gebirge liegen, zum Beispiel im Süden Annams. Bedingungen sind eine angenehme Höhenlage und ein gemäßigtes Klima. Ferner muß die Trinkwasserversorgung gesichert sein, und der Bau von Zufahrtsstraßen darf die Planer vor keine ernsthaften Probleme stellen. Yersin antwortet ihm, die Hochebene Lang Bian entspreche genau seinen Wünschen. Im Pasteur-Museum wird ein Papier[7] mit dem Briefkopf des Generalgouverneurs von Indochina aufbewahrt, auf dem folgende Notiz zu lesen ist: «Kopieren Sie mir diejenigen Passagen aus Dr. Yersins Berichten über das Land der Moi, die sich auf die Region Lang Bian beziehen.» Und in anderer Handschrift: «Erledigt, 17. August 1897.» Von dritter Hand ist hinzugefügt: «Können wir die Originale (Manuskripte und Karten) behalten, oder müssen wir sie zurückschicken, wenn wir sie eingesehen haben?» Doumer hat das Wort *behalten* unterstrichen und ein *Ja* darübergeschrieben. Im Jahr 1897 ließ Doumer auf der Hochebene eine wissenschaftliche und meteorologische Station errichten und Versuchspflanzungen anlegen, um genaue und verläßliche Daten über die Bewohnbarkeit dieses Landstriches zu bekommen. Am 25. März 1899 machte er sich in Begleitung Yersins von Phan Rang aus höchstpersönlich an den Aufstieg, wobei sie die Route benützten, die nach Yersins Karten aus dem Jahr 1893 erstellt worden war. Doumer war von seinem Besuch so beeindruckt, daß er beschloß, nicht einfach nur ein Sanatorium, sondern gleich eine ganze Stadt auf dem Plateau zu errichten. Später, als Siebzigjähriger, wird sich Yersin anläßlich der feierlichen Einweihung eines neuen Gymnasiums, das mit seinem Einverständnis nach ihm benannt wird, und im Beisein des Generalgouverneurs von Indochina und des Kaisers von Annam, an die Erregung erinnern, die er vierzig Jahre zuvor bei der Entdeckung des Plateaus empfunden hatte. Zu Dalat heißt es in seinen Reiseerinnerungen von 1942: «Es war während einer meiner Forschungsreisen, exakt am 21. Juni 1893. Zum ersten Mal setzte ich meinen Fuß auf die Hochebene von Lang Bian. Ich war derselben Route gekommen, auf der man später die Zufahrtsstraße baute, die über Fimmon und Prenn nach Dalat führt. Ich war überwältigt, als ich aus dem Pinienwald hervortrat und sich diese weite, baumlose und verlassene Hochebene vor mir ausbreitete, die mir wie ein aufgewühltes, wogendes grünes Meer erschien. Das Bergmassiv des Lang Bian im Nordwesten verstärkte noch die Schönheit der Landschaft, verlieh dem Horizont klare Konturen und bildete einen großartigen Hintergrund.»[8]

Bei dieser Reise im Juni 1893 wird Yersin in eine Schießerei mit einer Räuberbande verwickelt. Er ist gerade auf dem Weg von Lang Bian zur Küste, als er eines Morgens in das armselige Dorf Bo Krann kommt. Im Gemeinschaftshaus entdeckt er Spuren, die darauf hindeuten, daß sich hier bis vor kurzem eine größere Gruppe aufgehalten hat. Ein Annamit versucht zu fliehen, wird aber gefaßt und gesteht schließlich, daß er zur Bande des Anführers Thouk gehört. Dieser mit Säbeln, Lanzen, Buschmessern und Gewehren bewaffnete Haufen ist offenbar vor sechs Tagen in Phan Ry aufgebrochen, um sich nach Phan Rang durchzuschlagen, dort den *p'hu,* den annamitischen Gouverneur, zu ermorden, sich seiner Gewehre zu bemächtigen und anschließend die ansässigen Franzosen zu massakrieren. Yersin weiß, was er zu tun hat. Den Boy läßt er zur Bewachung des Lagers zurück. Er selbst bricht unverzüglich auf. Drei Annamiten begleiten ihn: Bep, der unerschrockene Elefantenjäger, Traï, ein Milizsoldat aus Nha Trang, und Chin, sein Dolmetscher. Die vier Männer führen drei Gewehre, einen Revolver und Munition mit sich. Im Dorf Diom, das die Banditen erst vor zwei Stunden verlassen haben, erfahren sie von den Bewohnern, daß es sich um etwa dreißig Leute handelt, darunter zwei Frauen. Sie haben zwar niemanden mißhandelt, dafür aber Reis, Hühner und Pferde mitgenommen. Im strömenden Regen nimmt die kleine Gruppe die Verfolgung wieder auf. Um sieben Uhr abends stärken sich die vier Männer mit einer Schale Reis, dann zünden sie Pinienzweige an, um sich zu leuchten, und die Jagd geht weiter. Als sie um neun Uhr in die Nähe eines Dorfes kommen, löschen sie die kleinen Fackeln. Tiefschwarze Nacht umgibt sie, als sie an die Hütten heranschleichen. Aber die Banditen haben das Dorf bereits verlassen. Doch im nächsten, in P'Ho Tan Ngam, haben sie mehr Glück. Am gegenüberliegenden Ufer des Flusses, der durch die Regenfälle der letzten Tage stark angeschwollen ist, bemerkt Yersin mehrere große Lagerfeuer. Er und seine Männer überqueren den Fluß und schlagen einen Bogen um das Lager. Der verängstigte Häuptling des Dorfes will zuerst nichts sagen. Erst als man ihm droht, verrät er, wo die Banditen genau lagern. Hunde beginnen zu bellen, Kinder weinen. Nachdem Yersin seinen drei Begleitern den strengen Befehl gegeben hat, dicht hinter ihm zu bleiben und auf seinen Befehl hin sofort zu schießen, stürmt er los. Um ein großes Lagerfeuer wachen rund fünfzehn Männer, die beim Anblick des Weißen sofort die Flucht ergreifen. In einer kleinen Hütte sind zwei Annamiten seelenruhig dabei, die Beute zu teilen. Yersin erkennt in ihnen die Anführer und dringt sofort in die Hütte ein, natürlich im Glauben, die Gefährten seien dicht hinter ihm. Er richtet den Lauf seines Revolvers direkt auf die Brust Thouks, den er an seiner Körpergröße und seinem, wie es die Dorfbewohner ausdrückten, vornehmen Äußeren erkennt. Die beiden Männer springen auf. «Nicht schießen!» brüllt Thouk und wirft die Arme nach vorn, um Yersin den Revolver zu entreißen. Yersin will feuern, aber geistesgegenwärtig steckt Thouk seinen Finger hinter den Abzug. Ein Abdrücken ist unmöglich. In diesem Augenblick spürt Yersin einen heftigen Schmerz am rechten Bein. Ein Bandit, den er in einer Ecke der Hütte nicht bemerkt hatte, hat ihm mit einem Keulenschlag das Wadenbein gebrochen. Dann stürmen drei weitere Anführer aus einem andern Raum herbei, schreien «Cac co! Cac co!» (Schneidet ihm die Kehle durch) und beginnen, mit ihren Lanzen nach ihm zu stechen. Vergeblich ruft Yersin nach seinen Annamiten. Die haben es mit der Angst zu tun bekommen und vorgezogen, vor dem Dorf den Ausgang des Kampfes abzuwarten. Ein Säbelhieb trennt Yersins halben Daumen der linken Hand ab. Er erhält einen Lanzenstich in die Brust. Thouk entreißt ihm das Gewehr und den Revolver und schießt so lange in die Zimmerdecke, bis die Magazine leer sind. Dann suchen die Räuber über die Reisfelder das Weite. Jetzt erst nehmen die Annamiten die Fliehenden unter Feuer. Es gelingt ihnen, eine der Frauen gefangenzunehmen, die andere ertrinkt, als sie sich schwimmend über den Fluß retten will. Ein Mann aus dem Dorf erklärt sich bereit, Yersins Boy aus Bo Krann herbeizuholen. Yersin selbst kann nicht mehr zu Fuß zurückgehen. Eine provisorische Hängematte wird gebaut, auf der er nach Phan Rang geschafft werden soll. Der Krankentransport ist sehr beschwerlich. Mehrere Flüsse müssen durchquert werden, manchmal stehen die Träger bis zu den Schultern im Wasser. Eines Morgens stößt die kleine Gruppe auf eine Elefantenherde. Die Träger ergreift Panik, sie lassen die Trage fallen und schlagen sich in die Büsche. Yersin sieht, wie eine Elefantenmutter mit ihrem Jungen auf ihn zurennt. Doch im letzten Moment, bevor sie ihn zermalmt, biegt sie vom Weg ab und verschwindet im Wald. Yersin ist noch einmal davongekommen. Am 26. Juni nachmittags erreicht er mit seinen Begleitern Phan Rang. Der Telegrafist erzählt ihnen, daß es sich bei den Banditen um entflohene politische Gefangene handle, die im Gefängnis von Binh Thuan revoltiert und den *Can Shat* (einen annamitischen Oberst) ermordet hätten, der die Franzosen bei der Niederschlagung ihres Aufstands unterstützt hatte. Nach der Plünderung der Zitadelle seien sie in die Berge geflohen.[9]

Mit Yersins Ankunft in Phan Rang in der Hängematte endet der dritte Teil der Mission, mit der ihn Lanessan betraut hatte. Zwar liefert Yersin in seinem Bericht, den er nach den Notizen in seinem Tagebuch anfertigt, eine ausführliche Beschreibung der von ihm besuchten Regionen sowie eine detaillierte Schilderung der wichtigsten Vorkommnisse, doch in einem offiziellen Text kann nicht alles zur Sprache kommen. Zwei Briefe an seine Mutter bieten weitere Informationen: «Vorgestern, am 5. Juli, haben Milizsoldaten den großen Anführer Thouk in der Nähe von Nha Trang festgenommen. Ich habe ihn sofort wiedererkannt. Heute werde ich eine Fotografie von ihm machen ... Von den 56 Gefangenen, die aus Phan Ry geflohen sind, hat man 40 schon wieder gefaßt. Ich selbst konnte dem Residenten 4 übergeben ... Alles in allem habe ich durch die Affäre nur ein Gewehr und einen Revolver verloren. Ich glaube nicht, daß sich darüber jemand aufregt. Der Gouverneur wird über diese Rebellion im Süden allerdings sehr ungehalten sein, wo er doch immer lautstark beteuert, Annam sei völlig befriedet. Er wird also versuchen, diese Geschichte herunterzuspielen, und wenn es sein muß, wird er sie sogar vertuschen. Ich bereue übrigens nicht, was ich getan habe. Ich habe zweifellos nur meine Pflicht erfüllt ... Ich habe ein paar Zeilen an Mayor beigelegt. Er soll mir neue Waffen schicken. Ich bezahle, wenn ich sie erhalten habe.»

Zwölf Tage später schickt er seiner besorgten Mutter einen beruhigenden Brief: «Ich breche morgen wieder ins Landesinnere auf. Ich will es aber nicht tun, ohne Dir vorher zu sagen, daß meine Hand und mein Bein wieder völlig in Ordnung sind. Ich bin also in ausreichend guter Verfassung, um meine Reise fortzusetzen. Heute wurde Thouk geköpft. Ich war dabei, um einige Aufnahmen zu machen. So etwas mitanzusehen ist schrecklich. Der Kopf ist erst beim vierten Säbelhieb heruntergefallen. Thouk hat übrigens nicht mit der Wimper gezuckt. Es ist wirklich beeindrukkend, wie kaltblütig die Annamiten dem Tod ins Auge schauen.»

Die neuerliche Reise, von der im Brief die Rede ist, unternimmt Yersin nicht im Auftrag der Regierung, sondern um ein Versprechen einzulösen. Vor einem Jahr hat er M'Siao fest zugesagt, ihn bei nächster Gelegenheit wieder zu besuchen. Am 15. Juli 1893 überreicht er M'Siaos Dienern, die er zufällig auf dem Markt von Binh Hoa trifft, drei in rotes und blaues Flanell eingefaßte Aluminium-Armbänder und trägt ihnen auf, ihrem Herrn sein baldiges Eintreffen zu melden. Am 19. Juli macht er sich auf den Weg. Er wählt diesmal nicht denselben Weg wie beim ersten Mal, sondern einen nur wenig begangenen Fußpfad, der durch ein Tal mit ausgedehnten Wäldern und grasbewachsenen Lichtungen ins Innere des Landes führt. Auf dieser Route braucht Yersin für seine Reise das Dreifache der sonst üblichen Zeit. Immer wieder muß er über den Fluß setzen, dessen Krümmungen das Tal in seiner ganzen Breite ausfüllen. Am 28. Juli trifft er bei M'Siao ein, der, um den Gast gebührend zu empfangen, seine rote Festtagshose angelegt hat. Doch das gute Einvernehmen zwischen den beiden Männern ist nur von kurzer Dauer. M'Siao hatte eigentlich gehofft, Yersin würde eine stattliche Anzahl Milizsoldaten mitbringen, um seine Feinde zu bekämpfen, denn er lebt mit fast allen seinen Nachbarn in Streit. Ursache sind in der Regel Diebstähle von Rindern, Elefanten oder Feldfrüchten, und meistens hatte M'Siao bei diesen Streichen selbst seine Finger mit im Spiel. Yersin will die Konflikte friedlich beilegen und bietet sich deshalb als Vermittler an. Doch zunächst weigert sich M'Siao, auf seinen Vorschlag einzugehen, und schon am 30. Juli ist Yersin kaum mehr als sein Gefangener. Man leiht ihm keine Elefanten, und niemand darf ihm Futter für seine Pferde geben. Doch Yersin revanchiert sich: Er weigert sich, mit seinem Gastgeber Reiswein zu trinken, und sich den Fuß mit Schweineblut bepinseln zu lassen, kommt nicht mehr in Frage. Bald ist er vollkommen isoliert, aber seine Hartnäckigkeit und seine Geschenke bewegen den Häuptling schließlich doch zum Einlenken. Am 1. August kann Yersin das Dorf verlassen. Schon am nächsten Tag ist er bei dem alten Häuptling Kheune, der ihm vor einem Jahr, als er auf dem Weg von Nha Trang nach Stung Treng war, wertvolle Informationen über diesen unbekannten Landstrich gab. Die Rückkehr Yersins wird durch den schlechten Gesundheitszustand Kheunes überschattet, der an einer akuten Leberatrophie leidet. Trotz seiner Schmerzen empfängt er Yersin wie einen Freund und erzählt ihm von einem großen See im Süden, auf der anderen Seite des Gebirges, zwei Tagereisen von seinem Dorf entfernt. Am 4. August liegt Kheune im Sterben, und sein Sohn läßt rituelle Opfer darbringen, um die Götter gnädig zu stimmen, damit sie den Vater wieder gesund machen. Den ganzen Tag über schlagen die Moi auf ihre Gongs. In der Nacht liest der Medizinmann aus den Klauen eines Hühnchens. Das Orakel ist ungünstig. Aus purer Neugier nimmt Yersin die Hühnerbeine genauer in Augenschein, vielleicht ist ja etwas Besonderes daran zu entdecken. Es wird totenstill um ihn herum, und Kheunes Sohn fragt ihn nach seinem Orakel: «Sehr schlecht» antwortet er mit ernstem Gesicht. Schauder ergreift die Umstehenden. «O Yan!» schreien sie und schlagen noch lauter als zuvor auf ihre Gongs ein, um die bösen Geister zu vertreiben. Am folgenden Tag verläßt

Yersin das Dorf Kheunes in Richtung Darlac. Dorf für Dorf muß er den Häuptlingen klarmachen, daß er nicht gekommen ist, um als Vertreter M'Siaos Krieg gegen sie zu führen, sondern daß er nur um Hilfe bittet, um seinen Weg fortsetzen zu können. Sein Reisetagebuch berichtet von den Verhandlungen an jedem Etappenort, vom Mißtrauen der Moi, den endlosen Palavern und von den Geschenken, die dann schließlich doch noch die Weiterreise zum nächsten Dorf ermöglichen. Als sich Yersin dem Dorf M'Seu nähert, hört er schon von weitem die Kriegstrommeln. Über ein Dutzend mit Lanzen, Armbrüsten und – was ein untrügliches Zeichen für Krieg ist – mit Schilden bewaffnete Männer fangen Yersin schon vor der Siedlung ab und geleiten ihn und seine Kulis zur Hütte des Häuptlings. M'Seu beschließt, einen Ochsen zu opfern, um den Frieden zu besiegeln. Yersin tötet das Tier mit einer Kugel aus seinem Gewehr.

Am 7. August bricht Yersin mit zehn Trägern nach Süden auf. Der Weg führt auf eine Anhöhe, zu deren Füßen sich ein endlos großes Reisfeld ausbreitet und weit hinten an einen See grenzt. Große Büffelherden benutzen den See als Tränke. Hier und da stehen vereinzelte Baumgruppen, die kleinen Dörfern Schutz bieten. Weit im Süden erheben sich Hügel, die zum Plateau Lang Bian führen. Yersin schätzt den Durchmesser des Sees von Norden nach Süden auf acht und von Osten nach Westen auf fünfzehn Kilometer. Ihm fällt auf, daß die Bewohner des Plateaus von Darlac hochgewachsener sind als die anderen Moi. Die Frauen neigen zu Fettleibigkeit und wirken geschwätzig. Yersin ist der erste Weiße in Darlac. Sein Auftauchen erregt Neugier; Flüstern und Kichern begleiten ihn, wohin er auch kommt.

Als Yersin am 10. August in Kheunes Dorf zurückkehrt, ist der alte Häuptling schon seit mehreren Tagen tot. Die Moi beerdigen ihre Anführer erst einen Monat nach ihrem Ableben. Während dieser Zeit wird die Leiche in einer Hütte aufgebahrt, und rund um die Uhr wachen Männer am Sarg. Täglich opfert Kheunes Sohn ein Tier, der Reiswein fließt in Strömen, und lautstark werden Trommeln und Gongs betätigt. Alle Geschäfte ruhen: die Feldarbeit liegt brach, nicht einmal Elefanten werden vermietet. Yersin kann nicht weiterziehen, ohne seinen Tieren einen Tag

Ruhe zu gönnen. Seine eigene Ruhe wird durch eine makabre Szene gestört: In der Nacht wacht er durch einen schauerlichen Lärm auf. Wilde Schreie ausstoßend und auf die Gongs einschlagend, tragen sechs Krieger im offenen Sarg den alten Kheune spazieren. Auf diese Weise macht Kheune jede Nacht, einen fürchterlichen Gestank verbreitend, die Runde um sein Haus.

Am 14. August ist Yersin wieder bei M'Siao. Während die beiden Männer bei einem Krug Reiswein sitzen, trifft eine schlechte Nachricht ein: Auf dem Rückweg von Binh Hoa, wo eine Abordnung des Stammes Salz eingekauft hatte, ist M'Siaos schönster Elefant verendet. Der Medizinmann wird gerufen, um Licht in die Angelegenheit zu bringen. Er beschuldigt zwei Leute, die sofort ergriffen und vor den Häuptling geschleppt werden. Daß ihnen nicht auf der Stelle der Kopf abgeschlagen wird, ist nur dem Eingreifen Yersins zu verdanken. Er setzt sich für die beiden ein und bietet an, den Preis für das Tier zu bezahlen. Mehr als einen Aufschub ihrer Bestrafung erwirkt er damit allerdings nicht. In ein paar Tagen soll ein Gottesurteil über ihr Schicksal entscheiden. Wenn es ihnen gelingt, eine Hand ins Feuer zu halten, ohne sich zu verbrennen, und einen Krug Reiswein zu leeren, ohne daß ihnen dabei schlecht wird, gilt ihre Unschuld als erwiesen. Als Yersin das Dorf verläßt, kommt er an den beiden vorüber. Man hat ihnen Halseisen angelegt. In diesem jämmerlichen Zustand erwarten sie den Tag ihrer Prüfung und machen sich gegenseitig Vorwürfe, durch Hexerei den schönsten Elefanten des Häuptlings getötet zu haben.

Noch bis zum 24. August 1893 ist Yersin damit beschäftigt, die Streitigkeiten zwischen M'Siao und seinen Nachbarn zu schlichten. In langen Palavern, durch Versprechungen, Geschenke und Tauschgeschäfte gelingt es ihm, die Häuptlinge der umliegenden Dörfer zu beschwichtigen. So kommt er am 18. August auch zu Dang, dem erbittertsten Feind M'Siaos. Vor vielen Jahren soll einer dem anderen einen Elefanten geraubt haben, woraufhin sich der Bestohlene revanchierte und sieben Diener des anderen entführte. Dang verwahrt sich gegen den Vorwurf, er habe durch Zauberei M'Siaos Krankheit im vergangenen Jahr verschuldet: «Es ist doch klar», sagt er zu Yersin, «wenn ich die Macht gehabt hätte, ihn krank zu machen, dann hätte ich es so eingerichtet, daß er an der Krankheit gestorben wäre.» Dang zieht sich in seine Hütte zurück, um über Yersins Friedensangebot nachzusinnen. Zwölf Männer in voller Kriegsmontur mit Lanze, Armbrust und Schild bewachen derweil den Reisenden in seiner Hütte. Draußen beziehen über hundert schwerbewaffnete Männer Posten. Ohne ein Wort zu sprechen, setzen sie sich im Kreis um die Hütte. Yersin macht es sich inzwischen auf seinem Feldbett bequem, der Revolver liegt in Reichweite. Es ist bereits Nacht, als Dang wieder aus seiner Hütte auftaucht und Yersin mitteilt, daß er das Friedensangebot akzeptiere. Um den Pakt zu besiegeln, übergibt ihm Yersin ein Armband aus Kupfer.

Als Yersin M'Siao am 24. August zu verstehen gibt, daß er wieder nach Nha Trang zurückkehren will, protestiert sein Gastgeber unter dem Vorwand, noch längst nicht alle Feinde seien zur Vernunft gebracht. Yersin erwidert, falls man ihm die Elefanten verweigere, die er zum Transport seiner Ausrüstung benötige, werde er allein und zu Fuß gehen und Yan bitten, ihn dafür zu rächen. Sofort gewährt ihm M'Siao die verlangte Eskorte, und am 29. August trifft Yersin in Nha Trang ein. Obwohl er sich dort wohlfühlt, bricht er am 6. September schon wieder nach Saigon auf, und zwar auf der Route Phan Rang, Tan Linh und Bien Hoa, auf der er erst kürzlich gereist ist. Den Rest des Jahres verbringt er damit, Berichte über seine Reisen zu schreiben, nach seinen täglichen Aufzeichnungen Karten zu zeichnen und die vielen Fotografien zu entwickeln, die er gemacht hat.[10] Einen Teil seiner Notizen läßt er der *Revue Indochinoise Illustrée* zukommen, die in Hanoi gedruckt wird. In der Novembernummer dieser Zeitschrift erscheint ein zehnseitiger, mit Zeichnungen illustrierter Artikel unter dem Titel «Die Moi in Kotschinchina und Süd-Annam». Beigefügt ist dem Bericht eine Karte, auf der neben Yersins Expeditionsrouten auch die geplanten Straßen eingezeichnet sind. Man braucht sie nur mit einer neueren Karte dieser Gegend zu vergleichen, um ermessen zu können, wie sehr das heutige Straßennetz auf Yersin zurückgeht. Viele der heutigen Straßen in der Region Saigon–Dalat–Nha Trang verlaufen über weiten Strecken so, wie Yersin es geplant hat. Zwar ist der Marktflecken Tan Linh nicht wie von

Yersin vorgesehen zum Verkehrsknotenpunkt geworden, aber er hat sich zu einer Provinzstadt entwickelt und ist mit Phan Tiet über eine Straße verbunden, die Yersin auf dem ersten Teil seiner Reise abgesteckt hat. Sehr viele Dörfer, die er 1893 besucht hat, sind auf neuen Karten aber nicht mehr verzeichnet. Wahrscheinlich sind sie der Zivilisation zum Opfer gefallen, wurden aufgelöst oder unter anderen Namen neu gegründet. Yersin mußte das schon 1942 feststellen, als er für die Zeitschrift *Indochine* Reiseerinnerungen zu Papier brachte: «M'Siao habe ich auf der Karte mit dem Maßstab 1:100 000 des Service géographique de l'Indochine vergeblich gesucht . . . Es ist wahrscheinlich, daß dieses Dorf in den fünfzig Jahren, die seit meinen Expeditionen vergangen sind, verlegt wurde oder sogar ganz verschwunden ist. Genauso ergeht es mir mit fast allen meinen Erhebungen von 1893. Sie stimmen in nichts mehr mit der Karte überein.»

Gegen Ende des Jahres 1893 hat Yersin noch einmal Gelegenheit, mit Lanessan zu sprechen, der sich zu diesem Zeitpunkt in Saigon aufhält. Er fragt ihn nach neuen Aufgaben, doch Lanessan ist unschlüssig. Einmal will er Yersin die Leitung der Bauarbeiten an der Straße nach Phan Tiet übertragen, die bald in Angriff genommen werden sollen. Dann wieder heißt es, dieses Projekt werde zugunsten einer Eisenbahnlinie am Mekong entlang fallengelassen. Geldmangel und nicht zuletzt auch die Anwesenheit von Ernest Outrey in Saigon, der als Bergbauingenieur weitaus mehr von Straßenbau versteht, geben schließlich den Ausschlag: Yersin stürzt sich wieder in ein Forschungsabenteuer. Am 28. Dezember stellt ihm der Kolonialrat 2000 Piaster für die Erforschung der Route Nha Trang–Saigon zur Verfügung.

Bevor Yersin am 22. Januar 1894 Saigon verläßt, erfüllt er den Wunsch des anthropologischen Laboratoriums am Nationalmuseum für Naturgeschichte nach einigen «anthropologischen Objekten». Er füllt zwei Kisten mit verschiedenen Gegenständen, darunter auch die Stoßzähne eines Elefanten.[11] Dann nimmt er den Dampfer der Messageries Maritimes nach Nha Trang, diesmal als Passagier. Die Hafenstadt ist der Ausgangspunkt seiner neuen Mission. Diesmal soll es durch das Land der Moi nach Tourane gehen.

Von Nha Trang nach Tourane

In Begleitung von vierundfünfzig Trägern und fünfzehn mit Gewehren bewaffneten annamitischen Milizsoldaten verläßt Yersin am 12. Februar 1894 Nha Trang. Fast zwei Monate braucht er, um die Hochebene von Darlac und die Küstenkette von Annam zu überqueren, bis er schließlich am 7. Mai in Tourane eintrifft. Der erste Teil der Reise bis Darlac verläuft ziemlich beschwerlich. Daran vermag auch die Tatsache nichts zu ändern, daß Yersin die Dörfer und ihre Bewohner an dieser Teilstrecke bereits kennt, denn noch immer herrscht Feindseligkeit zwischen den einzelnen Stämmen, und schlimmer noch: Die bewaffnete Truppe an der Seite des Weißen läßt die Erbfeindschaft zwischen den Moi und den Annamiten wiederaufleben. Jeden Tag muß Yersin mit den Dorfhäuptlingen Palaver abhalten, um sie davon zu überzeugen, daß er in friedlicher Absicht gekommen ist und die mitgebrachten Gewehre nur für die Tigerjagd bestimmt sind. Nicht immer gelingt ihm das. Dann bleiben die Türen verschlossen, und die ganze Nacht hindurch halten Krieger davor Wache. Nach Landessitte stoßen sie von Zeit zu Zeit laute Schreie aus. Derweil halten die Wachposten in Yersins Lager große Feuer in Gang, um die Raubtiere abzuschrecken. Im Dorf Pico zwischen den Hochebenen Lang Bian und Darlac kommt es zu einem militärischen Zwischenfall. Am 27. Februar weigert sich der Häuptling des Dorfes, die Reisenden bei sich aufzunehmen, und befiehlt ihnen umzukehren. Yersin läßt einen Teil seiner Ausrüstung unter Bewachung einiger Soldaten in der Nähe des Dorfes zurück und bricht mit einem Dutzend Männer auf, um nach einer Route für die Weiterreise zu suchen. Als er zwei Tage später zurückkehrt, liegt das Dorf wie verlassen da. Die Bewohner scheinen sich in der Nacht davongemacht zu haben. Weil Yersin für die Weiterreise unbedingt noch Träger braucht, schickt er einige Soldaten in das Dorf. Plötzlich gehen nach einem kurzen Schußwechsel einige Hütten in Flammen auf, Minuten später brennt die ganze Siedlung lichterloh. Offensichtlich haben Moi-Krieger, die das Dorf bewachten, das Feuer gelegt. Frauen, die im nahen Wald Schutz gesucht haben, brechen in lautes Klagegeschrei aus, Trommeln ertönen. Yersin beschließt, diesen Ort so schnell wie möglich zu verlassen. Aber welche Kisten soll er mitnehmen? Einige muß er zurücklassen, denn er hat keine Träger. Sie sind entweder verletzt oder geflohen, und die Moi haben die Pferde gestohlen. Der Höhenmesser und die Fotoausrüstung, die Munition, einige Decken, Medikamente, Reis und die Kiste mit den Glasperlen werden schließlich auf die Schultern der Gesunden verteilt, und die kleine Gruppe schlägt den Weg ein, den Yersin ausgekundschaftet hat. Aber die Nachricht von der Feuersbrunst in Pico ist schneller. Von Dorf zu Dorf geschieht immer dasselbe: Die Tore bleiben verschlossen, Yersin und seine Leute müssen in der Umgebung kampieren. Niemand gewährt ihnen Hilfe, und Yersin kann keine Erkundigungen über die Topographie der jeweiligen Gegend einholen. Am 4. März wird das Lager von einigen hundert mit Pfeil und Bogen bewaffneten Moi angegriffen. Sie fordern Yersin auf, mit seinen Männern unverzüglich zu verschwinden. Als die ersten Pfeile fliegen, feuern die Soldaten eine Salve in die Luft. Von panischer Angst ergriffen, suchen die Moi ihr Heil in der Flucht. Die Feindseligkeiten nehmen erst ein Ende, als Yersin in das Dorf M'Siaos kommt, das er bereits von seiner allerersten Expedition her kennt und das ihm mittlerweile sehr vertraut ist. M'Siao versucht ihn zwar wieder in die Streitigkeiten mit seinen Nachbarn zu verwikkeln, aber Yersin erinnert sich nur zu gut an die Ereignisse des vergangenen Sommers. Er wartet, bis sich seine Soldaten von den Anstrengungen der letzten Tage erholt haben, und am 13. März bricht er mit neuen Trägern, Pferden und einem Elefanten in Richtung Norden auf. Die Reise geht durch eine hügelige Landschaft. Binnen weniger Stunden muß die Gruppe von 300 auf 800 Meter Höhe klettern und dann wieder auf 150 Meter hinabsteigen. Die ersten Menschen, die Yersin auf dieser Route trifft, sind Rhadé, friedliche, selbstbewußte Menschen, die von Feldarbeit und Pferdezucht leben und deren Dörfer keinerlei Befestigungsanlagen aufweisen. Die Rhadé von Trim und Tiou sind gastfreundlich und erlauben den Reisenden, durch ihr Territorium zu ziehen. So erreicht Yersins Zug am 23. März ein Gebiet, in dem kriegerische Stämme zu Hause sind, die einer ganz anderen ethnischen Gruppe angehören: die Banhar. Ihre Dörfer bestehen aus kleinen Hütten, in denen die Familien wohnen, und einem großen Gemeinschaftshaus für die Junggesellen. Die Kämpfe dieser Stämme hinterlassen in diesem Teil Annams blutige Spuren.[12] Am 12. März erreicht Yersin eine katholische Missionsstation, die von einem Pater namens Guerlach geleitet wird. Schon Hauptmann Cupet hatte hier einige Jahre zuvor bei einer seiner Reisen Zwischenstation gemacht.[13] Yersin bleibt etwa zehn Tage in dieser Mission, die ganz in der Nähe der heutigen Stadt Kontum liegt. Gemeinsam mit Pater Guerlach unternimmt er mehrtägige Ausflüge zu den Sedang, die eine wilde, von Flußtälern zerklüftete Landschaft bewohnen. Wie gewohnt notiert sich Yersin gewissenhaft den Verlauf der Flüsse. Die Dörfer der Sedang sind regelrechte Adlerhorste. Sie liegen hoch oben auf schwer zugänglichen Bergspitzen. Um jedes Dorf sind drei konzentrisch angeordnete Schutzwälle gezogen, deren Durchgänge so niedrig sind, daß man sich tief bücken muß, um hindurchzukommen. Die Männer tragen Speere und Säbel mit langen Griffen. Ihre ovalen Schilde sind mit Ziegenhaut bespannt. Im Unterschied zu anderen Moi sind die Sedang sehr religiös. Der Fremde muß sich sehr in acht nehmen, nicht eines ihrer zahlreichen Tabus zu verletzen. Vergeltung und Strafe wären die unausweichlichen Folgen. Beim Besuch des Oberhäuptlings der Sedang, mit dem Pater Guerlach im vergangenen Jahr Blutsbrüderschaft geschlossen hat, überrascht Yersin weniger durch seine weiße Hautfarbe als durch sein Fortbewegungsmittel: noch nie zuvor hatten die Dorfbewohner ein Pferd zu Gesicht bekommen. Die nächste Station der beiden ist das große Bergdorf Kontum. Hier residiert Guerlachs Vorgesetzter, dem alle katholischen Missionsstationen Annams unterstehen.

Am 9. April setzt Yersin seine unterbrochene Expedition fort. Nächster Anlaufpunkt ist Attopeu, ein wichtiges Handelszentrum, das bereits zum laotischen Hoheitsgebiet gehört. Die Dschungelpfade sind fast vollständig überwuchert, und der Regen verdoppelt die lästigen Angriffe der Blutegel. Unzählige Flüsse müssen durchwatet werden. Wenn sie befahrbar sind, steigt Yersin auf Boote um. Jede Biegung, jeder Zufluß wird gewissenhaft notiert. Nach beschwerlicher Reise trifft Yersin am 18. April in Attopeu ein. Der Ort liegt am Westhang der Küstenkette von Annam, an der Seite also, die dem Mekong zugewandt ist. Die mageren Erträge der Landwirtschaft reichen nicht aus, um die Bevölkerung zu ernähren. So leben die Bewohner in der Hauptsache vom Handel mit den Bergstämmen und den Laoten des Mekong-Tieflandes.

Nach Attopeu wendet sich Yersin nach Osten. Jetzt gilt es, die Küstenkette in umgekehrter Richtung zu überqueren und zum Chinesischen Meer vorzustoßen. Diese letzte Etappe von Attopeu nach Tourane dauert siebzehn Tage. Dabei müssen Höhenlagen zwischen 300 und 1300 Metern überwunden werden. Der Weg führt an Dörfern vorbei, die miteinander im Krieg liegen. Nicht selten sind um die Befestigungsanlagen tückische Fallen aufgestellt: kleine, messerscharfe Bambusspitzen, die kaum sichtbar aus dem Boden ragen. Jeden Tag muß Yersin einen seiner Annamiten verarzten, weil er sich am Fuß verletzt hat. Alle Flüsse in dieser Gegend enthalten Gold, das auch für die Moi einen besonderen Wert hat, denn sie tauschen es mit den Laoten oder Annamiten. In einem Dorf bekommt Yersin für vier Meter Kupferdraht ein Gramm Gold.

Am 5. Mai erreicht er das letzte Moi-Dorf, in dessen Nähe ein schiffbarer Fluß vorüberfließt. Annamitische Sampane bringen die Reisenden in zwei Tagen nach Tourane. Von dort geht es an der Küste entlang nach Hue, der alten Kaiserstadt, wo der oberste Resident von Annam seinen Sitz hat. Ihn unterrichtet Yersin von den Ergebnissen seiner Mission. Danach fährt er mit dem Dampfer der Messageries Maritimes nach Saigon, wo er seine Erfahrungen der letzten drei Monate niederschreibt.[14] Er beschreibt seine Reiseroute, die Stämme, deren Bekanntschaft er gemacht hat, ihre Dialekte, ihre Sitten und Gebräuche, aber auch das Klima der Unsicherheit und des permanenten Kriegszustandes in dieser Region. Sein Bericht weist auf die wirtschaftlichen Möglichkeiten des Landes hin (fruchtbare Anbauflächen im Süden, gutes Weideland im Norden, Goldvorkommen, Mineralvorkommen usw.) und dringt auf politische Maßnahmen im Interesse der Bevölkerung: Sehr viele Moi-Häuptlinge seien über die herrschenden anarchischen Zustände empört und durchaus zu einer Zusammenarbeit mit den Franzosen bereit, wenn diese als Gegenleistung Ordnung schaffen und vor allem das leidige Steuerproblem regeln würden.

Unter Androhung von Gewalt würden die Moi immer wieder dazu gezwungen, Abgaben an annamitische Mandarine oder an Häuptlinge anderer Stämme zu zahlen. Gerne würden sie sich deshalb unter den Schutz eines französischen Residenten stellen, und man sollte in jedem wichtigen Ort eine solche Behörde einrichten. So könnten Zentren entstehen, die, sobald ein ausgebautes Straßen- und Eisenbahnnetz vorhanden sei, eine blühende Zukunft vor sich hätten.

Am 28. Mai 1894 fährt Yersin von Saigon nach Hanoi. Noch weiß er nicht, daß die Erforschung unbekannter Regionen in Zukunft nicht mehr das vorrangige Ziel seiner Reisen sein wird. Ebensowenig ahnt er, daß ihm seine neue Mission unverhofften Ruhm einbringen wird und daß er auf verschlungenen Umwegen wieder in den Schoß des Institut Pasteur zurückkehren wird – damit rechnet er wohl am allerwenigsten.

VI

Die Pest (1894–1898)

Hong Kong

Zu den Aufgaben der Expeditionen Yersins hatte auch eine Bestandesaufnahme der in Indochina grassierenden Krankheiten gehört, damit zum Schutz der neuen französischen Kolonie wirksame Vorbeugemaßnahmen getroffen werden konnten. Nun war seit Beginn des Jahrhunderts eine der ältesten und am meisten gefürchteten Seuchen, die Pest, immer weiter in einige Provinzen Südchinas vorgedrungen und bedrohte jetzt unmittelbar das französische Protektorat Tonkin.

Wu Lien-Teh, ein Chronist der Pest, vermutete die Wiege dieser Krankheit auf den Hochplateaus Innerasiens,[1] wo sie schon seit undenklichen Zeiten im russischen und chinesischen Turkestan, in der inneren und äußeren Mongolei und den nordindischen Ausläufern des Himalaya gewütet haben soll. Gegen Ende des 18. Jahrhunderts erreichte die Pest den Norden Birmas, das an die chinesische Provinz Yunnan angrenzt. Die Truppenbewegungen während der moslemischen Revolte von 1855 und die anschließende Auswanderung großer Teile der Zivilbevölkerung schleppten die tödliche Krankheit in Regionen, die bisher verschont geblieben waren. Im Jahr 1866 hatte die Pest Yunnanfu (das heutige Kunming) erreicht, die Hauptstadt der Provinz Yunnan, die zum damaligen Zeitpunkt in einen Krieg verwickelt war. Schon ein Jahr später trat sie in Pakhoi auf, einer Hafenstadt im Süden der chinesischen Provinz Kwangtung. Zwischen diesen beiden Städten liegen 700 Kilometer. Simpson[2] vertrat die Ansicht, aus Yunnan zurückkehrende Truppen hätten der Pest einen solch großen Sprung ermöglicht. 28 Jahre lang schwelte die Epidemie nun in Yunnan und Kwangtung und bedrohte Tonkin von zwei Seiten: auf dem Landweg über das angrenzende Yunnan, und von der See her, weil Haiphong, der wichtigste Hafen Tonkins, regelmäßig von schweren Sampanen und dickbauchigen Dschunken aus Pakhoi angelaufen wurde.

Schon bei seiner Ankunft in Indochina hatte Yersin von Pestfällen in Südchina gehört, und bereits 1892, also noch vor dem offenen Ausbruch der Seuche in den chinesischen Städten Longzhou und Pakhoi, die beide relativ nahe bei Hanoi liegen, hatte er dem Generalgouverneur von Indochina das Angebot gemacht, die Pest in Yunnan zu studieren und vor Ort nach Mitteln und Wegen einer wirksamen Bekämpfung zu suchen. Aber Lanessan hatte damals geantwortet: «Es hat in Yunnan niemals eine Pest gegeben, und wenn doch, würde ich es bestreiten. Über Tonkin wird ohnehin schon zuviel geredet. Man sollte jetzt nicht auch noch die Pest ins Spiel bringen.»[3] Im Oktober 1893 wurde eine zweite Anfrage abschlägig beschieden: Die Kosten für ein solches Projekt, so hieß es, seien vom Budget der Kolonie nicht zu tragen.

Anfang 1894 griff die Pest auf Kanton über, dann auf Hong Kong und schließlich auf Amoy, die wichtigste Hafenstadt Fukiens. Mit einem Schlag hatte sich die Situation dramatisch zugespitzt: In wenigen Monaten gab es in Kanton unter den 1,6 Millionen Einwohnern hunderttausend Tote. Die Behörden in Hong Kong erfuhren von den ersten Pestfällen in ihrer Stadt erst Ende Mai. Wahrscheinlich war die Pest schon mehrere Wochen zuvor ausgebrochen, doch man hatte sie vertuscht. Wahrscheinlich um die unvermeidliche Zwangsquarantäne so lange wie möglich hinauszuschieben.

Die Nachricht von der Pestepidemie in Hong Kong beunruhigte nicht nur die Engländer in Kowloon und Victoria oder die Franzosen in Tonkin, sondern zahlreiche Länder, die auf dieser Drehscheibe des internationalen Seeverkehrs Handel trieben. Die Welt erzitterte, und mit Recht. Man wußte um die 25 Millionen Menschen, die die Pest zwischen 1348 und 1350 in Europa dahingerafft hatte, die 70 000 Toten von London (1665) und die 40 000

Toten von Marseille (1720), und man mußte der Tatsache ins Auge sehen, daß die Situation noch gefährlicher und die Risiken noch größer waren als in den zurückliegenden Jahrhunderten. Hatte die Pest sich früher – im 6. oder im 14. Jahrhundert etwa – über ihr Ursprungsgebiet hinaus verbreitet, kam sie bei den damals üblichen Verkehrsmitteln nur langsam voran: Gespanne zu Land und Segelschiffe zu Wasser, die nur die Küsten, nicht aber die Weltmeere zwischen den Kontinenten befahren konnten, verhinderten ihre rasche Ausdehnung. Die Pest des Jahres 1894 reiste dagegen mit schnelleren Verkehrsmitteln: mit der Eisenbahn über Land, mit Dampfschiffen über das Meer. Die Neue Welt, Ozeanien, ja selbst die entlegensten Häfen waren nicht mehr vor ihr sicher. Man wußte darum, fühlte sich verwundbar und erzitterte.[4]

Keine Krankheit hatte sich so tief in das kollektive Unterbewußtsein eingegraben wie gerade die Pest. Weder Cholera, Typhus, Pocken, Grippe oder Gelbfieber, deren Sterblichkeitsraten kaum geringer waren als die der Pest, noch die Lepra hatten die Menschen in demselben Maße einschüchtern können. Und was wußte man schon über die Pest? Was wußten die Ärzte im Jahr 1894? Nichts, außer daß sie in Epidemien auftrat, daß sie ansteckend war – auch wenn die Einzelheiten der Übertragung völlig im dunkeln lagen – und daß sie in den meisten Fällen tödlich endete. Eine wirksame Therapie gab es nicht. Die Erreger der Pest waren unbekannt, ebensowenig wußte man, wo sie sich einnisten und wodurch sie übertragen werden. Eine wissenschaftlich begründete Prophylaxe war daher nicht möglich. Um diese Unwissenheit zu überspielen, käuten die medizinischen Abhandlungen am Ausgang des 19. Jahrhunderts die alten Vorurteile wieder und sprachen von der Pest als dem «Erbe der notleidenden, ungebildeten, schmutzigen, auf der untersten Zivilisationsstufe stehenden Völker»[5]. Man untersuchte unter völlig falschen Voraussetzungen, ob Europäer und Eingeborene in gleichem Maß für diese Krankheit anfällig seien, und diskutierte die Frage, ob die Pest den typhusartigen Fiebern zuzuordnen sei. Bis zum Jahr 1894 blieb die Pest, was sie schon immer war: rätselhaft, unberechenbar, unheilbar. Sie ist die große Unbekannte, die Yersin bei seiner Rückkehr nach Saigon erwartet.

Sie erwartet Yersin in Gestalt einer offiziellen Mission: Die französische Regierung hat den provisorischen Generalgouverneur Laurent Chavassieux beauftragt, den Pasteur-Schüler so schnell wie möglich nach Yunnan zu schicken. Er soll dort nach dem Erreger der Krankheit forschen, feststellen, in welcher Richtung sich die Epidemie ausbreitet, und wirksame Maßnahmen zu ihrer Eindämmung anordnen. Am 19. Mai 1894 schreibt Yersin an seine Mutter: «Ich bin jetzt wieder in Saigon, aber nicht für lange, denn in zwölf Tagen muß ich nach Tonkin, um von dort aus die Pest in Yunnan zu studieren!!! Wie Du siehst, vergeude ich keine Zeit. Am 10. Mai habe ich meine Expedition in Tourane beendet und bin von dort mit dem Dampfer nach Saigon zurückgekehrt. Während meiner Abwesenheit war der Befehl aus Paris eingetroffen, man solle mich wegen der Pest nach Yunnan schicken. Diese schreckliche Krankheit tritt in Yunnan meist nur in Streufällen auf, aber jedes Jahr gibt es eine verheerende Epidemie. Jetzt ist Tonkin bedroht, deswegen schickt man mich dorthin. Die Seuche hat dieses Jahr auch auf andere Teile Chinas übergegriffen. In Hong Kong sterben täglich vierzig Menschen. Ich trage mich deshalb mit dem Gedanken, mit meiner Arbeit dort zu beginnen. Das wird aber vom neuen Generalgouverneur, Monsieur Chavassieux, abhängen, dem Nachfolger Monsieur Lanessans.» Leider hält sich dieser strikt an die Befehle, die er aus Paris bekommen hat. «Die erste Aufgabe bei meinen Forschungen wird sein, der Pestmikrobe nachzuspüren. Nun liegt es auf der Hand, daß eine erste mikrobiologische Untersuchung viel leichter in Hong Kong zu machen wäre. Ich traf also schon meine ersten Vorbereitungen für eine Reise nach Hong Kong, denn ich war überzeugt, daß Monsieur Chavassieux meine Ansicht teilen würde. Am 28. Mai ging mein Schiff nach Tonkin. In Qui Nhon traf ich den Generalgouverneur. Er war gerade auf dem Weg nach Saigon. In der Unterredung, die ich mit ihm hatte, sagte er mir, er sei durchaus bereit, mich nach Hong Kong zu schicken. Bevor er aber eine offizielle Order aus dem Ministerium habe, könne er keine Entscheidung treffen. Erst müsse er über die Lage in Yunnan im Bilde sein. Ich mußte also nach Hanoi, wo ich neue Befehle bekommen sollte. Am 3. Juni traf ich in Hanoi ein.»[6]

Kaum hat Yersin also die Mission nach Yunnan erhalten, um die er zwei Jahre lang gekämpft hat, besinnt er sich schon wieder anders. Er will zuerst nach Hong Kong. Er ist davon überzeugt und versucht auch, den Generalgouverneur (einen ehemaligen Medizinstudenten) davon zu überzeugen, daß er in Hong Kong die besseren Voraussetzungen findet, aber er bleibt das Opfer seiner früheren Hartnäckigkeit, «er sitzt in der eigenen Falle», wie Noël Bernard sehr treffend formuliert. Jetzt muß er erreichen, daß diese Mission nach Yunnan, für die er sich so sehr eingesetzt hat, zugunsten einer Reise nach Hong Kong annulliert wird. Gleich nach seiner Ankunft in Hanoi am 3. Juni 1894 sucht er Monsieur Trucy, den Leiter des Gesundheitsamts von Tonkin, und seinen Kollegen Monsieur Grall, Leiter des Gesundheitsamts von Kotschinchina, auf. Die beiden Herren sollen sein Gesuch unterstützen, den Bestimmungsort der Mission zu ändern. Grall ist einverstanden und telegrafiert am 4. Juni nach Paris. Die Antwort des Ministeriums ist sehr förmlich. In Paris besteht man darauf, daß Yersin nach Yunnan reist. Trotz dieser Ablehnung bleibt Yersin hartnäckig: «Haiphong, den 8. Juni 1894. Liebe Mutter! Ich bin jetzt schon sechs Tage hier und weiß noch immer nicht, wohin die Reise gehen wird: nach Yunnan, nach Hong Kong oder sonstwohin. Am liebsten würde ich nach Hong Kong gehen, denn dort sind die Bedingungen für das Studium der Pest am besten. Aber der Gouverneur will, daß ich nach Yunnan reise, wo es zwar nur einige vereinzelte Pestfälle gibt, wo im Moment aber ein Oberst stationiert ist, der offenbar mehr Angst vor der Pest als vor Gewehrkugeln hat und deshalb nichts sehnlicher wünscht, als daß ich bei ihm bin, um ihn im Falle eines Falles zu pflegen, was beileibe nicht meine Aufgabe ist. Die Krankheit ist jetzt auch in Vinh ausgebrochen, mitten in Annam, und ich frage mich schon, ob man mich vielleicht dorthin schicken wird. Von Hanoi und von hier aus habe ich zwei Depeschen an Calmette in Paris geschickt. Vielleicht kann er durchsetzen, daß man mich zuerst einmal nach Hong Kong schickt. Ich hoffe, daß ich heute oder morgen Antwort bekomme.» Die Antwort trifft am nächsten Tag ein. Sie ist positiv: «Calmette hat den Minister schnell überzeugt. In drei Tagen fahre ich. Mein nächster Brief an Dich wird von dort abgehen.»

Yersin trifft am 15. Juni 1894 in Hong Kong ein. Vorläufig wohnt er im Hospital von Kennedy Town. Die Pest hat der Stadt ihren Stempel aufgedrückt: im Hafen liegen keine Schiffe vor Anker, der Seeverkehr ist praktisch eingestellt. Die Straßen, wo sich sonst die Massen drängen, sind menschenleer. Mehr als hunderttausend Chinesen, die Hälfte der Bevölkerung also, sind schon zu Beginn der Epidemie nach Kanton geflüchtet, obwohl sie wußten, daß die Pest auch dort wütete. Sie flohen denn auch weniger vor dem Schwarzen Tod als vor den sanitären Vorschriften der Engländer, die es verboten, die Toten mit dem üblichen Begräbniszeremoniell zu bestatten.

Täglich werden Tote aufgefunden: auf der Straße, draußen vor der Stadt oder auf Sampans. Die in aller Eile eingerichteten Friedhöfe bestehen aus einfachen Gräben mit Kalk. Die Leichen werden dort hineingeworfen und mit einer Schicht Zement überdeckt. Der Tod ereilt die Kranken binnen wenigen Tagen, manchmal hat ein Infizierter nicht einmal mehr 24 Stunden zu leben. Die Sterblichkeitsrate liegt bei 96 Prozent. Täglich inspizieren englische Soldaten alle chinesischen Häuser und schaffen die Kranken in eines der Hospitäler. Kommen in einer Familie drei Krankheitsfälle vor, bleiben den Überlebenden 24 Stunden, um auszuziehen. Dann wird das Haus vollständig ausgeräumt. Türen, Zwischenwände, zurückgelassene Möbel, Müll – alles wird ans Meer geschafft, auf einen Haufen geworfen und verbrannt. Die Wände und das Dach des Hauses werden mit Chlorkalk und Schwefelsäure abgesprüht. Straßen, wo fast in jedem Haus Pestfälle aufgetreten sind, werden an beiden Enden mit Ziegelsteinen zugemauert. Bis auf weiteres bleiben sie für den Verkehr, aber auch für die Bewohner gesperrt. Erst wenn Spezialtrupps die Häuser und sogar die Straße desinfiziert haben, werden sie wieder freigegeben. Anfangs spielten die englischen Behörden mit dem Gedanken, die chinesischen Häuser der infizierten Viertel niederzubrennen. Aber angesichts der Höhe der Entschädigungen, die man in diesem Fall an die vielen Bewohner hätte zahlen müssen, nahm man von dieser Radikalkur wieder Abstand. Statt dessen desinfizierte man Straße für Straße, Haus für Haus.

Das Hospital von Kennedy Town, die größte Einrichtung dieser

Art in Hong Kong, konnte bei weitem nicht alle Pestkranken aufnehmen, und Dr. Lawson, der Direktor des Civil Hospital, erhielt den Auftrag, Lazarette einzurichten. Zuerst wurden die Kranken auf das chinesische Krankenhaus von Tung-Wash und das Lazarettschiff *Hygieae* verteilt. Das Schiff konnte etwa vierzig Kranke aufnehmen, doch die Chinesen sträubten sich, wenn man sie dort einweisen wollte, weil die englischen Ärzte keine Besuche von Familienangehörigen an Bord gestatteten. Bald mußten neue Unterbringungsmöglichkeiten geschaffen werden. Vorläufig brachte man die Kranken in eine ehemalige Glasbläserei. Dicht zusammengepfercht lagen sie dort auf Matten, die man auf der nackten Erde ausgerollt hatte. Doch schon bald mußte man dieses heruntergekommene, vom Einsturz bedrohte Gebäude wieder räumen. In Kennedy Town wurden die Räume einer ehemaligen Polizeistation in ein Pestkrankenhaus mit vierzig Betten umfunktioniert, das heißt man stellte Böcke auf, legte Bretter darüber und deckte sie mit dünnen Matten ab. Weitere improvisierte Lazarette entstanden in einem halbfertigen Schlachthaus und in der Nähe der alten Glasbläserei. In aller Eile errichtete man dort eine große Baracke aus Bambus und Stroh, der man den hochtrabenden Namen *Alice Memorial Hospital* gab. Es gab dort weder Betten noch Decken oder Moskitonetze, und nur Hindus und Japaner hatten Anspruch auf eine Matratze. Alle diese Lazarette waren dem Hospital von Kennedy Town und Dr. Lawson unterstellt.

Die Pest war von Chinesen aus Kanton eingeschleppt worden. Die ersten Fälle traten am 5. Mai in Tayping-Shang auf. Dieses Elendsviertel bestand aus einer Ansammlung von zumeist fensterlosen Hütten und Holzverschlägen, in denen ganze Familien lebten und arbeiteten. Man war gerade dabeigewesen, ein neues Abwassersystem anzulegen, als die Pest ausbrach. Seitdem ruhten die Arbeiten. Die Abzugskanäle waren zu klein, das Abwasser vermischte sich mit dem herumliegenden Müll und verdreckte das Viertel noch mehr, als es ohnehin schon war. «Überall liegen hier tote Ratten herum . . . von Zeit zu Zeit begegne ich zwei Männern mit einer Tragbahre: Wieder wird ein Kranker ins Hospital geschafft. Heute morgen, in aller Frühe, sah ich Pestleichen sogar auf der Straße liegen.»[7]

Monsieur Bourgeois vom französischen Konsulat verhehlt Yersin nicht, daß seine Unkenntnis der englischen Sprache den guten Beziehungen zu den britischen Behörden alles andere als förderlich sei und daß die Engländer die offizielle Entsendung eines französischen Bakteriologen ohnehin als versteckte Kritik betrachteten, vor allem angesichts der Tatsache, daß es in Hong Kong keinen einzigen englischen Spezialisten gebe. «Jetzt bin ich zwar gut informiert, aber auch sehr befangen, wenn ich demnächst meine Antrittsbesuche mache», konstatiert Yersin.

Glücklicherweise hat ihm Dr. Lefèvre, ein Arzt aus Haiphong, ein Empfehlungsschreiben für den Missionar Pater Vigano mitgegeben, der schon seit dreißig Jahren in Hong Kong lebt, früher aber als Artillerie-Offizier in der italienischen Armee gedient hatte und für seine Tapferkeit in der Schlacht bei Solferino mit dem Kreuz der Ehrenlegion ausgezeichnet worden war. Dieser alte Kämpfer «hat noch ein Herz und Sympathien für Frankreich». Er begleitet Yersin in die Hospitäler und bei seinen offiziellen Besuchen. Am 16. Juni stellt er ihn verschiedenen Herren vor: Dr. Ayres, Chef des britischen Sanitätswesens in den Kolonien, Mister Francis, Berater der Königin und Vorsitzender der Seuchenkommission, Dr. Marques, portugiesischer Arzt im Strafvollzug, und Sir Robinson, Generalgouverneur von Hong Kong. Sir Robinson leitet alles Notwendige in die Wege, damit Yersin Zutritt zu allen Pestkrankenhäusern erhält. Schließlich lernt er auch Dr. Lawson kennen, der die Verantwortung für die Krankenhäuser trägt. Yersin legt ihm die Ziele seiner Mission dar. In Begleitung Pater Viganos führt ihn Lawson zuerst an Bord des Lazarettschiffs *Hygieae,* dann ins Pestkrankenhaus von Kennedy Town, das einzige übrigens, in dem Autopsien vorgenommen werden können. Lawson beschließt, Yersin dort ein Zimmer zu beschaffen.

Inzwischen hat sich dort aber die Forschungsgruppe Professor Kitasatos einquartiert. Im Mai 1894 hatte Dr. Nakagawa, der japanische Konsul in Hong Kong, die Gesundheitsbehörde in Tokio alarmiert, die sofort alle Schiffe aus Hong Kong mit einer neuntägigen Quarantäne belegte. Gleichzeitig beschloß die japanische Regierung, «der Menschheit einen Dienst zu erweisen und Forschungen über diese noch weitgehend unbekannte Krankheit anzustellen».[8] So verlassen am 4. Juni Professor Kitasato und sein Assistent, der Marinearzt Tohin Ishigami, der Anatom und Pathologe Tanemichi Aoyama, dessen Assistent Miyamoto und der Medizinstudent Kinoshita, der sich freiwillig gemeldet hatte, die japanische Hauptstadt. Am 12. Juni, also drei Tage vor Yersin, treffen die Forscher in Hong Kong ein und belegen die Räumlichkeiten im Hospital. Sie haben nicht die Absicht, mit dem französischen Konkurrenten zusammenzuarbeiten, geschweige denn, ihn bei seiner Arbeit zu unterstützen. Schon am Tag der Ankunft berichten die Zeitungen, der japanische Professor habe den Pestbazillus im Blut von Kranken entdeckt. Als Dr. Lawson Yersin mit dem Japaner bekannt macht, beendet dieser gerade eine Autopsie. Yersin schreibt dazu: «Kitasato entnimmt einem Herzen etwas Blut. In einem Glasgefäß trägt er es in sein Laboratorium, um es zu untersuchen. Unterdessen sezieren seine Gehilfen weiter. Ich bin ein wenig überrascht darüber, daß sie die Pestbeule nicht einmal zu suchen scheinen. Im Gegenteil: Sie untersuchen sehr genau das Herz, die Lunge, die Leber, die Milz ... Dann gehen wir zu Professor Kitasato, um uns zu verabschieden. Er hat seinen Bazillus nicht wiedergefunden, zudem behauptet er, der Patient sei nicht an der Pest, sondern an Typhus gestorben. Unter seinem Mikroskop liege ein Milzpräparat, man könne den Typhuserreger sehen. Ich werfe einen Blick darauf. Mir kommt es vor, als sei der Typhusbazillus größer und länger als diese wenigen kleinen Bazillen, die sein Präparat enthält. Ich denke aber nicht weiter darüber nach.» Yersin versucht, sich mit Kitasato auf deutsch zu unterhalten, eine Sprache, die der Japaner perfekt beherrscht, da er sieben Jahre bei Koch in Berlin gearbeitet hat, wie übrigens auch Aoyama, der ein Jahr später seinen Bericht über diese Mission in deutscher Sprache veröffentlicht. «Aber», schreibt Yersin, «offensichtlich habe ich seit meinem letzten Aufenthalt in Deutschland die Sprache ein wenig verlernt, denn anstatt mir zu antworten, lachen sie nur.»

Kitasatos Verhalten, insbesondere auch seine Weigerung, mit Yersin zu sprechen, erscheint unverständlich und um so überraschender, als die beiden Männer an den gleichen Themen gearbeitet haben. Kitasato hatte zusammen mit Koch die Tuberkulose und mit Behring das Diphtherietoxin erforscht. Deshalb muß er Yersins Doktorarbeit gekannt und von dessen Entdeckung des Diphtherietoxins (in Zusammenarbeit mit Roux) gewußt haben. Sollte er während seiner acht Jahre in Berlin Kochs Antipathie gegenüber Frankreich und speziell gegenüber Pasteur[9] angenommen haben und sie jetzt sogar Pasteurs Schüler spüren lassen? Er spricht fließend Deutsch, sprachliche Barrieren kann es also nicht geben. Oder ahnt er, daß er in Yersin einen gefährlichen Rivalen vor sich hat? Hofft er etwa dadurch, daß er zu Yersin auf Distanz geht, sein Autopsie-Monopol besser verteidigen zu können? Wie Yersin weiß er sehr wohl, daß nur Autopsien das Geheimnis um den Pesterreger lüften können.

Weil alle Zimmer im Hospital von Kennedy Town von Engländern oder Japanern belegt sind, stellt Dr. Lawson Yersin eine Ecke im Treppenhaus zur Verfügung, wo er sich am 17. Juni ein Labor einrichtet. Zuerst untersucht er unter dem Mikroskop mehrere Blutproben von Pestkranken, ohne aber irgendwelche Erreger zu entdecken. Er fragt also, ob er eine Leiche sezieren könne: Doch allem Anschein nach findet an diesem Tag keine Autopsie statt. Am folgenden Tag werden wohl Autopsien vorgenommen, doch sie sind ausschließlich den Japanern vorbehalten.

Als das *Alice Memorial Hospital* in jenen Tagen gerade eröffnet wird, kann Yersin das Blut frisch eingelieferter Patienten untersuchen. Wieder ohne Resultat. Da im neuen Krankenhaus noch kein Todesfall vorgekommen ist, kann er auch keine Autopsie vornehmen. Auf seine erneute Anfrage hin drücken die Engländer im Hospital von Kennedy Town am 19. Juni ihr Bedauern aus: Sie könnten ihm noch keine Genehmigung für eine Autopsie geben, denn alle Leichen seien für die Japaner reserviert. Und das, obwohl sich Yersin schon seit 5 Uhr morgens im Krankenhaus aufhält, während die Japaner erst um 10 Uhr feierlich Einzug halten. Am 20. Juni wird sein Ersuchen wieder abgelehnt, diesmal aber mit Aussicht auf eine Genehmigung für den nächsten Tag. Yersin untersucht also weiterhin Blutproben von Kranken, wieder ohne etwas zu entdecken. Dieser Mißerfolg bestärkt ihn in dem Gedanken, der Erreger müsse in den Eiterbeulen, den charakteristischen Läsionen der Pest, zu finden sein. Am selben Tag rät ihm Pater

Vigano, da die Böswilligkeit der Engländer und Japaner mittlerweile nur zu offensichtlich geworden ist, einen weniger offiziellen, dafür aber erfolgversprechenderen Weg einzuschlagen, um zu einer Pestleiche zu kommen. Yersin besticht die Matrosen, die mit der Bestattung der Leichen betraut sind, und noch am gleichen Abend erhält er Zutritt zu dem Keller, wo die Toten einige Stunden lang aufgebahrt werden, bevor man sie zum Friedhof karrt: «Sie liegen schon in ihren Särgen, ganz mit Kalk bedeckt. Ein Sarg wird geöffnet. Ich schiebe den Kalk beiseite, um die Leistengegend freizulegen. Die Beule ist deutlich auszumachen. In weniger als einer Minute habe ich sie herausgeschnitten und bringe sie in mein Labor. Im Nu habe ich ein Präparat hergestellt und lege es unter mein Mikroskop. Auf den ersten Blick erkenne ich einen regelrechten Brei von Mikroben, die alle gleich aussehen: kleine gedrungene Stäbchen mit abgerundeten Enden, die das Färbemittel nur schlecht annehmen (Löffler-Blau). Von meiner Pestbeule lege ich Bakterienkulturen auf Agar-Nährböden an und injiziere sie Mäusen und Meerschweinchen. Einen Teil des Gewebes gebe ich in ein Reagenzglas, um es nach Paris zu schicken, dann gehe ich zurück zur Leichenhalle, um neues Material zu besorgen. Ich entnehme zwei weitere Beulen, ihre Analyse führt zu denselben Resultaten. Die Chancen, daß es sich bei meiner Mikrobe um den Pesterreger handelt, stehen also nicht schlecht. Noch ist es allerdings zu früh, etwas Endgültiges zu behaupten.»

Die ständigen Störungen auf dem Flur machen die Arbeit im Krankenhaus von Kennedy Town immer beschwerlicher. Pater Vigano bemüht sich deshalb mit Erfolg um die Baugenehmigung für einen Schuppen neben dem *Alice Memorial Hospital.* Für 65 Piaster baut ein chinesischer Unternehmer binnen zwei Tagen eine Bambushütte mit Strohdach, in der Yersin wohnen und arbeiten kann. Am 22. Juni 1894 bezieht er mit seinen Bakterienkulturen und Versuchstieren die neue Bleibe. Die Tiere, denen er Beuleneiter von Pestleichen gespritzt hat, sterben ausnahmslos. Bei der Autopsie weisen sie Beulen auf, die denselben Bazillus enthalten. Yersin zeigt die Bazillen Dr. Lawson und sagt ihm auch, er habe den französischen Konsul eingeschaltet, um sich beim englischen Gouverneur darüber zu beschweren, daß man seinem

Wunsch, Autopsien vorzunehmen, immer wieder Hindernisse in den Weg lege. Schon am Tag darauf öffnen sich für ihn die Türen zum Sezierraum in Kennedy Town. Von nun an kann Yersin beliebig Beulen aus Leichen herausschneiden. In 75 Prozent aller Fälle findet er sie in der Leistengegend, bei 10 Prozent unter den Achseln, und immer kann er den Bazillus nachweisen.

Um dieselbe Zeit untersuchen auch die Japaner die Beulen. Yersin bemerkt dazu: «Dr. Lawson hat sich als ein parteiischer Bundesgenosse der Japaner erwiesen[10] ... er hätte verschwiegener sein müssen. Nachdem er meine Präparate gesehen hatte, gab er den Japanern den Tip, in den geschwollenen Lymphknoten nach der Mikrobe zu suchen. Er selbst, aber auch mehrere andere Personen haben mir versichert, daß die Mikrobe, die die Japaner zuerst isoliert hatten, der meinigen überhaupt nicht ähnlich sehe. Sie sei viel länger gewesen.»

Was war das also für ein Bazillus, den Kitasato am 14. Juni 1894 entdeckt und noch am selben Tag, ohne jede bakteriologische Analyse, sondern nur auf sein bloßes Aussehen hin, als den Pesterreger identifiziert hatte?[11] Mit anderen Worten: Hat Yersin oder Kitasato den Pestbazillus zuerst entdeckt? Natürlich sind solche Fragen müßig, und mitunter entbehren sie nicht einer gewissen Lächerlichkeit, doch wir können eine Debatte, die fast achtzig Jahre lang geführt wurde, nicht einfach mit Schweigen übergehen. Howard-Jones' Artikel von 1975[12] hat den Streit zwar endgültig zu Yersins Gunsten entschieden. Doch die meisten angelsächsischen Schriften und medizingeschichtlichen Abhandlungen hatten immer Kitasato als Entdecker angeführt.[13] Im günstigsten Fall hieß es, die beiden Forscher hätten den Erreger gleichzeitig und unabhängig voneinander entdeckt. Man sprach deshalb vom «Kitasato-Yersin-Bazillus».[14] Doch lesen wir die damaligen Berichte Yersins und Kitasatos. Sie beseitigen jeden Zweifel.

Eine erste kurze Beschreibung des Pestbazillus findet sich in einem Brief Yersins an Duclaux, den dieser am 30. Juli 1894[15] der Akademie der Wissenschaften vorlegt: «Die Beulen enthalten, deutlich und klar zu erkennen, eine riesige Zahl von Bazillen. Sie sind klein, kurz und haben abgerundete Enden. Sie lassen sich nicht nach der Gram-Methode, sondern mit Enzian-Violett einfärben. Bei acht Kranken habe ich den Bazillus in den entzündeten Lymphknoten gefunden. Bei der Autopsie von zwei Pestleichen stieß ich auf dieselbe Mikrobe. Stark angesiedelt ist sie vor allem in den Beulen, weniger zahlreich in den anderen Lymphknoten und sehr selten im Blut von Sterbenden. Mäuse, denen ich etwas Beuleneiter gespritzt habe, sterben innerhalb von vierundzwanzig Stunden. Sie haben Bazillen in den Lymphknoten, in den inneren Organen und im Blut. Dort sind sie länger und dünner. Die Tiere sterben regelrecht an Blutvergiftung. Meerschweinchen sterben innerhalb von drei bis sechs Tagen. An der Einstichstelle haben sie ein Ödem, die benachbarten Lymphknoten sind geschwollen, das Volumen von Leber und Milz hat sich vergrößert. Je länger die Krankheit dauert, desto dicker werden die Lymphknoten ... Die Mikrobe läßt sich problemlos auf einem Gelar-Nährboden züchten, wo sie eine gleichmäßige weiße Schicht bildet.» Auch wenn diese Beschreibung sehr knapp ausgefallen ist, so enthält sie doch schon alles Wesentliche der auch heute noch gültigen Definition des Pestbazillus: In den Beulen sind die Bazillen reichlicher vorhanden als im Blut der Kranken, sie sind gramnegativ, lassen sich auf üblichen Nährböden kultivieren und toten Mäuse durch Blutvergiftung. Diese Resultate sind um so erstaunlicher, als es sich dabei um die Ergebnisse einer höchstens einwöchigen Arbeit handelt. Denn berücksichtigt man, daß die Post von Saigon nach Paris vier Wochen unterwegs war (dazu die Zeit für die Strecke Hong Kong–Saigon), und bedenkt man ferner, daß nach Yersins Angaben die Meerschweinchen binnen drei bis sechs Tagen starben, er die Injektionen aber nicht vor dem 20. Juni hatte vornehmen können und sechs Tage auf die Ergebnisse warten mußte, so läßt sich errechnen, daß er seinen Bericht um den 28. Juni 1894 herum abgefaßt haben muß, höchstens ein oder zwei Tage früher oder später.

Eine umfassendere Beschreibung erscheint 1894 in der September-Nummer der *Annales de l'Institut Pasteur:*[16] «Es lag nahe, zuerst das Blut der Kranken und die Pulpa der entzündeten Lymphknoten nach Mikroben zu untersuchen. In allen Fällen enthält die Pulpa der Lymphknoten einen regelrechten Brei von kurzen, gedrungenen Bazillen mit abgerundeten Enden, die sich leicht mit

Anilinfarben einfärben lassen, nicht aber nach der Gram-Methode. Die Enden dieser Bazillen färben sich stärker ein als ihr Mittelteil, der als heller Zwischenraum erscheint. Manchmal scheinen die Bazillen von einer Kapsel umgeben. Man findet sie in großer Zahl in den Beulen und Lymphknoten der Kranken. Auch im Blut sind sie manchmal enthalten, wenn auch in bedeutend geringerer Zahl und nur bei besonders schweren Fällen, die rasch zum Tode führen. Setzt man die Pulpa der Beulen auf Agar-Nährböden an, entwickeln sich weiße, transparente Kolonien, deren Ränder regenbogenfarben schillern, wenn man sie im Gegenlicht betrachtet. Noch besser läßt sich die Kultur auf Glyzerin-Agar-Nährböden anzüchten. Der Bazillus gedeiht auch auf geronnenem Blutserum. In Fleischwasser nimmt der Bazillus ein sehr charakteristisches Aussehen an, das stark an Rotlauf-Kulturen erinnert: die Flüssigkeit bleibt klar, Klümpchen setzen sich an den Wänden und auf dem Boden des Glases ab ... Diese Kulturen erscheinen unter dem Mikroskop als Ketten, die sich aus kurzen Bazillen zusammensetzen. Je älter die Kulturen sind, desto mehr nehmen die anormalen bauchigen Formen überhand ... Injiziert man die Pulpa der Beulen Mäusen, Ratten oder Meerschweinchen, tötet man sie mit Sicherheit. Bei der Autopsie weisen sie die charakteristischen Läsionen auf. In den Lymphknoten, der Milz und im Blut finden sich zahlreiche Bazillen. Meerschweinchen sterben innerhalb von zwei bis fünf Tagen, Mäuse zwischen dem ersten und dritten Tag. Mit Hilfe von Blut oder Milz-Pulpa kann man die Krankheit ohne Schwierigkeit von einem Meerschweinchen auf das andere übertragen. Vor allem bei ersten Übertragungen findet man Mikroben, die von mononuklearen Leukozyten eingeschlossen sind, aber auch in Milz und Leber sind Mikroben reichlich vorhanden. Nach mehreren Übertragungen tritt der Tod schneller ein. Tauben sterben nicht, wenn man ihnen eine schwache Dosis Beuleneiter oder Bakterienkultur injiziert.» Diese Beschreibung läßt keinen Raum für irgendwelche Zweifel. Alle wesentlichen Eigenschaften des Pestbazillus werden angeführt: starke Ansammlung in den entzündeten Lymphknoten, seine Form, negative Reaktion auf das Färbeverfahren nach Gram, Nesterbildung, keine Trübung der Kulturen in Fleischwasser, krankheitserregend für Ratten, Mäuse und

Meerschweinchen, charakteristische Läsionen nach experimenteller Übertragung und schließlich Unempfindlichkeit von Vögeln.

Was hat Kitasato nun dieser präzisen und vollständigen Beschreibung entgegenzusetzen?[17] Am 25. August 1894 veröffentlicht er im *Lancet* «Einleitende Bemerkungen zum Pestbazillus», worin folgendes zu lesen ist: « ... ich werde nun einige Bemerkungen zum Bazillus machen. Man findet die Bazillen im Blut, in den Beulen, in der Milz und in allen inneren Organen des Pestopfers. Es sind Stäbchen mit abgerundeten Enden, die sich leicht mit gewöhnlicher Anilinfarbe einfärben lassen. Die Enden färben sich speziell bei Präparaten aus Blut dunkler ein als der mittlere Teil. Die Bazillen weisen eine Kapsel auf, die manchmal gut, manchmal nur sehr undeutlich zu erkennen ist. Bazillen, die man in der Milz findet, färben sich besser in einer Lösung aus Methylenblau. Im Moment kann ich noch nicht sagen, ob die Gram-Methode angewandt werden kann. Ich werde darüber bei einer späteren Gelegenheit berichten. Die Bazillen zeigen nur sehr wenig Bewegung; im Brutapparat, in Rinderfleischwasser, werden sie lebhafter, und die Nährlösung wird trüb ... » Soweit Kitasatos erste Veröffentlichung über den Pestbazillus. Nach zehn Jahren bakteriologischer Praxis ist er nicht in der Lage festzustellen, ob der Bazillus grampositiv oder gramnegativ ist. Ein Geständnis, das ebenso unverständlich wie unglaublich ist. Gewiß, manche Bakterien wie etwa der Diphtheriebazillus, der Tuberkulosebazillus oder die Leptospiren binden und behalten den Gramfarbstoff nur schwer, aber der Pestbazillus läßt sich ohne jede technische Schwierigkeit als gramnegativ bestimmen. Die von Kitasato eingestandene Unfähigkeit, das Gramverhalten zu ermitteln, läßt daher starke Zweifel an der Identität des von ihm isolierten Bazillus aufkommen. Überdies trübt sein Bazillus die Nährlösung aus Rinderfleischwasser, was beim Pestbazillus nie der Fall ist.[18] Zwei Jahre später, am 18. Dezember 1896, verfängt sich Kitasato vor der Medizinischen Gesellschaft von Tokio endgültig in seinem Netz von Ungereimtheiten, als er behauptet, *sein* Bazillus sei grampositiv und beweglich und Yersins Bazillus sei gramnegativ und unbeweglich. Die Frage ist im Grunde schon zum damaligen Zeitpunkt definitiv entschieden: Der Pestbazillus – so wie ihn auch

Yersin beschrieb – ist gramnegativ und unbeweglich, folglich ist der Bazillus, den Kitasato isolierte, nicht der Pestbazillus.[19]

Immerhin ist möglich, daß es sich bei dem Bazillus, den Kitasato am 14. Juni gesehen und der «Ähnlichkeit mit dem Geflügelcholera-Bazillus hatte», um einen Pesterreger handelte, aber seine späteren Beschreibungen eines *umkapselten* und *grampositiven* Bazillus deuten eher auf Pneumokokken. Das jedenfalls schrieb im Jahr 1900 Tatsusaburo Yabe,[20] der die Kulturen Kitasatos untersucht hatte: «Die Kapsel, die Lanzettenform und die Reaktion auf die Färbung nach der Gram-Methode lassen vermuten, daß es sich um einen Bazillus der Art Talamon-Fränkel (Pneumokokken) handelt, obwohl Kitasato in ihm einen neuen Pestbazillus sah. Dieser Bazillus war bei Pestkranken in Kobé oft gefunden worden.» Und Yabe schließt: «Wir bedauern zutiefst, daß einer unserer hervorragendsten Bakteriologen in bezug auf die Pestmikrobe einem unglaublichen Irrtum verfallen ist.» Georges Girard betonte, daß Pneumokokken bei Pestkranken häufig nachgewiesen werden können, und wies auf die Konsequenzen hin, die sich aus der Verbindung der Pneumokokken mit dem Yersin-Bazillus ergeben: Zum einen entwickle sich bei gleichzeitiger Impfung von Mäusen mit beiden Erregern «zuerst die Pneumokokken-Infektion und verschleiert die Pest-Infektion».[21] Zum anderen spiele die Bruttemperatur eine entscheidende Rolle. Liege die Idealtemperatur für Pneumokokken-Kulturen bei 37° C, so für Yersins Bazillus bei 30° C. Girard stellte deshalb die Regel auf, in Fällen, wo Verdacht auf Pest besteht, gleichzeitig zwei verschiedene Gläser mit Blutkulturen anzusetzen. Die eine soll bei 37° C temperiert werden, die andere bei 28° C. Sind sowohl Pneumokokken als auch Pestbazillen im Blut, entwickeln sich erstere besser bei 37° C, letztere bei Temperaturen unter 30° C. Zu Kitasatos Ausrüstung gehörte ein Brutkasten, der in Unkenntnis der besonderen Temperatur-Eigenschaften des Pestbazillus auf die damals üblichen 37° C eingestellt war. Yersin besaß nur sein Mikroskop und einen Sterilisierapparat, den er sich im Saigoner Krankenhaus geliehen hatte, aber keinen Brutkasten. Er mußte die Kulturen in seiner Strohhütte also wohl oder übel den herrschenden Außentemperaturen aussetzen, und das war sein Glück. Die Durchschnittstemperatur in Hong

Kong betrug im Juni 27° C und im Juli 28,4° C, das heißt: für das Gedeihen seines Pestbazillus herrschten ideale Bedingungen.
Nach Howard-Jones «war 1938 auf der ganzen Welt anerkannt, daß es sich bei Yersins Bazillus um den Pest-Erreger, bei Kitasatos Entdeckung aber um einen andersartigen Bazillus gehandelt haben muß. Die japanischen Loimologen, darunter Aoyama, Horinchi und Nakamura, Okada, Ogata und Yamagima, sahen in Kitasatos Bazillus ausnahmslos einen ganz anderen Organismus ... Zusammenfassend läßt sich sagen: Entweder hat Kitasato, einer der kompetentesten und geschicktesten Bakteriologen seiner Zeit, stümperhafte Arbeit geleistet, als er mehrere Jahre nach seinem Forschungsaufenthalt in Hong Kong das Färbeverfahren nach Gram anwendete, oder aber der Bazillus, den er identifizierte, war nicht der Pestbazillus. Die erste Möglichkeit erscheint kaum glaubhaft, wohl aber die zweite.» Und Howard-Jones schließt: «Kitasato wird zu Recht als Pionier der medizinischen Bakteriologie verehrt, daran gibt es nicht den leisesten Zweifel. Aber die konfuse und widersprüchliche Rolle, die er bei der Erforschung des Pestbazillus spielte, läßt nur den Schluß zu, daß sein Beitrag zur Ätiologie der Pest eher darin bestand, sie zu verdunkeln als zu erhellen.» Die Debatte sollte nun endgültig abgeschlossen sein. Der Bazillus, den Yersin entdeckt, beobachtet und angezüchtet hat, ist zweifelsfrei der Pesterreger. Gerechtigkeit widerfuhr ihm schließlich durch die Nomenklaturkommissionen, die sein Verdienst der Erstentdekkung anerkannten, als sie ihm zu Ehren die Bezeichnung *Yersinia* einführten und dem Pestbazillus nach den üblichen terminologischen Regeln den Namen *Yersinia pestis* gaben.

Doch zurück ins Hong Kong des Jahres 1894, wo Yersin mit der Regelmäßigkeit eines Uhrwerks und nach streng wissenschaftlichen Methoden seinen Forschungen nachgeht. Bis zum 8. August untersucht er täglich im Hospital von Kennedy Town Patienten, seziert Pestleichen, schneidet Beulen heraus und analysiert Gewebeveränderungen. Dann züchtet er in seiner Strohhütte die Bazillen, die er isoliert hat, und injiziert sie seinen Versuchstieren. Damit legt er den Grundstein für die heutigen Kenntnisse der klinischen und physiopathologischen Eigenschaften der Pest bei Mensch und Tier. In Gedanken spielt er bereits mit der Möglichkeit, den Bazillus zu schwächen, wie es Pasteur mit den Erregern der Geflügelcholera und des Milzbrands praktiziert hat, um auf diese Weise einen Impfstoff zu gewinnen. Da er aber weiß, daß er an Ort und Stelle nicht alles selbst machen kann, füllt er täglich Reagenzgläser mit der Pulpa mehrerer Beulen und schickt sie an Émile Roux ins Institut Pasteur in Paris. Insgesamt sind es Proben von einundzwanzig Pestfällen. Am 15. September schreibt er an Calmette: «Ich weiß nun, daß man am Institut Pasteur echte Kulturen des Pestbazillus hat. Unter Monsieur Roux' Händen werden sie nicht verstauben.»

Wir haben unter den historischen Proben, die im Institut Pasteur aufbewahrt werden, nach derjenigen gesucht, die Yersin aus Hong Kong geschickt hatte. Sie ist nicht vorhanden. Den Grund dafür haben wir von Charles Mérieux erfahren, der uns am 13. Mai 1972 folgendes schrieb: «Als ich meine Laufbahn als Bakteriologe begann, erklärte mir mein Vater, warum er nur noch Holzkästen verwende, wenn er Reagenzgläser mit Bakterienkulturen in den Brutapparat stellte. Der Grund war ein Mißgeschick, das ihm am Institut Pasteur mit Pappschachteln passiert war. Wie Sie wissen, schrieb mein Vater bei Fresenius in Deutschland gerade an seiner Doktorarbeit in Chemie, als ihn Roux an das Institut Pasteur rief. Er war Monsieur Roux' persönlicher Assistent bei der Organisation der Kurse, und eine seiner ersten Aufgaben war, Ordnung im Brutschrank zu machen. Als er einen Pappkarton herausnahm, brach der Boden durch, und das Glas zerschellte am Boden. Mit Bestürzung las Marcel Mérieux ‹Hong Kong – Pest-Kultur Yersin›! Monsieur Roux war außer sich. Er schrie meinen Vater an, daß ihn sein persönliches Schicksal überhaupt nicht interessiere, daß er aber dafür verantwortlich sei, wenn in Paris eine Pestepidemie ausbreche. Er zwang ihn, sich vollständig auszuziehen und alle seine Kleider einschließlich der Schuhe im Autoklaven zu sterilisieren – was die Schuhe nicht überstanden. Gesenkten Hauptes und barfuß schlich er auf sein Zimmer (ich glaube, er teilte sich in jenen Tagen mit Metchnikoff ein Zimmer im obersten Stockwerk des Instituts).»

Yersins Identifizierung des Bazillus sollten sehr bald weitere, ebenso wichtige Erkenntnisse folgen, vor allem auf dem Gebiet der Epidemiologie.

Schon bei seiner Ankunft in Hong Kong waren ihm die vielen toten Ratten in den Straßen der infizierten Viertel aufgefallen. Instinktiv erfaßte er, was das zu bedeuten hatte: «Die Ratten sind sicherlich die eigentlichen Verbreiter der Epidemie. Sie hausen in den Abwasserkanälen, wo die Krankheit immer wieder sporadisch ausbricht. Es ist unmöglich, sie unschädlich zu machen oder von dort zu verjagen.» Daß die Ratten bei der Verbreitung der Pest eine Rolle spielen, hatte man bislang nicht vermutet. Zwar gibt es Texte – unseres Wissens sind es zwei – , in denen davon die Rede ist, daß dem Massensterben der Menschen ein Massensterben der Ratten vorausgeht. So liest man etwa in einem Gedicht aus dem Jahr 1792, das von Shih Tao-nan während einer Pestepidemie in Yunnan verfaßt wurde: «Wenige Tage nach dem Tod der Ratten / fallen auch die Menschen / wie Mauern, die einstürzen.»[22] Und im *Baghavata Purana* heißt es: «Wenn du eine Ratte vom Dach fallen und wie einen betrunkenen Mann über die Straße torkeln siehst, dann wisse, die Pest ist nah.» Doch sonst wird nirgendwo auf einen möglichen Zusammenhang zwischen der Pest bei Tieren und der Pest beim Menschen hingewiesen. Natürlich wurden bei Pestepidemien immer Tiere verfolgt und getötet. Doch immer wenn man Nagetieren nachstellte oder die Heilige Gertrud um Schutz vor den Ratten anrief, dann nur aus dem einen Grund: Die gefräßigen Nager richteten auf den Feldern und in den Getreidespeichern verheerenden Schaden an. Es ging niemals darum, sich vor der Pest zu schützen oder sie einzudämmen. Die Volkssagen vom englischen «rat's catcher» und vom Rattenfänger von Hameln werden zu Unrecht mit den Pestepidemien in Verbindung gebracht, denn sie haben ihre historischen Wurzeln in den Kinderkreuzzügen des 8. Jahrhunderts. Und daß fast alle Künstler, die jene Passage aus der Bibel auf Leinwand bannten, derzufolge kurz nach dem Sieg der Philister über die Israeliten und der Entführung der Bundeslade in den Tempel des Gottes Dagon in der Stadt Ashdod eine Epidemie ausgebrochen sein soll (die zu Unrecht «Philisterpest» genannt wird), Ratten, allerdings lebende Ratten, dargestellt haben, die sich in den Straßen und auf den Feldern tummeln, beweist nur, daß die Maler den Zusammenhang zwischen Ratten und Pest nicht kannten und sich nur peinlich genau an den Bibeltext hielten, in dem davon die Rede ist, daß es von Nagetieren wimmelte. Und in Paris war man bei der Belagerung von 1871 so arglos, daß man nicht zögerte, den schmalen Speisezettel mit Nagetieren zu bereichern.

Bis 1894 war die Bedeutung der Ratte für die Epidemiologie der Pest also völlig unbekannt. Yersin erkennt jedoch sofort, praktisch schon bei seiner Ankunft: «Die Ratten sind sicherlich die eigentlichen Überträger der Pest.» Der Beweis ist schnell erbracht. Gleich bei den ersten Sezierungen der Nagetiere stellt er fest, «daß die verendeten Ratten, die man in den Häusern und auf den Straßen findet, fast immer unzählige Mikroben in ihren Organen haben. Viele weisen sogar Beulen auf.»[23]

Yersin weist nach, daß die Pest bei Mensch und Tier klinisch und anatomisch identisch ist: Bei der Autopsie von Ratten stößt er auf Beulen im Achsel- und Leistenbereich, manchmal finden sich sogar welche im Unterleib, genauer gesagt im Dünndarmgekröse. In diesen Fällen vermutet er eine Ansteckung über den Verdauungsweg. Den Beweis dafür erbringt er durch folgenden Versuch: «Wenn man Versuchstieren Erreger-Kulturen oder auch Teile der Milz oder Leber von Tieren zu fressen gibt, die an der Pest verendet sind, gehen sie fast immer zugrunde, wenn es sich um Ratten handelt, Mäuse sterben etwas weniger häufig.» Ratten werden also durch die Injektion von Bakterienkulturen menschlichen Ursprungs ebenso mit der Krankheit infiziert wie durch Innereien von Rattenkadavern, die man ihnen zu fressen gibt. Damit ist bewiesen, daß es sich bei Mensch und Tier um ein und dieselbe Krankheit handelt: In beiden Fällen wird die Pest durch denselben Bazillus hervorgerufen. Schließlich beweist Yersin noch die Übertragbarkeit der Pest bei den Nagern: Er bringt gesunde und infizierte Mäuse zusammen. Die infizierten sterben zuerst, dann die gesunden, «in deren Organen sich der Pestbazillus findet».

Heute mag man über die Schlichtheit dieser Experimente lächeln. Im Jahr 1894 aber, als man von der Pest rein gar nichts wußte, brachten sie tatsächlich Licht in das Dunkel. Yersin begann beim Nullpunkt, doch innerhalb von drei Wochen gelang es ihm, ohne jede Hilfe und in einem improvisierten «Laboratorium» den Pestbazillus zu entdecken, zu isolieren, anzuzüchten sowie zu beschreiben und bei seiner epidemiologischen Untersuchung nachzuweisen, daß die Rattenpest zeitlich der Pest beim Menschen vorausgeht und vom selben Erreger verursacht wird. Sein Bericht über die Beulenpest in Hong Kong enthält die erste wissenschaftliche Definition der Pest: «Die Pest ist also eine ansteckende und impfbare Krankheit. Mit einiger Wahrscheinlichkeit läßt sich sagen, daß Ratten ihre Hauptüberträger sind.»

Bleibt für Yersin noch die Frage, wie die Ansteckung vonstatten geht, wie der Bazillus unter den Ratten und von ihnen auf den Menschen übertragen wird. Im Raum, in dem er die Tiere seziert, entdeckt er unzählige tote Fliegen. Eine davon zerkleinert er und spritzt sie mit Fleischwasser einem Meerschweinchen, das prompt an der Pest eingeht. Heute weiß man, daß die Infizierung durch Fliegen und der passive Transport des Pestbazillus an ihren Freßwerkzeugen oder Flügeln für die Verbreitung der Pest nur von untergeordneter Bedeutung sind. Yersin hält sich auch nicht länger bei dieser Untersuchung auf und geht den genaueren Umständen der Übertragung nicht weiter nach. Drei Jahre später faßt er seine Theorie über die Ansteckung des Menschen so zusammen: «Der Mensch zieht sich die Krankheit entweder durch eine Wunde in der Haut oder über den Verdauungstrakt zu. Der Pestbazillus konnte in Exkrementen nachgewiesen werden. Im übrigen sind Symptome von Darmentzündungen bei Pestkranken keine Seltenheit.»

Ende Juli fragt ihn Generalgouverneur Robinson, ob es gefährlich sei, den Boden in pestinfizierten Häusern umzugraben, und ob er feststellen könne, ob und in welcher Tiefe sich der Bazillus eingenistet habe, um zu wissen, wie tief man graben müsse, um den Grund so weit desinfizieren zu können, daß eine erneuter Ausbruch der Krankheit unmöglich gemacht werde. Daß der Boden bei der Übertragung von Krankheiten eine Rolle spielen könnte, war erst vor wenigen Jahren, um 1875, von Max von Pettenkofer, dem deutschen Chemiker und späteren Leiter des Münchener Hygiene-Instituts, in die Diskussion eingebracht worden. Yersin hatte ihn 1888 auf dem Rückweg vom Koch-Institut in

Berlin kennengelernt. Pettenkofer schrieb dem Boden eine ganz entscheidende Bedeutung zu. Yersin war von dieser Theorie wenig überzeugt, bestritt sie aber auch nicht. Vor allem aber beteiligte er sich nicht an der Verleumdungskampagne gegen den bayerischen Chemiker, den Hohn und Spott 1901 in den Selbstmord treiben sollten. Am 21. Juli 1894 gesteht Yersin Calmette, er mache sich ohne große Erwartungen an die Arbeit: «Sie können sich vorstellen, daß es kein leichtes Unterfangen ist, im Boden Mikroben zu suchen. Und selbst wenn man keine findet, läßt sich nicht daraus schließen, daß keine da waren. Innerlich war ich davon überzeugt, daß ich nichts finden würde, als ich dieses Experiment begann.» Yersin beschließt, den Boden in den Häusern von Tapinshon zu untersuchen, dem am stärksten von der Seuche betroffenen Viertel Hong Kongs. Die Häuser sind von der Polizei evakuiert, die Straßen mit Ziegeln zugemauert. Tapinshon ist ein toter Bezirk. Die Engländer haben damit begonnen, jedes Haus mit Chlorkalk und Schwefelsäure zu desinfizieren. Die Böden werden reichlich damit eingesprüht. In einem Haus hat man ein Loch gegraben, um zu sehen, wie weit das Desinfektionsmittel in den Boden eindringt. Yersin entnimmt hier eine Bodenprobe aus vier bis fünf Zentimetern Tiefe. Im Labor seiner Strohütte löst er etwas von dieser Erde in fünf Kubikzentimetern Fleischwasser, dann setzt er zwei Gläser mit Gelar-Nährböden an. In diese Gläser kommen Platindrähte, die er vorher in die Lösung mit der Bodenprobe getaucht hat: «Und siehe da, in beiden Gläsern entwickelten sich mehrere Kolonien von Pesterregern, aber keine einzige andere Mikrobe! Ich glaube, der Bazillus ist geschwächt. Um mich zu vergewissern, werde ich Injektionen vornehmen. Ich schicke Ihnen die Erde, damit Sie das Experiment in Paris wiederholen können.» Die Kulturen, die er isoliert, wirken bei seinen Labortieren nicht krankheitserregend. Yersin schließt daraus, daß der Bazillus außerhalb des Körpers äußerst resistent ist und daß seine Ansteckungsfähigkeit durch die Desinfektion geschwächt wird. Um sein erstes Ergebnis zu überprüfen, kehrt er mehrere Male in die chinesischen Viertel zurück und entnimmt weitere Bodenproben. Mehrmals findet er denselben Bazillus wieder. Wir können heute nicht mit Sicherheit sagen, daß es sich tatsächlich um den Pestbazillus handelte. Weder seine fehlende Ansteckungsfähigkeit noch seine Abschwächung durch Desinfektionsmittel sprechen dafür. Allem Anschein nach haben Roux und Calmette den Bazillus in den Bodenproben aus Hong Kong nicht gefunden. Trotzdem ahnt Yersin, daß die Überlebensfähigkeit des Bazillus im Boden bei der Enstehung von Epidemien eine wichtige Rolle spielt: «Diese Mikrobe überlebt im Boden, und es ist durchaus vorstellbar, daß sich Ratten unter günstigen Umständen anstecken. So brechen Seuchen aus.»[24] Trotz der nicht näher definierten «günstigen Umstände» deutet Yersin hier die Vorstellung einer im Erdboden schlummernden und dann wiederauflebenden Pest an. Eine Vorstellung, die sich sechzig Jahre später bei der Pestepidemie im iranischen Kurdistan bewahrheiten wird.[25]

Als Yersin beschließt, nach Saigon zurückzufahren, bedrängen ihn die Engländer, noch einige Monate zu bleiben. Er soll weiter an der Erforschung des Pestbazillus arbeiten und ein probates Verfahren zur Desinfektion entwickeln. Aber die Epidemie ist so gut wie verebbt. Die japanischen Forscher haben die Stadt bereits vor mehreren Wochen verlassen, allem Anschein nach ohne daß die Engländer den Versuch unternommen hätten, sie wegen dieser Aufgaben zurückzuhalten. Wenn sie Kitasato aus Gründen politischer Rücksichtnahme auch hofierten, als er behauptete, den Erreger des Schwarzen Todes entdeckt zu haben, so ist es dennoch nicht der Japaner, sondern Yersin, den sie um weitere Unterstützung bitten. Yersins Ablehnung hat keinerlei politische Ursache. Der Grund für seine Abreise liegt klar auf der Hand, und entsprechend deutlich gibt er dem Generalgouverneur zu verstehen, daß seine Arbeit in Hong Kong beendet sei: «Ich denke, das Ziel meiner Mission nach Hong Kong ist erfüllt, da es mir gelungen ist, den Pestbazillus zu isolieren, erste Untersuchungen seiner physiologischen Eigenschaften anzustellen und ausreichendes Arbeitsmaterial nach Paris zu schicken ... Ich möchte jetzt nach Yunnan, um meine Studien über die Pest dort fortzusetzen, was jetzt um vieles leichter ist, da die Ursache dieser Krankheit gefunden ist.» Bevor Yersin nach Saigon zurückkehrt, macht er einen «kleinen Abstecher nach Kanton, einer Stadt mit mehr als zwei Milllionen Einwohnern, die zwar nicht schön, dafür aber originell ist. Die

Pest hat dort dieses Jahr 150 000 Tote gefordert, ohne daß es der Stadt anzumerken wäre. Die chinesischen Familien sind so kinderreich, daß die Löcher schnell wieder gestopft sind.»

Die Rinderpest

Nach einer Unterredung mit Gouverneur Chavassieux in Hanoi, der ihn immer noch nach Yunnan schicken will, kehrt Yersin am 25. August 1894 nach Saigon zurück, wo er zunächst den Bericht über die Moi zu Ende schreibt. Fünfzehn Exemplare läßt er davon drucken.[26] Dann fährt er am 23. September wieder nach Hanoi und anschließend weiter nach Yunnan. Von dort kehrt er Anfang November wieder nach Saigon zurück. Ein neues Projekt beschäftigt ihn: Er bemüht sich um einen staatlichen Auftrag für die Erforschung einer Viehseuche, die unter den Rinderherden Indochinas grassiert. Er will die Ursache dieser Krankheit herausfinden – seiner Ansicht nach eine Mikrobe –, die Seuche bekämpfen und der Kolonie dadurch einen ihrer wichtigsten natürlichen Schätze erhalten. Es gelingt ihm auch, «den Auftrag zu ergattern». Schon am 12. November verläßt er Saigon in Richtung Nha Trang. Er hat es so eilig, an sein Ziel zu kommen, daß er sich kaum eine Pause gönnt. In sieben Tagen legt er eine Strecke zurück, für die man normalerweise zwölf Tage braucht. Kaum angekommen, stürzt er sich mit Begeisterung in das Studium der Seuche, von der er glaubt, sie werde «durch die menschliche Pestmikrobe verursacht, die sich den Rindern angepaßt hat». Heute wissen wir, daß es sich trotz der Bezeichnung «Rinderpest» nicht um eine Form der Pest handelt, sondern um eine Virusinfektion.

Sofort läßt er sich für seine Forschungen ein Behelfslabor einrichten und Meerschweinchen, Kaninchen und Büffel als Versuchstiere herbeischaffen. Doch kaum ist es ihm gelungen, die Rinderpest im Experiment zu erzeugen, muß er Nha Trang überstürzt verlassen: Ein Telegramm aus dem Kolonialministerium bittet ihn dringend, «so schnell wie möglich nach Diego Suarez zu fahren, um den Erreger des Gallenfiebers zu erforschen». In Begleitung seines annamitischen Boys verläßt er am 11. Januar 1895 Nha Trang. Von Saigon aus fährt er mit dem Dampfer nach Aden, wo ihn detaillierte Instruktionen des Ministeriums erwarten. In Suez gelingt es ihm, «sich für eine Woche nach Ägypten abzusetzen, was bedeutend interessanter ist». Am 6. Februar schifft er sich in Suez wieder ein, besucht die Insel Réunion und trifft am 8. März endlich auf Madagaskar ein. Doch statt Majunga wählt er Nossi-Bé als Ziel, «denn weder in Majunga noch in Nossi-Bé gibt es Fälle von Gallenfieber, nur läßt es sich in Nossi-Bé viel angenehmer wohnen». Das Gallenfieber – heute spricht man von biliös remittierendem Fieber – ist eine gefährliche Komplikation der Malaria, die von dem Erreger *Plasmodium falciparum* hervorgerufen wird. Im Jahr 1895 – fünf Jahre nach der Entdeckung dieses Blutparasiten durch Laveran – wird das Gallenfieber von den einen als eine besondere Form der Malaria, von den anderen als eine völlig andersartige Krankheit betrachtet. Diese zweite Ansicht teilt auch der Generalstabsarzt der Kolonialarmee, Treille, der großes Interesse daran hat, daß Yersin im Blut von Kranken nach dem Blutschmarotzer sucht. Was Yersin übrigens auch gesagt haben mag: Es gibt doch Fälle von Gallenfieber in Nossi-Bé, denn er hat selbst mit zweien zu tun und berichtet darüber in einem Aufsatz für die Société de Biologie.[27] Er entdeckt zwar keine Schmarotzer im Blut der beiden Kranken, aber in ihrem Urin findet er einen kleinen Bazillus, den er isoliert und später im Urin eines dritten Kranken wiederzufinden glaubt, den er im Hospital Val-de-Grâce in Paris zusammen mit Roux untersucht. Seiner Mutter schreibt er am 25. Mai 1895: «In seinem Urin haben wir meinen kleinen Bazillus aus Madagaskar wiedergefunden. Anscheinend ist er doch der Erreger des Gallenfiebers.» Wenn Yersin in diesem Punkte auch irrt, so ist er doch der erste, der feststellt, daß Chinin die Krankheit nur verschlimmert, ja sogar zum Ausbruch bringen kann: «Es hat den Anschein, als sei Chinin nicht nur völlig nutzlos für die Behandlung des Gallenfiebers, sondern geradezu schädlich.»[28]

Im April 1895 wird Yersin gleichzeitig von der französischen Regierung und vom Institut Pasteur nach Paris gerufen, um in Émile Roux' Labor mit Calmette und Borrel die Bazillen zu erforschen, die er aus Hong Kong geschickt hat. Gleich nach seiner Ankunft geht er ins Institut Pasteur, wo Roux ihn «sehr herzlich» empfängt. Er findet, Pasteur habe sich «seit seinem letzten Anfall erschreckend verändert». Obwohl Yersin dem Institut nicht mehr angehört, darf er wieder dort wohnen. So kann er seine Zeit, die Abende eingeschlossen, ausschließlich der Arbeit widmen. Weil er die Erforschung seines Bazillus so schnell wie möglich vorantreiben will, schiebt er die fälligen Pflichtbesuche auf die lange Bank: «Ich habe noch eine ganze Menge dringender Besuche zu machen, was mich nicht gerade begeistert. Ich werde mich dieser unangenehmen Pflicht nach und nach entledigen.» Er drückt sich sogar um familiäre Verpflichtungen. So lehnt er es ab, für den Sohn seines Bruders Franck die Patenschaft zu übernehmen: «Mir wäre es lieber, er würde sich als Paten für seine Kinder einen anderen suchen. Ich bin Onkel und will es auch bleiben. Bitte keine Ämterhäufung.» Und obwohl er sicherlich kaum erwarten kann, seine Mutter wiederzusehen, schickt er ihr die Nachricht, er komme erst später nach Morges, «sobald sich die Experimente, die ich in Angriff genommen habe, günstig entwickeln. Ich muß meine Mikrobe, die man während meiner Abwesenheit etwas vernachlässigt hat, wieder virulent machen. Dann werde ich eine größere Anzahl von Gläsern mit Kulturen ansetzen, um das Toxin zu gewinnen. In der Zeit, wo es sich im Brutschrank heranbildet, hoffe ich, auf einen Sprung nach Morges kommen zu können.» Wie immer beherrscht es Yersin auch in diesem Fall meisterhaft, seine Zeit praktisch einzuteilen: Dem Aufenthalt bei seiner Mutter wird gerade so viel Zeit eingeräumt, wie die Herstellung des Toxins erfordert.

Yersin hatte nur ein Ziel vor Augen: Zügig an dem Bazillus weiterforschen, möglichst schnell seine Virulenz schwächen und auf diese Weise versuchen, einen Impfstoff gegen die Pest zu entwickeln. Damit lag er genau auf der Linie der Pasteurianer. Während Koch und seine Schule eher schematisch vorgingen und versuchten, die Erreger von Infektionskrankheiten bei Mensch und Tier zu identifizieren, war das vorrangige Ziel Pasteurs und seiner Schüler, diese Erreger zu schwächen, um Impfstoff daraus zu gewinnen.

Schon bei den ersten Tierimpfungen in Hong Kong glaubte Yersin bemerkt zu haben, daß es Kulturen gibt, die gar nicht oder nur schwach krankheitserregend sind. «Dieser Umstand gibt zu der Hoffnung Anlaß», heißt es am Ende seines ersten Berichts über die Beulenpest in Hong Kong, «daß man mit der Impfung bestimmter Zuchtkulturen oder Spielarten des Bazillus, die nur schwach oder gar nicht virulent sind, Immunität gegen die Pest erzeugen könnte. Ich habe bereits mit Experimenten in dieser Richtung begonnen. Die Ergebnisse werde ich zu einem späteren Zeitpunkt nachreichen.»

Menschen gegen die Pest zu immunisieren, darauf hofft Yersin, seitdem er die Natur und den Erreger dieser Krankheit erkannt hat. Schon seine ersten Experimente in Hong Kong waren auf dieses Ziel gerichtet. Am 21. Juli 1894 hatte er an Calmette geschrieben: «Mir ist es nicht gelungen, das Meerschweinchen durch die Injektion einer großen Dosis nicht-virulenter Bazillen immun zu machen. Vielleicht käme man mit dem Serum geimpfter Tauben ans Ziel, denn diese Tiere werden nicht krank. Im übrigen bin ich voller Zuversicht, daß Sie und Monsieur Roux bald praktische Resultate erzielen werden.»[29]

Zwischen April und Juli 1895 geht Yersin seinen Experimenten nach. Gleichzeitig beteiligt er sich an den Forschungen, die Calmette und Borrel unter Roux' Leitung in Angriff genommen haben, gleich nachdem die Kulturen aus Hong Kong eingetroffen waren. In der Juli-Ausgabe der *Annales de l'Institut Pasteur* des Jahres 1895 sind alle Resultate dieser Arbeit veröffentlicht. Sie können in zwei Gruppen eingeteilt werden: 1. Entwicklung eines Impfstoffs, 2. Entwicklung eines Serums gegen die Pest.

Zuerst zum Impfstoff: Impfungen mit filtrierten Kulturen, das heißt nur mit dem Toxin, geben keinen Schutz, aber Mikroben, die eine Stunde lang bei einer Temperatur von 58° C abgetötet wurden und in die Venen oder ins Bauchfell gespritzt werden, schützen Meerschweinchen und Kaninchen bei nachfolgender Injektion lebender und krankheitserregender Mikroben. Die besten Resultate liefern drei bis vier subkutane Injektionen beim Kaninchen. Dazu bemerkt R. Pollitzer in seiner 1954 veröffentlichten Abhandlung: «Die moderne Geschichte der Immunisierung gegen die Pest hat 1895 begonnen, als Yersin, Calmette und Borrel bewiesen, daß Kaninchen gegen die Infektionskrankheit geimpft werden können, wenn man ihnen wiederholt Mikroben spritzt, die durch Erhitzung abgetötet wurden.»[30]

Bestärkt durch diese Ergebnisse, machen sich die drei Wissenschaftler an die Immunisierung von Pferden, mit dem Ziel, ein Pestserum zu erhalten.[31] Genauso ist Roux ein Jahr zuvor beim Diphtherieserum vorgegangen. Durch wiederholte intravenöse Injektionen werden Pferde immun. Ihr Blutserum schützt Kaninchen, Meerschweinchen und vor allem auch Mäuse gegen die Pest: Wird das Serum zwölf Stunden nach der Injektion krankheitserregender Bazillen gespritzt, werden die Tiere geheilt. Yersin, Calmette und Borrel schreiben am Ende ihrer Publikation: «Die Experimente auf dem Gebiet der Serumtherapie verdienen es also, fortgesetzt zu werden. Fallen die Ergebnisse bei Tieren weiterhin zufriedenstellend aus, sollten wir versuchen, diese Methode der Vorbeugung und Behandlung auch auf den Menschen anzuwenden.»

Aufgrund dieser Erkenntnisse besteht seit 1895 zumindest theoretisch die Möglichkeit, der Pest beim Menschen vorzubeugen und sie zu behandeln. Aber im selben Maß, wie die Experimente vorankommen, trachtet Yersin nach Möglichkeiten, nach Indochina zurückzukehren. Nur deshalb stattet er jetzt häufiger Besuche ab, nur deshalb nimmt er öfter Einladungen zu Gesellschaften an, denn er hofft, dort Leute zu treffen, die ihm bei der Verwirklichung seiner Ziele helfen könnten. Einem nach dem anderen unterbreitet er seine Pläne: dem Leiter der Wissenschaftsabteilung im Ministerium für Erziehung, R. de Saint-Arroman, dem Geographen Alfred Grandidier, dem Kolonialminister Chautemps, dem Sekretär der Société de géographie, Maunoir, und dessen direktem Vorgesetzten Treille. Ihnen allen setzt Yersin seine Gründe für eine Rückkehr nach Nha Trang auseinander: Weil die Experimente am Institut Pasteur bewiesen hätten, daß man mit Pferdeserum heilen und vorbeugen könne, müsse er in Nha Trang ein Labor einrichten, um größere Mengen dieses Serums herstellen zu können. Außerdem müsse er die unterbrochene Arbeit an der Büffelseuche fortsetzen, denn er sei überzeugt, daß sie durch den

Pestbazillus verursacht werde, der sich den Tieren angepaßt habe. Das müsse er beweisen, denn nur so könne er den Viehbestand Indochinas von der Seuche befreien. Roux begleitet Yersin bei seinen Gängen ins Außenministerium und ins Kolonialministerium und verleiht seinem Anliegen durch die Autorität seiner Person besonderen Nachdruck. Der Auftrag wird schließlich erteilt, und Yersin hat noch nicht einmal seinen Marschbefehl in der Tasche, als er schon einen Platz auf der *Melbourne* gebucht hat. Am 4. August 1895 soll sie in See stechen.

So sehr Yersin sich auch darüber gefreut hatte, Roux und Calmette wiederzusehen, in seinem alten Zimmer zu wohnen, in einem vortrefflich ausgestatteten Labor zu arbeiten und dort mit Erfolg ein Pestserum zu entwickeln, so sehr war er erschüttert über den rapide sich verschlechternden Gesundheitszustand Pasteurs: Pasteur starb am 28. September 1895. Yersins Besuch, gekrönt durch die Entdeckung des Pestbazillus, sollte seine letzte Freude über einen wissenschaftlichen Erfolg sein.[32]

Viereinhalb Jahre waren seit Yersins letztem Besuch in Morges vergangen. Wie mußte seine Mutter darauf brennen, ihn wiederzusehen! Trotzdem hatte er es während seines Aufenthaltes nicht sonderlich eilig, in die Schweiz zu kommen. Zwar gab es da ein kleines Problem – als Angehöriger des Militärs durfte er Frankreich nicht ohne Erlaubnis verlassen –, das ließ sich aber ohne weiteres aus dem Weg räumen. Am 21. April war Yersin in Paris eingetroffen. Den Ausreiseantrag stellte er aber erst am 10. Mai. Und auch nachdem dieser bewilligt worden war, schob er seinen Besuch immer wieder hinaus, wofür seine Arbeit als Vorwand herhalten mußte. Schließlich verbrachte er Ende Mai nur gerade eine knappe Woche bei seiner Mutter. Und dennoch: Die Briefe, die er nach seiner Abreise auf der *Melbourne* zweimal im Monat an seine Mutter schrieb, zeigen, daß er nach wie vor sehr an ihr hing. Noch immer war sie seine wichtigste Vertraute, ihr allein berichtete er über alles. Aber in diesem Sommer des Jahres 1895 wurde ihr endgültig klar, daß er nie wieder nach Europa zurückkommen würde, um sich hier niederzulassen. Sie mußte jene Zeilen vergessen, die er ihr zehn Jahre zuvor aus Marburg geschickt hatte: «Wenn ich erst Doktor bin, werde ich Dich zu mir nehmen, und wir werden uns in Südfrankreich oder in Italien niederlassen, nicht wahr?»

Marseille, Aden, Colombo, Singapur, Saigon: 26 Tage auf See und ein neuer Zeitvertreib. Yersin fotografiert mit einer nagelneuen zweiäugigen Kamera. In Saigon trifft er sein annamitisches Personal an, wie er es verlassen hat, «nur etwas heruntergekommener, und ihre Kleidung riecht nach Armut. Ich werde alle meine Leute mitnehmen. Ich habe mich an sie gewöhnt, ich kenne die Fehler und Qualitäten von jedem.» Yersin zieht wieder nach Nha Trang in das kleine Haus am Meer, das ihm der Resident ein Jahr zuvor im Herbst zur Verfügung gestellt hatte, als er von Hong Kong zurückgekehrt war. In jenen Tagen besteht Nha Trang nur aus einer Anzahl von Fischerhütten und einigen flachen Häusern für die französischen Beamten: den Residenten, den Kanzler, den Zöllner und den Chef der Miliz. Das Hinterland ist mit der Küste nicht verbunden, nur der Teil links und rechts des kleinen Flusses, der bei Nha Trang ins Meer fließt, ist zu erreichen. Sämtliche Verbindungen werden über die Küstenschiffahrt oder über den schmalen, gewundenen Mandarinenweg aufrechterhalten. Der hervorragende Ankerplatz Nha Trangs ist zwar ein wichtiger Hafen für Zwischenlandungen, doch im Ort selbst gibt es keinerlei Aktivitäten: weder Industrie noch Arbeiter und nur wenige Händler. Ein wunderschöner Fleck Erde, und doch fast menschenleer.

Mit der Summe von fünftausend Piastern, die ihm das Generalgouvernement bewilligt hat, kann Yersin die Behelfsausstattung in seinem kleinen Haus ausbauen. Für die Pferde, die er für die Serumgewinnung braucht, läßt er einen Stall aus Ziegelsteinen errichten. Für die kleinen Versuchstiere (Kaninchen, Mäuse) tut es eine Strohhütte. Doch es stellt sich heraus, daß der Platz für die Haltung großer Tiere denkbar ungeeignet ist, denn durch seine Nähe zum Strand ist er schutzlos den Unbilden des Monsuns ausgesetzt. Yersin erhält daher von den lokalen annamitischen Behörden die Erlaubnis, seine Pferde und einen Großteil der Büffel in der alten Zitadelle von Khane Hoa, elf Kilometer von Nha Trang entfernt, unterzubringen. Die Gebäude sind geräumig, und die Versorgung der Tiere ist hier bequemer. Die Anlage von Khane Hoa umfaßt einen Stall für zwanzig Pferde, einen zweiten für Rinder und Büffel sowie zwei kleine Häuser für den malaiischen Pferdepfleger und die Annamiten, die das Vieh versorgen. Ein weiteres kleines Haus wird für Yersin reserviert. Mit seinem Fahrrad, das er in Paris gelegentlich für einen Ausflug mit Roux in den Bois de Boulogne genutzt hatte, radelt er täglich von Nha Trang nach Khane Hoa: Er legt die Strecke in genau 28 Minuten zurück. Später steigt er auf ein zweirädriges englisches Gespann um, mit dem er ein flottes Tempo vorlegt.[33]

Bald kann Yersin die Aufgaben in Nha Trang und Khane Hoa nicht mehr allein bewältigen. Er braucht einen Stellvertreter, die Vierbeiner brauchen einen Tierarzt. Im März 1896 stellt er Pesas ein, der bislang als Militärveterinär in Hue stationiert war. Durch seine Arbeit, seine Kompetenz, seine Tüchtigkeit und Bescheidenheit macht er sich Yersin bald unentbehrlich.

Tisés Heilung

Im Frühjahr des Jahres 1896 lassen Hilferufe aus Hong Kong Yersin nicht zur Ruhe kommen: Die Pest ist mit neuer Heftigkeit ausgebrochen, und bereits verlangt man nach seinem Serum für die Kranken. Zwar ist das Serum der beiden Pferde aus der Zitadelle nur von mäßiger Qualität, aber da auch in Paris weiterhin Pestserum produziert wird, läßt sich Yersin von dort welches schicken. Im Juni 1896 macht er sich auf den Weg nach Hong Kong. Als er dort eintrifft, ist die Epidemie jedoch schon fast wieder verebbt. So reist er weiter nach Kanton, wo sie unvermindert wütet. Doch die Stadt ist fremdenfeindlich, und Yersin muß sich in Geduld fassen. Erst als ihn Mgr. Chausse, der Bischof der katholischen Mission, bittet, alles in seiner Macht Stehende zu tun, um einen seiner Schüler zu retten, den man bereits verloren glaubt, bekommt er die Chance, sein Serum anzuwenden. Er verschweigt nicht, daß er es bisher noch nie an Menschen getestet hat, aber Mgr. Chausse will die volle Verantwortung für diesen ersten Versuch übernehmen. Im Artikel «Historique du premier cas de peste traité et guéri par l'emploi du sérum antipesteux»[34] hat

Yersin die näheren Umstände dieser Heilung geschildert: «Tisé, ein junger achtzehnjähriger Chinese, Seminarschüler und Krankenpfleger, hatte sich schon seit einigen Tagen unwohl gefühlt (Mattheit, Kopfschmerzen), als er am 26. Juni um 10 Uhr morgens einen stechenden Schmerz in der rechten Leistengegend verspürte. Um die Mittagszeit bekam er plötzlich Fieber und mußte sich ins Bett legen. Mgr. Chausse führte mich um 3 Uhr nachmittags zu ihm. Der junge Chinese war benommen. Wenn er versuchte aufzustehen, wurde ihm schwindelig. Er fühlte sich extrem müde, hatte hohes Fieber, und seine Zunge war belegt. In der rechten Leistengegend hatte er eine Schwellung, die ihm starke Schmerzen bereitete, wenn man sie berührte. Wir hatten es zweifellos mit einem Pestfall zu tun, und die Heftigkeit der ersten Symptome wies auf einen schweren Fall hin. Um 5 Uhr (sechs Stunden nach dem Ausbruch der Krankheit) gab ich ihm eine Injektion von 10 cc Serum. In diesem Stadium mußte sich der Patient mehrmals übergeben, Delirien stellten sich ein. Beides sind alarmierende Zeichen, die darauf hindeuten, daß die Infektion rasch fortschreitet. Zwischen 6 und 9 Uhr gab ich ihm weitere Injektionen der gleichen Menge. Von 9 Uhr abends bis Mitternacht änderte sich sein Zustand nicht: Benommenheit, hochgradige Unruhe, häufiges Stöhnen. Das Fieber war immer noch sehr hoch, der Kranke bekam etwas Durchfall. Von Mitternacht an wurde er endlich ruhiger, und um 6 Uhr morgens, als Mgr. Chausse kam, um sich nach dem Befinden des Patienten zu erkundigen, wachte er auf und teilte uns mit, er fühle sich geheilt. Und tatsächlich: Das Fieber war gesunken, die Müdigkeit und die anderen schweren Symptome waren verschwunden. Die Leistengegend schmerzte nicht mehr bei Berührung, und die Schwellung war fast abgeklungen. Hatte ich wirklich einen Pestfall behandelt? Die Heilung war so rasch vor sich gegangen, daß mir Zweifel gekommen wären, wenn außer mir nicht noch mehrere andere Personen dagewesen wären, die den Zustand des Patienten am Vortag erlebt hatten. Man wird verstehen, daß ich diese Nacht bei meinem ersten Pestkranken zwischen Hoffen und Bangen verbrachte. Aber am Morgen, als sich mit dem ersten Tageslicht auch der Erfolg einstellte, war alles vergessen, sogar die Müdigkeit.»

Unter den «Personen», von denen Yersin spricht, befand sich auch der französische Konsul von Kanton. Seine Darstellung der Ereignisse folgt im Mitteilungsblatt der Akademie für Medizin unmittelbar auf Yersins Bericht.

Es liegt nahe, die Heilung des jungen Tisé mit der des kleinen Joseph Meister zu vergleichen: Wie damals Pasteur, wendete Yersin hier zum ersten Mal beim Menschen ein Mittel an, dessen Wirksamkeit – und Unschädlichkeit – bisher nur bei Tieren nachgewiesen worden war. Doch während Pasteur lange gezögert und erst auf Drängen hin nachgegeben hatte, wartete Yersin begierig auf eine Gelegenheit, sein Serum zu erproben. Der Bericht des französischen Konsuls läßt daran keinen Zweifel: «Am Freitag, dem 26. Juni, gegen 11 Uhr, hatte ich Besuch von Monsieur Yersin, der mir die Ziele seiner Mission darlegte und mich fragte, ob er Zugang zu den chinesischen Pestkrankenhäusern erhalten könne, um dort das Heilserum auszuprobieren, das er entdeckt habe. Ich verhehlte dem Doktor nicht, daß ich mich außerstande sehe, ihm die Durchführung seiner Experimente zu gestatten. Die Versuche, die er hier anstellen wollte, hätten die Feindseligkeit der Kantoner Bevölkerung gegenüber allem, was europäisch ist, unter Umständen in einem Maße schüren können, daß es für die Residenten gefährlich geworden wäre. Ich schlug dem Doktor daher vor, mich in die katholische Mission zu begleiten, bevor er Kanton verlaße ... Gleich zu Beginn der Unterhaltung teilte uns Mgr. Chausse seine Sorgen mit: Einer seiner Seminaristen klage plötzlich über Symptome, die sehr an Pest erinnerten. Als Dr. Yersin dies hörte, klärte er den Bischof über den Grund seiner Reise auf, berichtete von seiner Entdeckung und drückte sein Bedauern darüber aus, daß er keine Gelegenheit habe, sein Mittel, dessen Wirksamkeit er schon des öfteren bei Tieren nachgewiesen habe, an einem Kranken auszuprobieren ... Der Doktor suchte den Seminaristen auf und unterzog ihn einer gründlichen Untersuchung. Es bestand kein Zweifel mehr, man hatte es mit einem akuten Pestfall zu tun. Ich gestehe, daß uns für einen Moment sehr ängstlich zumute war. Konnten wir die Verantwortung für einen solchen Versuch und seine möglichen Konsequenzen übernehmen? Schließlich sah mich Mgr. Chausse an und erklärte, das

Eingreifen des Doktors sei die einzige Chance, die seinem Schüler noch bleibe. Nach diesen Worten des Bischofs blieb mir nichts anderes übrig, als Dr. Yersin für die Behandlung freie Hand zu lassen. Die Voraussetzungen waren zufriedenstellend, und eine Gefährdung der äußeren Sicherheit war nicht zu befürchten. Ich antwortete Mgr. Chausse: ‹Ich bin einverstanden, daß die Injektion vorgenommen wird, jedoch nur unter folgenden Bedingungen: Es darf kein Chinese dabeisein, und alle Einzelheiten müssen bis zur vollständigen Genesung des Kranken streng geheimgehalten werden. Falls der Versuch fehlschlägt, bleibt uns dadurch viel Ärger erspart.›»

Trotz des Erfolges rät der Konsul Yersin, Kanton zu verlassen und nach Amoy zu gehen, einer Stadt mit ungefähr 250 000 Einwohnern, in deren Hafen Schiffe aus Shanghai, Hong Kong, Singapur und Manila anlegen. Zahlreiche Europäer und einige Amerikaner lebten dort zurückgezogen von den Einheimischen. Ihre Häuser waren deshalb bisher von der Pest verschont geblieben. Um so schwerer hatte sie die chinesischen Viertel heimgesucht. Yersin richtet sich nach seiner Ankunft im chinesischen Krankenhaus ein, in dem auch englische Ärzte beschäftigt sind. Bald wird er häufig in die Häuser von Pestkranken gerufen. In Kanton wäre das undenkbar gewesen. Innerhalb von zehn Tagen spritzt er dreiundzwanzig Kranken sein Serum. Nur zwei von ihnen sterben, und auch sie nur deshalb, weil sie sich viel zu spät, nämlich erst am fünften Tag der Krankheit, in Behandlung begeben hatten. Yersin dringt deshalb immer wieder auf eine frühzeitige Behandlung. Auch in Amoy erlebt er, wie seine Kranken binnen weniger Stunden wiederhergestellt sind, ganz so, wie es bei dem jungen Seminaristen in Kanton der Fall gewesen war.[35]

Der Erfolg seines Serums spricht sich nicht nur in Amoy schnell herum. Als Yersin von neuem in Kanton Station macht und später auf seinem Rückweg nach Nha Trang Macao besucht, wird ihm von der Obrigkeit ein herzlicher Empfang bereitet. Nur die englische Verwaltung von Hong Kong bleibt frostig. Yersin erfährt auch den Grund: Monsieur Leroux, der französische Konsul, hatte den folgenreichen Einfall gehabt, ausgerechnet am Geburtstag von Königin Victoria wegen einer Unpäßlichkeit das Bett zu hüten und somit den Festivitäten fernzubleiben, die von den Briten veranstaltet wurden. Als er zu schnell wieder auf den Beinen war und schon am Tag nach dem Geburtstag wieder in Hong Kong gesehen wurde, waren die britischen Stadtoberen zutiefst brüskiert. Im Gegenzug nahm dann auch kein einziger Engländer am Empfang des französischen Konsulats anläßlich des 14. Juli 1896 teil![36]

Am 24. Juli macht Yersin Roux den Vorschlag, in Kanton eine Filiale des Institut Pasteur einzurichten. Er führt eine ganze Reihe politischer, wirtschaftlicher und medizinischer Argumente an: Zunächst einmal wären die Engländer ganz gewiß verärgert – für Yersin natürlich kein Grund zur Traurigkeit –, wenn es den Franzosen gelänge, in der wichtigsten chinesischen Stadt der Region um Hong Kong Fuß zu fassen und Einfluß zu gewinnen. Zweitens könnte die Einrichtung eines Pestbehandlungszentrums die fremden- und besonders die franzosenfeindliche Haltung Kantons mildern. Außerdem wäre die chinesische Regierung sicherlich eher dazu bereit, ein Labor auf chinesischem Boden zu subventionieren, als Zuschüsse für ein Labor in Nha Trang, im Ausland also, zu zahlen. Drittens, so Yersin, dürfte es Nha Trang schwerfallen, den riesigen Bedarf Chinas an Pestserum zu decken: man müsse mit vier- bis fünfhunderttausend Dosen rechnen. Man komme daher nicht darum herum, in Südchina ein Institut einzurichten, eventuell sogar ein zweites in Tien Tsin. Diese Institute könnten auch die Errungenschaften der französischen Mikrobiologie an die chinesischen Ärzte weitergeben, um die sich die deutsche Schule Kochs so intensiv bemühe. Yersin weist Roux mit Nachdruck auf die Vorteile einer solchen Einrichtung hin. In dieselbe Richtung unternimmt er Schritte bei Gérard, dem französischen Botschafter in China, und bei Außenminister Hanotaux. Ein erneuter Aufenthalt in Paris wird nötig, um diese Pläne zu diskutieren und um «sich über die vielen Neuerungen am Institut Pasteur auf dem laufenden zu halten». Die Tiere für die Produktion des Pestserum läßt Yersin in der Obhut Pesas'. Im November 1896 trifft er zusammen mit seinem Boy für einen Aufenthalt von drei Wochen in Paris ein. Kurz vor seiner Rückreise verbringt er 24 Stunden in Morges. Danach nimmt er wieder das Schiff nach Indochina.

Bombay

Während der Überfahrt Marseille–Saigon wird Yersin von Telegrammen des Magistrats von Bombay bedrängt: Die Pest hat auf die große Hafenstadt übergegriffen, und die Behörden rufen Yersin zu Hilfe. Da sein Dampfer ohnehin indische Gewässer passiert, um in Colombo zwischenzulanden, scheint man in Bombay davon auszugehen, daß er dem Hilferuf ohne weiteres nachkomme. Doch Yersin will nicht von seiner Route abweichen, denn er hat keinen Impfstoff im Reisegepäck: Was soll er mit leeren Händen in Bombay? Trotz der dringenden Bitten des Magistrats setzt er seine Fahrt nach Nha Trang fort, wo ihn Pesas schon erwartet. Die Immunisierung der Tiere ist im vollen Gang. Leider werden jedoch die Erwartungen, die man in Paris in sie gesetzt hat, nicht erfüllt. Die Qualität des Serums ist sehr unterschiedlich. Sie schwankt von einer Blutentnahme zur nächsten, sowohl beim selben Tier als auch im Vergleich der Tiere untereinander. Außerdem sind während Yersins Abwesenheit vierundzwanzig Stuten an Milzbrand eingegangen. Man muß sie ersetzen und mit der Immunisierung von vorn beginnen. Yersin und Pesas bekommen glücklicherweise Verstärkung durch Fraimbault, einen Tierarzt und Freund Pesas'. Trotzdem geht die Immunisierung nur langsam voran. Yersin ist mehr oder weniger zur Untätigkeit verurteilt: «Gleich nach meiner Rückkehr haben wir den zwei Stuten, die mir am besten immunisiert erschienen, Blutproben entnommen», hatte er seiner Mutter am 20. Januar 1897 geschrieben. «Wenn ihr Serum gut ist, werde ich ihnen größere Mengen abzapfen und sofort nach Indien fahren.» Doch erst am 20. Februar kann er sich auf den Weg machen. Im Gepäck führt er siebenhundert Dosen des Serums mit sich, «das in der Qualität fast dem des letzten Jahres entspricht, aber doch eher schlechter als besser ist». Offenbar bedauert er, daß er vom Magistrat Bombays zur Eile genötigt wird: «Statt siebenhundert hätte ich siebentausend Dosen mitnehmen können, und mein Serum wäre wirksamer gewesen.» In Colombo erfährt er vom Tod Pesas'. Als offizielle Todesursache wird «bösartiges Fieber» angegeben. Doch mit dieser Erklärung kann Yersin sich nicht zufriedengeben. Seines Wissens sind in Annam bislang keine solchen Fälle bekannt geworden. Sollte dies der erste sein? Oder ist Pesas beim Hantieren mit dem Pestbazillus ein Irrtum oder eine Unvorsichtigkeit unterlaufen, so daß er sich womöglich mit dem Erreger angesteckt, dann die Ursache für sein schlechtes Befinden nicht erkannt und sich deshalb das Pestserum nicht gespritzt hat, dessen Herstellung er doch überwachte und dessen Nutzen er kannte? Yersin zweifelt nicht daran, daß Pesas einem Laborunfall zum Opfer gefallen ist. Um so schmerzlicher empfindet er den Verlust seines Stellvertreters.

Trotzdem setzt er seinen Weg fort. Er reist quer durch Indien, zunächst von Tuticorin nach Madras, dann von Madras nach Bombay. Von dieser Reise ist er etwas enttäuscht: Die Landschaft ist ziemlich flach und eintönig, und die letzte Dürre hat die Erde noch stärker ausgetrocknet, als sie ohnehin schon ist. Am 5. März trifft er in Bombay ein, wo die Pest sich seit dem vergangenen Herbst immer weiter ausbreitet. Die ersten Fälle waren in den Docks am Hafen aufgetreten, und zwar vor allem bei Menschen, die in unmittelbarer Nähe der Kornspeicher arbeiteten oder wohnten. Wie üblich hatten sich die Behörden zunächst blind gestellt. Erst als die Krankheit auch auf andere Viertel übergriff, mußte am 23. September 1896 offiziell zugegeben werden, daß man die Pest in der Stadt hatte.[37]

Bombay war 1530 von den Portugiesen in Besitz genommen (von daher stammt der Name Boa Bahia, die gute Bucht) und 1666 an die englische Ostindienkompanie verkauft worden. Im Jahr 1896 zählte die Stadt mehr als achthunderttausend Einwohner, und ihr Hafen, der beste an der Küste, war einer der wichtigsten Umschlagplätze Asiens. Wie der gesamte indische Subkontinent hatte auch Bombay schon mehrere Pestepidemien erlebt: Wahrscheinlich hatte es sich auch bei den Seuchen der Jahre 1399, 1443, 1590–1594 und 1718 um Pestepidemien gehandelt.[38] Historisch verbürgt sind die Epidemien der Jahre 1611–1618, 1683, 1812–1815, 1836–1837 und 1853–1854. Wie in anderen Städten gab der Ausbruch der Epidemie von 1896 aber wegen der modernen Verkehrsmittel zu besonderer Besorgnis Anlaß. Auf See hatten Dampfer vor wenigen Jahren die langsamen Segelschiffe abgelöst, und das neue Eisenbahnnetz der Engländer machte das Reisen über Land einfacher und schneller. Das Risiko, die Pest in andere Kontinente zu exportieren, hatte sich durch diese neuen Bedingungen dramatisch verschärft. In London befürchtete man wegen der engen Beziehungen zwischen England und Indien zudem ein rasches Übergreifen auf Europa. Die britischen Behörden nahmen daher unverzüglich den Kampf gegen die Seuche auf. Eine Pestkommission unter dem Vorsitz von General Gatacre verordnete einen Maßnahmenkatalog, der die Isolierung der Kranken und die Desinfektion der Häuser sowie der gesamten Stadt vorsah. Viele dieser Verordnungen waren aber nicht nur unpopulär, sondern nahmen auch keine Rücksicht auf die besonderen Gegebenheiten des Landes. So wurden die Hospitäler, die man in aller Eile eingerichtet hatte, von vielen Kranken gemieden, da sie ein Ordnungsprinzip verletzten, das von den Hindus streng befolgt wird: die Kastentrennung. Die Folge war, daß neue Pestfälle verheimlicht wurden. Gegenüber den ausländischen Behörden beriefen die Familien sich auf die Unverletzlichkeit ihrer Wohnung. Die Desinfektion der Häuser beeinträchtigte das tägliche Leben aufs äußerste: Überall, wohin man den Fuß setzte, hatten die Engländer Kalk gestreut; Dächer wurden eingerissen, um die Häuser zu lüften; stark verseuchte Häuser wurden mitsamt den Möbeln und Kleidern der Bewohner verbrannt. Das alles empfand ein Großteil der Bevölkerung als unerträgliche Zumutung. Doch damit nicht genug: Schon beim Ausbruch der Krankheit war bei den Docks die große Zahl toter Ratten aufgefallen, die von Tag zu Tag ungewöhnlich anwuchs. Deshalb wurde die Vernichtung der Nagetiere angeordnet, und ausgerechnet Hindus sollten diese Arbeit übernehmen, obwohl ihr Glaube ihnen ausdrücklich verbietet, Tiere zu töten. Und schließlich, wie immer in solchen Fällen, legte die Zwangsquarantäne, von der Reisende und Waren betroffen waren, den Verkehr im Hafen lahm und schadete dem Handel.

Bis zum 31. Dezember 1896 starben von den 2980 nachweislich echten Pestfällen in den Hospitälern 2288, das sind 76,6 Prozent.[39] Zu diesem Zeitpunkt waren bereits mehr als dreihunderttausend Einwohner aus der Stadt geflohen und hatten die Krankheit nach Poona, Kantarely, Hyderabad und anderswohin geschleppt.[40] Im Februar 1897 werden 3532 Pestfälle registriert. Die

Sterblichkeitsrate liegt bei 90 Prozent. Als Yersin am 5. März in Bombay eintrifft, ist die Epidemie am Abebben, doch noch immer gibt es rund sechzig neue Erkrankungen pro Tag, und die Sterbequote beträgt nach wie vor 90 Prozent.

Yersin quartiert sich beim französischen Konsul J. C. de Pilinski ein. Zwei Monate lang sucht er die Kranken in den Hospitälern auf und injiziert ihnen sein Serum. Das Resultat ist enttäuschend: 50 Prozent Todesfälle. Yersin führt dies auf seine Arbeitsbedingungen und die Technik der Pferdeimmunisierung in Nha Trang zurück, denn mit dem Serum aus Paris hatte er in Amoy und Kanton immerhin 80 Prozent Heilungen erzielt. Aber er muß auch in Betracht ziehen, in welchem Zustand er seine Patienten vorfindet: Die Krankenhäuser beherbergen fast nur Kranke, die bereits im Sterben liegen, und Yersins Erfahrungen in China haben gezeigt, daß es unbedingt notwendig ist, das Serum so früh wie möglich zu injizieren.[41]

Ende April geht die Pest in Bombay weiter zurück. Das Serum, das sich Yersin aus Paris hat schicken lassen, erzielt bessere Resultate als das aus Nha Trang. Schon spielt Yersin mit dem Gedanken, wieder nach Indochina zurückzukehren, als in der weit im Norden liegenden Stadt Mandvi auf der Halbinsel Kutch ein neuer Seuchenherd auflodert. In der ersten Maiwoche trifft Yersin dort ein. Die Hälfte der hunderttausend Einwohner ist geflüchtet, täglich sterben rund hundert Menschen. Die Pest wütet dort so heftig, daß sich sogar das Serum aus dem Pariser Institut Pasteur als wirkungslos erweist. Yersin wohnt in einem der Zelte, die die Engländer für die Ärztekommissionen aus Rußland, Österreich, Deutschland und Ägypten aufgestellt haben. Erst Anfang Juni, als die Epidemie allmählich abebbt, kehrt er nach Bombay zurück.

Dort hat sich unterdessen W. M. Haffkine niedergelassen, um Pestimpfungen vorzunehmen. Er hatte im September 1890 Yersins Nachfolge als Präparator bei Roux angetreten und war dann im März 1893 nach Kalkutta gegangen, um einen Impfstoff gegen die Cholera anzuwenden, den er im Pariser Institut Pasteur entwickelt hatte. Im Januar 1897 hatte er von der britischen Regierung die Erlaubnis erhalten, in Bombay ein Labor einzurichten, in dem er einen Pestimpfstoff herstellte, der unter dem Namen «Haffkine-

Vakzine» bekannt wurde.[42] Weil es sich dabei um den ersten Impfstoff handelte, der gegen die Pest eingesetzt wurde, wird Haffkine häufig als der eigentliche Erfinder der Pestschutzimpfung bezeichnet. In Wahrheit hat er nur die Herstellungstechnik modifiziert, die Yersin, Calmette und Borrel erfunden hatten. Schon 1895 hatten die drei Forscher die Möglichkeit nachgewiesen, Kaninchen durch die Injektion von Pestbazillen immun zu machen, die bei 37° C auf üblichen Nährböden gezüchtet und dann durch einstündige Erhitzung bei 58° C abgetötet wurden.[43] Der Impfstoff, den Haffkine herstellt und auf breiter Basis anwendet, unterscheidet sich davon nur durch die Nährlösung (Rinderfleischwasser) und die Bruttemperatur (27° C, Durchschnittstemperatur in Bombay). Yersin, den Fragen nach der wissenschaftlichen Urheberschaft sonst nie interessierten und dem es immer gleichgültig war, wem das Verdienst der Erstentdeckung zugesprochen wurde, scheint sich in diesem Fall über das Interesse geärgert zu haben, das der Haffkine-Vakzine entgegengebracht wurde. In seinem «Rapport sur la Peste aux Indes», den er nach seiner Rückkehr nach Nha Trang für den Generalgouverneur abfaßte,[44] heißt es: «Die englischen Zeitungen machen viel Wirbel um die Pestschutzimpfung, die Monsieur Haffkine entwickelt haben soll. Als Vorbeugung gegen die Pest injiziert er Bazillenkulturen, die durch Hitze sterilisiert wurden. Das Verfahren ist nicht neu. Monsieur Calmette, Monsieur Borrel und ich haben es schon 1896 in den *Annales de l'Institut Pasteur* veröffentlicht. Wenn ich es bisher nicht an Menschen getestet habe, dann deshalb, weil die Erfahrungen, die wir bei Tieren damit machten, dies nicht zuließen. Die breit angelegten Schutzimpfungen, die Haffkine in Bombay an Menschen durchführt, zeigen, daß die Injektion erhitzter Kulturen gefährlich werden kann und daß die auf diese Weise erzielte Immunisierung nicht lange anhält. Bei Personen, die auf das Pesttoxin sehr empfindlich reagieren, hat sie in einigen Fällen in wenigen Stunden zum Tod geführt. In anderen Fällen hat sie bei Personen, die bereits mit der Pest infiziert waren, den Krankheitsprozeß beschleunigt und noch schneller zum Tod geführt. Außerdem ist die Immunität nur von kurzer Dauer. Sie hält höchstens zehn bis fünfzehn Tage an. Genauso lange also wie nach der

Injektion des Serums. Während das Serum aber harmlos ist und keine Beschwerden verursacht, führt die Injektion erhitzter Kulturen zu hohem Fieber, oft auch zu schweren Nervenstörungen.» Auch Bonneau, Oberstabsarzt der Kolonialarmee, den der Gouverneur der französischen Niederlassungen in Indien nach Bombay entsendet, um die Pest vor Ort zu studieren, fällt ein strenges Urteil über die Haffkine-Vakzine: «Man macht viel Lärm um eine angeblich neue Methode der Pestimpfung, die Monsieur Haffkine erfunden haben soll. Diese Methode ist keineswegs neu, und ihr wirklicher Erfinder, der einige Jahre in Pasteurs Labor verbracht hat, hat sie selbst bei Tieren angewandt. Doch während Monsieur Yersin einräumt, daß drei oder vier Injektionen im Abstand von jeweils fünfzehn Tagen notwendig sind, um Kaninchen zu immunisieren, maßt sich Haffkine an, zu behaupten, er könne Menschen durch zwei dicht aufeinanderfolgende Impfungen, ja sogar durch eine einzige, immunisieren. Worauf stützt sich sein Glaube, daß Immunität so schnell erzeugt werden könne? Auf nichts. Er hat keinen einzigen Tierversuch gemacht. Ohne auf experimentellem Weg herauszufinden, mit welcher Dosis Immunität erzielt wird, hat er sein Verfahren direkt an Menschen durchgeführt. Im Vertrauen auf die wissenschaftliche Grundlage, auf der seine Theorie beruht, hat er sich blind in ein Abenteuer gestürzt, wie er es bereits bei der Choleraimpfung getan hat ... Haffkines Impfverfahren erscheint uns nicht nur im Hinblick auf seine immunisierende Wirkung fragwürdig, wir halten es auch für gefährlich, vor allem in Zeiten einer Epidemie. Denn wenn ein Mensch, der sich bereits angesteckt hat (was nicht so ohne weiteres festzustellen ist), auch noch geimpft wird, kommt das injizierte Toxin zu dem hinzu, das bereits im Organismus produziert wurde. Es verschlimmert und beschleunigt einen Krankheitsprozeß, der vielleicht glimpflich verlaufen wäre ... Bei Menschen mit lymphatischer Konstitution können schwere Komplikationen eintreten, die schnell zum Tod führen. Aus diesen Gründen verurteilen wir Haffkines Verfahren, obwohl wir grundsätzlich davon überzeugt sind, daß man Menschen mit erhitzten Kulturen gegen Pest impfen kann. Die Dauer seines Verfahrens ist zu knapp bemessen, und die einzelnen Impfungen folgen zu rasch aufeinander, als daß wirkliche Immunität eintreten könnte. Die Risiken, die es mit sich bringt, sind gemessen an positiven Wirkungen so groß, daß mir eine Verurteilung gerechtfertigt erscheint.»[45]

Ende Mai 1897 ist die Pestepidemie in Bombay abgeklungen. Zum Glück, denn Yersins Serum geht zur Neige. Die Produktion in Nha Trang reicht nicht aus, und das Serum aus Paris hat nicht mehr seine anfängliche Qualität. Außerdem ist Yersin auf sich allein gestellt. Es ist kaum möglich, Patienten im Anfangsstadium der Krankheit zu finden. Seine Arbeitsbedingungen in Bombay sind überhaupt sehr schwierig, wie Bonneau betont: «Dr. Yersin hatte in dieser Beziehung mit zahllosen Schwierigkeiten zu kämpfen. Nehmen wir nur seine Patienten in Krankenhäusern, die von englischen Ärzten geleitet wurden. Yersin besaß dort nicht die Handlungsfreiheit, die nötig gewesen wäre. Seinen Kranken wurde Jod in die Beulen gespritzt. Man verordnete ihnen Strychnin, Belladonna, Strophantin: alles Medikamente, die nutzlos, wenn nicht sogar schädlich waren. Daher dürfte die Statistik, die er über alle seine vergleichbaren Fälle anlegte, nicht den Aussagewert haben, den sie unter anderen Umständen zweifellos gehabt hätte.»[46]

Fast erleichtert empfängt Yersin in Bombay Dr. Simond, einen Kollegen vom Institut Pasteur, den Roux nach Indien geschickt hat, um Yersin abzulösen. Simond bringt aus Paris ein wirksameres Pestserum und Proben eines Choleraserums mit, außerdem diverse Sera gegen Schlangengifte. Calmette wünscht, daß sie an Ort und Stelle erprobt werden.[47]

Anfang Juli 1897 kehrt Yersin nach Nha Trang zurück. Simond ersetzt ihn in Mandvi[48] und wird anschließend mehrere Monate in Bombay verbringen, wo ihm die englischen Behörden ein Labor zur Verfügung stellen, ein Angebot, das sie Yersin nicht gemacht hatten. Obwohl Yersin vom Magistrat mit großer Dringlichkeit nach Bombay geholt worden war, bekam er von den britischen Ärzten allem Anschein nach nur wenig Unterstützung. Daß er nur wenige Brocken Englisch sprach, mag eine Rolle gespielt haben. In erster Linie aber fand er es unerträglich, von seinem Serum nicht nach eigenem Ermessen Gebrauch machen zu können. Und ohne Zweifel bekam so mancher seinen Ärger und seine Schroffheit zu spüren. Das Echo seiner verbalen Entgleisungen drang jedenfalls bis nach Frankreich, wo Calmette am 4. August 1897 in einem Brief an Simond schrieb: «Unser wackerer Yersin ist wirklich etwas zu unbeherrscht. Sein Auftreten in Bombay hat sehr mißfallen, und ich fürchte, es wird mich einige Mühe kosten, den unvorteilhaften Eindruck zu korrigieren, den er dort hinterlassen hat ... Ich hoffe, daß wenigstens Sie überall gut aufgenommen wurden. Sie sind mehr als er den Umgang mit Menschen gewohnt. Bei Ihrem Charakter dürfte es nicht schwerfallen, all die Sympathien zu gewinnen, die ihm versagt blieben.» Und in einem Brief vom 29. September 1897: «Was Sie mir über Yersin berichten, überrascht mich ganz und gar nicht. Mit seinem ungestümen Temperament hat er unsere englischen Kollegen bestimmt mehr als einmal vor den Kopf gestoßen.»[49]

In Europa war man wegen der Pestepidemie in Bombay so beunruhigt, daß sie Thema der am 16. Februar 1897 (also noch vor Yersins Eintreffen in Bombay) in Venedig eröffneten 10. Internationalen Gesundheitskonferenz[50] war. Folgende Staaten nahmen daran teil: Belgien, Dänemark, Frankreich,[51] Deutschland, Großbritannien, Griechenland, die Niederlande, Luxemburg, Portugal, Österreich, Rußland, das damalige Jugoslawien, Spanien, Schweden, Norwegen, Persien, die Türkei und die USA. Im Gegensatz zu den neun vorausgegangenen Konferenzen, die zwischen 1851 und 1894 stattgefunden und sich alle mit der Bekämpfung der Cholera auseinandergesetzt hatten, ging es an der Konferenz von Venedig um die Frage, wie das Übergreifen der Pest auf Europa verhindert werden könne. Für die wissenschaftliche Welt eine willkommene Gelegenheit, die jüngst erworbenen Kenntnisse der Pestforschung aufzuarbeiten. Die Kongreßteilnehmer stimmten darin überein, daß die Pest eine ansteckende Krankheit sei und von der Mikrobe verursacht werde, die Yersin 1894 in Hong Kong entdeckt habe. Ferner, daß Ratten, Mäuse und andere Nagetierarten dagegen nicht immun seien, daß der Epidemie unter den Menschen oft eine Tierseuche vorausgehe und daß Wasser zwar keine wichtige Rolle bei der Ansteckung spiele, es aber trotzdem ratsam sei, wie bei Choleraseuchen nur abgekochtes Wasser zu trinken. Man hielt es für erwiesen, daß die Sekrete und Exkremente der

Kranken (Beuleneiter, Fäkalien, Expektorationen) die Pest übertragen könnten und daß man Kleidung und Bettzeug der Patienten aus diesem Grund desinfizieren müsse. Vage blieb allein die Epidemiologie der Krankheit. In keiner Diskussion wurde die zentrale Frage erörtert, unter welchen Bedingungen sich Menschen anstecken und wie die Rattenpest auf den Menschen übertragen wird. Die grundlegende Entdeckung auf diesem Gebiet stand noch aus: Ein Jahr später, im Juni 1898, sollte sie Simond gelingen.

Yersin hatte zwar die mikrobische Ursache der Pest nachgewiesen, ihren Erreger isoliert und festgestellt, daß zwischen der Infektion von Ratten und der von Menschen ein Zusammenhang besteht. Auf welche Weise der Erreger aber in den Organismus eindringt, scheint ihn nicht beschäftigt zu haben. Zweifellos hatten ihn, ohne daß er sich dessen bewußt war, die Ergebnisse seiner Experimente beeinflußt: Die Übertragbarkeit der Krankheit durch Kannibalismus bei Ratten und Mäusen und die Entdeckung des Pestbazillus im Boden von verseuchten Häusern legten die Vermutung nahe, daß die Ansteckung über den Verdauungsweg und Hautabschürfungen an den Füßen erfolge. Wie Simond berichtet, war das im übrigen auch die vorherrschende Meinung: «Die Kommissionen aus Rußland, England, Deutschland und Italien stellten in Bombay bezüglich der Pest alle nur erdenklichen Versuche an. In meinen Gesprächen mit Wissenschaftlern unterschiedlichster Nationalität wurde mir klar, daß man sich in der gelehrten Welt über die Frage der Übertragung einig war, als sei diese Frage schon längst entschieden worden. Man nahm an, daß das Virus durch die Exkremente kranker Menschen oder Ratten in Umlauf gebracht werde. Sei es erst einmal auf den Boden gelangt und mit Staub vermischt, könne es auf vielerlei Wegen mit der Haut oder den Schleimhäuten in Berührung kommen und in den Körper eindringen, entweder mit Nahrungsmitteln – was zu einer Art Darmpest führe –, mit der eingeatmeten Luft oder durch Hautabschürfungen. So erklärte man sich zum Beispiel die große Zahl der Erkrankungen unter den einheimischen Hindus damit, daß diese gewöhnlich barfuß gehen, was das Eindringen des Virus über die häufigen Abschürfungen an ihren unteren Extremitäten begünstige.»[52] Simond beginnt zunächst mit der genauen Analyse scheinbar widersprüchlicher Beobachtungen: So kann unter Umständen schon die kurze Berührung einer gerade verendeten Ratte für eine Infektion ausreichen, während man, ohne sich anzustekken, über einen längeren Zeitraum hinweg mit einer Ratte hantieren kann, die schon mehrere Stunden tot ist. Man kann sich die Pest aber auch holen, ohne mit einer Ratte in Berührung zu kommen, nur durch den kurzen Aufenthalt in einem Haus, in dem Ratten verendet sind. Daneben stellt er fest, daß Pestkranke in den ersten Stunden der Krankheit ein winziges Bläschen aufweisen, das er *Phlyktäne präcox* nennt. Aus Gewebeproben, die er diesen Bläschen entnimmt und auf Nährböden ansetzt, entwickeln sich in allen Fällen Kulturen des Pestbazillus. Schwillt diese Läsion an, wird sie brandig. Man spricht dann von einem Pestkarbunkel.[53] Diese Phlyktäne sind aber nie an einer der zahlreichen Hautabschürfungen an den Füßen der Hindus zu finden, sondern dort, wo die Haut gesund und unversehrt ist: am Fußrücken, am Knöchel, am Oberkörper usw., «Stellen, an denen parasitäre Insekten mit Vorliebe stechen. Diese Beobachtung und die Ähnlichkeit, die ich manchmal zwischen dieser Läsion und der Verletzung feststellte, die ein Flohbiß auf der Haut hinterläßt, erregten meinen Verdacht gegen dieses Insekt.» Simond schließt daraus: Wenn der Flohbiß den Pestbazillus übertragen kann, dann muß sich das Insekt angesteckt haben, als es bei einer infizierten Ratte Blut saugte. In diesem Fall müßte der Bazillus im Darminhalt des Flohs unter dem Mikroskop sichtbar sein. Bliebe noch der Beweis, der, wie Simond leicht ironisch feststellt, «einige Schwierigkeiten bereitete». Mit aller nur erdenklichen Vorsicht und einer großen Portion Mut – das muß hier betont werden – sammelt er Flöhe bei gerade verendeten Ratten. Ihre Untersuchung liefert den Beweis: sie tragen tatsächlich Yersins Bazillus in sich. Am 2. Juni 1897 führt Simond das entscheidende Experiment durch: In einen großen Glaskasten setzt er eine kranke Ratte, die er in einem verseuchten Haus gefangen hat, und einen Gitterkäfig mit einer gesunden Ratte. Die Nagetiere haben keinen direkten Kontakt, aber die Flöhe der todkranken Ratte werden vom Gitter nicht abgehalten. Die pestkranke Ratte stirbt, und sechs Tage später folgt ihr die Versuchsratte: Ihr Blut und ihre Organe wimmeln von Bazillen. «An jenem Tag», schreibt Simond, «ergriff mich eine unsagbare Erregung bei dem Gedanken, gerade ein Geheimnis gelüftet zu haben, das die Menschen seit dem Erscheinen der Pest in der Welt in Angst und Schrecken hält.»

Simonds Entdeckung wurde mit Skepsis, ja sogar mit Sarkasmus aufgenommen. Der Entdecker selbst war darüber nicht erstaunt: «Zweifellos war das Denken in der medizinischen Zunft zum damaligen Zeitpunkt noch nicht darauf vorbereitet, die Invasion der Insekten in die Epidemiologie zu akzeptieren.» Simond mußte sich also noch gedulden. Erst 1906, als die Pestkommission über ihre Arbeit in Indien berichtete, wurde seine geniale Entdeckung endgültig anerkannt.

Nha Trang

Am 23. Juni 1898 erhält Yersin die Nachricht, daß im Fischerviertel von Nha Trang ganz in der Nähe seines Labors Pestfälle aufgetreten seien. Sofort denkt er an die Möglichkeit, die Käfige, in denen er Affen für Pestexperimente hält, könnten der Ausgangspunkt der Krankheit sein. Zwar werden die Käfige und der Fußboden des Gebäudes täglich sehr sorgfältig mit Kresol ausgewaschen, denn die Exkremente der Tiere enthalten von Zeit zu Zeit Pestbazillen. Aber in den Futterabfällen der Affen, in Bananenschalen und Reisresten, hat Yersin unzählige Ameisen entdeckt, und jetzt befürchtet er, diese Insekten könnten den Erreger in die Hütten der Annamiten getragen haben. Sein Verdacht wird durch einen weiteren Umstand erhärtet: Aus Bombay hat er vier Mangusten mitgebracht und in einem Käfig einen Meter über dem Boden untergebracht. Obwohl das Laborgebäude die Affenkäfige und den Mangustenkäfig trennt, hat er oft eine Ameisenstraße von den einen zum anderen beobachten können, denn auch bei den Katzen fanden die Ameisen einen reich gedeckten Tisch. Anfang Juni ist nun eine der Mangusten gestorben, ohne daß das besondere Aufmerksamkeit erregt hätte. Als am 20. Juni aber zwei weitere Mangusten eingehen, nimmt Carré, der Pesas' Nachfolge angetreten hat, eine Autopsie vor. In der Leber findet er die typischen Läsionen und den Pestbazillus. Als dann die ersten Fälle unter den Fischern bekannt werden, muß damit gerechnet werden, daß ein Zusammenhang besteht. Am 25. Juni stirbt der Boy, der mit der Versorgung der Mangusten betraut war. Sofort wird das Personal vorbeugend mit Serum geimpft, und am 3. Juli läßt Yersin mit Zustimmung des Residenten und des örtlichen Mandarins die Häuser der erkrankten Annamiten sowie deren unmittelbaren Nachbarn evakuieren und in Brand stecken. Die Bewohner erhalten eine Seruminjektion und werden in ein Lazarett gebracht, das man in aller Eile auf einer Insel in der Flußmündung eingerichtet hat. Sie bekommen eine Entschädigung, müssen sich aber selbst nach einer neuen Bleibe umsehen. An den Ort, wo ihre Häuser standen, dürfen sie erst in ein paar Jahren zurückkehren. Und doch muß Yersin am 12. Juli 1898 ein Telegramm an Roux schikken: «Epidemie hier ausgebrochen. Schicken Sie schnell Serum.»[54]

Der eigentliche Ursprung dieses Pestausbruchs ist bald entdeckt: Die ersten Fälle waren im März in Culao aufgetreten, einem Dorf auf der gegenüberliegenden Seite der Nha-Trang-Mündung. Bewohner des Ortes hatten Schweine an Matrosen mehrerer chinesischer Dschunken verkauft, die auf dem Weg nach Singapur die Küste von Annam entlangsegelten. Die chinesische Provinz, von der sie herkamen, war von der Pest infiziert. Da die Regierung von Indochina keinerlei Quarantänemaßnahmen getroffen hatte, wurde die Krankheit ungehindert verbreitet. Trotzdem blieb lange verborgen, um welche Krankheit es sich eigentlich handelte, denn die Todesrate war gering. So konnte die Pest auf die benachbarten Dörfer Xuong Huan, Phuong Can und schließlich auch auf Nha Trang übergreifen, bevor sie als Pest identifiziert wurde. Zum ersten Mal steht Yersin der Pest allein gegenüber. Zum ersten Mal muß er sie auf allen Ebenen bekämpfen. In Hong Kong und Bombay hatten die Behörden die erforderlichen Maßnahmen eingeleitet und ihn nur um medizinischen Rat gebeten. In Nha Trang muß er nun, wenn auch in Absprache mit dem Residenten und dem Mandarin, über alle notwendigen Schritte selbst entscheiden.

Obwohl nach der Zerstörung des kontaminierten Viertels die

Pest vorübergehend verschwindet, wird die Verbrennung der Häuser von den Annamiten mit Verbitterung aufgenommen. Bislang ist ihnen die Pest völlig unbekannt gewesen, in ihrer Sprache gibt es noch nicht einmal ein Wort dafür. Deshalb kann sie in ihren Augen nur göttlichen Ursprungs sein: Der Geist des Dorfes bestraft die Einwohner, weil sich ein einheimischer Unterpräfekt in einer Pagode einquartiert hat. Auf der Stelle ziehen die alarmierten französischen Behörden den Beamten ab. Am 8. August schickt Yersin ein zweites Telegramm an Roux: «Epidemie gestoppt.» Aber noch am selben Abend stirbt plötzlich ein Fischer. Er hat eine kleine Beule in der Leistengegend und geschwollene Lymphknoten an den Oberschenkeln, in deren Gewebe Yersin den Pestbazillus findet. Bald gibt es weitere Fälle im Dorf, schnell greift die Pest um sich, sie springt von Haus zu Haus. Die Diagnose ist schwierig, denn zur gleichen Zeit treten auch Cholerafälle auf. Da die Annamiten wissen, daß die Häuser von Cholerakranken nicht verbrannt werden, machen sie bei den Behörden falsche Angaben über ihre Toten. Am 12. August erhält Yersin vierhundert Dosen des Serums, die Roux auf sein erstes Telegramm hin geschickt hat, und nimmt die Behandlung der Dorfbewohner wieder auf. Und noch bevor die Pest auf den bisher verschonten Teil des Dorfes übergreifen kann, entschließt sich Yersin am 5. September zu einer radikalen Maßnahme: In zwei Kilometern Entfernung läßt er in einer pestfreien Zone eiligst ein neues Dorf aufbauen. Am 15. September 1898 ordnet er die komplette Räumung der Häuser des annamitischen Dorfes Nha Trang an. Danach wird alles verbrannt.[55] In den folgenden beiden Monaten sind nur vier Pestfälle zu verzeichnen, die Seuche scheint gestoppt. Dennoch stirbt am 10. November ein Insasse des Gefängnisses. Der Fall scheint unerklärlich, denn der Mann müßte sich in seiner Zelle angesteckt haben. Yersin bringt dann aber in Erfahrung, daß sehr viele Annamiten trotz des offiziellen Verbotes, sich dem verbrannten Dorf zu nähern, nachts in den Überresten der Häuser stöbern. Wenn sie dabei erwischt werden, wandern sie ins Gefängnis. Der tote Gefangene hatte sich wahrscheinlich angesteckt, als er das Verbot übertrat. In seinem «Rapport sur la Peste bubonique de Nha Trang Annam»[56] vom 26. Januar 1899 hält Yersin die

Epidemie für beendet und zieht Bilanz: Von 72 diagnostizierten Pestkranken im Dorf sind 53 gestorben, das macht 73 Prozent. Allerdings haben nicht alle der 72 Fälle mit Serum behandelt werden können, denn fast die Hälfte ist von ihren Familien versteckt oder zu Medizinmännern gebracht worden. 39 Kranke haben kein Serum bekommen, sie sind alle gestorben. Von den 32, die von Yersin mit Serum behandelt worden sind, haben 19 überlebt, das ergibt eine Sterblichkeitsrate von 42 Prozent. In diesem Bericht zeichnet Yersin die Spur nach, der die Epidemie gefolgt ist; er beschreibt die Art ihrer Verbreitung, die Krankheitssymptome und ihre Behandlung. Wenn er im Titel seines Berichts von «Peste bubonique», also von Beulenpest spricht, dann deshalb, weil er von der Existenz dreier verschiedener Formen der Pest ausgeht: der Beulenpest, der Lungenpest und der foudroyanten Pest. (Letzterer war eine vierzigjährige Marktfrau zum Opfer gefallen. Sie war gerade dabei, Kunden zu bedienen, als sie plötzlich zusammenbrach und kurz darauf starb.) In seinem Schlußbericht kommt Yersin nicht mehr auf die Ameisen zu sprechen, über die er mit Roux zu Beginn der Epidemie noch korrespondiert hatte. Inzwischen kennt er das Experiment Simonds und stimmt seinem Kollegen zu: «Dr. Simond denkt, daß die Flöhe eine entscheidende Rolle spielen. Ich bin vollkommen seiner Meinung und glaube wie er, daß die Flöhe bei der Evakuierung der Häuser zunächst in den Strohwänden und Fußböden bleiben, aber schon bald, wenn sie ihre gewohnte Nahrungsquelle nicht mehr finden, in die benachbarten Häuser eindringen und die Infektion dort hineintragen.» Aufgrund dieser Überlegung hat Yersin die Häuser der Pestkranken verbrennen lassen. An keiner Stelle, weder in seinem Bericht noch in den Briefen, kommt er auf die Rolle der Nagetiere zu sprechen. Als wenige Tage nach Abfassung seines Berichtes, im Februar 1899, in zwei Nachbardörfern Nha Trangs wieder mehrere Pestfälle auftreten, wendet er erneut die Taktik der verbrannten Erde an: Die Bevölkerung wird mit Serum behandelt, umquartiert und entschädigt, die Dörfer werden verbrannt. Im April 1899 kann Yersin die Ausmerzung dieser neuen Seuchenherde und das Ende der Pest in Nha Trang melden.

VII

Nha Trang (1898 – 1902)

Als hätte die Epidemie allein Yersin nicht schon Sorgen und Arbeit genug bereitet, war sie auch noch ausgerechnet zu dem Zeitpunkt ausgebrochen, als er, nach Nha Trang zurückgekehrt, gerade begonnen hatte, den Grundstein für seine späteren Aktivitäten zu legen. Schon nach seiner Rückkehr aus Paris 1895 hatte er mit den Geldern, die ihm die französische Regierung bewilligt hatte, ein neues Ziel ins Auge gefaßt: Das bescheidene Labor, das er sich in dem Häuschen am Strand eingerichtet hatte, sollte den ersten Gebäuden des zukünftigen Institut Pasteur von Nha Trang weichen. Yersin wußte aber, daß sein Institut nur funktionieren würde, wenn er es durch zwei zusätzliche Bereiche absicherte: Durch eine hauseigene Zucht wollte er das Institut mit all den kleinen und vor allem großen Tieren versorgen, die man für die Experimente und die Herstellung des Serums benötigte, und Pflanzungen sollten das Futter für die Tiere liefern und eventuell sogar noch Gewinne abwerfen, die dem Labor ebenfalls nur guttun konnten. Was er damals allerdings bestimmt noch nicht vorhersehen konnte, war die Tatsache, daß diese zweite Maßnahme in den ersten Jahrzehnten des neuen Jahrhunderts erheblich zum Reichtum des Landes und zu seiner wirtschaftlichen Gesundung beitragen sollte, und zwar nicht zuletzt durch die Pflanzen, die Yersin heimisch machte: die *Hevea* und die *Cinchona.* Die Produktion von Kautschuk und Chinin – wichtige Waffe im Kampf gegen die Malaria, eine der schlimmsten Geißeln der Menschheit –

sollte nicht nur die Kassen des Institut Pasteur aufbessern, sondern auch den Aufschwung Indochinas mittragen. Doch noch war es nicht soweit. Zunächst einmal mußte Yersin in die Rolle des Bauarbeiters schlüpfen.

Die Faszination, die Yersin empfunden hatte, als er mit dem Dampfer der Messageries Maritimes der Küste zwischen Saigon und Haiphong entlangfuhr, erlosch zeitlebens nicht mehr. In Nha Trang war der rastlose Wanderer am Ziel seiner Reise angelangt, das Dorf wurde seine Wahlheimat, hier wollte er Wurzeln schlagen. Nur noch einmal, von 1902 bis 1904, sollte er ihm freiwillig den Rücken kehren, aber nur, weil ihn Paul Doumer inständig darum bat, und nur auf Zeit. Yersin sehnte den Tag herbei, an dem er wieder zurückkehren würde.

Die Europäer – um 1900 waren es in Nha Trang kaum mehr als zwanzig – hatten sich entlang der herrlichen Sandbucht angesiedelt, während die Häuser der Einheimischen auf der «Landzunge der Fischer» standen. Dort, wo der Fluß ins Chinesische Meer mündet, war eine kleine Reede, die Schiffen einen gut geschützten Ankerplatz bot. Jeden Abend, wenn Wind aufkam und von den Bergen herunterwehte, segelten die Barken hinaus, um erst am Morgen, nach einer Fangnacht bei Fackelschein, mit prall gefüllten Netzen von einer Meeresbrise in die Bucht getragen, zurückzukehren. Dann füllten die Frauen des Dorfes ihre Körbe mit frischem Fisch und machten sich in einer langen Schlange auf den Weg ins Hinterland, um ihn zu verkaufen. Bevorzugtes Ziel war die Zitadelle von Khane Hoa, die Residenz des Provinzmandarins. In diesen friedlichen und beschaulichen Ort, der sich seit der Erschaffung der Welt kaum verändert zu haben schien, brach zweimal im Monat drohend der Fortschritt in Gestalt des Dampfers der Messageries Maritimes ein, der so nah wie möglich an den Strand heranfuhr, um dort vor Anker zu gehen. Die Weißen, die sich hier niederlassen wollten, kamen in kleinen Booten an Land: Bauingenieure, Beamte der verschiedenen Behörden und Kolonisten. Nha Trang entwickelte sich innerhalb weniger Jahre zu einem bevorzugten Ort für erholungsbedürftige Europäer und Sommerfrischler aus ganz Indochina. Die Brunnen lieferten sauberes, klares Wasser, und immer wehte eine angenehme frische Brise, entweder von der See oder vom Land her, denn das Tal, das von der Bucht aufstieg, leitete die Fallwinde aus den nahen Bergen direkt zum Hafen. Hotels wurden aus dem Boden gestampft, Villen gebaut und überhaupt alle Annehmlichkeiten geschaffen, die Familien an einem Urlaubsort erwarten.

Im Jahr 1895 existiert von all dem jedoch noch nichts. Zwischen den wenigen niedrigen Häusern der französischen Kolonie am Strand und den Fischerhütten an der Flußmündung steht dort, wo Fluß und Meer einen Winkel bilden, das Gerippe eines alten Blockhauses: ein Leuchtturm, wie geschaffen für einen Einsiedler. Yersin erwirbt ihn 1895 und nimmt verschiedene Umbauten vor, um darin zu wohnen. Der Bau ist schließlich siebeneinhalb Meter breit und hat drei Etagen. Rundherum führt eine Galerie mit zwei Meter hohen Fenstern. An der Vorderseite, die zum Meer hinausgeht, ist überdies ein großer Vorbau angebracht. In jedem Stockwerk befindet sich nur ein Raum: im Erdgeschoß das Eßzimmer, im ersten Stock das Arbeitszimmer und darüber das Schlafzimmer. Das Dach besteht zunächst noch aus Ziegeln. Dieser Bau überragt lange das Dorf Nha Trang, und als Yersin das Ziegeldach um 1908 durch eine zementierte Terrasse ersetzen läßt, um dort ein kleines Observatorium zu installieren, ist er dank seiner Kuppel schon von weitem deutlich auszumachen. Fast ein halbes Jahrhundert lang geht Yersin von der Galerie oder von seiner Terrasse aus auf Reisen, ohne sich von der Stelle zu rühren. Je nach Tageszeit oder Laune beobachtet er das Meer oder die Bucht, wo die Frauen tief gebückt den Strand nach Krabben absuchen. Das geschäftige Treiben der Fischer läßt Erinnerungen an Grandcamp wach werden. Oder er richtet sein Fernrohr auf die Ausläufer des Gebirges, das er vor Jahren als erster bezwungen hat. Und immer wieder gleitet sein Blick über das Dorf, wo sich im Süden, 600 Meter von seinem Haus entfernt, die Gebäude des Institut Pasteur befinden.

Den ersten Bau hatte man 1896 zu nahe am Strand gebaut, und er wird durch die heftigen Regenfälle der beiden nachfolgenden Winter schwer in Mitleidenschaft gezogen. Als das Meer über die Ufer tritt, werden von den Fluten sogar zwei Räume des neuen Gebäudes fortgerissen. 1899 wird der Standort um 700 Meter verlegt und zum Schutz ein kleiner Damm aus Beton errichtet, dessen

Bau Yersin selbst überwacht. Der Damm ist auch notwendig, um die Uferstraße gegen die Gewalt des Meeres zu sichern. Im Februar 1901 bläst der Monsun so ungestüm, daß das gesamte Dach des Hauptgebäudes fortgerissen wird. Dachsparren und Wellblech landen zwanzig Meter weiter auf der Straße. Yersin läßt das Dach neu konstruieren, damit so etwas nicht noch einmal geschehen kann.

Das Institut Pasteur steht am Rand des französischen Viertels von Nha Trang. Das Hauptgebäude ist ein einstöckiger Bau von 10 Metern Breite und 55 Metern Länge, das Dach bildet eine Terrasse. Im Erdgeschoß befinden sich die Räume, in denen das Serum hergestellt und die Sterilisation der Kulturen vorgenommen wird, außerdem zwei Säle, in denen man operiert und den Tieren Blut abnimmt, sowie das Büro des Verwalters und schließlich ein Lagerraum, in dem Gläser und kleinere Gerätschaften aufbewahrt werden. Im ersten Stock sind drei Laboratorien untergebracht, von denen zwei für die Schüler reserviert sind, ferner die Bibliothek, und in einem kleinen Eckzimmer hat der Direktor, Alexandre Yersin, sein Büro. Dieses Hauptgebäude flankieren zwei niedere Anbauten, wo die kleineren Versuchstiere während der Experimente gehalten werden und sperriges Gerät untergestellt wird. Von der Gesamtanlage nehmen diese Bauten eine Seite eines Vierecks ein. Die anderen drei Seiten bilden diverse Ställe. In Einzelboxen lassen sich dort dreihundert Tiere unterbringen: Pferde oder Rinder, gesunde oder solche Tiere, die gerade immunisiert werden. Auf dem freien Platz im Innenhof des Vierecks steht ein Wasserturm.

Schon sehr früh entstehen in der Nähe des Instituts drei Häuser, die ausschließlich für die französischen Mitarbeiter Yersins bestimmt sind. Ihre Backsteinmauern sind weiß verputzt, die Dächer bestehen aus braunen Ziegeln, und drei Zimmer führen auf die Veranda hinaus. Das monotone Weiß der Kalkwände wird durch die hellgrün gestrichenen Holzverkleidungen aufgelockert. Weiter hinten steht in einigen Metern Entfernung das Haus mit Küche und Unterkünften für die annamitischen Domestiken. Es ist ganz im klassischen Kolonialstil gehalten, genau wie die Häuser im französischen Viertel von Nha Trang.

Yersin beaufsichtigt persönlich alle Installationsarbeiten im Institut. Sie geben ihm die willkommene Gelegenheit, sich praktisch mit Physik, Mechanik und Elektrizität zu beschäftigen. In den Labors wacht er darüber, daß die Geräte aus Paris sachgemäß angeschlossen werden (ein Brutschrank, ein Sterilisierungsapparat) und einwandfrei funktionieren, und er kontrolliert auch die Verlegung der Wasserleitungen und der elektrischen Anlage. Beides stellt für das kleine Fischerdorf einen unsagbaren Luxus dar. Mit Hilfe einer Windmühle wird das Wasser aus einem Brunnen in den Wasserturm in der Mitte des Gartens gepumpt. Den Strom erzeugt ein kleiner Generator. Im Jahr 1925 wird die elektrische Anlage schon sehr perfektioniert sein: Zwei Generatoren, angetrieben von einem 15 PS-Gasmotor, werden eine Reihe von Motoren mit Strom beliefern, die eine Rotationspumpe, eine Eismaschine, eine Häckselmaschine, eine Futter- und eine Knochenmühle antreiben und darüber hinaus das Institut und die angeschlossenen Häuser mit elektrischem Licht versorgen. «Dieses Teilgebiet der Physik hat mich schon immer interessiert, und ich weiß so viel darüber, daß ich die Installation selbst vornehmen kann, ohne einen spezialisierten Ingenieur zu Rate zu ziehen.» Ein Labor, in dem einige Produkte unbedingt kühl aufbewahrt werden müssen, kann auf eine Eismaschine nicht verzichten. 1896 erhält Yersin deshalb vom Generalgouverneur einen einmaligen Zuschuß von siebentausend Francs, mit denen er eine solche Maschine in Paris bestellen kann. Schon im darauffolgenden Jahr wird sie in Betrieb genommen und liefert in sechs Stunden vierundzwanzig Kilo Eis zum Gestellungspreis von fünf Centimes pro Kilo. Die erste Maschine kann zwar nur in Gang gesetzt werden, weil Bigois, der Bauaufseher von Nha Trang, Yersin mit Rat und Tat unterstützt. Yersin beschäftigt sich aber so intensiv mit der Materie, daß er bald schon in der Lage ist, nicht nur Reparaturen selbst zu leiten, sondern auch einige Details zu verbessern: Dichtigkeitsprüfungen an der Maschine ergeben, daß Druckluft entweicht. Da die Stellen nicht lokalisierbar sind, leitet Yersin etwas Schwefelwasserstoff in die Maschine ein. Der Gestank des austretenden Gases führt die Arbeiter an die undichte Stelle. Durch seine Verbesserungen erzielt Yersin schließlich eine Eisproduktion, die sogar noch die Herstellerangaben übertrifft.

1911 wird die alte Maschine ausrangiert und durch ein neues Modell ersetzt. Diesmal überwacht Yersin selbst die Installation. Die neue Maschine stößt zwanzig Kilo in der Stunde aus. Der Gestellungspreis ist zwar höher als bei ihrer Vorgängerin, aber die Produktion versorgt nicht nur das Institut Pasteur und das neue Hospital, sondern auch die Bevölkerung von Nha Trang.

Im Gegensatz zur Saigoner Filiale des Institut Pasteur, deren Gründung in Paris beschlossen worden war und für deren Leitung Pasteur unter den Schülern Roux' selbst nach einem geeigneten Mann Ausschau hielt, der bereit war, nach Indochina zu gehen, wurde das Institut Pasteur von Nha Trang von einem einzigen Mann aufgebaut, und zwar nur, weil Yersin sich dieses kleine Fischerdorf als Domizil auserkoren hatte. Doch beide Filialen entwickelten sich trotz der anfänglich bescheidenen Ausstattung zu wichtigen Zentren der Grundlagenforschung, der praktischen Bakteriologie und der Ausbildung. Auf diese drei Bereiche hatte schon das Mutter-Institut seine Schwerpunkte gelegt. Die allererste Aufgabe, die dem Institut von Nha Trang übertragen wurde, bestand darin, die Forschungen über die Pest weiterzuführen und ein Serum zu entwickeln, mit dem die Menschen bei zukünftigen Epidemien erfolgreich behandelt werden konnten. Aber es gab noch eine andere Pest, die Yersin schon seit langem beschäftigte: die Rinderpest, die unter den Viehbeständen Indochinas ein Massensterben hervorrief und dem Land schweren Schaden zufügte. Schon bei seinen Expeditionen hatte Yersin das Rindersterben in den Dörfern beobachten können. Als er sich 1895 in Nha Trang niederließ, hatte die Krankheit auch auf die Büffel dieser Gegend übergegriffen. Yersin konnte die Rinderpest also vor Ort studieren.

Die Krankheit bricht nach einer Inkubationszeit von etwa drei Tagen aus. Die Tiere bekommen sofort hohes Fieber von 40° C und darüber, werden apathisch und fressen nicht mehr. Sie werden hinfällig, bekommen Schüttelfrost und leiden unter einem heftigen Durchfall, der sich mit Blut vermischt. Ihre Augen tränen, und die Nüstern scheiden einen eitrigen Schleim aus. Zwischen dem ersten und sechsten Tag tritt der Tod ein. Bei der Autopsie mehrerer Büffel stellte Yersin immer die gleichen krankhaften Veränderungen fest: Lungenblähung und Blutstauung in den Gedärmen. Der weitere Weg seiner Forschungsarbeit war damit vorgezeichnet: er mußte den Erreger dieser Krankheit isolieren, ein Heilserum herstellen und einen Impfstoff entwickeln. Bei der Menschenpest hatte es geklappt, und da Yersin ohnehin überzeugt war, daß die tierische Krankheit von demselben Erreger hervorgerufen wurde, führte er nach den bewährten Methoden Experimente durch – jedoch ohne Erfolg. Über alle seine Experimente, auch über seine Fehlschläge, hielt er Roux auf dem laufenden, denn bei der Rinderpest handelte es sich keineswegs nur um eine fernöstliche Besonderheit. Yersin wußte, daß zur gleichen Zeit andere Wissenschaftler an dieser Krankheit arbeiteten: sein Freund Maurice Nicolle in der Türkei und Robert Koch in Transvaal. Erst kürzlich hatten diese beiden Bakteriologen festgestellt, daß kleine Labortiere wie Mäuse, Kaninchen oder Meerschweinchen für diese Krankheit im Experiment nicht anfällig waren. Die Konsequenz: Wer die Rinderpest erforschen wollte, war gezwungen, mit Tieren zu experimentieren, die gegen diese Krankheit nicht immun waren, mit Rindern und Büffeln also. Dies bedeutete, daß man eine Herde dieser großen Tiere halten, versorgen und pflegen mußte. Ein Umstand, der bei Yersins Zukunftsplanung eine wichtige Rolle spielte. Hätte er seine Forschungsarbeit auf die Pest beim Menschen beschränkt, hätten ein Gehege und ein kleiner Stall für die Tiere genügt. In der Nähe seines Labors in Nha Trang wäre dafür ausreichend Platz gewesen. So aber zwang ihn die Rinderpest nicht nur dazu, eine große Viehherde anzuschaffen, sondern auch, das anfänglich kleine Terrain seines Instituts zu erweitern und die erste Außenstelle in Khane Hoa einzurichten. Um die Unterhaltskosten für die Tiere abzudecken – es waren immerhin mehrere hundert – und die Stallknechte bezahlen zu können, legte Yersin auf einem riesigen brachliegenden Areal Probepflanzungen an, die mit den Jahren einen leidenschaftlichen Pflanzer aus ihm machen sollten. Die Aufgaben wuchsen, und die Versorgung und medizinische Betreuung des Viehs wurden sehr aufwendig. Allein war das nicht mehr zu schaffen, Yersin brauchte einen Mitarbeiter. Deshalb war im März 1896 Pesas gekommen. Schon wenige Monate später wurde die Einstellung eines zweiten Tierarztes notwendig, und Pesas holte seinen Freund Fraimbault, der bis dahin als Veterinär dem 2. Artillerieregiment Orléans angehört hatte. Mit dem sehnlichst erwarteten Fraimbault teilten sich Yersin und Pesas von nun an die täglich anfallende schwere Arbeit, die darin bestand, die Tiere medizinisch zu überwachen, während der Immunisierung ihre Temperatur zu messen und Injektionen und Blutentnahmen vorzunehmen.

Es war bekannt, daß das Serum von Tieren oder Menschen, die von einer Infektionskrankheit geheilt werden, den Erreger dieser Krankheit abtötet. Für Yersin bedeutete dies: Wenn man die Rinder und Büffel im Experiment mit der Rinderpest infiziert und ihnen anschließend Blut abnimmt, gewinnt man ein wirksames Serum gegen diese Pest. Er stützte sich ganz auf diesen Mechanismus, als er begann, das Serum geheilter Tiere gesunden Tieren zu injizieren, um anschließend nachzuprüfen, bis zu welchem Grad sie geschützt waren. Es war nicht einfach, die natürliche Krankheit auf künstlichem Weg zu erzeugen, und es gab einige Fragen zu klären. Wie sollte das Serum am besten gespritzt werden und in welcher genauen Dosierung? Wie oft mußte man die Impfung wiederholen? Wie lange brauchte der Körper, um nach der Impfung schützende Anti-Körper zu bilden? Wie lange hielt der Schutz vor? Zuallererst aber: Wie konnte man den Erreger isolieren? Und da die Zeit bei solchen Experimentreihen eine maßgebliche Rolle spielt: In welcher Phase des Heilungsprozesses lieferte das kranke Tier das beste immunisierende Serum? In welchem Stadium der Krankheit war das Tier noch zu retten? Wie oft konnte man ein Versuchstier zur Ader lassen und trotzdem ein wirksames Serum erhalten? Und schließlich: Wie lange brauchte der tierische Organismus, um sich zu erholen, bevor der experimentelle Zirkel wieder von vorn beginnen konnte? Solche Versuche nehmen Monate in Anspruch, Monate des Experimentierens, des Wartens, der Ungewißheit, und nicht selten stellen sich Mißerfolge ein. Zu allem Überfluß muß man mit zusätzlichen Risiken rechnen: So könnten die Tiere, die mitten im Immunisierungsprozeß stehen, etwa an Tetanus und Milzbrand eingehen, und das Experiment, das schon kurz vor dem Abschluß steht, müßte von vorn beginnen. Monate geduldigen Wartens und minutiöser Beobachtung, auch in den scheinbar unkompliziertesten Fällen, sind deshalb unerläßlich. Auch in Nha Trang gab es Komplikationen. So stellte sich bei der Autopsie vieler Tiere heraus, daß die krankhaften Veränderungen nicht bei allen dieselben waren. Hinzu kam, daß Kontrollinjektionen, die man kleinen Labortieren gab und die ihnen eigentlich nicht hätten schaden dürfen, bei einigen Kaninchen, wenn auch nicht bei allen, zum Tod führten. Man brauchte mehrere Jahre, um den komplizierten Sachverhalt zu klären: Die Herden Indochinas litten nicht nur an der Rinderpest, sondern gleichzeitig auch an anderen infektiösen Krankheiten, deren Auftauchen reichlich Verwirrung stiftete.

Nach dem Tod Pesas' setzte Charles Carré an der Seite Fraimbaults die Erforschung der Rinderpest fort. Als 1898 in Tonkin eine verheerende Viehseuche ausbrach, schickte Yersin die beiden in das betroffene Gebiet. Fraimbault und Carré sezierten zahlreiche Rinderkadaver und fanden dabei immer die charakteristischen Läsionen der Rinderpest. Sie schlossen daraus, daß nur diese Krankheit für das Viehsterben verantwortlich sei. Sie spritzten gesunden Tieren hohe Dosen verseuchten Blutserums. Die Tiere erkrankten, und ihre Kadaver wiesen dieselben Läsionen auf. Sie brachten das Serum mit nach Nha Trang: Auch hier führte es zu Krankheit und Tod der geimpften Rinder. Ausgehend von diesem virulenten Blutserum entwickelten die drei Forscher ein Schutzserum, mit dem Carré in Kambodscha auf dem Höhepunkt einer Rinderpestseuche ausgezeichnete Resultate erzielte.[1]

Eines wußten die drei Pasteurianer jetzt mit Gewißheit: Der erste Bazillus, den Yersin in den Lymphknoten toter Tiere entdeckt hatte, war nicht verantwortlich für die Rinderpest, sondern nur der Erreger einer Sekundärinfektion gewesen. Der wahre Schuldige blieb unsichtbar und schlüpfte auch durch den feinsten Filter. Mit Sicherheit handelte es sich um ein Virus, das die damaligen Mikroskope nicht erfaßten. Man kann also sagen: Yersin, Carré und Fraimbault beschäftigten sich mit den Wirkungen der Krankheit, ohne ihre Ursache zu kennen. So war im übrigen auch Pasteur bei der Tollwut vorgegangen.

Nun beginnt für das Institut Pasteur von Nha Trang der zweite Teil der Aufgabe: die praktische Anwendung. Im großen Stil wird in Nha Trang und Khane Hoa das von Carré und Fraimbault entwickelte Rinderpestserum hergestellt. Es soll ausschließlich für die Rinder Indochinas eingesetzt werden.[2] Im Frühjahr 1900 produziert man 1200 bis 1300 Dosen pro Monat. Die Qualität ist beachtlich, und die Produktion wird zunehmend intensiviert: 1922 werden mehr als hunderttausend Dosen des Serums an die Viehzüchter Indochinas geliefert. Doch die Ergebnisse der Impfungen fallen recht unterschiedlich aus. Bei den Rindern erzielt man zwar völlige Immunität, viele Büffel fallen der Seuche aber nach wie vor zum Opfer. Dieser Umstand bestärkt Yersin, Carré und Fraimbault in ihrer Hypothese: Die Rinderpest ist nicht die einzige Krankheit, die unter den Herden grassiert. Diese Hypothese wird später, nach dem Abschied Fraimbaults und Carrés, zum Anlaß heftiger Diskussionen im Institut Pasteur von Nha Trang. Im Jahr 1900 kehren Fraimbault und Carré nach Frankreich zurück. Wie ist ihr Verhältnis zu Yersin zu diesem Zeitpunkt? In Briefen an die Mutter hat Yersin mit Wertschätzung von ihnen gesprochen. So über Carré: «Ich bin mit meinem neuen Mitarbeiter sehr zufrieden ... leider verläßt er mich im März.» Und über Fraimbault: «Er ist ein liebenswürdiger, ausgeglichener junger Mann, der gute Arbeit leistet.» Daß dennoch keiner der beiden das Verlangen hat, in Nha Trang zu bleiben, mag verwundern. Wie auch immer, die drei Männer scheiden in gutem Einvernehmen voneinander, noch bevor Yersin die beiden Nachfolger bei sich aufnimmt: zuerst Carougeau, danach Blin.

Joseph Carougeau ist achtundzwanzig Jahre alt und jahresbester Abgänger der École vétérinaire in Lyon. Nha Trang ist seine erste Anstellung. Blin war Veterinär zweiter Klasse im 10. Husarenregiment, als er am 1. Dezember 1900 von der 2. Kommandantur (Pferdeausmusterung) des 2. Heeresamtes (Kavallerie) des Kriegsministeriums nach Indochina abkommandiert wird. Die beiden setzen die Arbeit ihrer Vorgänger zwar fort, doch von Beginn an äußern sie Zweifel: Wenn der pathogene Erreger der Rinderpest unsichtbar bleibe, dann deshalb, weil er gar nicht existiere, weil es ihn in Indochina nicht gebe. Dagegen gebe der kleine Bazillus, auf den man so häufig stoße und den man als den Erreger der Pasteurella identifiziert habe, klare Anhaltspunkte, um welche Krankheit es sich handle. Im Herbst 1902 legen Carougeau und Blin Yersin das Manuskript eines Artikels mit dem Titel «La Pasteurellose bovine en Indochine (prétendu peste bovine)» vor, in dem sie die Existenz der Rinderpest in diesem Land bestreiten. Yersin widerspricht den Schlußfolgerungen des Artikels ganz entschieden. Die Autoren setzen sich über diese Mißbilligung hinweg und schicken das Manuskript an die Zeitschrift *Recueil de Médecine vétérinaire*, die es in der Februarnummer von 1903 veröffentlicht. Um diese Zeit ist Carougeau bereits wieder in Frankreich. Und Blin? Blin, «der den ganzen Tag über keine drei Worte sprach und mich über seine Arbeit überhaupt nicht auf dem laufenden hielt», erkrankt an einer besonders schweren Form des Denguefiebers in Komplikation mit einem Malaria-Anfall, begibt sich zu spät in Behandlung und stirbt einen Tag nach seiner Einlieferung ins Hospital.

Im Juli 1904 veröffentlicht Yersin in den *Annales de l'Institut Pasteur* einen langen Artikel mit dem Titel «Étude sur quelques épizooties de l'Indochine». Er greift darin die Behauptung Carougeaus und Blins auf, in Annam gebe es keine Rinderpest, und widerlegt sie Punkt für Punkt, ohne sich jedoch in wissenschaftlichen Spitzfindigkeiten zu verlieren. Seiner Meinung nach könne die Diagnose der beiden Veterinäre der Rinderzucht Schaden zufügen, denn wer ausschließlich die Pasteurella für die Seuchen verantwortlich mache, ignoriere zwangsläufig die anderen Krankheitsphänomene und weigere sich damit, deren Mechanismen und ihre Behandlung zu erforschen. Die Untersuchung auf einen Aspekt zu beschränken, ist für Yersin eine zu eng gefaßte Position, die mit der Aufgeschlossenheit und Offenheit der Pasteurianer nicht zu vereinbaren sei. Außerdem zieht Yersin in diesem Aufsatz längst fällige Konsequenzen aus der rechtlichen Situation: Die französische Gesetzgebung sei zwar gut für die französische Viehhaltung, sie könne so aber nicht auf Indochina angewandt werden: «Es besteht Grund, das Tierseuchengesetz von 1881 für Indochina in einigen Punkten zu entschärfen ... Dieses Gesetz behandelt die Rinderpest als eine Krankheit, die aus dem Ausland auf französisches Territorium eingeschleppt wurde. Absicht des Gesetzgebers war es, das Land um jeden Preis von dieser Krankheit zu befreien. Von daher erklären sich die drakonischen Maßnahmen gegen die Rinderpest in Frankreich, wie etwa Massenschlachtungen der Herden und die Entschädigungszahlungen an die Besitzer. In Indochina stellt sich die Situation unter einem anderen Blickwinkel dar: Die Rinderpest ist endemisch, und wir wissen nicht, wie die lokalen Seuchen entstehen. Folglich können wir nicht damit rechnen, daß es uns in absehbarer Zeit gelingt, diese Plage in Indochina ein für allemal auszumerzen ... Die Notschlachtung verseuchter Herden erscheint mir übertrieben und nutzlos. In den infizierten Herden gibt es einen gewissen Prozentsatz von Tieren, die nicht erkranken. Diese Tiere sind immun gegen die Rinderpest. Ihre Tötung wäre in jeder Hinsicht bedauerlich. Es bleibt zu wünschen, daß den Schutzimpfungen in Zukunft Priorität eingeräumt wird vor allen anderen Maßnahmen, die man gegen die Pest ergreifen will. Die Wirksamkeit dieser Impfungen ist nachgewiesen, jetzt müssen sie praktisch durchgeführt werden.»

Die Arbeiten des neuen Assistenten, des Veterinärs Schein, sollten Alexandre Yersin schon sehr bald recht geben. Henri Schein, 1877 geboren, traf im Jahr 1900 in Nha Trang ein und verbrachte den Rest seines Lebens, abgesehen von einigen Missionen, die ihn in die Nachbarländer Indochinas führten, bis zu seinem Tod 1927 in Nha Trang. Er ließ sogar seine Familie nachkommen, was Yersin im stillen mißbilligte. Seine Aufgabe bestand zum einen in der veterinär-medizinischen Versorgung der Region Khane Hoa. Zum anderen war er als zuständiger Tierarzt des mikrobiologischen Tierlabors auch mit der Ausbildung von Schülern und Praktikanten betraut. Später wurde er Seucheninspektor. Er beschäftigte sich zwar hauptsächlich mit der Rinderpest, doch er löste auch manches Rätsel in der Epidemiologie anderer Krankheiten und ermöglichte dadurch eine Korrektur der prophylaktischen Maßnahmen. Er lieferte einen bedeutenden Beitrag zur Erforschung der Tierkrankheiten in Indochina.

Schein und Yersin bestätigten, daß es in der Gegend um Nha Trang vereinzelte Seuchenherde der Rinderpest gebe. Gleichzeitig zeigten sie die Grenzen der Serumtherapie Courageaus und Blins auf: die Immunität hielt nur etwa zwölf Tage an. Eine zweite Impfung war also notwendig. Schein perfektionierte die Techniken der Herstellung und Anwendung des Serums und erhöhte dadurch den Schutz der Tiere. Ursprünglich hatte man Rindern, die von der Pest geheilt waren, immer stärkere Dosen von virulentem Blut gespritzt. Das Serum war ihnen dann einige Wochen später abgenommen worden. Die erste Veränderung, die Schein vornahm, war folgende: Er injizierte eine Dosis Heilserum und mehrere Liter virulentes Blut gleichzeitig. Einige Jahre später ersetzte er das virulente Blut durch eine Flüssigkeit, die er durch Bauchspülung bei Kälbern, die drei Tage zuvor infiziert worden waren, gewonnen hatte. Vierzehn Tage später wurde den Rindern jeweils im Abstand von einer Woche viermal hintereinander Blut abgenommen. Nach dem vierten Aderlaß stieg der Anteil der schützenden Anti-Körper nicht mehr an. Die Tiere durften sich dann einen Monat lang erholen, und der Kreislauf begann von vorn. Leider mußte man sehr schnell feststellen, daß 90 Prozent der Kälber, die man der Bauchspülung unterzog, um die Flüssigkeit zu gewinnen, die Prozedur nicht überstanden und starben. Der Viehbestand mußte also beträchtlich erhöht werden. 1922 «verbrauchte» das Labor in einer Woche fünfzehn Kälber, und bald erhöhte sich die Zahl auf vierzig pro Woche. Die Rinder lieferten zwei bis zweieinhalb Liter bei einer Blutabnahme, das enspricht vierzig bis fünfzig Dosen. Wenn man die Wochen, in denen die Rinder Serum lieferten, zusammenzählt und die Ruhepausen abzieht, dann konnte jedes Tier um 1922 jährlich etwa tausend Dosen zu je zwanzig Milliliter liefern. Die Impfung eines einzigen Tieres erfordert, je nach Größe und Art, zwischen zwei und zehn Dosen.[3] Die Herde, die man für den Kampf gegen die Rinderpest brauchte, wuchs unaufhörlich. Eine entscheidende Verbesserung wurde von Henri Jacotot eingeführt, der im Januar 1922 als Veterinär nach Nha Trang kam und einen neuen Pestimpfstoff auf der Basis von inaktiviertem Organgewebe entwikkelte.[4] Als der Impfstoff 1929 und 1930 in Umlauf gebracht wurde, sank die Sterblichkeit bei Pferden von 70 auf 25 Prozent und bei Büffeln von 90 auf 70 Prozent. Die noch immer recht hohen Sterblichkeitsraten verdeutlichen das verheerende Ausmaß der Rinderpest in Indochina. Aber von 1930 an war der Viehbestand dank Jacotots Impfstoff mustergültig geschützt. So scheint es unter den Herden, in denen sich aufgrund der massiven Impfkampagnen der Vorkriegsjahre die einmal erworbene Immunität auf die nächsten Generationen vererbte, auch während der beiden Indochina-Kriege (dem französischen und dem amerikanischen) zu keinem Massensterben gekommen zu sein, und das, obwohl sich die medizinische Versorgung des Landes in dieser Zeit erheblich verschlechterte.[5]

Während sich das Institut Pasteur von Nha Trang in den ersten Jahren sowohl mit der Pest beim Menschen als auch bei Tieren beschäftigte, spezialisierte man sich in Saigon auf Krankheiten des Menschen. Nun wurde beschlossen, daß sich das Labor Yersin nur noch der Erforschung von Tierkrankheiten widmen sollte: «Unsere Kenntnisse der Viehseuchen Indochinas sind noch immer sehr lückenhaft. Es wird Aufgabe des Institut Pasteur von Nha Trang sein, die notwendigen Forschungen anzustellen, um diese Lücken zu füllen. Die Vergangenheit, die Tradition dieses Labors und seine engen Beziehungen zum Institut Pasteur von Paris haben es auf diese Aufgabe vorbereitet», heißt es am Ende von Yersins Artikel über die Viehseuchen in Indochina.

Bei jeder Tierkrankheit gingen Yersin und seine Mitarbeiter nach der gleichen Methode vor: Sie studierten die Krankheit vor Ort im Seuchengebiet und nahmen zahlreiche Gewebe- und Blutproben. In Nha Trang begann dann die eigentliche Laborarbeit: Sie versuchten den Erreger zu isolieren und einen Impfstoff und ein Serum herzustellen. Dieses Vorgehen wurde bei mehreren Seuchen praktiziert, vor allem auch bei der Barbone-Krankheit, einer ansteckenden Krankheit bei Rindern und Büffeln, die zwar eine gewisse Ähnlichkeit mit der Rinderpest hat, aber Geschwüre im Hals hervorruft. An diesem Symptom läßt sie sich eindeutig von anderen Krankheiten beim Rind unterscheiden. Der Tod tritt im allgemeinen zwischen dem zweiten und vierten Tag als Folge einer Blutvergiftung ein. Die Sterblichkeit liegt bei 70 bis 95 Prozent. Die Barbone-Krankheit befällt die Herden oft gleichzeitig mit der Rinderpest, was Carougeau und Blin seinerzeit so verwirrt hatte, daß sie alle Todesfälle, auch die, die auf das Konto der Rinderpest gingen, der Barbone-Krankheit zuschrieben. Nach dem Weggang Carougeaus und dem Tod Blins unternahm Yersin mit Schein eine lange Reihe von Experimenten, in deren Verlauf es gelang, die beiden Krankheiten eindeutig voneinander zu unterscheiden. Während einer Mission in Kotschinchina, wo die Barbone-Krankheit grassierte, isolierte Schein den Erreger. In Nha Trang entwickelte er dann ein Rinderserum gegen diese Krankheit, das aber nur wenig zufriedenstellende Ergebnisse lieferte. Man mußte sich bis zum Jahr 1920, das heißt bis zur Ankunft des kanadischen Bakteriologen d'Herelle gedulden, der wenige Jahre zuvor die Bakteriophagen entdeckt hatte. Erst durch die spezifische Wirkung der Bakteriophagen auf die Barbonebakterien wurde ein wirksamer Schutz erzielt.

Suoi Giao

Der große Bedarf an Tieren zwingt Yersin, abseits von der Küste ein weiteres Stück Land zu suchen, das er als Weide und Anbaufläche für Getreide nutzen kann. Von seinen Expeditionen her weiß er besser als jeder andere von den ungenutzten Möglichkeiten in der Umgebung und daß im noch unerschlossenen Hinterland eine solche Stelle leicht zu finden ist. Etwa zwanzig Kilometer westlich von Nha Trang erhält er 1896 500 Hektare Buschland zugesprochen, das er nach und nach urbar macht. Der Standort bietet mehrere Vorteile: Das Flüßchen Suoi Giao, nach dem die Umgebung benannt wird, sorgt für ausreichende Bewässerung. Weiter unten vereinigt es sich bei Khane Hoa mit einem zweiten zum Nha-Trang-Fluß. Die Pflanzung ist also mit dem Boot erreichbar. Zum zweiten verläuft der Mandarinenweg ganz in der Nähe. Er ist zwar mit Wagen noch nicht zu befahren, aber Yersin weiß, daß er früher oder später ausgebaut wird, denn es ist der einzige Weg, der an der Küste Annams entlangführt. Zum dritten besteht das Terrain, das nur wenige Meter über dem Meeresspiegel liegt, aus Schwemmland, das sich als Weide und Ackerland gleichermaßen eignet. Damit die Bewirtschaftung nicht das junge Institut belastet, läßt Yersin die Kosten nicht vom Budget des Labors abzweigen, sondern erwirbt die Konzession für das Land mit Unterstützung Calmettes und Roux' auf seinen eigenen Namen. Regelmäßig läßt er einen Teil seiner Bezüge in das neue Projekt fließen.

Die Herde wird aus der Zitadelle nach Suoi Giao[6] geschafft und in geräumigen Ställen untergebracht, die dreihundert Schafen und ebenso vielen Ziegen sowie den Rindern und Büffeln Platz bieten. Um die Herden wenigstens einigermaßen vor Seuchen, Diebstählen und hungrigen Tigern zu schützen, verteilt Yersin das Vieh auf mehrere Gehege mit jeweils fünfzig Tieren. Jedes Gehege umfaßt Ställe und Tränken und ist von einer doppelten Einfriedung umgeben, die ständig bewacht wird. Die fehlende Verbindung zwischen den Gehegen vermindert die Seuchengefahr, und die doppelte Einfriedung soll Tiger und Diebe fernhalten. Die Tiger zeigen sich davon allerdings wenig beeindruckt. Yersin läßt deshalb aus der Schweiz Kuhglocken kommen. Und siehe da: Das Geläute wirkt auf die Tiger wie eine Zauberformel. Schon ein Jahr später stellt Yersin fest: «Seitdem unsere Kühe Glocken tragen, werden sie weit seltener von Tigern gerissen. Die Raubkatzen scheinen es jetzt mehr auf unsere Pferde abgesehen zu haben.»

Suoi Giao bot noch zwei weitere Vorteile: Es war ein ruhiger Weideplatz, an dem sich die Tiere regenerieren konnten, die von den fortwährenden Blutentnahmen in Nha Trang geschwächt und manchmal mehrere Wochen lang nicht zu gebrauchen waren. Ferner konnte man dort Tiere in Bereitschaft halten, die erst in einigen Monaten oder sogar erst Jahre später Verwendung finden sollten, je nachdem, wie es der Terminkalender des Labors vorsah. Unterstützt von den verschiedenen Tierärzten, die sich auf dem Posten in Nha Trang ablösten, und vom Stallknecht Pernin, den Roux schon in Garches angestellt und später nach Nha Trang geschickt hatte, widmete sich Yersin jahrelang intensiv der Pflege und Verstärkung einer Herde, die aus mehreren hundert Rindern, Büffeln, Pferden und Ziegen bestand. Auch wenn in einem Jahr die Druse unter den Pferden grassierte, im anderen Jahr die Rinder von Tetanus und Milzbrand heimgesucht wurden, ließ er sich nicht entmutigen.

Auf einem der ersten Ausläufer der Küstenkette von Annam, die sich hinter Suoi Giao erhoben, wurde 1914 in 1500 Meter Höhe eine zweite landwirtschaftliche Versuchsanlage eingerichtet, wo verschiedene Pflanzen- und Tierarten, die das Klima in den Niederungen nicht vertrugen, versuchsweise angepflanzt und außerdem meteorologische Beobachtungen angestellt werden sollten. Diese Station wurde nach dem Bergmassiv Hon-Ba benannt. Als sich herausstellte, daß für einige Pflanzen weder die Verhältnisse in Suoi Giao noch in Hon-Ba geeignet waren, schuf Yersin später vier weitere landwirtschaftliche Anlagen: Dran, Djiring, Diom und Lang-Bian.

Die Rodung in Suoi Giao schritt Hektar für Hektar voran, und sobald dem Wald eine Parzelle abgerungen war, wurde sie auch schon bepflanzt. Schließlich betrug die Anbaufläche 450 Hektare, der Rest wurde für die Stallungen und als Weideland gebraucht. Yersin probierte viele Pflanzenarten aus: die einen, weil sie in den Kolonien schon erfolgreich angebaut wurden und schnelle Gewinne versprachen, die anderen, weil er es für interessant hielt, sie in Indochina heimisch zu machen. Vom Chinarindenbaum abgesehen, verfolgte er mit allen von Anfang an das eine Ziel: sie sollten üppige finanzielle Gewinne abwerfen.

Schon 1897 versuchte er es mit der *Theobroma cacao* und konnte einen vollen Erfolg verbuchen. Die Pflanzung wurde auf 40 Hektare Anbaufläche ausgedehnt.

Eine Kaffeeplantage gab es schon in Tonkin. Yersin ließ sich von dort Samen schicken: Im Herbst 1896 wurden während der Regenzeit, die das erste Wachstum am meisten begünstigt, zweitausend *Liberia*-Schößlinge gesetzt. Diese Kultur schlug so gut an, daß Yersin zwei Jahre später den Reisanbau, den er parallel betrieben hatte, einstellte und *Liberia* in die frei gewordene Parzelle pflanzte. Zur gleichen Zeit brachte er zweihunderttausend Samenkörner der Sorte *Arabica* in die Erde, die das Aroma der *Liberia* bei weitem übertrifft. Einige Jahre später mußte er jedoch den Anbau von *Arabica* einstellen, denn diese empfindlichen Kaffeesträucher vertrugen die große Hitze nur schlecht und verkümmerten im Zeitraum von drei bis sechs Jahren. Die Sorte *Liberia* machte zwar keine Probleme, aber der Verkauf rechtfertigte nicht mehr als eine Anbaufläche von 11 Hektaren. Auch verschiedene Heilpflanzen wurden ausgesät: *Simaruba amora*, die fiebersenkend wirkt, *Ururoga ipecacuanha*, ein bewährtes Brechmittel, und *Sterculia acuminata* (oder Kolabaum), die auf eineinhalb Hektaren angepflanzt wurden. Von der Aussaat von tausend Kokasamen im Jahr 1898 erhoffte sich Yersin einen guten Profit. Aus den Blättern der Kokasträucher sollte Kokain gewonnen werden, das in der pharmazeutischen Industrie einen wichtigen Abnehmer hatte. Yersin entschied sich für die Art *Erythroxylum coca*, die in Suoi Giao «wie Unkraut» wucherte. Aber nach der Entdeckung von Stovaïne[7] fand Yersin nicht mehr den Mut, diese Kultur zu erweitern. 1925 umfaßte sie nur einen Hektar.

Yersin versuchte sich außerdem an einer weiteren Pflanze, und zwar der Guttapercha, deren Milchsaft sehr geschätzt war und die auf dem Malaiischen Archipel hervorragend gedieh. In Annam allerdings weniger. In Anbetracht der Tatsache, daß die Guttapercha «nicht so richtig wachsen will», gab Yersin den Versuch auf. Auch den Maisanbau stellte er ein. Die Versuche auf den ersten sechs gerodeten Hektaren Land waren nicht ermutigend verlaufen. Muskat, Pfeffer und Vanille, die er 1896 ausgesät hatte, lohnten den Aufwand nicht. Die Kultur wurde schon drei Jahre später aufgegeben, nachdem die Pfefferernte auch im dritten Jahr enttäuschend ausgefallen war.

Die erste Parzelle, auf der Reis angebaut wurde, warf 1897 zwar reiche Erträge ab, aber die Ernte war nur von mittelmäßiger Qualität. Es fehlte an Maschinen, mit denen der gedroschene Reis oder Paddy geschält werden konnte. Man mußte sich mit Mörsern und Stößeln behelfen, und die Reiskörner zerbrachen bei dieser Prozedur. Nur mit Hilfe kostspieliger Investitionen hätte Yersin den anderen, bereits existierenden oder im Aufbau begriffenen Reisplantagen Konkurrenz machen können. Deshalb gab er den intensiven Reisanbau auf und erwirtschaftete nur noch soviel, wie er Paddy für die Pferde brauchte. Da man Hafer in Indochina nicht kannte, wurde er durch ungeschälten Reis ersetzt. Zwischen den beiden Weltkriegen wurden mit Ölpalmen und Maniok zwei weitere Kulturen angelegt. Für die Ölpalmen der Art *Elaeis guineensis* wurden 1923 fünfzehn Hektare gerodet. Die Pflanzung machte sich bezahlt, denn der Trester, der nach der Ölgewinnung zurückbleibt, konnte an das Vieh verfüttert werden. Im Handel kostete ein Jahresbedarf Maische damals dreißigtausend Piaster, das entsprach zweihundertvierzigtausend französischen Francs. Maniokstraucher der Art *Jatropha manihot* wurden 1927 auf zwei Hektaren angepflanzt. Zur gleichen Zeit war sich Yersin unschlüssig, ob er seine Kautschukplantage weiter bestellen sollte: ein heftiger Taifun hatte gerade den größten Teil der Bäume zerstört. Außerdem war just der synthetische Kautschuk auf dem Markt aufgetaucht, und die Preise für den Milchsaft an der Rohstoffbörse purzelten. Den kleineren Maniokpflanzen konnten Stürme nichts anhaben, zudem lieferten ihre Wurzeln wertvolles Futter für die Tiere. Schließlich wurde die Kautschukpflanzung aber doch wieder aufgeforstet, und die Maniokkultur blieb auf zwei Hektare beschränkt.

Yersin unternahm den Versuch, auch Tabak anzubauen, gab ihn aber schnell wieder auf, denn mit einer anderen Pflanze, die später eine Bereicherung für ganz Indochina werden sollte, erzielte er bessere Erfolge: mit der *Hevea brasiliensis.*

Die Hevea brasiliensis oder der Kautschukbaum

Warum hatte Alexandre Yersin im August 1898 tausend Kautschukbäume angepflanzt? Einerseits wollte er die Einnahmen seines Instituts so schnell wie möglich erhöhen, andererseits war ihm nicht unbekannt, daß er sechs, vielleicht acht Jahre würde warten müssen bis zur ersten einträglichen Ernte. Trotzdem ließ er schon einige Monate später noch weitere zwanzig Hektare Buschland roden, um darauf Kautschuk anzupflanzen. Die Kosten für diese neue Parzelle überstiegen sogar seine finanziellen Möglichkeiten, so daß er Roux um Hilfe angehen mußte, die er auch prompt erhielt. Yersin hatte ein bemerkenswertes Gespür für die außergewöhnliche Entwicklung im Kautschukhandel. Wahrscheinlich verdankte er es dem Umstand, daß er den Fortschritt in Industrie und Technik schon immer mit großem Interesse verfolgt hatte. Unter den Industriebranchen, denen er eine rosige Zukunft voraussagte, war eine, die dem Kautschuk zu einer wichtigen Rolle verhelfen würde: die Autoindustrie.

Was wußte man Ende des 19. Jahrhunderts über Kautschuk? Zwar hatte La Condamine die Eigenschaften des cao-o-chu (des weinenden Holzes) – Elastizität und Wasserundurchlässigkeit – schon während seiner Südamerikareise um die Mitte des 18. Jahrhunderts beschrieben, doch war der geronnene Milchsaft, der damals nach Frankreich gelangte, zu nichts zu gebrauchen. Erst im 19. Jahrhundert wurde er Schritt für Schritt verwandelt. In Terpentin und Äther löste er sich nur ungenügend (Hérissant und Macquer, 1761), dafür in Naphtalin schon besser (Macintosh, 1823). Mastikation (Hancock, 1819) und Vulkanisation (Goodyear, 1839) ermöglichten dann die Verwendung des Kautschuks in zahlreichen Industriezweigen. Das Fahrrad – es erfreute sich damals wachsender Beliebtheit – machte Dunlops Erfindung des Gummireifens (1888) berühmt, und Yersin, ein Mann des Fortschritts – und Radfahrer –, sah voraus, welche Rolle das Automobil in Zukunft spielen würde, und rechnete deshalb mit einer steigenden Nachfrage nach dem Saft. La Condamine, aber auch andere Reisende hatten beobachtet, daß der Kautschukbaum überall in der tropischen und subtropischen Zone in großer Zahl anzutreffen war, und bald schon entdeckte man, daß nicht nur mehrere Baumarten *(Hevea, Ficus)* diesen Milchsaft, den sogenannten Latex, mit seinen außergewöhnlichen Eigenschaften aufzuweisen hatten, sondern auch Sträucher *(Guyaule)* oder Lianen *(Landolphia).* Yersin mußte sich unter diesen Pflanzen nur für diejenige entscheiden, die am leichtesten zu ernten war und die sich für die industrielle Weiterverarbeitung am besten eignete. Die landwirtschaftlichen Versuchsstationen, darunter auch die von Suoi Giao, spielten dabei eine entscheidende Rolle. Fast das ganze 19. Jahrhundert über kam der Kautschuk, der in Europa gehandelt wurde, aus Mittel- und Südamerika, aus Afrika und Madagaskar. Geerntet wurde dort bei wilden Pflanzen. Viele wurden dabei beschädigt, manche sogar gefällt. Diesem Raubbau sollte ein Riegel vorgeschoben werden, und die Agronomen hatten um 1900 drei Probleme zu lösen: Man mußte in den Plantagen Bäume ziehen, die genauso kräftig waren wie die wildwachsenden Pflanzen, ferner herausfinden, wie man beim Anzapfen der Bäume höchste Erträge erzielen konnte, ohne sie zu schädigen, und schließlich die Qualität des Latex verbessern.

Der Besitz von Kolonien in den tropischen und subtropischen Zonen gestattete es mehreren Staaten, Kautschukplantagen anzulegen. Die Engländer waren die ersten, als sie die Hevea in Ceylon einführten. Die Holländer taten es ihnen auf Java gleich. 1876 wurde der Botanische Garten in Buitenzorg (Indonesien, das heutige Bogor) eröffnet, wo, neben zahlreichen anderen exotischen Gewächsen wie Vanille, Kaffee und Zuckerrohr, mit mehreren Kautschukbäumen experimentiert wurde: so etwa mit den Arten *Hevea brasiliensis, Castilloa elastica, Willughbeia tenniflora* und *ficus elastica.*

Seit der Kolonialisierung Indochinas verfolgten auch die Franzosen das Ziel, Kautschukplantagen anzulegen. Ihr Ziel war es, sich von Drittländern unabhängig zu machen und den Selbstkostenpreis für diesen gesuchten Rohstoff zu senken. 1877 erhielt der Botaniker Pierre brasilianische Hevea-Schößlinge, die in Ceylon angezüchtet worden waren, und pflanzte sie im Botanischen Garten von Saigon. Doch sie gingen ihm ein, wahrscheinlich wegen des Laterit-Bodens. Zwanzig Jahre später schickte der Oberstabsapotheker der Kolonien, Raoul, vom Malaiischen Archipel zweitausend Hevea-Schößlinge an Haffner, den Direktor desselben Botanischen Gartens in Saigon. Haffner pflanzte einen Teil in der Versuchsstation von Hong Yem in der Nähe von Thu-Dau-Mot, den Rest gab er Yersin, der sie im August 1898 in Suoi Giao aussetzte.

Diese ersten Pflanzen schlugen prächtig an. Doch bevor sich Yersin entschied, die Anbaufläche zu erweitern, wollte er drei Kautschukpflanzungen besuchen: In Buitenzorg erkundigte er sich nach den Erträgen der verschiedenen Sorten. Einige Kulturen waren schon bei der Gründung des Botanischen Gartens angelegt worden und mittlerweile schon ein Vierteljahrhundert alt. Die beiden anderen Stationen seiner Informationsreise waren die Plantage im malaiischen Selangor und eine Pflanzung in der Nähe von Hue. Yersin entschied sich, bei der *Hevea brasiliensis* zu bleiben und die Kultur noch auszubauen. Sie gedieh in Siao Giao vortrefflich, und keine andere Sorte hatte bessere Qualitäten aufzuweisen. Die Erweiterung der Hevea-Pflanzung, aber auch die Versorgung der Tiere machte es einmal mehr erforderlich, das Personal weiter aufzustocken. Kurz vor der Jahrhundertwende wurden in Suoi Giao verschiedene Gebäude errichtet: mehrere kleine Wohnhäuser, Schuppen, ein großer Trockenraum – inzwischen wurde auch Tabak angebaut – und ein Chemielabor, in dessen erster Etage die Botaniker untergebracht wurden. Um Annamiten dazu zu bringen, sich rund um die Anlage von Suoi Giao anzusiedeln und kleine Weiler zu gründen, stellte ihnen Yersin gerodetes Land zur Verfügung, auf dem sie ihren Reis anbauen konnten. So würde er später, wenn die Pflanzungen noch größer wurden, ausreichend Arbeitskräfte zur Verfügung haben.

Ausgerechnet zu einer Zeit, da ihn seine Forschungsprojekte – Rinderpest, Tierzucht und tropische Landwirtschaft – in Nha Trang eigentlich unabkömmlich machten, mußte Yersin seine Wahlheimat ein letztes Mal verlassen: Der Ausbildungsbetrieb, vor dem er geflüchtet war, als er das Institut Pasteur in Paris verlassen hatte, holte ihn in Indochina wieder ein. Generalgouverneur Paul Doumer hatte Yersin 1899 gebeten, junge, französischsprechende Einheimische auszubilden, die den Tierärzten bei den Impfungen gegen die Rinderpest helfen sollten. Seitdem schickten die Residenten von Annam und Tonkin regelmäßig Schüler. Die ersten beiden wurden Charles Carré anvertraut, der sich denn auch in einem Brief an Simond, der zu der Zeit Direktor des Institut Pasteur in Saigon war, beklagte: «Man macht es sich sehr einfach. Da schickt man mir einen Jungen, der gerade mal Französisch kann, aber noch nie ein Thermometer gesehen hat, und ich soll aus ihm in wenigen Monaten einen Tierarzthelfer machen ... So etwas wird man nicht so schnell wie Abgeordneter oder Verwaltungsbeamter ... Dr. Yersin läßt keine Gelegenheit aus, mir zu erzählen, wie einfach alle diese Dinge doch seien. Er macht sich ja keine Vorstellungen.» Im Jahr 1902 sollte Yersin eine sehr konkrete Vorstellung vom Niveau der Schüler bekommen, nachdem er dem Drängen Paul Doumers endlich nachgegeben und sich bereit erklärt hatte, die Leitung der École de médecine in Hanoi zu übernehmen.

VIII

Die Medizinische Schule in Hanoi (1902–1904)

Bis zum Jahr 1900 gab es in der ganzen Kolonie Indochina keinen offiziellen französischen Schulunterricht für die einheimische Bevölkerung. Erst Paul Doumer beschloß, in Hanoi eine erste französische Bildungsstätte einzurichten. Doch warum wählte er das Fach Medizin? War seine Wertschätzung für Yersin so groß, oder entschied er sich nur deshalb dafür, weil zu jener Zeit personelle Alternativen fehlten, weil einfach niemand da war, der in irgendeiner anderen Disziplin, sei es in den Rechts-, Geistes- oder Naturwissenschaften, hätte unterrichten können? Wie auch immer: Das erste Ausbildungszentrum war eine Schule für Medizin, gegründet 1902. Alexandre Yersin war als Direktor verantwortlich für eine Reihe von Einrichtungen, zu denen die eigentliche Schule, ein an das Institut Pasteur angeschlossenes Labor, ein Hospital und mehrere Häuser gehören sollten, die als Wohnungen für ihn, die Ärzte und Ausbilder gedacht waren. Für den Bau dieses Komplexes standen eineinhalb Millionen Francs zur Verfügung. Am 27. Februar 1902 legte Paul Doumer den Grundstein für die Schule und eröffnete den ersten Kurs, der vorerst noch in provisorischen Baracken durchgeführt wurde, die man fünf Kilometer außerhalb von Hanoi in dem Dorf Kinh Luoc errichtet hatte. Schweren Herzens und nur Doumer zuliebe war Yersin einen Monat zuvor von Nha Trang in die Hauptstadt von Tonkin gekommen. Bis man ihm ein Haus zur Verfügung stellte, logierte er für 350 Francs im Monat in einem «modernen und komfortablen» Zimmer im Hôtel Métropole.

Hanoi hatte sich zu einer großen und schönen Stadt mit 70 000 Einwohnern entwickelt. Nach den Kriegswirren der Jahre 1873 und 1882 waren in Hanoi nur noch etwa 30 000 Flüchtlinge gewesen, die in Hütten, verstreut im Delta des Roten Flusses, untergekommen waren. Innerhalb von zwanzig Jahren hatten die Franzosen die Stadt emporgebracht. Breite gepflasterte Straßen und Markthallen, Elektrizität, Trinkwasser und Kanalisation in den Neubaugebieten waren die Ergebnisse modernen Städtebaus, während in den Vierteln der Einheimischen prachtvolle religiöse Bauwerke erhalten geblieben waren. Mehrere öffentliche Gebäude, darunter das Hospital Lanessan und die Rennbahn, hatte man erst in den letzten fünf Jahren gebaut. Sie gaben der Stadt das Gepräge einer europäischen Metropole.

Lebhafter Verkehr pulsierte in Hanoi: Die Flußschiffahrt sorgte für den Abtransport der Bodenschätze (Zink, Bleiglanz, Kupfer, Erdöl und vor allem Steinkohle) und landwirtschaftlichen Erzeugnisse (Reis, Tee, Kaffee, Vieh) aus dem Hinterland in die Hafenstadt Haiphong. Von dort gingen die Waren in alle Welt. Handwerkliche Produkte wie Goldschmuck, Seidenstickereien, Elfenbeinschnitzereien und Lacke fanden ihre Abnehmer in den westlichen Ländern. Streichholz- und Papierherstellung in den Fabriken von Europäern kamen als junge Industriezweige hinzu.[1]

375 Kandidaten bewarben sich für die Kurse an der Medizinischen Schule. Bei den Vorstellungsgesprächen wurde sofort klar, nach welchem Hauptkriterium ausgewählt werden mußte: nach den Französischkenntnissen. Zunächst wurden 125 Bewerber angenommen, von denen Yersin schließlich nur die dreißig seiner Ansicht nach intelligentesten behielt. Obwohl Bildung in Tonkin hohes Ansehen genoß, so zeigte sich doch bald, daß die Kandidaten von ihrer Grundausbildung her schlecht auf einen wissenschaftlichen Unterricht vorbereitet waren. Man beschloß daher, zunächst einen Einführungskurs durchzuführen. Ein einheimischer Repetitor, der dem Dolmetscherstab der Verwaltung angehörte, sollte den Schülern von Oktober bis Januar die Grundbegriffe in Grammatik, Arithmetik, Physik, Chemie, Geographie und Natur-

kunde eintrichtern. Ende Januar wählte eine Prüfung in Rechtschreibung und Rechnen diejenigen Schüler aus, die zum medizinischen Kurs zugelassen werden sollten. Neben Yersin, der die Fächer Physik, Chemie und Vergleichende Anatomie übernommen hatte, unterrichteten der Militärapotheker Jean-Baptiste Bertin-Capus, Leroy de Barres und Legorce. Anatole Gallois wurde mit der Verwaltung der Schule betraut. Im Juni 1903 fand die Abschlußprüfung für den ersten Jahrgang statt: Elf Schüler wurden in das zweite Ausbildungsjahr übernommen. Derweil hatten alle zwölf Kandidaten des nächsten Vorbereitungskurses ihre Prüfung bestanden und begannen als zweiter Jahrgang mit der Ausbildung. Der Stundenplan der Studenten war dem der Pariser Universität ähnlich: Vormittags hatten sie Krankenhausdienst (Sprechstunden, Visiten, Operationen), nachmittags wurden Kurse durchgeführt. Jeden Donnerstag fand eine schriftliche und jeden Samstagnachmittag eine mündliche Prüfung statt.[2]

Schon ab 1903 verschlechterte sich das Klima im Ausbildungsbetrieb zusehends. Paul Doumer war im März 1902 nach Paris zurückgekehrt, und sein Nachfolger Paul Beau zeigte schon bald nach seiner Ankunft in Hanoi offen seine Abneigung gegenüber den Pasteurianern: «Vieles deutet darauf hin», schreibt Yersin am 5. November 1902, «daß das Goldene Zeitalter für uns zu Ende geht. Der Weggang Monsieur Doumers war für uns ein herber Verlust.» Schikanen, Intrigen und unablässige Sticheleien trübten das Verhältnis zwischen dem neuen Generalgouverneur und der Medizinischen Schule, als die Kurse bereits in den neuen Räumlichkeiten durchgeführt wurden und wichtige Entscheidungen über die zukünftigen Ausbildungsziele anstanden. Zwar fand Yersin in Stanislas Broni, einem «Anhänger» Doumers, den das Kolonialministerium Paul Beau vor die Nase gesetzt hatte – Yersin war nicht der einzige, der auf Beau nicht gut zu sprechen war –, einen Verbündeten, doch auch der Generalgouverneur erhielt Verstärkung, mit deren Hilfe es ihm schließlich gelang, die Ablösung Yersins durchzusetzen: Im Dezember 1903 traf der neue Leiter des militärischen Sanitätsdienstes, Monsieur Grall, in Hanoi ein. Grall machte aus seinen Plänen kein Geheimnis: Die medizinische Ausbildung sollte unter alleinige Aufsicht der Militärbehörden gestellt werden. Von Paris aus führten Roux und der Kolonialminister Verhandlungen mit Beau und Grall. Das Resultat war ein Kompromiß. Yersin erklärte sich bereit, Hanoi zu verlassen und die Leitung der Filialen des Institut Pasteur in Nha Trang und Saigon zu übernehmen. Seine Schüler verließ er in der traurigen Gewißheit, daß alle ihre Anstrengungen fruchtlos bleiben würden: «Die Pläne unseres gegenwärtigen Gouverneurs lassen für die Zukunft unserer Schüler nichts Gutes erwarten. Sie sind von vornherein abgestempelte Opfer von Vorurteilen. Man will simple Krankenpfleger aus ihnen machen. Das kann ich nicht gutheißen.»

In seiner «Geschichte der Medizinischen Schule von Indochina»[3] (1925) schildert Naudin, einer der Unterrichtenden, die Querelen aus der Sicht der Regierung: «Nachdem man einige Jahre herumexperimentiert und Erfahrungen gesammelt hatte, wurde die Schule unter der Schirmherrschaft des Generalgouverneurs Beau neu organisiert. Ihm ist es zu verdanken, daß sich die Medizinische Schule zu einem wirklichen Schmuckstück unter den Institutionen Indochinas entwickelte.»

Durch einen Erlaß wurde 1905 der Beruf des «Hilfsarztes» geschaffen. Der erste Jahrgang verließ 1907 die Schule, und Naudin schreibt dazu: «Die praktischen Kenntnisse dieser Mediziner hinterließen in den Kreisen, die der Einrichtung der Schule bisher feindlich gegenüberstanden, einen positiven Eindruck.» Der Aufschwung der Schule von Hanoi ist vor allem Beaus Nachfolger Albert Sarraut zu verdanken, der sich für den Ausbau der Räumlichkeiten und die Einführung neuer Unterrichtsfächer (Pharmazie, Augenheilkunde, Naturwissenschaften) einsetzte. Doch erst 1919 durfte die Medizinische Schule Diplome ausstellen, die denen der Hauptstadt Paris gleichwertig waren.

1923 wurde sie zur Hochschule für Medizin und Pharmazie umgewandelt, an der ordentliche Professoren aus der französischen Hauptstadt praktischen und theoretischen Unterricht in sieben Studiengängen erteilten. Ausgebildet wurden Ärzte, Pharmazeuten, Hilfsärzte und Hilfsapotheker für die Krankenfürsorge, Assistenzärzte für das militärische Sanitätskorps, chinesische Hilfsärzte und einheimische Hebammen. Von 1936 an wurden Stellen für außerordentliche Professoren zum Wettbewerb ausgeschrieben.[4] Das Universitätskrankenhaus war schon 1919 in «Hôpital Yersin» umbenannt worden. Nach der Eroberung Hanois ließ die Regierung Ho-Chi-Minh die vorübergehend geschlossene Medizinische Fakultät wiedereröffnen. Alle französischen Namen wurden durch vietnamesische ersetzt. Nur das «Hôpital Yersin» behielt den seinen.

IX

Wieder in Nha Trang (1904 – 1943)

Im Frühjahr 1904 hielt sich Yersin kurz in Paris auf. Für einen Abstecher nach Morges blieben ihm diesmal nur wenige Stunden, denn dringende Pflichten riefen ihn zurück nach Hanoi. Dort blieb er noch bis zum Herbst 1904, dann endlich konnte er nach Nha Trang zurückkehren, wo er sich von neuem der Erforschung von Krankheiten bei Mensch und Tier widmete und als Agronom intensiv den Ausbau seiner Hevea-Pflanzungen vorantrieb. Seine Freude über die Heimkehr wurde allerdings von traurigen Nachrichten aus Europa überschattet: Seine Mutter war schwer erkrankt und starb am 16. Februar 1905. Yersin sah sich außerstande, nach Morges zu reisen, und betraute seine Schwester mit der Nachlaßregelung. Er selbst verzichtete auf sein Erbe und ließ es zwischen Schwester und Bruder aufteilen. Mit dem Tod der Mutter endete ein intensiver Briefkontakt, der über zwanzig Jahre hinweg ohne Unterbrechung aufrechterhalten worden war. Ein neuer Briefwechsel mit der Schwester wurde zwar auch mit Regelmäßigkeit gepflegt, doch war er nicht so intensiv – etwa ein Brief pro Monat – und längst nicht so innig wie der erste.

Bei seiner Rückkehr nach Nha Trang war Yersin etwas mehr als vierzig Jahre alt. Jugendliches Ungestüm und eine Sprunghaftigkeit, die ihn bald hierhin, bald dorthin verschlagen hatten, waren nach und nach dem Wunsch nach einem festen Zuhause gewichen. Doch sein Elan war noch lange nicht erlahmt, im Gegenteil: Yersin offenbarte ganz neue Fähigkeiten, die zwar weniger spektakulär, aber Ausdruck einer gereiften und mit sich ins reine gekommenen Persönlichkeit waren. Aus dem Nomaden war jetzt endgültig ein Gründer, Pflanzer und Züchter geworden. Mit dem Tod der Mutter war die wichtigste Verbindung nach Europa abgerissen. Vor dreizehn Jahren hatte ihn die überwältigende Schönheit der Bucht von Nha Trang fasziniert, als er mit dem Schiff zwischen Saigon und Haiphong pendelte. Jetzt ging er hier vor Anker. Er wußte, daß er hier seine Tage beschließen würde.

Während der Jahre, die er in Nha Trang verbrachte, sollte die Erforschung von Krankheiten weiterhin im Mittelpunkt seines Lebens stehen.

Wie bereits erwähnt, spezialisierte sich das Institut Pasteur in Nha Trang unter Yersins Leitung schon bald auf Tierkrankheiten, während man der Saigoner Niederlassung das Studium menschlicher Krankheiten überließ. Trotzdem vergaß Yersin nie seine humanmedizinische Ausbildung. Als 1906 unter den Arbeitern, die man in Tonkin für den Bau der Eisenbahnlinie Nha Trang–Phan Rang angeworben hatte, eine Fleckfieberepidemie ausbrach, veröffentlichte er eine detaillierte und exemplarische Studie über die ersten Fälle, die in Annam auftraten.

Auf den öffentlichen Baustellen Indochinas, also auch beim Eisenbahnbau in der Nähe Nha Trangs, wurde unter den Tausenden von Arbeitern, die man aus ganz Indochina zusammengeholt hatte, wöchentlich eine ärztliche Untersuchung durchgeführt. Sie galt einer der schlimmsten Geißeln des Menschen in den Tropen: der Malaria. Das Ziel dieser Maßnahme war, Malariafälle aufzuspüren und die Kranken in Hospitäler einzuweisen. Unter den Kranken, die man eines Tages ins Krankenhaus von Nha Trang brachte, waren fünf Männer, die zwar von der Malaria verschont geblieben waren, aber mehrere Tage lang unter hohem Fieber, Delirien, Kopfschmerzen und Erbrechen litten. Bis zum zehnten Tag verstärkten sich die Symptome, dann trat plötzlich eine schnelle Besserung ein, und sie erholten sich. Obwohl der charakteristische Hautausschlag fehlte, vermuteten Yersin und sein Assistent Vassal sofort, daß sie es mit Fleckfieber zu tun hatten. Gegen diese Krankheit gab es noch keine wirksame Heilmethode. Die beiden Ärzte konnten lediglich feststellen, daß die Verabreichung von Chinin, mit dem man Malariakranke behandelte, völlig wirkungslos blieb. Yersin wußte, daß in Tonkin immer wieder vereinzelte Fälle von Fleckfieber auftraten, in Annam waren jedoch bislang noch keine registriert worden. Gern hätte er die Krankheit deshalb im Experiment erzeugt, doch alle Injektionen an Versuchstieren blieben erfolglos. Da die Krankheit gutartig verlief – die Patienten waren schon auf dem Weg der Besserung –, machten Yersin und Vassal zwei Annamiten aus Tonkin, die wegen leichten Erkrankungen im Hospital lagen und bei guter Konstitution waren, den Vorschlag, sich das Blut der rekonvaleszenten Fleckfieberkranken injizieren zu lassen, um die Krankheit künstlich zu erzeugen. Nachdem man die beiden über alle Risiken aufgeklärt hatte, stimmten sie zu. In seiner Publikation «Une Maladie rappelant le typhus exanthématique observée en Indochine»[1] beschreibt Yersin die Dauer der Inkubationszeit, den Verlauf der Krankheit und die Wirkungslosigkeit des Chinins.

Schon bei seiner Ankunft in Indochina war Yersin mit der Malaria konfrontiert worden. Er hatte sie sich auf seinen Expeditionen zugezogen und mußte seitdem regelmäßig Chinin einnehmen. Sobald er die tägliche Dosis einmal vergaß – etwa bei seinen Aufenthalten in Paris –, riefen ihn mehr oder weniger schwere Fieberanfälle schnell wieder zur Ordnung. Die Malaria stellte für die Kolonien ein schwerwiegendes gesundheitliches Problem dar. Nach den Statistiken waren noch 1920 von hundert Patienten in den Hospitälern zwölf an schweren Formen der Malaria erkrankt, zehn von ihnen erlagen dem Leiden. Schon in den Anfängen der Kolonisation stellten sich die schweren Formen, die besonders in Waldgebieten auftraten, überall dort ein, wo gerodet und abgeholzt wurde. Bei fast allen Erschließungsprojekten dieser Art mußten die Arbeitskräfte regelmäßig aus anderen Provinzen ersetzt werden, und auch die frischen Arbeitskräfte waren bald von der Krankheit befallen. Die großen staatlichen Bauvorhaben lockten eine große Zahl junger Leute in Gebiete, wo die Risiken der Ansteckung extrem hoch lagen. Noël Bernard konnte sich wie kaum ein anderer ein exaktes Bild der Zustände machen, die beim Bau der Eisenbahnstrecke Nha Trang–Phan Rang geherrscht haben müssen, denn zwischen 1904 und 1906 arbeitete er «an einer der gesundheitsschädlichsten Teilstrecken der Eisenbahnlinie zwischen Hanoi und Yunnanfou. Nach einigen vergeblichen Anläufen gelang es uns, die gesundheitliche Betreuung der Arbeiter zu organisieren: Eine Ausgabestelle versorgte sie mit frischen Lebensmitteln, das Trinkwasser wurde aufbereitet, als Präventivmaßnahme wurde Chinin ausgegeben ... die Arbeitskräfte standen ständig unter ärztlicher Aufsicht ... Obwohl die einheimischen Arbeiter regelmäßig wieder in ihre Heimat entlassen wurden, mußte alle drei Monate die gesamte Belegschaft ersetzt werden. Die französischen Führungskräfte pendelten zwischen den Hospitälern im Delta und den Bauabschnitten hin und her. Kaum hatten sie sich einigermaßen erholt, nahmen sie die Arbeit wieder auf.»[2]

Yersin kannte die Häufigkeit der Malaria in Indochina, denn er besuchte regelmäßig das Hospital in Nha Trang, in dem malariakranke Arbeiter lagen, die sich entweder beim Bau der Eisenbahnlinie oder beim Ausbau der Straßen, die ins Hinterland führten, infiziert hatten. Trotzdem setzte er sein Institut in Nha Trang nicht auf diese Krankheit an, denn er wollte sich nicht in die Forschungen der Saigoner Niederlassung einmischen.[3] Als die Pasteur-Institute Indochinas 1930 jedoch aufgrund eines Abkommens zwischen dem Generalgouverneur von Indochina und dem Institut Pasteur in Paris übereinkamen, eine Malaria-Abteilung ins Leben zu rufen, welche die Forschungen in Saigon und Hanoi koordinieren sollte (in Hanoi war 1912 eine Filiale des Saigoner Instituts eröffnet worden), erklärte sich Yersin bereit, deren Aufsicht zu übernehmen. Obwohl er sich selbst nicht intensiv mit der Malaria beschäftigte, trug er doch zu ihrer Eindämmung bei. Immerhin machte er in Indochina den Baum heimisch, der das schützende Chinin lieferte.

Andere Krankheiten, insbesondere Tierkrankheiten, wurden hingegen in dieser Zeit verstärkt in die Forschungen des Institut Pasteur von Nha Trang miteinbezogen. In erster Linie waren dies Milzbrand, Surra bei Pferden, Piroplasmose und Hundetollwut.

Als Yersin 1904 eine Bestandsaufnahme der Tierseuchen in Indochina machte, erinnerte er sich daran, daß Fraimbault bei einer Büffelherde, die Annamiten aus der näheren Umgebung Nha Trangs gehörte, den Milzbrandbazillus gefunden und isoliert hatte. Einige Pferde des Instituts, die neben dieser Herde gegrast hatten, waren damals ebenfalls an Milzbrand eingegangen, und zur gleichen Zeit hatte Blin einige Fälle aus Tonkin gemeldet. Trotzdem rechnete Yersin nicht mit einer Ausbreitung der Krankheit. Er empfahl zwar, sie im Auge zu behalten, plädierte aber dafür, ihr keine übertriebene Aufmerksamkeit zu schenken, denn das ginge auf Kosten anderer Krankheiten, die er für weitaus bedrohlicher halte. Immerhin ließ er aus Paris Milzbrandimpfstoff kommen. Ab 1911 wurde der Impfstoff auf seine Anordnung hin auch in Nha Trang hergestellt.

Als die Pferde-Surra in allen Landesteilen Indochinas katastrophale Ausmaße annahm, hatte Yersin eine neue Aufgabe. Immerhin waren Pferde in jener Zeit für die Wirtschaft des Landes unentbehrlich. Sie zogen die Gespanne von Privatleuten, leisteten bei der Feldbestellung wichtige Dienste, und Maultiere schleppten auf ihren Rücken schwere Lasten über das Gebirge. Außerdem spielten sie in der Armee eine wichtige Rolle. Auch in den Ställen des Institut Pasteur in Nha Trang wiesen einige Pferde Symptome der Surra auf. Carougeau beobachtete den Verlauf der Krankheit, zur gleichen Zeit studierte sie Blin in Kotschinchina. Nach dem Ausscheiden von Blin und Carougeau nahm Vassal, ihr Nachfolger am Institut, unter der Leitung Yersins die Untersuchungen wieder auf und vertiefte sie durch weitere Studien. So stellte er fest, daß auch andere Tierarten wie Ratten, Meerschweinchen, Hunde, Katzen, Rinder und Büffel für diese Krankheit anfällig waren, nicht aber Vögel wie Hühner oder Tauben. Schließlich gelang Vassal eine Entdeckung, die vor allem für die Vorbeugung von enormer Wichtigkeit war: Er fand heraus, daß Rinder an der Surra zwar selten erkrankten, als gesunde Bakterienträger aber zu ihrer Verbreitung beitrugen. Schein bestätigte 1907, daß Pferde durch Rinder angesteckt würden, und schlug deshalb vor, die Surra nicht nur durch therapeutische Maßnahmen – die erst noch entdeckt werden mußten – zu bekämpfen, sondern auch durch eine strikte Trennung von Pferden und Rindern auf den Weiden, in den Ställen und an den Tränken. Auf diese Weise könne man die Infektionskette unterbrechen. Ferner regte er an, die kranken Tiere zu schlachten und die Wasserlöcher und Bäche, die sie gewöhnlich als Tränke benutzt hatten, zu entwässern und den Pflanzenbewuchs zu entfernen.

Im Jahr 1905 gelang es Vassal, den Erreger der Surra zu isolieren. Es handelte sich um einen im Blut parasitierenden Trypanosoma mit ganz spezifischen Eigenschaften. Yersin und Vassal schickten die Kultur, die sie in Nha Trang gezüchtet hatten, an das Institut Pasteur nach Paris, wo Laveran Vassals Klassifikation bestätigte und dem Erreger den Namen *Trypanosoma evansi* gab.[4] Die Surra war keineswegs auf Indochina beschränkt, sondern grassierte auch in zahlreichen anderen Ländern. Ihr Name kommt bezeichnenderweise aus dem Marathi, einer Sprache, die in Teilen Indiens gesprochen wird. Bemühungen, die Surra zu behandeln, hatte es schon zu Beginn des Jahrhunderts gegeben. Man hatte es mit arsenhaltigen Mitteln, mit Antimonverbindungen und Ureiden versucht, doch ohne jeden Erfolg. Auch in den Laboratorien Deutschlands, Englands und Frankreichs wurde geforscht. Die deutsche Firma Bayer brachte 1920 das Trypanozid «205» auf den Markt, hielt die chemische Formel dafür aber geheim. Vier Jahre später gelang es der Forschungsgruppe um Ernest Fourneau (darunter die beiden Forscher Tréfouël, die später an der Entdeckung der Sulfonamide mitwirkten) am Institut Pasteur, die Formel «205» der Firma Bayer zu entschlüsseln. Als Fourneaus Formel «309» kam sie unverzüglich in Indochina zum Einsatz.[5] Mit ihrer Hilfe konnte Jacotot in Nha Trang Jahre später neue Maßnahmen der Behandlung und Vorbeugung gegen die Pferde-Surra in Indochina einleiten.

Ein weiterer Forschungsgegenstand war die Piroplasmose. Viele Todesfälle bei Großvieh gingen auf ihr Konto, nur hatte man lange Zeit anderen Krankheiten die Schuld gegeben, denn auch die Piroplasmose trat oft gleichzeitig mit anderen Seuchen auf. Auf diesem Gebiet machte sich Schein verdient. Unter Yersins Leitung gelang ihm der Nachweis, daß die Piroplasmoseseuchen in Indochina (die Seuche von 1910 hatte fast den gesamten Maultierbestand des Transportdienstes zwischen Nha Trang und Lang Bian vernichtet) durch verschiedene Gattungen des gleichen Schmarotzers hervorgerufen wurden.

Zwei weitere Tierkrankheiten setzten den Rinderherden Indochinas darüber hinaus schwer zu: die Maul- und Klauenseuche und vor allen Dingen die Pasteurella.

Schon 1898 hatte Yersin Fälle von Maul- und Klauenseuche in seiner eigenen Herde feststellen müssen. Dadurch bot sich ihm die Gelegenheit, den Krankheitsverlauf genauestens zu beobachten und später in einer Publikation zu beschreiben. Ein ganz entscheidender Schritt im Kampf gegen diese Krankheit gelang Henri Schein 1922, als er die Existenz zweier unterschiedlicher Viren in Indochina nachwies.

Gestützt auf Publikationen, die seit Beginn des Jahrhunderts in Indochina und in allen anderen Teilen der Welt erschienen waren, zeichnete Henri Jacotot 1927 ein umfassendes Bild der Geschichte der Pasteurella bei Rindern und Büffeln in Indochina auf.[6] In dieser Studie listet er die sporadischen und permanenten Seuchenherde, in denen der Erreger grassierte, auf, er schildert die beiden klinischen Varianten der Krankheit – die harmlosere chronische Form und die gefährlichere akute Form –, und er weist nach, daß die Bakterie, die Schein 1901 isolierte, mit derjenigen identisch ist, die Kitt schon 1887 entdeckt hatte: In beiden Fällen handelte es sich um den Erreger *Pasteurella boviseptica*, dessen Gefährlichkeit von den jeweiligen klimatischen Bedingungen abhängt und von Tierart zu Tierart verschieden ist. Eine Übersicht über die diversen Maßnahmen der Vorbeugung und Behandlung schließt sich diesen Ausführungen an. Schließlich erinnert er an die Verwirrung, die seinerzeit Pasteurella, Rauschbrand, Rinderpest und Septikämie unter den Wissenschaftlern gestiftet hatten. Durch diese historische Aufarbeitung hat Jacotot, der Henri Schein abgelöst hatte und zum damaligen Zeitpunkt bereits seit fünf Jahren als stellvertretender Direktor an der Seite Yersins lebte und arbeitete, einen wichtigen und klärenden Beitrag zur Bakteriologie der Rinderseuchen in Indochina geleistet.

Eine weitere Krankheit, die aber für Mensch und Tier gleichermaßen ansteckend ist, grassierte in Indochina: die Tollwut, die vor allem durch Hunde übertragen wurde. Albert Calmette hatte die «Krankheit der tollen Hunde» schon 1891 in Saigon kennengelernt. Jahrzehntelang ging man folgendermaßen dagegen vor: Die infizierten Menschen wurden nach Pasteurs Methode behandelt, die Hunde aber wurden abgeschlachtet, gleichgültig, ob sie nun krank waren oder nur Kontakt zu tollwütigen Tieren gehabt hatten. Man machte sich nicht die Mühe herauszufinden, ob sie auch wirklich infiziert waren. 1932 beschloß man, die Hundetollwut im großen zu bekämpfen, und Yersin wurde mit der Leitung der Aktion betraut. Das Institut Pasteur von Nha Trang erhielt den Auftrag, Impfungen vorzunehmen, die alle gesunden Hunde, vor allem auch die Haushunde, gegen Ansteckung schützen sollten. Yersin ließ für diesen Zweck auf dem Gelände seines Instituts ein Gebäude errichten, das für diese Arbeit bestimmt war. Zu seiner Ausstattung gehörten ein Zwinger mit 75 Boxen, der gut belüftet und leicht zu reinigen war und akzeptable Aufenthaltsbedingungen für die Versuchstiere bot, ein Laboratorium für die Sterilisation der Bakterienkulturen, ferner ein Raum, in dem man hundert Kaninchen und Meerschweinchen hielt, die man für die Versuche und die Herstellung des Impfstoffs benötigte, und schließlich ein Zimmer, in dem man infizierte Tiere behandelte, Injektionen vornahm, Abstriche machte usw. Schon im Juli 1933 begann man mit den ersten Experimenten, die schnell zum Ziel führten. Bereits 1934 ging der Tollwutimpfstoff in Produktion.[7]

Ein Jahr später kam bereits ein weiteres Gebäude hinzu: ein Modellschweinestall. Hier wurden die Tiere untergebracht, die man für die Herstellung eines Serums gegen die Schweinepest brauchte. Das Projekt war erst vor kurzem beschlossen worden. Auch dieser Bau war hell und gut belüftet. Zu beiden Seiten eines Mittelgangs gab es zwei Reihen mit Ställen, die so geräumig waren, daß man gleichzeitig gesunde, kranke oder solche Tiere halten konnte, die gerade im Prozeß der Immunisierung standen.

Die Impfstoffe gegen Tollwut und Schweinepest kamen zu den übrigen Produkten hinzu, die zusammen eine wichtige Aufgabe des Institut Pasteur erfüllten: die Herstellung und Bereitstellung von Seren und Impfstoffen. Schon 1896 hatte Yersin begonnen – damals noch in mühsamer Handarbeit –, ein Pestserum und einen Impfstoff gegen die Rinderpest herzustellen. Nach einiger Zeit war die Produktion auf dem besten Weg, sich zu einem regelrechten Industrieunternehmen zu entwickeln. Unter der wissenschaftlichen Leitung der Veterinäre Schein und später Jacotot und dank der Verwaltung durch Vater und Sohn Gallois produzierte das Institut Pasteur von Nha Trang Seren und Impfstoffe, die einen wirksamen Kampf gegen einen Großteil der in Indochina auftretenden Tierkrankheiten erlaubten: Barbone-Krankheit, Milzbrand, Rauschbrand, Geflügelcholera, Pasteurella bei Rindern, Pasteurella bei Schweinen, Rinderpest, Schweinepest, Geflügelpest, Tollwut, Schweinerotlauf und Salmonellose bei Schweinen.[8]

Parallel dazu ging in Nha Trang die Produktion des Pestserums für Menschen weiter: 1905 wurden 939 Dosen ausgeliefert, 1920 waren es schon 141 440. Hinzu kam die Produktion des gleichen Serums in den Pariser Labors. Im Jahr 1905 wurden 2091 Dosen davon nach Nha Trang geschickt.

In Nha Trang wurden aber auch andere Seren und Impfstoffe hergestellt, die für den Einsatz beim Menschen bestimmt waren, und man verteilte außerdem diejenigen, die aus Paris kamen und zur Bekämpfung von Tetanus, Ruhr, Meningitis, Streptokokken-Infektionen, Cholera, Diphtherie und Pneumokokkensepsis eingesetzt werden sollten.

Von 1931 an führte das Institut in Nha Trang für die Ärzte und Veterinäre der Hafenstadt und ihrer Umgebung biologische Analysen durch. Im ersten Jahr waren es 593 Menschen und 7 Tiere, zehn Jahre später bereits 923 Menschen und 215 Tiere, deren Blut, Urin usw. in den Labors untersucht wurde.

Wurden zunächst noch wenige hundert Dosen Serum und Impfstoff hergestellt, gingen die Zahlen später in die Tausende, schließlich sogar in die Hunderttausende. Doch hinter diesen nackten Zahlen drohen die Strukturen in Vergessenheit zu geraten, die eine solche Industrialisierung der Labors erst ermöglichten: Der Übergang vom Experiment zur Serienproduktion, die Durchführung von Kontrollen, Portionierung, Etikettierung, Versand und Buchführung – das alles erforderte eine perfekte Organisation. Nun hatte sich Yersin schon als Student immer, so lange es nur ging, davor gedrückt, der Mutter Rechenschaft über seine Ausgaben abzulegen. Ebenso zuwider war es ihm gewesen, nach seinen Expeditionen mit den zuständigen Ministerien abzurechnen. Man darf sich also fragen, ob Yersin die praktische Arbeit in

Nha Trang ebenso erfolgreich hätte vorantreiben können, wenn er in Sachen Buchführung nicht von Anatole Gallois und später dessen Sohn Robert so hervorragend unterstützt worden wäre.

Ausbildung und Tierzucht

Was gab es für junge Indonesier für Möglichkeiten, Französisch zu lernen, als Paul Doumer forderte, französischsprechende Einheimische sollten eine wissenschaftliche Ausbildung erhalten? Nun, so gut wie gar keine. Das erste Dekret des Kaisers von Annam, in dem er die Einrichtung von Schulen in den Dörfern anregte, die gemeinsam von Mandarinen und französischen Lehrern geleitet werden sollten, stammt aus dem Jahr 1906 und wurde kaum befolgt.[9] Albert Sarraut, der damalige Generalgouverneur, schuf 1907 eine Lehranstalt, in der zwar zweisprachig unterrichtet wurde, die aber allein unter französischer Aufsicht stand. Diese Schule war allerdings so erfolgreich, daß man am 2. März 1920 eine Behörde für Erziehung in Indochina mit Sitz in Hanoi ins Leben rief, die für den gesamten schulischen Ausbildungsbereich einschließlich der Technikerschulen verantwortlich war.

Von diesem Zeitpunkt an wurden die Schüler, die sich in Nha Trang zum Impfgehilfen ausbilden lassen wollten, nur noch aus Bewerbern ausgewählt, die ein Hauptschul-Abschlußzeugnis vorweisen konnten. Ihr Lehrgang dauerte sechs Monate. Dabei lernten sie nicht nur, wie man die Tiere ruhigstellt und impft, artgemäß hält und ernährt, sondern auch hygienische Maßnahmen und Grundkenntnisse der in Indochina auftretenden Tierkrankheiten. Henri Schein führte die Ausbildung durch, nach seinem Tod übernahm Henri Jacotot diese Aufgabe. 1939 erhielten die angehenden Impfgehilfen zusätzliche Lektionen in Fleischbeschau und tierischer Nahrungsmittelkunde. Diese jungen Annamiten sollten französische und annamitische Tierärzte unterstützen, die in Indochina Dienst taten. Im Jahr 1922 waren es 11 Lehrgangsteilnehmer, 1931 sogar 23, danach ging ihre Zahl wieder zurück, wogegen die der Veterinäre zunahm.

Die französischen Veterinäre, die im Seuchendienst eingesetzt werden sollten, mußten nach ihrer Ankunft in Indochina zuerst einen dreimonatigen Lehrgang am Institut Pasteur in Nha Trang absolvieren, um sich mit den Viehkrankheiten vertraut zu machen, mit denen sie es überall auf der Halbinsel zu tun haben würden. Darüber hinaus erhielten sie bei Henri Jacotot eine Ausbildung in Tierzucht. Dabei ging es nicht nur um Fragen der Haltung und Aufzucht. Ein wichtiger Punkt war die Kreuzung einheimischer mit ausländischen Rassen, von der man sich eine Vergrößerung des indochinesischen Viehbestands erhoffte. Schon zu Beginn des Jahrhunderts war das eines der Hauptanliegen Yersins gewesen. Henri Jacotot hatte wie seinerzeit Yersin den Kurs bei Roux besucht, war 1922 nach Nha Trang gekommen, um diesen Vorbereitungslehrgang mitzumachen, hatte dann aber beschlossen, sich in Nha Trang niederzulassen, wo er einen großen Teil seines Lebens verbringen sollte. Erst 1947 ging er zurück ans Pariser Institut Pasteur.

Im Jahr 1922 nahmen acht französische Veterinäre an dem dreimonatigen Lehrgang teil. 1925 waren es nur noch drei, zu denen sich ein annamitischer Tierarzt von der Fakultät in Hanoi gesellte. Von Jahr zu Jahr nahm die Zahl der Franzosen zugunsten der annamitischen Veterinäre ab: 1929 kamen auf einen Franzosen drei Indochinesen, 1930 war das Verhältnis eins zu sechzehn, und 1936 war unter den 24 Teilnehmern kein einziger Franzose mehr. Zwei Jahre später besuchten noch einmal zwei Franzosen einen sechsmonatigen Kurs. Im Kriegsjahr 1940 sah sich das Mutterland Frankreich nicht mehr in der Lage, öffentliche Einrichtungen, darunter auch die Ausbildungsanstalten, in seiner entlegenen Kolonie finanziell zu unterstützen. Deshalb beschloß der Generalgouverneur, keine Veterinäre und Impfgehilfen für die Kurse in Nha Trang mehr anzuwerben. Im Todesjahr Yersins, 1943, wurde am Institut nicht mehr unterrichtet.

Die Präsenz von Veterinären, insbesondere die Mitarbeit Henri Jacotots, war für Yersins Pläne, einheimische Rassen mit Importen aus Frankreich und Europa zu kreuzen, ein Glücksfall. Ein Experiment mit Hühnern, die er zehn Jahre lang im Garten seines Privathauses züchtete, verlief so vielversprechend, daß er beschloß, sich auch an größeren Tieren, in erster Linie an Rindern, zu versuchen.

Die relativ mageren annamitischen Rinder lieferten nur wenig Serum, und angesichts des beträchtlich steigenden Bedarfs an Rinderpestserum in allen Regionen Indochinas mußte Yersin entweder seine Herde vergrößern oder aber die einheimische Rasse durch Kreuzung mit französischen Rindern verbessern, deren Qualitäten er sehr wohl kannte: sie lieferten mehr Fleisch und vor allem mehr Blut. Yersin wollte es mit der zweiten Lösung versuchen. Henri Jacotot half ihm dabei, denn er hatte ein unmittelbares Interesse an diesem Projekt: er hatte gerade eine größere Studie über die Rinderpest in Angriff genommen, die er später mit der Entwicklung eines neuen Impfstoffs abschließen sollte.

Yersin nutzte eine Reise nach Paris, um zwei bretonische Kühe und einen Stier einzuführen. Die *Porthos* verließ am 25. Januar 1924 Marseille in Richtung Saigon. Unter dem Gepäck der 290 Passagiere befanden sich auch die drei Rinder. Sie waren in einer kleinen Koppel auf dem Achterdeck untergebracht. Jeden Morgen um acht Uhr begab sich Yersin höchstpersönlich in die Kombüse, um Salat- und Kohlblätter zu holen, die er unter das tägliche Heufutter mischte. Obwohl man in der kühlsten Jahreszeit reiste, machte schon bei der Einfahrt ins Rote Meer die Hitze den Tieren schwer zu schaffen. Aber dank der Pflege ihres Besitzers überstanden sie die Überfahrt, die Verladung in Saigon und schließlich auch den Eisenbahntransport nach Nha Trang. Scheinbar bei bester Gesundheit trafen sie Ende Februar in Suoi Giao ein. Aber schon wenige Wochen später starben die beiden Kühe an Piroplasmose, nur der Stier überlebte. Yersin hatte ihn nur kurze Zeit in Suoi Giao untergestellt und dann in die neue Höhenstation von Hon-Ba hinaufschaffen lassen. Und die Kühe? Hatten sie sich vor oder nach ihrer Ankunft in Indochina angesteckt? Wie bereits erwähnt, war die Piroplasmose bei Rindern in Indochina alles andere als eine unbekannte oder seltene Krankheit.

Schon 1907 hatte Schein auf vereinzelte Piroplasmose-Fälle bei Rindern und Büffeln hingewiesen. Auch die Herden Amerikas und Nordafrikas wurden von dieser Krankheit heimgesucht. Nur in Europa trat sie in einer harmloseren Form auf. War der Tod der beiden Kühe durch eine leichte Form der Piroplasmose verursacht worden, die sie sich bereits in Europa geholt hatten, oder hatten sie sich erst in Suoi Giao infiziert, während der Stier, der gleich auf den Hon-Ba weitertransportiert worden war, noch einmal davongekommen war? Für zukünftige Importe ausländischer Tiere war diese Frage von entscheidender Bedeutung. Yersin gelang schließlich der Beweis, daß sich die beiden importierten Kühe in Suoi Giao angesteckt hatten: Zecken hatten die Piroplasmose übertragen. Es genügte also, die Tiere in eine bestimmte Höhenlage zu bringen, um sie vor einer Infektion zu schützen. Genau das tat Yersin dann auch einige Monate später, als ein Stier aus Savoyen, eine weitere bretonische Kuh und mehrere Schafe in Indochina eintrafen, die er für seine Zucht bestellt hatte.

Unter der Aufsicht Henri Jacotots ließ Yersin die beiden Stiere mit annamitischen Kühen kreuzen. Zwar war die Blutmenge bei den Mischlingen nur unwesentlich höher, doch dafür brachte ihre Milchproduktion ausgezeichnete Ergebnisse. Yersin trieb das Experiment noch weiter, kreuzte die Mischlinge wieder mit einheimischen Tieren, wiederholte diese Prozedur mit den Viertelblütern und erhielt auf diese Weise Tiere, die nicht nur mehr Milch lieferten als annamitische Kühe, sondern auch weniger anfällig für Piroplasmose und andere Infektionskrankheiten waren als frisch aus Frankreich importierte Kühe und deshalb problemlos auch im Tiefland gehalten werden konnten.

Daneben versuchte man verschiedene Rassen von Schafen heimisch zu machen. Vorrangiges Ziel war, den besten Fleischlieferanten zu ermitteln. Von den malaiischen Kelatan-Schafen ließ man bald wieder ab, denn sie waren zu klein. Die Bizet-Schafe erwiesen sich als rentabler, zudem ließen sie sich in Suoi Giao problemlos akklimatisieren.

Im Jahr 1922 beherbergte die Zuchtstation von Suoi Giao 300 ausschließlich annamitische Ochsen, Kühe, Kälber und Stiere sowie 300 Ziegen und Schafe. 1930 waren es schon 1555 Rinder, 440 Schafe und 40 Ziegen, drei Jahre später nur noch 1378 Rinder, dafür aber 785 Schafe und 104 Ziegen.

Die Rinder der Zuchtstation Suoi Giao verwendete man 1937 für die Produktion des Rinderpestserums, die Schafe und Ziegen wurden mit einheimischen Rassen gekreuzt. Das Ziel dieser Kreuzungen bringen die *Annales des Instituts Pasteur d'Indochine* deutlich zum Ausdruck: «Unsere Untersuchungen werden später zu Ergebnissen führen, die für die Tierhaltung in Indochina ganz bestimmt von praktischem Nutzen sein werden.»[10]

Als Yersin begann, große Tiere zu kreuzen, hatte er schon seit gut zehn Jahren mit einer anderen, weitaus kleineren Spezies experimentiert: mit Hühnern. Das Interesse, das er für diese Tiere zeigte, wurde nicht zuletzt durch einen Apparat geweckt, dessen Qualitäten seine Schwester Émilie in den höchsten Tönen angepriesen hatte, so daß er gar nicht anders konnte, als ihn, den sogenannten Xographen, genauer unter die Lupe zu nehmen. Nach dem Tod der Mutter hatte sich Émilie von ihrem Erbteil oberhalb von Morges, an einem Hügel über dem Genfer See, ein Stück Land gekauft. Dort lebte sie von der Hühnerzucht. Zunächst hatte Yersin seiner Schwester entschieden davon abgeraten, sich an dieses Unternehmen zu wagen, doch als er sah, wie entschlossen Émilie zu Werke ging und sich mit modernsten Einrichtungen ausstattete – die übrigens in vier Artikeln der Zeitschrift «La Vie à la Campagne»[11] aus dem Jahr 1921 besprochen wurden –, begann er sich dafür zu interessieren. Émilie war 45 Jahre alt, als sie ihr Dasein als Klavierlehrerin und Gesellschafterin der Mutter aufgab, um einen Lebenstraum zu verwirklichen und Hühner zu züchten. Ihr Bruder tat alles, um sie davon abzubringen: «Nha Trang, den 31. März, 1905. Liebe Émilie ... ich teile voll und ganz die Meinung derer, die Dir davon abraten, Dich nur noch der Hühnerhaltung zu widmen, Bienen zu züchten und Gemüse zu ziehen ... ich denke, es gibt zwei Sorten Landwirte: den Vollblut-Bauern und den Kapitalisten, der sein Geld in landwirtschaftliche Unternehmen steckt. Du gehörst zu keiner der beiden Sorten, weil Du, sozusagen erblich bedingt, weder die besonderen Qualitäten eines Bauern mitbringst noch das Geld des Kapitalisten. Unter solchen Voraussetzungen, so scheint mir, mußt du über kurz oder lang scheitern. Du wirst immer mit einer plötzlichen Seuche unter Deinen Legehennen rechnen müssen, mit Diebstahl, Preisverfall bei Eiern und tausend anderen unvorhergesehenen Schwierigkeiten ... Ich denke, Du bist vernünftig genug, das einzusehen. Und wenn Du zuerst auch sehr enttäuscht darüber sein wirst, diesen netten Plan aufzugeben, von dem Du so lange geträumt hast und der Dir so sehr ans Herz gewachsen ist, so wirst Du doch wenigstens nicht vor dem Nichts stehen. Du wirst weiterhin den Beruf ausüben, auf den Dich Deine Erziehung vorbereitet hat und von dem Du etwas verstehst.»

Aber Émilie war aus ähnlichem Holz geschnitzt wie ihr Bruder Alexandre. Sie gab die bescheidene Sicherheit ihrer Klavierstunden bei den Demoiselles von Morges auf, um das zu verwirklichen, was sie sich in den Kopf gesetzt hatte: eine Hühnerfarm. Nichts von dem, was ihr der Bruder prophezeit hatte, blieb ihr erspart, und sie beschloß ihr Leben in sehr ärmlichen Verhältnissen. Aber die Hartnäckigkeit, mit der sie ihr Ziel verfolgte, die Entschlossenheit, mit der sie ihre Idee verwirklichte, und der bewußte Rückzug in die Einsamkeit erinnern doch sehr an ihren Bruder. Wie hätte Yersin darin nicht seinen eigenen Drang nach Unabhängigkeit wiederentdecken können? Genau wie er tauschte auch Émilie den bequemen Weg gegen eine unsichere Zukunft ein.

Während einer Paris-Reise im Jahr 1907 verbrachte Yersin einen Tag bei ihr. Jetzt erst begriff er, daß die Hühnerhaltung für seine ältere Schwester kein bloßer Zeitvertreib war, sondern eine ernsthafte Beschäftigung, der sie sich mit aller Energie widmete. Von diesem Zeitpunkt an belegen die monatlichen Briefe denn auch sein wachsendes Interesse an diesem Thema, und als ein Teil der Hühner der Geflügeldiphtherie zum Opfer fiel, bat er seinen Freund Calmette, der Schwester den dringend benötigten Impfstoff für das verbliebene Federvieh und die zukünftigen Küken zu schicken. In seinen Briefen diskutierte er mit ihr über die Frage, ob es Spatzen gewesen sein könnten, die das Virus in den Hühnerstall eingeschleppt hatten, und Émilie fragte ihn nach dem Einfluß von Sonne und Frost auf die Legequote der Hühner, nach den Vorzügen verschiedener künstlicher Brutapparate usw.

Im Jahr 1912 schaffte sich Émilie nun jenen Xographen an, der, so sein Erfinder, in der Lage sei, das Geschlecht eines Kükens noch vor dem Ausschlüpfen zu bestimmen. «Dieser Apparat erinnert mich an die wackelnden Tischplatten bei spiritistischen Sitzungen und andere Scharlatanerien ...», äußert sich der Bruder skeptisch. « . . . man müßte herausfinden, nach welchem Prinzip er funktioniert . . . Es ist nicht schlecht, daß Du den Xographen ausprobierst. Ich bin sicher, daß die Ergebnisse, die Du erhalten wirst, seien sie nun positiv oder negativ, streng wissenschaftlichen Anforderungen genügen werden.» Aber seine Neugier war geweckt, und wenig später ließ er sich von Émilie zwei Xographen schicken, um sie mit seinem zoologischen Assistenten Kempf genauer unter die Lupe zu nehmen. Die Eier aus dem Hühnerstall wurden ihre ersten Versuchsobjekte. Danach setzten sie Hände und Schultern von Männern und Frauen den Schwingungen des Xographen aus, und siehe da, die Resultate stimmten mit den Angaben des Erfinders überein. Bei Frauen schwang der Arm des Xographen wie ein Pendel hin und her, bei Männern beschrieb er eine Kreisbewegung. Yersin brachte daraufhin ein suggestives Moment mit ins Spiel. Er untersuchte ein Ei und entschied kurzerhand: «Das wird ein Hahn», und der Xograph kreiste über dem Ei. Dann setzte er hinzu: «Nein, es wird ein Huhn», und der Xograph fiel sogleich in eine Pendelbewegung. Um die Untauglichkeit des Geräts nun endgültig zu beweisen, machten Yersin und Kempf folgenden Versuch: Wahllos wurden zehn Ratten in zehn Käfige gesetzt. Unabhängig voneinander hielten die beiden nun den Xographen über jede Ratte, verglichen die Ergebnisse und bestimmten das wirkliche Geschlecht der Tiere. Beide hatten eine Fehlerquote von 50 Prozent. Der Xograph war also wirklich reine Scharlatanerie, aber immerhin hatte er Yersin dazu gebracht, sich für Eier zu interessieren. So baute er Ende 1912 in seinem Garten eine Voliere von dreißig auf sechs Meter und neun Metern Höhe, um dort Hühner und Hähne zu halten, die er sich von seiner nächsten Reise nach Paris mitbringen wollte. Mit dem Institut Pasteur hatte dieses Hühnergehege nichts zu tun. Es diente nur dem Zweck, Yersin mit frischen Eier zu versorgen, seiner täglichen Grundnahrung, die ihm bisher kleine annamitische Hühner geliefert hatten, die sein Koch frei herumlaufen ließ.

Einige Monate später bestieg Yersin den Dampfer nach Indochina mit drei jungen, etwa sechs Monate alten Hennen, die er für 25 Francs das Stück in Paris bei Ruspini und Travella erstanden hatte, und zwei Hähnen, die ihm Émilie geschenkt hatte, einem blauen Leghorn- und einem indischen Kampfhahn. Außerdem hatte er einen Brutapparat der Marke *Spratt's Patent* und das nötige Futter für das Federvieh im Reisegepäck. Die Käfige stellte man unmittelbar neben den Bordhühnerstall, und als die Hitze unterwegs zu drückend wurde, besprengte Yersin seine Tiere mit kühlem Wasser. Der indische Kampfhahn starb kurz nach der Ankunft an Geflügelcholera. Wahrscheinlich hatten ihn Hühner angesteckt, die unterwegs bei einer Zwischenlandung gekauft und neben seinem Käfig untergebracht worden waren. Alle anderen erreichten wohlbehalten Nha Trang. Mit diesen Importen und einigen annamitischen Hühnern begann Yersin eine gewissenhafte Zucht: Täglich zählte er die Eier, wog sie und notierte sich die Unregelmäßigkeiten gewisser Legehennen. Jahr für Jahr verglichen die Geschwister ihre Ergebnisse. Yersin folgte dem Vorschlag Émilies und baute einen neuen Hühnerstall aus Stahlbeton mit zwei kleinen Legekammern. Auf ihr Anraten hin beschäftigte er sich zunächst mit den Mendelschen Vererbungsgesetzen, bevor er mit seinen neuen Rassen weitere Kreuzungen vornehmen wollte.

Die Kreuzungen seiner Leghornrasse mit annamitischen Hühnern und Hähnen hatten das Hühnervolk um Yersins Haus beträchtlich anwachsen lassen. Yersin notierte weiterhin sehr sorgfältig Zahl, Größe und Gewicht der Eier eines jeden Huhns, ihre Bruterfolge usw. Doch dann stoppte der Erste Weltkrieg seine Buchführung vorübergehend. Er hätte seinen Mischlingen regelmäßig junge Tiere aus Europa zuführen müssen, aber Importe waren unter den damaligen Bedingungen nicht mehr möglich. Die Zucht in Yersins Garten lebte erst 1924 wieder auf, als er von einer Paris-Reise Hühner und Hähne der Rasse Wyandotte mitbrachte, die ihm Émilie geschenkt hatte. Die Kreuzungen dieser Rasse mit den annamitischen Hühnern brachten prachtvolle, sehr kräftige Küken hervor. Die schönsten schaffte Yersin zur Höhenstation Hon-Ba. Aus Reismehl, Bohnen und Mais, Reiskleie, getrocknetem Blut und Mimosenblättern komponierte er eine Futtermischung, die ausgezeichnet anschlug: Die jungen Mischlinge überragten ihre annamitischen Elternteile schon nach dem vierten Monat, obendrein legten sie doppelt so viele Eier wie die Wyandotte-Hennen. Natürlich fanden sich auch ungeladene Gäste ein:

Während der Hühnerhof in Nha Trang gelegentlich Besuch von Dieben bekam, streiften auf dem Hon-Ba Zibett-Katzen um das Gehege. Weitere Rassen wurden aus Frankreich eingeführt: Faverolles-Hühner, deren Zucht schon nach zwei Jahren eingestellt wurde, weil sie die Hitze nicht vertrugen, und andalusische Hühner, die sich in Nha Trang problemlos eingewöhnten.

Yersins Zuchtambitionen wurden von Henri Jacotot, der parallel dazu in Giao Suoi und später dann auf dem Hon-Ba Rinder kreuzte, nach Kräften unterstützt. Auch er brachte von einer Frankreichreise Leghorn-Hühner mit, um an Yersins Studien über die Akklimatisierung dieser Rasse in Indochina anzuknüpfen. Weitere Mitbringsel Jacotots waren normannische und belgische Kaninchen.

Doch damit nicht genug. Weitere Tierarten, die man für die Herstellung von Seren und Impfstoffen brauchte, hielten Einzug im Institut Pasteur von Nha Trang: Schweine für die Schweinepest, Hunde für die Tollwut. Ihre Unterbringung erfolgte wie immer nach strengen hygienischen Kriterien. Darüber zu wachen, war Aufgabe Jacotots. Yersin beobachtete unterdessen die intensive Aufzucht in Suoi Giao und die etwas bescheidenere in Nha Trang. Doch die Resultate scheinen ihn nicht ermutigt zu haben, in diesem Bereich neue Initiativen zu entwickeln. Ein anderes Gebiet verschaffte ihm mehr Befriedigung, denn es forderte seinen Forschergeist immer aufs neue heraus: die tropische Agronomie.

Agronomie in den Tropen

Als Yersin im Juli 1904 von Hanoi nach Nha Trang zurückkehrte, hatte er einen besonderen Grund zur Freude: der Tag der ersten Kautschukernte rückte allmählich näher. Im Frühjahr 1905 war es dann soweit. Die Samenkörner, die er 1898 ausgesät hatte, waren inzwischen zu Bäumen herangewachsen, die jetzt erstmals zur Ader gelassen wurden: Durch Einschnitte in die Rinde zapfte man die Milchgefäße der Bäume an, den heraustropfenden kostbaren Milchsaft fing man in kleinen Näpfen auf. Dieser Vorgang dauerte mehrere Stunden pro Tag. Die erste Ernte lieferte 1,316 Kilogramm Gummi, den die Firma Michelin für die Summe von 28,50 Francs erstand.

Vier Jahre später warf die Plantage eineinhalb Tonnen ab, deren Verkauf 15 000 Francs einbrachte. Zu Beginn der darauffolgenden Saison betrug die Tagesproduktion zwölf Kilogramm. Hochgerechnet auf die gesamte Ernte hätte das über zwei Tonnen ergeben – und natürlich einen stolzen Gewinn. Aber in der Nacht zum 31. Oktober 1909 fegte ein gewaltiger Taifun über Nha Trang und Suoi Giao hinweg. Fünfhundert ausgewachsene Kautschukbäume wurden umgeworfen, abgeknickt und ruiniert – ein enormer Verlust für die junge Pflanzung. Die wenigen Bäume, die vielleicht noch zu retten waren, ließ Yersin wieder einsetzen. Um die hundert Hektare Land, die seine Plantage damals umfaßte, aber vollständig bepflanzen zu können, mußte er neue Schößlinge bestellen.

1912 wurden weitere dreißig Hektare Buschland gerodet und mit Heveas bepflanzt. Schon 1916 waren sie ausgewachsen und lieferten so viel Gummi, daß Yersin nicht mehr um die Notwendigkeit herumkam, die Plantage mit einer effizienteren Verwaltung auszustatten und wie einen Industriebetrieb zu organisieren: «Unsere Kautschukproduktion ist mittlerweile so bedeutend, daß sich die geringste Nachlässigkeit in der Verwaltung in Verlusten niederschlägt, die in die Tausende gehen.» Diese Neuorganisation nahmen Robert und Augustin Gallois, die Söhne des früheren Institutverwalters Anatole Gallois, in die Hand. Robert hatte seinen Vater als Verwalter abgelöst und spielte auch beim Aufbau der Plantagen in Suoi Giao und später in Djiring und Dran eine wichtige Rolle. Sein Bruder Augustin, ein gelernter Agronom, leitete in den Jahren 1916 bis 1948 die Plantagen von Suoi Giao. Die Bewunderung der Familie Gallois für Yersin und das beiderseitige Vertrauen verhalfen den Pflanzungen zu ungeahntem Aufschwung.

Im Jahr 1916 lieferten die Kautschukbäume bereits zwei Tonnen pro Monat. Yersin hatte allen Grund, sich über seine «Goldgrube» zu freuen. Doch ab 1922 fielen die Preise so dramatisch, daß mit dem Verkauf des Kautschuks plötzlich nicht einmal mehr die Kosten für die Bewirtschaftung abzudecken waren. Der hohe Kurs, mit dem Kautschuk lange Zeit an der Rohstoffbörse gehandelt worden war, hatte viele Plantagenbesitzer in aller Welt auf die Idee gebracht, sich an dieses Geschäft anzuhängen. Die Folge war Überproduktion, und die Preise purzelten ins Bodenlose. Außerdem hatten die Deutschen während der Blockade der Alliierten einen synthetischen Kautschuk entwickelt. Sein plötzliches Auftauchen hatte die Nachfrage nach Naturgummi gedrosselt. Doch drei Jahre später hatte sich die Lage bereits wieder spürbar entspannt: Wegen des enormen Kautschukbedarfs in der amerikanischen Automobilindustrie, aber auch wegen der offensichtlichen Mängel des synthetischen Kautschuks, zogen die Kurse wieder an, und Yersin durfte für seinen Betrieb erneut auf kräftige Gewinne hoffen. Im Herbst 1926 wurde die Plantage erneut von einem verheerenden Taifun heimgesucht, mehrere tausend Bäume wurden umgerissen. Für ein ganzes Jahr lag die Plantage brach. Die noch brauchbaren Bäume wurden von Yersin gehegt und gepflegt und mit viel Mühe wieder hochgepäppelt. Einige Jahre später zog er vor der Akademie der Wissenschaften seine Lehren aus dieser Katastrophe.[12]

1935 produzierte Suoi Giao 134 507 Kilogramm Gummi. Bis 1944 stabilisierte sich der Jahresertrag bei über 100 000 Kilogramm. Dann wurde die Plantage durch die Landung der Japaner erneut zerstört. 1945 warf sie noch 23 906 Kilogramm ab, im Jahr darauf waren es sogar nur noch 8339. Doch nach dem Krieg ging es wieder bergauf: 1948 produzierte man 100 388, 1961 sogar 180 000 Kilogramm. Als G. de Sigaldy 1970 die Gummiproduktion des Vorjahres errechnete, kam er nur auf 60 000 Kilogramm. In der *Revue de botanique appliquée et d'agriculture coloniale* stellte Auguste Chevalier, Leiter des Landwirtschaftlichen Labors an der École des Hautes Études und der Abteilung Landwirtschaft und Gartenbau in den Kolonien sowie Herausgeber der Zeitschrift, 1939 einige Zahlen zusammen. Er wies darauf hin, daß sich die Produktion in ganz Indochina von 5000 Tonnen im Jahr 1913 schon 1930 auf 13 000 und 1938 auf 60 000 Tonnen gesteigert habe. Für die kommenden drei Jahre berechnete er einen Ertrag von mehr als 100 000 Tonnen pro Jahr.[13] Diese Mengen stammten von wenigen riesigen Plantagen in Kotschinchina, die 98 Prozent der gesamten Kautschukproduktion Indochinas lieferten. Einige davon zählten mehr als 5000 Hektare.[14] Den Rest produzierten zahlreiche Kleinbetriebe, die Plantagen in der Größenordnung von zehn bis vierzig Hektare bewirtschafteten. Mit 300 Hektaren war Suoi Giao ein Betrieb mittlerer Größe.

Die gesamte Gummiproduktion Indochinas wurde nach Frankreich verschifft und in den Fabriken des Mutterlandes weiterverarbeitet. Die fertigen Endprodukte traten dann wieder die Reise in die Kolonie an. A. Chevalier forderte deshalb 1939 die Ansiedlung von Betrieben, um den qualitativ hochstehenden Rohkautschuk Indochinas vor Ort weiterzuverarbeiten, und er fügte hinzu: «Die Einfuhr von Spitzensorten und die Zuchtwahl vor Ort haben in großem Maß zur Verbesserung der Kautschukproduktion beigetragen.» Allen Kennern der Materie[15] dürfte bekannt gewesen sein, daß Yersin daran erheblichen Anteil hatte. Er hatte es nicht dabei belassen, die *Hevea brasiliensis* zu importieren und anzupflanzen, sondern er erforschte und verbesserte unermüdlich ihren Anbau. Er bekämpfte die Krankheiten und Schmarotzer der Bäume, verbesserte Düngung und Bodenqualität, verfeinerte die Zapf- und Veredelungsmethoden sowie die Aufarbeitung des Milchsafts zu Kautschuk, er steigerte den Latexgehalt der Bäume und traf eine sorgfältigere Auswahl der Samen. Und was keineswegs selbstverständlich war: er ließ die anderen Pflanzer der Kolonie von seiner Arbeit profitieren.

Um über dieser Liebhaberei die anderen Projekte nicht zu vernachlässigen, stellte er 1902 den jungen Diplomlandwirt Georges Vernet ein, dessen Anteil an der Verbesserung der Hevea-Pflanzung hier nicht unterschlagen werden soll. Vernet war 1877 in Nizza geboren worden und hatte die Landwirtschaftsschule in Grignon besucht. 1899 hatte ihn die Firma Vilmorin nach Indochina geschickt, um Orchideen zu sammeln, die im Hochtal von Suoi Giao wild wuchsen. Dort lernte er Yersin kennen, der ihm einen Posten in seiner Plantage anbot. Vernet wurde mit der Pflege der Kautschukbäume betraut, darüber hinaus hatte er sich um alle anderen Versuchspflanzungen in der Station zu kümmern.

Vernet stellte fest, daß diejenigen Bäume, deren Samen die

beste Keimfähigkeit aufwiesen, auch viel Milchsaft lieferten. Er setzte daher das Mindestgewicht für Samen, die bei der Aufzucht verwendet werden sollten, auf fünf Gramm fest. Die Methode, Samen in Holzkohlenasche zu konservieren, verwarf er. Statt dessen schlug er vor, sie vierundzwanzig Stunden der Luft auszusetzen und dann luftdicht zu verschließen. Bei der Untersuchung des äußeren Teils der Rinde, in dem Milchkanäle verlaufen, entdeckte er zahlreiche Verbindungsgefäße und zog daraus wichtige Schlüsse, wo die Schnitte anzubringen waren. Wieviel Milchsaft dem Baum abgezapft werden konnte, war Thema eingehender Studien: «Bei der Untersuchung der Frage, wie das Anzapfen der Bäume sich auf das Wachstum auswirkt, konnten wir feststellen, daß Bäume, die nicht angezapft wurden, im Durchschnitt jährlich stärker wachsen als solche, die angezapft wurden. Daraus ziehen wir den Schluß, daß die Hevea den Milchsaft für das Wachstum unbedingt braucht. Wie groß der Gummianteil im Milchsaft ist, hängt weitgehend von der Chlorophyllproduktion der Pflanze ab. Man kann also davon ausgehen, daß die Blätter bei der Herstellung des Kautschuks eine zentrale Rolle spielen ... Bei Bäumen, die – aus welchen Gründen auch immer – nur sehr wenige Blätter tragen und sich selbst überlassen bleiben, sinkt der Milchsaftgehalt, während er bei Bäumen, die voll im Grün stehen, bei sonst gleichen Bedingungen ansteigt. Der Kautschuk oder die Substanzen, aus denen er gebildet wird und deren Produktion in den beiden beschriebenen Fällen sehr unterschiedlich ausfällt, wird vom Baum verbraucht. Er ist also ein Nährstoff. Früher war diese Vorstellung sehr umstritten, heute ist sie für das Anzapfen der Bäume von entscheidender Bedeutung. Wie unsere Untersuchungen zeigen, darf man der Hevea bei einer vernünftigen Nutzung nur so viel Kautschuk entziehen, daß die Lebenskraft des Baumes nicht geschwächt wird.» Nach Vernet sollte der Kautschukgehalt im geernteten Milchsaft 40 Prozent betragen. Nur dann würde sich der Ertrag auf Dauer lohnen. Und um die Ernte zu erleichtern, erfand er einen speziellen Dilatometer, mit dem er die spezifische Dichte des Milchsafts bestimmen konnte. Auf einer Umrechnungstabelle konnte er den jeweiligen Gummigehalt ablesen. Vernet und Yersin erprobten auch verschiedene Methoden, den

Milchsaft zum Gerinnen zu bringen (natürliche Gerinnung, durch Einwirkung von Säure, Bakterien oder Zucker). Die beste Methode war die Gerinnung mit Zucker unter Luftabschluß. Sie lieferte eine bessere Qualität als alle anderen Techniken und wurde vom Institut Pasteur Nha Trang großzügig an andere Pflanzer weitergegeben. Yersins Aufgabe bestand darin, mit Unterstützung Vernets die Wachstumsbedingungen der Kautschukbäume zu verbessern und ihre Erträge zu steigern. Nach dem Ausscheiden Vernets 1918 wurde die technische Leitung Augustin Gallois übertragen, der dieser Aufgabe bis zu seiner Pensionierung 1948 nachkam.

Bereits 1915 hatten die Pflanzungen einen solchen Umfang angenommen, daß ein kurzer Besuch für eine Inspizierung nicht mehr ausreichte. Und weil es Yersin leid war, bei seinem Mitarbeiter zu übernachten, beschloß er, an diesem Ort, der ihm ans Herz gewachsen war, eine eigene Unterkunft zu errichten. So ließ er sich am Hang eines Hügels, der die Plantage überragte, ein flaches quadratisches Häuschen bauen, dessen Vorderfront ein Bogenfenster mit Blick auf das Tal, die Straße und den Mandarinenweg schmückte. Immer wenn die Hitze an der Küste zu drückend wurde, kam Yersin für mehrere Wochen hierher.

Die Anlage von Suoi Giao umfaßte zum damaligen Zeitpunkt 1200 Hektare. Zehn Jahre später hatte sich die Fläche mehr als verdoppelt. Trotzdem war sie ungeeignet für Yersins neue Projekte. Jetzt wollte er unter Bedingungen experimentieren, die in Suoi Giao nicht gegeben waren.

Trotz seiner Kulturen in Suoi Giao hatte Yersin noch Zeit gefunden, neben seinem Haus auf der Landzunge der Fischer einen Gemüsegarten anzulegen, wo er verschiedene Gemüse- und Obstsorten zog, deren Samen er sich aus Europa hatte schicken lassen. Einige Sorten fanden in Nha Trang den Boden, den sie für ein gesundes Wachstum brauchten, andere kamen mit der Umstellung nicht zurecht. Die Aussaat erfolgte am Ende der Trockenzeit im Oktober. Die Regenzeit sollte das Wachstum fördern. Nachdem aber der Taifun am 31. Oktober 1909 über das Land gefegt war, mußte Yersin nicht nur Handwerker kommen lassen, um die Dächer zu reparieren, die der Wind von den Häusern geblasen hatte, sondern auch den Schutt wegräumen, den der Tornado in seinem Garten abgeladen hatte, und eine neue Saat in die Erde bringen. Der Gemüsegarten deckte den Bedarf seines Besitzers. Bis zu seinem Tod war es für Yersin immer ein besonderes Vergnügen, den Mitarbeitern Gemüse- und Obstsorten aus Europa anzubieten. Er führte über die Früchte seines Gartens sorgfältig Buch: «Grüne Bohnen: reichlich und sehr schmackhaft. Grüner Salat aus Batavia: Blätter sehr zart. Karotten: köstlich.» Dasselbe galt für Zuckerrüben, doch deren Anbau war sehr schwierig, denn sie faulten leicht von unten her. Kohl, Wirsing, Rosenkohl und Blumenkohl gediehen das ganze Jahr über prächtig und hielten jedem Wetter stand. Andere Versuche schlugen dagegen fehl: Erbsen und Melonen verfaulten, Eskariol wurde zu zäh, und die Sommerendivie schoß zu sehr in die Höhe, und ihre Blätter waren ein wenig zu hart.

In Erinnerung an das *Maison des Figuiers* in Morges ließ sich Yersin von seiner Schwester einige Baumsetzlinge schicken, die sich sowohl am Strand neben seinem Blockhaus als auch in der Höhenlage am Hon-Ba problemlos akklimatisierten.

War es wirklich seine «Schwäche für Blumen» – wie er 1906 seiner Schwester schrieb –, die ihn auf die Idee brachte, an seinem Haus Blumen aus Frankreich zu züchten, oder ließ er sich durch den blühenden Garten anregen, der neuerdings eines der drei Häuser des Instituts verschönerte und unter der liebevollen Pflege Gabrielle Vassals[16] eine Pracht entfaltete, die in der ganzen Umgebung höchst ungewöhnlich war? Vor zwei Jahren war die junge Frau englischer Abstammung mit ihrem Mann nach Nha Trang gekommen und hatte auf einen eigenen Garten nicht verzichten wollen. Zunächst hatte sie den sandigen Boden des Grundstücks mit Schwemmlöß auffüllen lassen, den ihre Sampans, die den Nha-Trang-Fluß befuhren, aus den entlegeneren Teilen des Tales herbeigeschafft hatten. Dann hatte sie runde Beete angelegt, Wege gezogen und zuerst einheimische Gewächse aus dem Hinterland gepflanzt: Kaffebäume mit weißen Blüten, Immergrün, Japanischen Flieder, Farne und Orchideen, Palmfarne, Agaven, Hibiskus, Granatapfelbäume. Und natürlich krönte das Ganze ein kleines Rasenstück, dessen Pflege einem Annamiten übertragen wurde. Die Dame des Hauses hatte eigens zu diesem Zweck einen Rasenmäher aus London kommen lassen. Die Pflanzen entwickelten sich so prächtig, daß Madame Vassal bald dazu überging, aus Paris Samen und Zwiebeln von Balsampflanzen, Dahlien, Kapuzinerkresse, Zinnien, Nelken, Chrysanthemen und Petunien kommen zu lassen.

Was auch immer den entscheidenden Anstoß gab: Jedenfalls faßte Yersin mit einemmal den Entschluß, sich ebenfalls mit europäischen Blumen zu umgeben. Die meisten bestellte er sich bei Vilmorin in Paris: Balsampflanzen, Fuchsschwänze, Nelken, Gartenastern, Chrysanthemen, Dahlien, Eisenkraut, Löwenmaul, Alpenveilchen und Fuchsien. In Zukunft nutzte er jede Paris-Reise für einen Besuch bei den Blumenhändlern am Quai de la Mégisserie. Schon kurz nach der Gründung der Zuchtstation am Hon-Ba, wo sich Yersin in der Folgezeit immer häufiger aufhalten sollte, ließ er den größten Teil seiner Gartengewächse dort hinaufbringen. So entstand auf dem Plateau ein regelrechter Alpengarten.

Mehr als alle anderen Gewächse faszinierten Yersin die Orchideen. Schon während seiner Expeditionen hatte er herrliche Exemplare dieser Gattung bewundern können, die unter den idealen Bedingungen in Indochina problemlos gediehen. 1912 entschied er sich, im Garten seines Hauses eine Orchideenzucht anzulegen. Den Grundstock für diese Blumenkollektion brachte er sich von einem Ausflug mit, der ihn in den hinteren Teil des Nha-Trang-Tales führte. Begleitet wurde er bei diesem Unternehmen von A. Krempf, der es allerdings nicht auf Blumen abgesehen hatte, sondern Moskitos fangen wollte, die Malaria übertragen. Schon bald bereicherte Yersin seine Orchideensammlung durch Arten, die in freier Natur nur in anderen Gegenden Indochinas oder in Mittelamerika vorkommen. Für diese seltenen und sehr empfindlichen Blumen ließ er in seinem Garten ein geräumiges Gewächshaus bauen. Hier waren sie vor Zugluft und greller Sonneneinstrahlung geschützt. In dieser artgemäßen Umgebung zog Yersin vierzig verschiedene Arten.[17] Teils hatte er sie in Paris oder in ihren Herkunftsländern bestellt, teils hatte er sie von seinen Treffen mit Roux mitgebracht und während der Überfahrt auf dem Schiff sorgsam gepflegt. Yersin hätte seiner Schwester das mit

Blumen gefüllte Gewächshaus gerne gezeigt. Als Ersatz schickte er ihr mehrere dreidimensionale Fotografien und ein Stereoskop, mit dem sie die Bilder betrachten konnte. Die ersten Fotos waren noch schwarzweiß, denn die Versuche mit Farbfotografien hatten ihn nicht zufriedengestellt. Die hohen Außentemperaturen schadeten den Reagenzien, außerdem wußte er noch nicht, welche Belichtungszeit er einstellen mußte. Unter solchen Bedingungen verzichtete der leidenschaftliche Hobbyfotograf lieber. Erst Ende 1914 konnte er seiner Schwester gelungene Farbabzüge schicken. Bei späterer Gelegenheit rechtfertigte Yersin seine Begeisterung für das Fotografieren mit folgenden Worten: «Es ist ein hübscher Zeitvertreib und dennoch etwas sehr Nützliches, denn manche Bilder haben einen nicht unerheblichen dokumentarischen Wert.»

Auch die Orchideen im Gewächshaus seines Gartens bildeten ab 1914 einen hübschen Zeitvertreib. Bald aber sollte sich Yersin mit Pflanzungen beschäftigen, die weitaus wichtiger waren.

Die Gewohnheit der Moi, Waldstücke niederzubrennen und auf den so entstandenen Lichtungen Reis und Mais anzubauen, führte zu einer fortschreitenden Zerstörung des annamitischen Waldes, die sich jeglicher staatlichen Kontrolle entzog. Deshalb erließ das Generalgouvernement von Indochina am 26. August 1914 eine Verfügung zum Schutz des annamitischen Waldes, die jede Brandrodung untersagte und die Moi dazu zwang, nur noch auf alten Feldern Landwirtschaft zu treiben und die Hälfte der ehemaligen Anbauflächen wieder aufzuforsten. Diese letzte Forderung war natürlich ohne Baumschulen nicht zu erfüllen. Yersin bestellte daher bei Henri Guibier, dem Leiter des staatlichen Forstamts von Annam in Hue, Samen, um in Suoi Giao eine Baumschule aufzubauen. Im Jahr 1914 ließ er vier Gräben von 3 Meter Breite und bis zu 1500 Meter Länge ziehen. In die Gräben kamen 740 Baumschößlinge oder Samen. Fünf Jahre später wurde ein weiterer Graben von dreihundert Meter Länge ausgehoben, in den 37 Bäume gesetzt wurden. Zweimal im Jahr – im Januar, am Ende der Regenzeit, und im Juli, nach der Trockenzeit – wurden die Baumreihen ausgeputzt, die Triebe beschnitten, wucherndes Gestrüpp entfernt, und um jeden Stamm herum wurde sorgfältig die Erde aufgelockert. Doch trotz dieser vorbildlichen Pflege wurden die Hoffnungen, auf diese Weise zur Aufforstung beizutragen, enttäuscht. Sieben Jahre nach der ersten Pflanzung zog Yersin für Monsieur Guibier Bilanz: Von den Bäumen, die man 1917 gepflanzt hatte, standen nur noch 8 Prozent. Die anderen waren entweder eingegangen, oder Hirschrudel und regelrechte Invasionen von Raupen hatten sie gefressen. Auch neue Bäume, mit denen man gelichtete Reihen auffüllte, wuchsen nur schlecht. Gründe gab es dafür mehrere. Der Boden schien nicht gerade fruchtbar zu sein, vor allem aber war er sehr unterschiedlich beschaffen. So folgten direkt unter der dünnen Humusdecke steinige oder sandige Schichten. Trotzdem wuchsen einige einheimische Arten wie Lims, Muongs, Cam Xé, Giong Huong und Track ganz normal. Bei diesen Arten handelte es sich aber ausschließlich um ordinäre Hölzer, die man zwar als Material für Kisten verwendete, die aber so langsam wuchsen, daß mit ihnen keine gewinnträchtigen Geschäfte zu machen waren. Die Versuche mit Tiekhölzern ließen sich zwar besser an als etwa in Kotschinchina, wo die Bäume schon nach zehn Jahren morsch wurden, oder in Kambodscha, wo sie nur ein Holz mittlerer Qualität lieferten, aber Yersins Produktion konnte sich trotzdem nicht mit dem Tiekholz aus Ostbirma messen, das seiner vielseitigen Vorzüge wegen sehr gefragt war. Dennoch pflanzte er weiterhin Tiekhölzer an, auch wenn sie ihn höchstens mit Bauholz und Pfosten für Zäune versorgten.

Den Ersten Weltkrieg verfolgte Yersin in Nha Trang zwar nur aus der Ferne. Die Sorgen, die er sich um sein Mutterland und seine spätere Wahlheimat Frankreich machte, waren deshalb aber nicht geringer. Im Gegenteil. Besonders beunruhigte ihn, daß der deutschsprachige Teil der Schweiz manche Sympathien für Deutschland zeigte. Yersin verfolgte das Geschehen in den Zeitungen, die mit einiger Verspätung nach Indochina gelangten. Er freute, ärgerte oder empörte sich, je nachdem, wer gerade die Oberhand hatte.

Während der Dauer des Konflikts wurden die Lieferungen, die bisher regelmäßig von Frankreich in die Kolonie geflossen waren, stark eingeschränkt. Besonders schmerzlich vermißte man die Versorgung mit Chinin. Der Mangel an diesem Mittel ließ die Malaria sich rasch wieder ausbreiten. Yersin beschloß daher, Chinarindenbäume anzupflanzen, um Indochina von allen Chinin-Importen unabhängig zu machen. Der Boden in Suoi Giao eignete sich nicht, deshalb unternahm Yersin die ersten Versuche in der neuen Niederlassung Hon-Ba, die er erst 1915 eröffnet hatte.

Ein Jahr zuvor hatte sich Yersin wieder als Forschungsreisender betätigt und das Gebirge, von dem das Tal von Suoi Giao umschlossen wurde, bestiegen. Zwei Tage lang war er von Suoi Giao aus mit einem Sampan flußaufwärts gefahren, dann zwei weitere Tage zu Fuß weitermarschiert, bis er in fünfzehnhundert Meter Höhe ein Plateau erreichte, das wegen der milden Temperaturen, die dort herrschten, für Versuchspflanzungen geeignet schien. Armand Krempf, der ihn bei dieser Kletterpartie begleitete, war derselben Meinung. Krempf hatte als Zwanzigjähriger eine Anstellung im Labor des berühmten Zoologen und Biologen Yves Delage bekommen und war anschließend nach Französisch-Somaliland, später nach Tonkin und schließlich nach Kotschinchina geschickt worden. Von 1906 bis 1908 hatte er bis zu seinem Eintritt ins Institut Pasteur von Nha Trang den Botanischen Garten in Saigon geleitet. Die beiden Männer hatten schon 1912 einen gemeinsamen Ausflug in den hinteren Teil des Nha-Trang-Tales gemacht, um Orchideen und Moskitos zu suchen. Als Yersin nun das Projekt einer Höhenstation ins Auge faßte, war es naheliegend, zunächst einmal die Berge um Suoi Giao zu erkunden. Krempf, der ein ausgezeichneter Bergsteiger war, hatte einen Weg gefunden, der über die Kammlinien zum Massiv des Hon-Ba hinaufführte, und zusammen mit Yersin 1914 die Tour wiederholt. Die beiden Männer hatten auf dem Plateau ihr Zelt aufgestellt und davon geträumt, hier einen Vorposten von Suoi Giao aufzubauen. Vier Jahre später hatten die ersten Rodungen begonnen.

Die Wahl des Standorts wird durch die geographische Lage verständlich. Suoi Giao lag fast auf Höhe des Meeresspiegels und war deshalb Taifunen ausgesetzt. Am Hon-Ba herrschte dagegen ein gemäßigtes Klima mit Temperaturen zwischen 6,5 und 27,5° C. In den Mischwäldern lebten weder große Raubkatzen noch Wiederkäuer und nur sehr wenige Moskitos und Schlangen. Dafür gab es eine Menge Wildschweine, Eichhörnchen, Gibbons und Nagetiere. Vom Gipfel hatte man einen herrlichen Blick bis zum Chinesischen Meer und auf die Küstenkette von Annam, und ein Gebirgsbach versorgte das Plateau mit dem nötigen Wasser. Die ersten Siedler wohnten in zwei Holzhütten. Darum herum standen mehrere Schuppen, in denen Saatgut, Werkzeug und wissenschaftliches Gerät untergebracht waren. Letzteres diente der Erfassung meteorologischer und atmosphärischer Daten. Die ersten Versuchspflanzungen auf den frisch gerodeten Parzellen bestanden hauptsächlich aus europäischen Gemüsesorten, Kartoffeln, Erdbeeren, Himbeeren; aber auch Rosenstöcke wurden gezogen.

Die Hochebene war nur über einen sechsstündigen Fußmarsch zu erreichen. Hier mußte Abhilfe geschaffen werden. Und wie es der Zufall wollte, hatte die Akademie der Wissenschaften Yersin gerade einen Preis zuerkannt. Er zögerte nicht lange und steckte das Geld in den Bau einer Verbindungsstraße zwischen Suoi Giao und dem Hon-Ba. Ein bereits vorhandenes Teilstück von fünf Kilometer Länge mußte nach und nach auf dreißig Kilometer ausgebaut werden. Yersin nahm die Leitung der Arbeiten selbst in die Hand: «Anstatt Unternehmer mit den Bauarbeiten zu beauftragen, führe ich sie mit Hilfe unserer annamitischen Cais (Aufseher und Vorarbeiter aus Suoi Giao) selbst durch. Unsere Straße soll ein gleichmäßiges Gefälle von 10 Prozent haben. Wir haben gerade einen Kilometer hinter uns gebracht, der durch einen der schwierigsten Abschnitte der gesamten Strecke führt. Das Gelände ist schwindelerregend steil, und mächtige Felsblöcke versperren den Weg. Zum Glück lassen sich die Blöcke sprengen. Die Trümmer benützen wir beim Bau der Stützmauern für die Dämme, für die wir Trockenmauerwerk verwenden.»

Schon in der ersten Aufbauphase hatte sich Yersin ein kleines Landhaus bauen lassen, wo er ein bis zwei Wochen im Monat verbrachte. Von seiner verglasten, elf Meter langen und zweieinhalb Meter breiten Veranda konnte er das herrliche Panorama genießen, selbst wenn ein kalter Nordwind blies oder sich die tiefhängenden Regenwolken über ihm entleerten. Später bekam er sogar elektrisches Licht in seinem Haus. Den Strom lieferte ein Aggregat, das im Frühjahr 1921 zum Plateau hinaufgeschafft wurde, um diverse Maschinen zu versorgen: so etwa eine Wasserpumpe, die Wasser aus dem tiefer gelegenen Bach heraufpumpte, um die Plantage zu bewässern. Dieses Aggregat speiste sechzehn Akkumulatoren, die 80 Ampère am Tag speicherten. Yersin verbrauchte nur 7 Ampère an einem Abend. Hier am Hon-Ba, und nicht in Suoi Giao, wollte Yersin eine neue Pflanzenart heimisch machen, die ausschließlich therapeutischen Zwecken dienen sollte: den Chinarindenbaum. Die Malaria, auch bekannt unter den Namen Wechselfieber, Sumpffieber, Schwarzwasserfieber oder Paludismus, ist eine der ältesten Volksseuchen Südostasiens. Die feucht-warmen Gebiete sind die Heimat der Anopheles-Mücke, der Überträgerin der Malaria. Die immer nur leicht bekleideten Menschen dieser Region sind für sie eine leichte Beute. Als Yersin, damals noch Schiffsarzt bei den Messageries Maritimes, seinen Freund Calmette im Saigoner Hospital besuchte, wo sich dieser ein kleines Labor eingerichtet hatte, lagen dort zahlreiche Malariakranke auf der Station, darunter einige in fortgeschrittenem Stadium. Kaum hatten die ersten französischen Kolonisten ihren Fuß in dieses Land gesetzt, waren auch schon die ersten Malariafälle gemeldet worden. Deshalb hatte man vom Mutterland aus regelmäßig das schützende Chinin in die Kolonie geschickt. Bis zum Ersten Weltkrieg bereitete diese Versorgung keine Schwierigkeiten, und den Franzosen in Indochina standen immer ausreichende Mengen zur Verfügung. Doch dann tauchten zwei Hindernisse auf, die den Transport des Chinins nach Indochina abrupt unterbrachen: Es waren zum einen die zahlreichen Torpedierungen von Frachtern durch deutsche Unterseeboote. (Die U-Boote machten das gesamte Mittelmeer unsicher und schickten Handelsschiffe mitsamt Passagieren und Fracht auf den Grund des Meeres. In seinen Briefen erwähnt Yersin die Torpedierung der *La Ville de La Ciotat* am 24. Dezember 1915, der *Magellan* am16. Dezember 1916, der *Australien* im August 1918 und der *Athos*, die am 7. Februar 1917 innerhalb von neun Minuten vor der Insel Kreta sank; unter den Passagieren, die ein englisches Schiff auffischte, befanden sich die Frau von Robert Gallois und ihre Tochter.) Zum anderen stellte die Regierung alles verfügbare Chinin dem französischen Expeditionskorps an der Front in Mazedonien zur Verfügung, das 1917 von einer Malariawelle überrollt wurde, deren ungewöhnliche Heftigkeit sogar die Militärärzte überraschte. Alle drei Erreger der Malaria waren vertreten: *Plasmodium vivax, Plasmodium malariae* und vor allem *Plasmodium falciparum*, der gefährlichste von den dreien. Auf sein Konto gingen allein 85 Prozent aller Fälle. Zur Malaria, für die Organismen, die vorher noch nie mit dieser Krankheit in Berührung gekommen sind, besonders anfällig sind, gesellten sich die traditionellen Seuchen, die in keinem Heerlager der Welt fehlen: Abdominaltyphus und Ruhr.[18] Der gesamte Vorrat an Chinin, über den Frankreich verfügte, wurde deshalb dorthin geschafft. Leidtragende waren die bisherigen Abnehmer, darunter auch Indochina. Die Folgen des Versorgungsstops: Die Malaria breitete sich wieder über die gesamte Halbinsel aus. Es überrascht deshalb keineswegs, daß sich die Pasteur-Institute Indochinas nach dem Ersten Weltkrieg in erster Linie mit der Erforschung der Malaria beschäftigten, und zwar auf allen Ebenen. Man betrieb Grundlagenforschung, untersuchte die klinischen Symptome, machte eine Bestandsaufnahme der von der Anopheles-Stechmücke verseuchten Gebiete und diskutierte Möglichkeiten der Prophylaxe, darunter sogar Entwaldungsmaßnahmen. Bei diesem Kampf der Franzosen in Indochina nahm Yersin eine Schlüsselposition ein, denn er schuf die Möglichkeit, das dringend benötigte Chinin im eigenen Land zu produzieren, Indochina aus der Abhängigkeit anderer Länder zu lösen und Gewinne zu erwirtschaften, die zum Wohl der Bevölkerung wieder seinem Institut zuflossen.

Im September 1917 entschloß sich Yersin, eine Chinarindenbaum-Kultur anzulegen. Nicht in Suoi Giao, sondern am Hon-Ba: «Wir sind gerade dabei, auf einem Berg von 1300 bis 1400 Meter Höhe alle Vorbereitungen zu treffen ... ich habe bereits einen Weg anlegen lassen, der dort hinaufführt. Er ist 25 Kilometer lang.» Bei seiner Reise nach Buitenzorg im Jahr 1899 hatte er zuschauen können, wie man solche Pflanzungen anlegt, und alles in seinem Notizbuch notiert: «Die Samen werden nicht tief in den Boden gesteckt, sondern nur mit einer dünnen Schicht Erde bedeckt. Man läßt sie in einem Aussaatkasten unter Glas keimen, damit Wärme und Feuchtigkeit nicht verlorengehen. Die Keimung dauert etwa zwei Monate. Während der ersten Monate wachsen die Pflanzen nur sehr langsam. Wenn sie vier Blätter ausgetrieben haben, werden die jungen Pflanzen entweder in den Kästen oder in kleinen Pflanztöpfen ausgepflanzt. An ihren endgültigen Standort kommen sie aber erst nach einem Jahr, wenn ihre Stiele schon holzig sind. Die Blätter färben sich in diesem Stadium rot. Aber das ist normal und für den Pflanzer kein Grund zur Beunruhigung. Der Alkaloidgehalt der Rinde sollte 6 Prozent betragen, kann aber zwischen 4 und 8 Prozent schwanken.»

Drei Arten wurden am Hon-Ba 1917 angepflanzt: *Cinchona ledgeriana*, *Cinchona succirubra* und eine Mischform. Alle Samen stammten aus Java. Die Keime schienen sich zunächst normal zu entwickeln, dann aber verlangsamte sich das Wachstum, hörte schließlich ganz auf, und die Pflanzen starben innerhalb weniger Jahre ab – trotz des günstigen Klimas und der gleichmäßigen Temperaturen. Yersin mußte einsehen, daß die Bodenbeschaffenheit am Hon-Ba für den Chinarindenbaum ungeeignet war. Die Humusschicht war nur dünn, und sobald die Wurzeln sie durchdrungen hatten, stießen sie auf Boden, der den Ansprüchen dieser Pflanze nicht mehr genügte. Man beschloß daher, die Chinarindenbaum-Kultur am Hon-Ba aufzugeben, und Yersin machte sich auf die Suche nach einem gehaltvolleren Boden. Währenddessen ging die Zucht von Schößlingen unvermindert weiter. Ein Hügel von nur 1000 Meter Höhe wurde für einen zweiten Anlauf ausgewählt, obwohl er in einer Region lag, die dem Wechsel von Trocken- und Regenzeit ausgesetzt war. Die Analyse von Bodenproben ergab eine Zusammensetzung (Stickstoff, Phosphorsäure, Kali, Kalk, Magnesium), die merklich von der fruchtbarer Böden auf Java abwich.[19] Trotzdem entschied Yersin, auf dem Hügel Dran einen bescheidenen Versuch zu unternehmen. Die mäßige Qualität des Bodens wollte er mit Düngern verbessern. Im Juli 1923 wurden dann dreihundert Schößlinge, die man zwei Jahre zuvor in Hon-Ba gepflanzt hatte, nach Dran transportiert. Die meisten befanden sich in einem miserablen Zustand, waren schon am Absterben und von Pilzkrankheiten befallen.

Die Setzlinge wurden in verschiedene Parzellen gepflanzt, deren Böden mit unterschiedlichem Dünger angereichert wurden: mit Stallmist, Kalk, Cyanamid, Düngesalzen aus dem Elsaß, Phosphaten aus Tonkin und Kalknitraten. Die Pflanzen erholten sich und wuchsen wieder an, wenn auch unterschiedlich gut. Stallmist erwies sich als bester Dünger, Phosphate und Kali zeigten keine Wirkung, und Cyanamid war geradezu schädlich. Yersin experimentierte weiter und mischte natürliche Erde mit Kalk in unterschiedlicher Zusammensetzung oder Erde mit Stallmist plus Kalk. Allmählich ging er dazu über, die Sämlinge auch direkt in Dran zu ziehen. Die Humusschicht in Hon-Ba begünstigte zwar das erste Wachstum, danach mußten die Schößlinge aber umgepflanzt und nach Dran transportiert werden. Diesen Umweg konnte man sich jetzt sparen.

Noch während Yersin damit beschäftigt war, die beste Nährstoffkombination für den Boden zu finden, führte er 1925 in Dran zusätzlich Kulturen anderer Chinarindenbaum-Arten ein: die *Cinchona succirubra* und vor allem die *Cinchona robusta.* Experimente, die zur gleichen Zeit in Afrika und Asien angestellt wurden, zeigten, daß die Rinde dieser Arten zwar einen geringeren Chinin-Anteil als die *Cinchona ledgeriana* aufwies, dafür aber mehr Cinchonin lieferte, dessen therapeutische Eigenschaften gerade getestet wurden.

Zwei Jahre nach der Umpflanzung standen die Bäume in Dran in voller Blüte. Das war um so ungewöhnlicher, als es auf Java zehn, manchmal sogar fünfzehn Jahre dauerte, bis die Bäume erstmals zu blühen begannen. Würde diese frühe Blüte zu Lasten des Alkaloidgehaltes gehen? Yersin wartete ab. Die ersten Rindenproben wurden 1926 zur Untersuchung an die Société des Quinquinas gesandt, die Yersins Arbeit von Anfang an aufmerksam verfolgt hatte. Der Befund war sehr zufriedenstellend.

Der basalthaltige Boden hatte also Erfolg gebracht. Leider konnte die neue Pflanzung aber nicht erweitert werden, denn in der näheren Umgebung des Hügels Dran gab es keine Böden von ähnlicher Beschaffenheit, die für den Anbau geeignet gewesen wären. Yersin machte sich also auf die Suche nach einem neuen Stück Land. Achtzig Kilometer von Dran entfernt wurde er fündig. Er entdeckte ein Plateau in gleicher Höhenlage mit mehreren Tausend Hektaren schokoladenbraunem Boden, dessen Zusammensetzung sich kaum von dem in Dran unterschied. Die Setzlinge, die zwei Jahre zuvor in Dran gesät worden waren, wurden 1926 umgepflanzt. Doch die ersten Resultate dieser neuen Plantage, der man den Namen Djiring gab, reichten nicht an die Erfolge von Dran heran. Yersin ließ deshalb die Bodenbeschaffenheit analysieren und anhand von zehn Setzlingen das Wachstum der Bäume untersuchen. Er erstellte eine Tabelle, die das Alter der Pflanzen, die Rindenproduktion und den Gehalt an Chininsulfat zueinander in Beziehung setzte. Mit Hilfe der Tabelle konnte er den voraussichtlichen Ernteertrag berechnen und feststellen, wann verbrauchte Bäume durch neue ersetzt werden mußten. Ferner ließen sich anhand der Zahlen Unterschiede innerhalb einer Sorte ermitteln. Die Bäume mit den höchsten Chinin-Erträgen wurden weiter verwendet, die anderen ausgesondert.

Diese Selektion war für Yersin der entscheidende Schritt auf dem Weg zu einer Chininproduktion in industrieller Größenordnung. Doch dafür brauchte er eine neue Anlage, die ausschließlich für diesen Zweck reserviert sein sollte. Das passende Gelände fand er zwischen Dran, Djiring und der Hochebene Lang Bian, wo auch die Stadt Dalat entstand. Es handelte sich um ein 100 Hektare großes Plateau in etwa 1600 Meter Höhe. Dort wurden 1927 zweihundert Setzlinge ausgepflanzt. In dieser Station, die den Namen «Petit Lang Bian» erhielt, wurde der Einfluß der Höhenlage auf die Chinarindenbäume untersucht.

Für die Internationale Kolonialausstellung in Paris 1931 legte Yersin einen 21 Seiten umfassenden, mit Fotografien aus Dran und Djiring bebilderten Bericht vor, der vielversprechende Resultate auswies und ihn zu folgender Überlegung veranlaßte: Die französischen Fabriken produzierten jährlich 65 Tonnen Chininsulfat, das waren 11 Prozent der Weltproduktion. Der Hektarertrag in Indochina betrug 40 Kilogramm. Man brauchte also nur 1500 Hektare zu bepflanzen, um die französische Produktion mit Rinde in ausreichender Menge beliefern zu können. Der Vorsitzende der internationalen Malaria-Kommission beim Völkerbund beurteilte Yersins Arbeiten über die Akklimatisierung des Chinarindenbaumes «als wichtigen Beitrag zur zukünftigen Lösung dieses Problems». Aber Yersin war sich im klaren darüber, daß eine Mehrproduktion möglicherweise die Holländer verärgern würde, deren Plantagen in Niederländisch-Indien 94 Prozent des Weltbedarfs deckten. Yersin dazu: «Wir hatten immer das herzlichste Verhältnis zu Monsieur Kerbosch, dem Leiter des Chinchina-Amtes von Niederländisch-Indien. Er sparte nie mit guten Ratschlägen und lieferte für unsere Versuche großzügig Samen seiner erlesensten Sorten, die er mit gutem Recht auch für sich hätte behalten können. Wir sollten deshalb auf unsere Nachbarn Rücksicht nehmen und nicht versuchen, ihnen die Vormachtstellung auf dem Weltmarkt streitig zu machen. Ein solcher Wirtschaftskrieg würde ohnehin nur die Chininpreise drücken und als Folge davon den weiteren Ausbau der Plantagen stoppen. Es erscheint mir aber nur recht und billig, daß Frankreich versucht, in seinen Kolonien so viel Chinarinde zu produzieren, daß es seine eigene Industrie damit versorgen kann, wenn es schon die Möglichkeit dazu hat ... Die Unternehmen, die unsere Chininfabriken in Frankreich betreiben, sind den holländischen Produzenten vertraglich verpflichtet. Sie sind zu größter Vorsicht angehalten. Sie sollten sich nur langsam aus ihrer Verpflichtung lösen und auch erst dann, wenn sie sich vollkommen sicher sind, daß sie mit ihren zukünftigen Lieferanten keine bösen Überraschungen erleben werden.»[20]

Im Jahr 1931 erntete Yersin in Dran und Djiring 2,1 Tonnen Chinarinde, die er nach Frankreich schickte, wo sie zu 137,069 Kilogramm Chininsulfat verarbeitet wurden, dessen Qualität die der Java-Plantagen übertraf. Daraufhin wurden die Rodungsarbeiten für eine vierte Plantage in Angriff genommen, die in Diom, ganz in der Nähe der anderen Versuchsstationen in einer Höhenlage von 1000 Meter entstehen sollte. Die ersten Bäumchen wurden aber erst ein Jahr später ausgepflanzt.

Die Ernte des Jahres 1932 brachte 2,3 Tonnen, doch 1933 wurde ein Teil der Plantagen von einer Krankheit befallen, an der viele sieben- bis neunjährige Bäume eingingen. Diese «Wurzelhals-Krankheit» wurde von einem Pilz der Gattung *Fusarium* verursacht. An den befallenen Stellen riß die Rinde ein, löste sich schließlich ab, und der Pilz griff die tieferliegenden Leitgefäße an. Die Folge war, daß die Spitzen der Äste vertrockneten und die Stämme verkümmerten. Yersin untersuchte die Entstehungsbedingungen dieser Krankheit und Methoden der Behandlung, vor allem aber suchte er nach Möglichkeiten der Vorbeugung. Er entwickelte einen speziellen Dünger, dessen Zusammensetzung den Chinarindenbäumen so viel Widerstandskraft gab, daß ihnen der Pilz nichts anhaben konnte. Sehr viele Bäume wurden in den nachfolgenden beiden Jahren behandelt und am Leben erhalten.

Im Jahr 1936 wurden 29,6 Tonnen Rinde nach Frankreich geschickt, aus denen man 2045 Kilogramm Chininsulfat gewinnen konnte, 1938 lieferten 21,1 Tonnen Rinde 1793,33 Kilogramm Chinin.

Obwohl Yersin für das kommende Jahrzehnt mit einer Verdoppelung des Ertrags rechnete – was die Chininproduktion auf drei Tonnen gesteigert hätte –, blieb er vorsichtig: «Die Akklimatisierung des Chinarindenbaums in Indochina ist noch längst nicht abgeschlossen. Jeden Tag werden wir mit Neuem konfrontiert, immer wieder stehen wir unvorhergesehenen Schwierigkeiten gegenüber. Aber wir sind zuversichtlich, daß es uns gelingt, aufgrund unserer Erfahrung auch alle zukünftigen Hindernisse durch geeignete Maßnahmen aus dem Wege zu räumen. Dennoch müssen wir uns vor übereilten Schritten hüten, solange wir nur über bruchstückhafte Kenntnisse verfügen. Übereiltes Handeln würde nur zu späteren Enttäuschungen führen und unserer Arbeit schaden, anstatt ihr zu nützen.»

In seinem sechsten Bericht über die Akklimatisierung des Chinarindenbaums, der 1939 in der *Revue de Botanique appliquée* erschien und bei dem Yersin im Unterschied zu den früheren allein als Autor verantwortlich zeichnete, erinnerte er an André Lambert, der fünfzehn Jahre lang an seiner Seite gearbeitet hatte und dem ein Großteil des Erfolgs bei der Akklimatisierung zu verdanken war. Lambert war 1890 geboren worden und hatte in Paris Physik und Chemie studiert. Er war gerade der Chinchina-Gesellschaft beigetreten, als er von Yersin zum Leiter des chemischen Labors am Saigoner Institut Pasteur ernannt wurde. Seine erste Aufgabe bestand darin, ein Forschungszentrum für Kautschuk aufzubauen. Im Hinblick auf die Verbesserungen der Hevea-Kulturen brauchte Indochina eine solche Einrichtung. Für die Berufung Lamberts gab es zwei einleuchtende Gründe: Erstens hatte er bei der Chinchina-Gesellschaft gearbeitet, zweitens hatte man in Hon-Ba gerade mit dem Anbau von Chinarindenbäumen begonnen, und Yersin brauchte die wissenschaftliche Unterstützung eines Chemikers, um so mehr, als er sich gerade von Vernet getrennt hatte. Schon bei Lamberts Ankunft in Saigon verstanden sich die beiden Männer auf Anhieb, weil Yersin bei ihm genau die Eigenschaften entdeckte, die er an Mitarbeitern schätzte: Arbeitseifer und Eigeninitiative, Sinn für wissenschaftliches Forschen und dessen praktische Umsetzung, Uneigennützigkeit und nicht zuletzt die Freude an ausgedehnten Ausflügen in unerschlossene Gebiete. Außer für Kautschukanbau, weswegen er nach Saigon gekommen war, interessierte sich Lambert für viele wichtige Probleme des öffentlichen Gesundheitswesens, so etwa für die Aufbereitung des Trinkwassers oder die Überwachung der Nahrungsmittelversorgung der Einheimischen usw. Seine wichtigste Aufgabe bei Yersin war jedoch die Akklimatisierung des Chinarindenbaums. Alle wissenschaftlichen Arbeiten und Experimente gingen auf das Konto Yersins und Lamberts. Ob es nun um die Wahl des geeigneten Geländes ging, um den Zusammenhang von Alter und Ertrag eines Baumes, um chemische Fragen, um die richtige Düngung oder um die Selektion der besten Pflanzen – immer waren es diese beiden Wissenschaftler, die die Probleme anpackten und lösten. Unter die fünf ersten Berichte über die «Akklimatisierungsversuche des Chinarindenbaums in Indochina», die zwischen 1927 und 1935 in der *Revue de Botanique* erschienen waren, hatten noch beide ihren Namen gesetzt. Im sechsten würdigte Yersin seinen Mitarbeiter: «Unsere Erfolge verdanken wir in erster Linie seinem Scharfsinn, seinen umfassenden Kenntnissen auf dem Gebiet der Chemie, seinem Arbeitseifer und seiner Beharrlichkeit.» Lambert war 1936 ins Saigoner Hospital eingeliefert worden. Nach jedem Krankenbesuch war Yersins Sorge um den Mitarbeiter gestiegen. Schließlich hatte man es für das Beste gehalten, Lambert zur weiteren Pflege nach Paris zu überführen. Yersin hatte Jean Bablet vom Institut Pasteur in Paris gebeten, sich des Schwerkranken anzunehmen.[21] Doch die Nachrichten über Lamberts Gesundheitszustand waren «denkbar schlecht» geworden, und am 2. Juli 1936 war er gestorben. Im Nachruf, den Yersin für die *Archives des Instituts Pasteur d'Indochine*[22] verfaßte, rief er noch einmal die Verdienste Lamberts ins Gedächtnis. In für ihn ganz ungewöhnlich bewegten Worten erinnerte er an die Persönlichkeit seines Mitarbeiters: «Durch seine Qualitäten als Kollege und Freund hatte er bald unsere Sympathien gewonnen. Es gelang ihm nur schlecht, hinter einer Maske scheinbarer Schroffheit seine Schüchternheit zu verbergen, die in Wahrheit nur Ausdruck seiner Bescheidenheit und wachen Sensibilität war. In den fünfzehn Jahren unseres Zusammenlebens lernten wir sein heiteres und herzliches Wesen kennen. Wir schätzten sein weitblickendes und ausgewogenes Urteil, seine Sicherheit in menschlichen Beziehungen und die Verläßlichkeit seiner Zuneigung. Er war ein Mann von Charakter und Pflichtgefühl, der Freundschaften erst nach reiflicher Überlegung schloß. Hatte er sich aber entschieden, blieb er immer ein treuer Freund, aufrichtig, standhaft und zu jedem Opfer bereit.» Liest man dieses Charakterbild, das sich im übrigen ebensogut auf Yersin selbst anwenden ließe, kann man sich des Gedankens nicht erwehren, daß das harmonische Verhältnis dieser beiden Männer auf einer tiefen Wesensverwandtschaft beruhte. Beide hatten dieselben moralischen Grundsätze.

Schon in der Gründungsphase der Station Hon-Ba plante Yersin, neben den Chinarindenbäumen in der Höhenlage auch verschiedenste Gemüse, Früchte und Blumen aus Europa heimisch zu machen. Das Gelände schien gut geeignet: Es war nicht weit zur Küste, nur 50 Kilometer bis Nha Trang und 20 Kilometer nach Suoi Giao, die Höhenlage von 1500 Meter garantierte ein gemäßigtes Klima, und am Hon-Ba-Massiv fielen doppelt soviel Niederschläge wie in Nha Trang. Da der Granitboden dieses Teils der Küstenkette weder Kalk noch Phosphor und nur wenige Nitrate enthielt, experimentierte Yersin mit Düngemitteln, die er vor Ort fand: mit getrocknetem Blut, zerstoßenen Schwammkorallen und Fischabfällen.[23] Der gebürtige Schweizer Miéville, ein Baumzüchter, der sich auf den Obstanbau in Tonkin spezialisiert hatte, kam mehrere Male nach Hon-Ba, gab Yersin Ratschläge und versorgte ihn mit Samen und Setzlingen.

Die erste größere Lieferung verschiedenster Samensorten, die auf dem frisch gerodeten Land am Hon-Ba ausgesät werden sollten, war leider unbrauchbar: Der Frachter, der sie nach Indochina bringen sollte, war bei Singapur auf ein Riff gelaufen, und Wasser hatte die Laderäume überschwemmt. Der ehemalige Schiffsarzt der Messageries Maritimes brachte seine Empörung in einem Brief an die Schwester zum Ausdruck: «Sämtliche Zeitungen, Pakete, Briefe und fast alle Waren, die der Dampfer beförderte, sind ruiniert. Dabei handelte es sich nicht etwa um eine Kriegshandlung, sondern um ein ganz banales Schiffsunglück, das wir wahrscheinlich der Nachlässigkeit des Kapitäns zu verdanken haben.»

Das neue Projekt konnte also erst in der zweiten Hälfte des Jahres 1918 in Angriff genommen werden. Kirsch-, Pfirsich- und Birnenedelreiser, die auf französische Wildlinge aufgepropft wurden, verkümmerten zwar und starben ab, aber auf einheimischen Wildlingen wuchsen sie verhältnismäßig gut an. Quitten-, Apfel- und Pflaumenedelreiser auf französischen Wildlingen waren dagegen ein voller Erfolg. Veredelungsversuche mit wilden Pflaumenbäumen verliefen recht unbefriedigend. Die Feigenbäume, die man mit Pflanzen aus Suoi Giao veredelte, deren Samen man übrigens vor Jahren aus der Rue de Lausanne in Morges bezogen hatte, wuchsen in der Höhenlage ebenso gut wie in den Niederungen und trugen viele Früchte. Trotz siebenjähriger intensiver Pflege und wiederholter Bemühungen wollten aber einige Obstgehölze in Hon-Ba nicht anwachsen, so etwa Johannisbeer- und Himbeersträucher, Weinstöcke, Aprikosen-, Mandel- und Nußbäume. Dafür gediehen Blumenkohl, Kartoffeln, Erbsen, Salate und grüne Bohnen, und die Walderdbeere überwucherte einen Teil des gerodeten Bodens. Hauptfeinde der Versuchspflanzungen waren die Nagetiere und Raupen, die an die Wurzeln der jungen Pflanzen gingen und bis zu 50 Prozent einer Ernte vernichten konnten. Die Ameisen, die den Pflanzern in Suoi Giao erheblich zu schaffen machten, hatten in der Höhenlage nicht den geeigneten Lebensraum. Die wenigen, die im Zug der Umpflanzungen von Suoi Giao nach Hon-Ba gelangten, gingen zugrunde.

Die Gebirgslandschaft mit Granitblöcken und kleinen, dazwischen liegenden Mulden begünstigte eine Gartenanlage, bei der sich Blumenbeete und Rasenstücke abwechselten. Yersins Absicht war, hier einen jener Alpengärten anzulegen, die in Europa damals so sehr in Mode waren. Fachmann auf diesem Gebiet war der

Schweizer Henry Correvon. Yersin nahm Kontakt zu ihm auf, führte einen längeren Briefwechsel mit ihm und traf ihn sogar einige Male im Haus seiner Schwester, wenn er von seinen Stippvisiten in Paris zurückkam. Die meisten Samen und Blumensetzlinge, die in Hon-Ba gesät oder gepflanzt wurden, bezog Yersin von Correvon. In einem Artikel, der 1925 erschien, zog Yersin Bilanz aus seinem Versuch.[24] Sehr gut akklimatisiert hatten sich Akelei, Narzisse, Aster, Begonie, Kapuzinerkresse, Dahlie, Fuchsie, Gladiole, Lilie, Vergißmeinnicht, Wald-Sauerklee, Mohn, Rittersporn, Schlüsselblume, Salbei, Meerzwiebel, Eisenkraut und Veilchen. Diese Pflanzen gediehen am Hon-Ba ohne besondere Pflege. Andere akklimatisierten sich zwar auch, aber sie brauchten Pflege: Kornblumen, Chrysanthemen, Geranien, Alpenveilchen und Rosen. Wieder andere wuchsen, ohne jemals zu blühen, so etwa Pfingstrose, Hyazinthe, Hauswurz, Narzisse, Tulpe und Roter Fingerhut. Von den Alpengewächsen, die Correvon nach Indochina schickte, blühten folgende: *Anemone montana, Aquilegia alpina, Campanula pusilla, Digitalis lutea, Dianthus, Gentiana criciata, Papaver alpinum, Primula, Saxifraga, Gentiana nivalis.* Hahnenfuß, Arnika, Mannsschild, *Eritrichium* und *Eryngium* wuchsen nicht.

Trotz des Granitbodens versuchte Yersin als nächstes, eine Zimtkultur anzulegen, natürlich in der Hoffnung auf wirtschaftlichen Gewinn. Miéville besorgte ihm fünfzig Schößlinge aus der Gegend von Tramy (Annam), deren Rinde besonders reich an ätherischen Ölen war und die der Ceylonzimtbäume noch übertraf. Diese Pflanzen der Art *Cinnamomum cassia* wuchsen zufriedenstellend, solange sie die Humusschicht noch nicht durchdrungen hatten. Als die Wurzeln aber die tieferen Bodenschichten erreichten, gingen die Pflanzen ein.

Andere Kulturen, die man in Angriff nahm, waren Boldo und Tee. Boldosamen wurden in Schalen gesät, wuchsen aber nur dreißig Zentimeter hoch. Yersin hatte die Samen des *Pneumus boldus* 1922 von Professor Perrot, dem Leiter des Rohstoffbeschaffungsamtes für Drogeriewaren und Arzneimittel, bekommen, um seine Wachstumseigenschaften in höheren Lagen zu testen. Auch die einheimischen Teepflanzen brachten keine interessanten

Ergebnisse. Diese beiden Mißerfolge schienen Yersins Unternehmungsgeist nicht zu bremsen, denn 1919 schrieb er an Roux: «Hier am Hon-Ba findet man die schönsten Farne im Überfluß ... ich denke, wir könnten hier eine Sammlung der wichtigsten exotischen Zierfarne zusammenstellen, die dazu beitragen würde, unsere schöne Gebirgsstation in einen echten indochinesischen Nationalpark zu verwandeln.»

Um die Ähnlichkeit mit den Alpen komplett zu machen, ließ Yersin auf baumlosem Gelände Wiesen anlegen. Einige sollten Futter für die Rinder liefern, die man aus Frankreich importiert hatte, auf anderen wurden Blumen gepflanzt. Mehrere Hektare Wald wurden urbar gemacht und mit einer Samenmischung besät, die Vilmorin zusammengestellt hatte. Italienisches Raigras, Lieschgras, Ruchgras, Fuchsschwingel und die verschiedenen Kleearten wuchsen auf den Granitböden und vor allem in diesem feuchten Klima unter idealen Bedingungen.

In der neuen Station Diom ließ Yersin etwa 100 Hektare roden, auf denen nur Gemüse angebaut werden sollte. 1932 fielen die Ergebnisse der Versuchspflanzungen so zufriedenstellend aus, daß man dazu übergehen konnte, für den Verkauf zu produzieren. Die Anlage umfaßte zu diesem Zeitpunkt bereits 160 Hektare.

Ob Yersins Versuche, Obsthölzer und Gemüse aus Frankreich in Indochina zu akklimatisieren, nun von Erfolg gekrönt waren oder nicht, sie deckten sich jedenfalls mit den Zielen des Generalgouverneurs, der schon 1922 Miéville beauftragt hatte, europäische Obstbäume auf einem Teil des Plateaus von Lang Bian zu pflanzen, so wie er es mit Erfolg bereits in Tonkin getan hatte.[25]

Aus staatlicher Sicht hatten die Versuchsgärten freilich noch eine weitere Bestimmung: Sie sollten der Pharmakologie zuarbeiten, denn für die Arzneimittelhersteller im Mutterland sei es von unmittelbarem Interesse, welche Pflanzenarten es in Indochina gebe und ob es möglich sei, weitere dort zu akklimatisieren. So jedenfalls lautete die Forderung der Administration, und so tönte es auch aus den zuständigen Ministerien und ihren Verwaltungsstellen, die es entweder schon gab oder die neu geschaffen wurden, je nachdem, wie hoch die einzelnen Kolonien gerade im Kurs standen. Um diese Aufgabe aber erfüllen zu können, hätten die

Versuchsgärten in den Kolonien ihre Experimente langfristig beantragen müssen. Nun scheinen aber die häufigen Ministerwechsel und die Abschaffung einiger Dienststellen, die in den Kolonien Auswirkungen hatten, von denen die Pariser Beamten nichts ahnten, den Ausbau der Versuchsgärten vereitelt zu haben. In einer Studie zu diesem Thema aus dem Jahr 1933 führt der Autor, selbst ehemals Leiter eines botanischen Gartens in Französisch-Guinea, Yersins Versuchsgarten als Beispiel an: «Im Institut Pasteur: Kontinuität bei der Forschung und beim Personal. In der staatlichen Verwaltung: planloses Durcheinander.»[26]

Extravaganzen?

Daß sich Yersin in Bereiche vorwagte, die mit Mikrobiologie so wenig zu tun hatten wie Ackerbau und Viehzucht, mußte viele «reine» Wissenschaftler, die darin nur ein Indiz für seine geistige Verzettelung zu sehen vermochten, vor den Kopf stoßen. Daß er als Autodidakt auf diesen Gebieten auch noch glänzende Erfolge feierte, mußte sie einfach ärgern.

Die Pasteurianer des Mutterinstituts hielten die Kollegen von den Niederlassungen in Übersee zwar stets für hervorragende Wissenschaftler – das steht außer Frage –, doch deren tiefere Beweggründe, ihre Abenteuerlust, ihr Vergnügen an der Arbeit vor Ort und ihre Neigung, sich als Naturforscher zu betätigen, blieben ihnen im Grunde völlig unverständlich. Yersins leidenschaftliches Interesse an allem, was nichts mit der Mikroskopie zu tun hatte, befremdete mehr als nur einen der Kollegen in der Heimat, und so mag es nicht verwundern, daß er sowohl am Pariser Institut als auch unter den Franzosen in Indochina bald den Ruf eines Sonderlings genoß. Von ungefähr kam das nicht, schließlich betrieb er eine der ersten privaten Funkstationen im Fernen Osten, montierte sich ein astronomisches Fernrohr aufs Dach und besaß – um das Maß vollzumachen – schon im Jahr 1900 ein Automobil. Und wollte er sich nicht 1910 ein Flugzeug anschaffen?

Extravaganz? Nein. Snobismus? Noch viel weniger. Yersins Leidenschaft wurzelte in seiner nie ganz zu stillenden wissenschaftlichen Neugier, in seinem Wunsch, mit den neusten technischen Errungenschaften und Apparaten zu experimentieren, sie zu beherrschen und, was bei ihm immer eine wichtige Rolle spielte, möglichst schnell einen praktischen Nutzen daraus zu ziehen.

So zwang ihn die Notwendigkeit einer schnellen Nachrichtenübermittlung zwischen Nha Trang, Suoi Giao und Hon-Ba, ein drahtloses Telegrafennetz zwischen diesen drei Punkten einzurichten. Ein Nachrichtenoffizier installierte 1921 den Hauptsender am Hon-Ba, zwei weitere Funkstellen wurden später in einem Gebäude in Suoi Giao und in einem Pavillon des Instituts in Nha Trang angeschlossen. An allen drei Stationen war ein Einheimischer mit der Bedienung und Wartung der Anlage betraut. Yersin verfolgte neugierig die Installationsarbeiten, lernte das Morsealphabet und war schon bald selbst in der Lage, Nachrichten zu senden und entgegenzunehmen. Seit der Inbetriebnahme 1923 standen die drei Stationen in ständiger Verbindung.

In seinem Haus am Hon-Ba konnte Yersin keine Langwellensender empfangen, und so schaffte er sich im Winter 1922/23 einen modernen Empfänger an, mit dem er einige französische Radiosender hören konnte. So saß er dann – wegen der Zeitverschiebung – jede Nacht um 3 Uhr vor seinem Gerät und lauschte Radio Bordeaux, das bis auf die Hundertstelsekunde genau die Zeit ansagte und ihn mit den wichtigsten Nachrichten versorgte. Seiner Schwester gestand er: «Diese Apparate kosten mich teures Geld.» Das hinderte ihn allerdings nicht daran, seine Ausrüstung immer weiter zu verbessern. Bis zu seinem Tod war Yersin immer einer der ersten Franzosen in Indochina, die von den Ereignissen im Mutterland erfuhren.

Wegen der Erweiterung des Instituts, vor allem wegen der Einrichtung der neuen Außenstellen in Khane Hoa und später in Suoi Giao, brauchte Yersin ein Fahrzeug. Das Fahrrad, mit dem er 1895 mehrere Wochen lang täglich nach Suoi Giao gefahren war, war ihm auf Dauer zu anstrengend geworden, so daß er schon bald auf einen kleinen Pferdewagen umstieg. Und bei einem Aufenthalt in Paris im Jahr 1900 bestellte er sich bei Serpollet zum

Preis von 6000 Francs ein Automobil vom Typ 5 CV und nahm Fahrstunden. In Nha Trang konnte er es kaum erwarten, sein Automobil in Empfang zu nehmen. Im April 1901 war es endlich fertig montiert und konnte nach Marseille überführt werden. Aber die Hafenarbeiter streikten, so daß es erst einen Monat später verladen werden konnte. Dann endlich, im Juli 1901, saß Yersin zum ersten Mal am Steuer seines neuen dampfgetriebenen Wagens und fuhr mit 25 Stundenkilometern nach Suoi Giao. Schneller konnte er nicht fahren, denn der Straßenzustand war zu schlecht, und außerdem waren unzählige Annamiten unterwegs. Nach und nach dehnte er seine Ausflüge aus. Auf dreitägigen Touren legte er bis zu dreihundert Kilometer zurück. Allem Anschein nach hatte seine Mutter mit einigen fortschrittsfeindlichen Herren aus Morges über das neue Fortbewegungsmittel ihres Sohnes gesprochen, denn in einem Brief vom 25. August 1901 antwortete ihr Yersin: «Dein Zahnarzt Conod ist ein Witzbold. Wenn es um Autos geht, sollte er lieber den Mund halten, denn er hat davon nicht die leiseste Ahnung und erschreckt nur völlig grundlos eine Mutter. Das Besondere an meinem Dampfkessel Serpollet ist ja gerade, daß er *nicht* explodieren kann, weil er nämlich gar keine Dampfreserve hat. Sein Fassungsvermögen beträgt noch nicht einmal 200 Kubikzentimeter (ein Wasserglas), und Dampf bildet sich nur abhängig davon, wieviel Brennstoff verbraucht wird. Gut, die Schläuche können platzen (was mir heute morgen übrigens passiert ist), aber was ist die Folge? Ein kleiner Dampfstrahl, der allenfalls zehn Sekunden dauert und höchstens den Brenner löscht. Daß er den Fahrer treffen könnte, ist *völlig ausgeschlossen.* Als ich heute morgen in Suoi Giao ankam und wie gesagt einer der Dampfschläuche platzte, brauchte ich nur acht Moi vor meinen Wagen zu spannen und ihn zurück nach Nha Trang zu schaffen, wo ich den geplatzten Schlauch auswechseln werde.» Schon bald war der komplizierte Bau eines Motors für Yersin kein Geheimnis mehr, und sein Serpollet 5 CV bekam Gesellschaft: Im September 1901 nahm Yersin einen Kleinwagen der Marke Clément in Empfang, der nicht nur wendiger war als sein Serpollet, sondern darüber hinaus noch den Vorteil bot, daß er sowohl mit Benzin als auch mit Alkohol gefahren werden konnte. Dann ersetzte Yersin sein Fahrrad durch ein alkoholverbrennendes, dampfgetriebenes Dreirad. Derweil lag schon ein anderes Produkt des Hauses Serpollet in der Bucht vor Anker: ein Dampfboot, mit dem er längere Ausfahrten übers Meer unternahm.

Das Automobil sollte lange einer seiner größten Leidenschaften bleiben. Bevor Yersin 1903 nach Paris ans Institut Pasteur fuhr – nebenbei auch in der Absicht, bei dieser Gelegenheit einen neuen Wagen zu kaufen –, stellte er den Hilfsmechaniker Qué ein. Die beiden Männer machten die erste Probefahrt mit dem neuen Auto genau an dem Tag, als die Rallye Paris–Madrid begann. Wogen der Begeisterung begleiteten den Start: 200 000 Zuschauer säumten die Straßen, als die Wagen am 24. Mai 1903, morgens um 3.30 Uhr, ins Rennen gingen. Yersin und Qué waren schon am Vortag nach Chartres hinausgefahren, um dort die vorbeifahrenden Autos zu beobachten. Danach kehrten sie nach Paris zurück. Niemand ahnte zu diesem Zeitpunkt, daß keiner der Rennwagen Madrid je erreichen würde. Als Marcel Renault, der Sieger von Paris–Wien, mit 130 Stundenkilometern hinter einem Konkurrenten herjagte, hatte er durch den Staub, den sein Vordermann aufwirbelte, so schlechte Sicht, daß er hinter Poitiers eine gefährliche Kurve übersah. Mit schweren Verletzungen wurde er auf einen Bauernhof bei Couhé-Vérac gebracht, wo er am folgenden Tag starb. Doch er sollte nicht der einzige bleiben. Es gab weitere Tote und Verletzte, nicht nur unter den Fahrern, sondern auch unter den Schaulustigen an der Strecke. Die Etappe nach Bordeaux glich eher einem Trauerzug. An der Garonne wurde das mörderischste Autorennen der Welt dann vorzeitig beendet. Im Juni 1903 aber wurde der neue Serpollet 6 CV verpackt und mit Bestimmungsort Hanoi verladen, wo Yersin die Sendung in Empfang nahm – den Serpollet und eine etwas kleinere Kiste mit zwei Motorrädern.

Natürlich blieb das Auto des Doktor Yersin in Hanoi nicht unbemerkt, wenn er jeden Abend, um sich von den Unterrichtsstunden an der Medizinischen Schule zu entspannen, eine kleine Spritztour unternahm und mit 50 Stundenkilometern auf der einzigen befahrbaren Strecke von Hanoi nach Cao Deu rauschte, wo er kehrtmachte und die zwölf Kilometer wieder zurückfuhr. Dieses Spektakel löste bei der einheimischen Bevölkerung eine solche

Bewunderung aus, daß der Oberkommandierende der Kolonialstreitkräfte von Indochina auf die Idee kam, sich während der großen Manöver, die im Januar 30 Kilometer vor Hanoi stattfinden sollten, von Yersin chauffieren zu lassen: «Ich muß zusehen, wie ich über den Fluß komme, denn die große Brücke ist nur für Züge gedacht, nicht für Autos.» Folgende Szene hat man sich also vorzustellen: Der Bahnhofsvorsteher hält alle Züge an, damit das Auto des neuen Direktors der Medizinischen Schule auf den Schienen der einzigen stabilen Brücke den Fluß überqueren kann. Eine einmalige Gelegenheit für den hohen Offizier, den Ruhm der französischen Armee und die herrlichen Errungenschaften französischen Erfindergeistes zu demonstrieren.

Ein kurzer Paris-Aufenthalt im Mai 1904 war für Yersin eine neuerliche willkommene Gelegenheit, sich über die neusten Modelle zu informieren. Auf der Straße von Paris nach Beauvais erreichte er in einem Wagen, den Serpollet höchstpersönlich steuerte, stolze 100 Stundenkilometer. Als er von Hanoi endgültig nach Nha Trang übersiedelte, nahm er seinen Serpollet 6 CV mit, und sein stattlicher Maschinenpark erforderte nun ganzen Einsatz: «Ich bin gerade mit der neuen Ausstattung für meinen Serpollet 6 CV fertig geworden. Heute habe ich damit begonnen, mein Boot zu überholen. Das wird etwa zehn Tage in Anspruch nehmen. Danach installiere ich einen Motor, der eine Wasserpumpe im Labor von Suoi Giao antreiben soll. Dann muß ich meinen alten Serpollet 5 CV reparieren, mein Motorrad und schließlich eine Wassermühle. Aus mir ist ein richtiger Ingenieur geworden.»

Im Januar 1905 verkaufte Yersin seinen ersten Serpollet 5 CV für 2000 Francs an den französischen Residenten von Nha Trang, und bald wechselten auch der Kleinwagen Clément und der Serpollet 6 CV den Besitzer, denn Yersin hatte bei Serpollet ein stärkeres Gefährt bestellt: einen 11 CV, zu dem sich 1907 noch ein Kleinwagen der Marke Alcyon gesellte. Fünf Jahre später machte der 11 CV einem Clément-Bayard Platz, einem Viersitzer mit 15 PS. Zum ersten Mal fuhr Yersin jetzt in einem geschlossenen Wagen, dessen Dach vor Wind, Sonne und Regen schützte. Allmählich erlahmte sein Interesse an den ständigen Verbesserungen seiner Automobile; seine Neugier war gestillt, und als der Clément-Bayard den Geist aufgab, blieb er ohne Nachfolger. Zehn Jahre lang bediente sich Yersin wieder der öffentlichen Verkehrsmittel, fuhr auf kürzeren Strecken mit der Rikscha und nahm für längere Strecken den Zug. Bis 1925 sah man kein Auto mehr vor seinem Haus am Strand.

Dann aber brauchte er doch wieder eines: Nach mehreren Versuchspflanzungen mit Chinarindenbäumen an verschiedenen Orten hatte er am Hon-Ba inzwischen einen geeigneten Boden gefunden. Er kaufte sich nun einen Zèbre, einen schnellen und fast geräuschlosen Wagen, der angenehm zu fahren war und spielend leicht 110 Stundenkilometer erreichte. Es geschah zu jener Zeit, daß ein Pariser, der in Nha Trang auf der Durchreise war, in einer Werkstatt am Ort ein ziemlich zerlumptes Individuum in abgetragenem Anzug und schäbigem Hemd bemerkte und sich lautstark darüber beschwerte, wie dieser Landstreicher es wagen könne, Frankreichs Ansehen in den Kolonien zu besudeln: «Seien Sie still», bremste ihn schnell der Werkstattbesitzer, «das ist doch Doktor Yersin.» Auch das Modell Zèbre sollte er nicht lange behalten. Als Yersin an einem Abend um 1930 auf der Rückfahrt nach Nha Trang an einem Dorf in der Nähe von Phan Rang vorüberkam, sah er plötzlich auf einem Seitenweg ein kleines annamitisches Kind mit seiner Mutter auftauchen. Das Kind erschrak so sehr, daß es stolperte, hinfiel und zu weinen begann. Yersin stieg aus, verarztete den Kleinen und setzte sich wieder in sein Auto. Obwohl er das Kind nicht einmal berührt hatte, fuhr er in Nha Trang zum Werkstattbesitzer und gab ihm den Auftrag, den Zèbre zu verkaufen. Der Zwischenfall und die Tränen des Kindes hatten ihn so sehr aus der Fassung gebracht, daß er nie wieder ein Steuer anfaßte. Von nun an fuhr er nur noch mit öffentlichen Verkehrsmitteln. In Nha Trang benutzte er ein Fahrrad der Marke Peugeot. Im Januar 1943 stellten sich die ersten Lungenbeschwerden ein, die später zu seinem Tod führen sollten. Das Radfahren wurde ihm beschwerlich, so daß er sich vom Direktor des Saigoner Institut Pasteur eine Fahrradrikscha schicken ließ. Seine letzten Ausfahrten konnte er nur noch mit Hilfe seines treuen Dieners Tran Quang Xe unternehmen, den er 1925 ins Institut aufgenommen hatte. Nach Yersins Tod wurde die Fahrradrikscha nach

Saigon zurückgebracht. Das Peugeot-Rad blieb bei Xe, der es zeitlebens in Ehren hielt. Nach seinem Tod erbte es sein Sohn, der es wegwarf, weil es inzwischen verrostet und unbrauchbar geworden war.

Noch andere Motoren hatten schon sehr früh Yersins Neugier geweckt: Bereits 1910 hatte er mit dem Gedanken gespielt, sich ein Flugzeug zu kaufen. Während eines Frankreich-Aufenthalts war er zum Flughafen von Chartres gefahren, um zuzusehen, wie die Maschinen ihre Runden drehten. Frankreich war damals führend auf diesem Gebiet: Nach dem ersten «Flug» (50 Meter) von Clément Ader im Jahr 1890 bewunderte die Welt jetzt die Leistungen Santos-Dumonts – eines Brasilianers, der schon in sehr jungen Jahren nach Frankreich gekommen war –, der sich 1906 mit seiner Flugmaschine bis zu 220 Meter in die Lüfte erhob, Farmans, der 1908 im Rundflug einen Kilometer zurücklegte, und Blériots, dessen Überquerung des Ärmelkanals von 1909 die ganze Welt in Aufregung versetzte. Die Luftfahrt machte rasante Fortschritte, die Entfernungen, die man zurücklegte, wurden immer größer, und immer neue Höhenrekorde wurden aufgestellt. Dennoch blieb das Flugzeug Hobby einiger weniger Enthusiasten – zumeist reicher Enthusiasten. Yersin war sicher einer der ersten potentiellen Käufer, bei denen auch berufliche Überlegungen eine Rolle spielten. Seine häufigen Fahrten von Nha Trang nach Saigon und Hanoi oder der Pendelverkehr zwischen den Plantagen wären mit einem kleinen Flugzeug gewiß leichter zu bewältigen gewesen. Daß Yersin im Mai 1914 doch auf diese Anschaffung verzichtete, lag einzig und allein daran, daß es in Indochina keine Landebahnen gab und er allein diesen Mangel nicht beheben konnte.

So besaß er zwar keine eigene Maschine, aber kaum war der erste regelmäßige Linienverkehr zwischen Europa und Indochina eingerichtet, stieg Yersin auf das Flugzeug um. Er war froh, nicht mehr mit dem Schiff reisen zu müssen, das 1930 immerhin noch fast einen Monat für die Überfahrt brauchte. Der erste Flug von Hanoi nach Paris fand 1932 statt. Von 1934 an war Yersin Stammgast auf der Linie nach dem Fernen Osten. Der Flug Saigon–Paris dauerte damals acht Tage und führte über Angkor, Bangkok, Rangun, Kalkutta, Allahabad, Jodhpur, Karachi, Djask, Bouchir, Bagdad,

Damaskus, Beirut, Kastellrizon, Athen und Korfu zum Étang de Berre, einem Salzwassersee in Südfrankreich: Die letzten fünf Etappen wurden in einem Wasserflugzeug zurückgelegt.

Yersin flog mit dieser Linie 1935, 1936, 1937, 1938 und 1940. Einer der Enkel Albert Calmettes berichtete, daß sein Onkel, Pilot und Mitbegründer der Air-Orient, sich noch sehr gut an Yersins unendliche Geduld bei den Zwischenaufenthalten erinnert habe, die in dieser Epoche der zivilen Luftfahrt noch wenig komfortabel waren. Sein Passagier habe sich nie beklagt, wenn er in der Ecke eines Hangars schlafen mußte oder in aller Frühe aus dem Schlaf gerissen wurde, weil das Wetter aufklarte und man so schnell wie möglich starten wollte.

Auch während der Flüge blieb Yersin nicht inaktiv. Neugierig und streng methodisch wie immer, registrierte er alles, was um ihn herum vorging. Was ihm bemerkenswert erschien, notierte er mit Bleistift in sein Notizbuch mit der Bezeichnung «Flugreise Saigon–Paris–Saigon», darunter die Etappen der Reise, die Abflugzeiten, die Namen des Piloten, des Mechanikers und des Bordfunkers, die Ablösung der Besatzung an den Etappenorten, Flughöhe, Bewölkung, Temperatur und Luftfeuchtigkeit am Boden, den Flugzeugtyp und jeweiligen Treibstoffverbrauch (das Wasserflugzeug verbrauchte 210 Liter in der Stunde), die zurückgelegten Kilometer und die durchschnittliche Fluggeschwindigkeit. Jeden Tag verfolgte er die Flugstrecke auf der Karte und notierte sich die Länder, die überflogen wurden. Das sah zum Beispiel am 26. April 1934 so aus:

«Djask – Abflug 0.55 Uhr, Flughöhe 1000 m.

1.50 Uhr – Landzunge der Piraten (?), Einflug in den Persischen Golf.

2 Uhr – Kleine Dörfer auf Klippen an der Küste. Wasser smaragdgrün bis zum Ufer. Palmenhaine. Barken. Graue Felsen.

3 Uhr – Wüstenartige Halbinsel mit Dörfern und Palmenhainen. Schiffe auf dem Meer.

3.40 Uhr – Ebene bei E. fruchtbarer. Unbekannte Dörfer, fast genau auf halber Strecke zwischen Djask und Bouchir.

5 Uhr – In 1000 m Höhe Ebene bzw. Gebirge überflogen. Zahlreiche Dörfer. Fast ausgetrockneter Fluß von NW nach SO. Verkehrsstraße.

5.30 Uhr – Breites Tal mit großem Fluß Richtung SO. Schachbrettartige Felder.

6.10 Uhr – Ankunft in Bouchir, T. 27° C.»

Alle Vorkommnisse während der Reise, ob sie nun banal waren oder tragisch, hielt er schriftlich fest. So etwa am 26. April 1934 in Bouchir: «Haben in Kalkutta keine Visa in die Pässe eintragen lassen – 14 Rupien Strafe für jeden.» Oder am 11. Juni 1935: «Holländisches Flugzeug (Douglas) kurz vor uns von Kalkutta gestartet; verläßt vor uns Akyab, kehrt aber kurz nach unserem Start vom dortigen Flughafen nach Akyab zurück wegen schlechten Wetters; wir begegnen uns in der Luft.» Am 14. Mai 1936 machte er folgende Eintragung: «Zwei englische Militärflugzeuge von Beduinen NW Bassora abgeschossen. Beide Piloten tot.»

Im Pariser Pasteur-Museum wird ein «Flugticket» aufbewahrt, das auf den Namen Yersin ausgestellt ist und für den letzten Flug der Air France von Paris nach Saigon am 30. Mai 1940 gültig war.[27] Als fast Achtzigjähriger war Yersin während des Krieges nach Frankreich gekommen, um an der jährlichen Versammlung der Direktoren der Pasteur-Institute in Übersee teilzunehmen. Für den Rückflug nahm er, ohne es zu ahnen, die letzte Maschine, die vor dem Einmarsch der Deutschen abflog. Nie wieder sollte er in die kleine Kammer über der Institutsbibliothek oder in das Zimmer 615 des Hotels Lutétia zurückkehren.

Als Yersin am Anfang seiner Expeditionen ohne Karte, nach der er sich hätte orientieren können, mit seiner Banca den Fluß bei Saigon hinauffuhr oder auf dem Pasig in Manila kreuzte, betrachtete er den Nachthimmel, ohne ihn lesen zu können. Daher benützte er die freie Zeit auf dem Dampfer der Messageries Maritimes, um zu lernen, wie man den geographischen Standort nach den Sternen bestimmt. Bei seinem Paris-Aufenthalt 1892 verkürzte er seinen geplanten Besuch in Morges, um ja nichts von seinem Sternkundekurs am Observatorium Montsouris zu versäumen. Yersin war so begeistert von der Astronomie, daß er nicht eher zufrieden war, als bis er sich bei Secrétan ein Fernrohr und einen Sextanten gekauft hatte, die er nach Indochina mitnehmen konnte. Seine astronomischen Kenntnisse waren ihm bei seinen Forschungsreisen von 1892 bis 1894 quer durch die Urwaldregionen von großem Nutzen. Mit ihrer Hilfe konnte er Karten erstellen, die geographische Lage von Dörfern, Bergen und den Verlauf von Flüssen bestimmen. Die Zeichnungen und Berichte, die Yersin an die Geographische Gesellschaft schickte, fanden in dem ersten Kartenwerk dieser Region ihren praktischen Niederschlag und beseitigten viele weiße Flecken im Atlas. Allerdings waren die Karten, die man nach Yersins Aufzeichnungen angefertigt hatte, nur bis etwa 1905 in Gebrauch. Danach nahmen ausgebildete Kartographen mit modernstem Gerät neue Messungen vor.

Als er 1898 plante, durch Plantagenbau die Kassen des Institut Pasteur aufzubessern, kam er auf die Astronomie zurück, denn für den richtigen Zeitpunkt von Aussaat und Ernte konnte ihm eine zuverlässige Wettervorhersage von großem Nutzen sein. So nahm er 1905 mit Drachen, die durch Stahlkabel gehalten wurden und mit starken Winden eingeholt werden konnten, Messungen in den höheren Schichten der Atmosphäre vor (5000 Meter). Drei Jahre später ließ er das Dach seines Hauses zementieren, um dort ein kleines Observatorium mit Kuppel und verschiebbarer Beobachtungsluke zu installieren, und bestellte bei Zeiss in Jena ein astronomisches Fernrohr. Stundenlang konnte er hinter seinem Teleskop sitzen, ohne sich an den «himmlischen Freuden», wie er es nannte, sattzusehen. Geduldig arbeitete er sich in die Welt der Logarithmen ein. Während eines Flugs nach Frankreich errechnete er eine Tabelle für seine zukünftigen Beobachtungen. Als er wieder zu Hause war, mußte er feststellen, daß ihm beim Breitengrad von Nha Trang ein Fehler unterlaufen war. Eintausendsechshundert Stundenwinkel mußten neu berechnet werden. Das bedeutete vier bis fünf Stunden Arbeit täglich, und zwar einen Monat lang. Dann aber besaß er eine exakte Tabelle.

1910 brachte er sich aus Paris ein Prismenastrolabium mit. Der Name dieses Geräts erinnert an das Instrument aus der Antike, mit dem man die Höhe eines Gestirns über dem Horizont messen und daraus die geographische Breite ableiten konnte. Wahrscheinlich war das Astrolabium von Hipparch im 2. Jahrhundert vor Christus erfunden worden, im 16. Jahrhundert dann aber allmählich außer Gebrauch gekommen und durch Sextanten, Oktanten usw. ersetzt worden. Mit dem Prismenastrolabium, das Claude und Driencourt 1899 erfunden hatten, konnte man sowohl die Position von Sternen als auch geographische Punkte auf der Erde bestimmen.[28] Yersin montierte sein Astrolabium auf einen gußeisernen Sockel auf der Terrasse seiner kleinen Sternwarte, und natürlich konnte er es sich nicht verkneifen, einige Veränderungen an dem Instrument vorzunehmen: Er verbesserte das Beleuchtungssystem mit Hilfe einer kleinen elektrischen Lampe, die er neben der Azimuten-Skala anbrachte, und durch einen zusätzlich eingebauten Widerstand konnte er die Leuchtintensität des Fadenkreuzes regulieren. 1910 ließ er sich aus Deutschland ein großes astronomisches Fernrohr und ein kleineres Meridianrohr kommen. Damit war seine Ausrüstung fast komplett. Bald beherrschte er sein Instrumentarium so gut, daß er die Ergebnisse seiner Beobachtungen mit den Messungen anderer vergleichen wollte. Zu diesem Zweck lud er des öfteren Monsieur Fichot, einen Ingenieur für Gewässerkunde bei der Marine, zu sich auf die Terrasse ein. Die beiden Männer beobachteten zehn Sterne, Yersin mit seinem Astrolabium, Fichot mit seinem Chronographen: Ihre Werte stimmten fast völlig miteinander überein. Mit einem Chronographen von Leroy, einem Zeitschreiber von Ditischeim und schließlich einem weiteren Prismenastrolabium, das Vanssay als Ingenieur für Gewässerkunde an Bord des Patrouillenbootes *Manche* benutzte, setzte Yersin seine Vergleiche fort. Dann bestimmte er die Ortszeit zuerst mit dem Astrolabium, dann mit dem Meridianfernrohr und verglich die Werte. Die Resultate des Prismenastrolabiums von Claude und Driencourt waren so zuverlässig, daß Yersin einen Artikel schrieb, den er zusammen mit einem Brief an den ersten der beiden Erfinder sandte: «Ich fürchte, Sie werden ihn für ziemlich unbedeutend halten. Falls Sie ihn aber interessant genug finden, stelle ich es Ihnen anheim, ihn zu veröffentlichen.» Claude und Driencourt übergaben den Aufsatz Henri Poincaré, dem Vorsitzenden des Redaktionsausschusses beim *Bulletin Astronomique.* Ein Jahr später antwortete Driencourt: «Paris, den 29. April 1912, Rue Jacquemart 3. Mein lieber Doktor ... Da sich lange nichts tat, dachte ich schon, unser großer Gelehrter, der manchmal ein wenig zerstreut ist, lasse den Artikel in irgendeiner Schublade verstauben ... Ich war freudig überrascht, als ich ihn kürzlich ungekürzt auf den ersten Seiten der April-Ausgabe des *Bulletin Astronomique* entdeckte ... Wir möchten Ihnen, lieber Doktor, herzlichst dafür danken, daß Sie die Güte hatten, diesen Artikel abzufassen, der so klar und sachlich gehalten ist, daß er einfach überzeugen muß und auch die letzten Verleumder des Astrolabiums zum Verstummen bringen wird.»

1929 griff Yersin ein Thema auf, mit dem er sich schon als Student in Lausanne oberflächlich beschäftigt hatte: die atmosphärische Elektrizität, das heißt alle natürlichen elektrischen Erscheinungen, die in der Atmosphäre auftreten. Auch bei unbewölktem Himmel ist die Luft positiv oder negativ aufgeladen, während die Erde immer eine negative Ladung trägt. In den Wolken verändert sich die Spannung, das kann bei Gewittern gefährlich werden. Schon als Student hatte er von diesen Fakten gewußt, und es war ihm auch nicht unbekannt gewesen, daß mehrere Physiker ihre Versuche, diese Tatsachen zu beweisen, aufgrund fehlender oder unzureichender Isolierung mit dem Leben hatten bezahlen müssen. Trotzdem bestellte er sich bei Wulf in Deutschland ein Zweiblatt-Elektrometer, den er über einen Leitungsdraht mit einem einen Meter langen Rohr verband, das im Boden steckte und vollkommen isoliert war. An dem Rohr konnten bei Bedarf zwei Verlängerungsstücke von je einem Meter angebracht werden, so daß man mit dieser Vorrichtung Messungen in ein, zwei oder drei Meter Höhe durchführen konnte. Von Juli 1929 bis Juli 1930 ermittelte er die Spannung des luftelektrischen Feldes jeweils um 7, um 13 und um 17 Uhr. Seine Messungen fielen also in die Regen- und in die Trockenzeit. Die geographische Lage Nha Trangs war besonders günstig, denn die Stadt war sowohl Einflüssen der See (Yersin untersuchte die Wirkungen des Seegangs auf das elektrische Feld) als auch Einflüssen des relativ nahen Gebirges (50 Kilometer Luftlinie) ausgesetzt. Die Berge bildeten einen natürlichen Wall, der Wolkenbildungen begünstigte. Ein Taifun, der am 29. September 1929 über das Chinesische Meer fegte, wurde mit dem Elektrometer genauestens registriert, obwohl in der Bucht von Nha Trang noch absolute Ruhe herrschte.[29]

Diese Untersuchungen drängten die Beobachtung der Sterne in den Hintergrund, und Yersin verlor in den letzten zehn Jahren vor seinem Tod jedes Interesse an der Astronomie, und als er Risse in den Mauern seines Hauses entdeckte, ließ er sogar die Kuppel mit allem Zubehör vom Dach herunternehmen und im Garten neben seinem Blockhaus aufstellen. Offenbar fürchtete er, das Gewicht des Daches und die gelegentlich ungezügelt attackierenden Wellen könnten eines Tages doch noch über die Stabilität der Mauern triumphieren. Zwischen Bäumen und Sträuchern war die Kuppel natürlich nicht mehr zu gebrauchen, aber was machte das schon? Die Quelle der «himmlischen Freuden» war für Yersin ohnehin schon längst versiegt.

Eine neue und letzte Beschäftigung beherrschte sein letztes Lebensjahr: die Beobachtung der Gezeiten. Von der Marineleitung in Saigon hatte er eine japanische Gezeitentafel erhalten, deren Genauigkeit er in der Bucht von Nha Trang überprüfte. Um genaue Daten über die Mondphasen zu erhalten, ließ er sich zusätzlich den astronomischen Kalender der Japaner schicken, den man in Saigon mit französischen Erläuterungen versehen hatte. Dann ließ er in der Mündung des Nha-Trang-Flusses und draußen in der Bucht Meßlatten mit einer Meterskala aufstellen. So konnte er von der Veranda seines Hauses aus, nur gerade zwanzig Meter vom Wasser entfernt, mit einem Fernglas oder einem Fernrohr den Wasserstand ablesen, was er denn auch dreimal am Tag tat: um Mitternacht, um sechs Uhr früh und um sechs Uhr abends. Am 7. Februar 1943 schickte ihm Admiral Decoux ein Exemplar des Ephemeriden-Kalenders, den das Generalgouvernement herausgegeben hatte. Vier Tage später antwortete ihm Yersin: «Ich werde mir erlauben, Ihnen die Ergebnisse meiner Beobachtungen in Form eines Diagramms zu übersenden, sobald ich genügend Daten gesammelt habe.» Mit weniger als vier Beobachtungsreihen scheint sich der gewissenhafte Yersin nicht zufriedengegeben zu haben. Henri Jacotot jedenfalls veröffentlichte vier «Diagramme der Gezeitenstände bei Nha Trang, erstellt nach den Messungen Dr. Yersins vor seinem Haus in Nha Trang».[30]

X

Die Pasteur-Institute in Indochina

Seit der Gründung im Jahr 1895 war das Institut Pasteur von Nha Trang und mit ihm Yersin durch wissenschaftliche, aber auch persönliche Bande eng mit dem Mutterinstitut in Paris und mit Émile Roux verknüpft. Finanziell aber war es in den ersten Jahren vom Generalgouvernement von Indochina abhängig, mit dem jedes Jahr aufs neue das Budget ausgehandelt werden mußte, und auch Yersin selbst unterstand als Arzt des kolonialen Sanitätskorps direkt den Militärbehörden. In den Jahren 1902 bis 1904, als er in einer von Intrigen zwischen dem Sanitätskorps, dem Generalgouvernement und den Pariser Ministerien vergifteten Atmosphäre die Medizinische Schule in Hanoi leiten mußte, wurde er sich der Grenzen seiner Handlungsfreiheit bewußt. Lieber wollte er vom Pariser Institut Pasteur abhängig sein als vom Generalgouvernement, lieber wollte er Wissenschaftlern Rechenschaft ablegen als Politikern. Yersin verhandelte und erreichte schließlich, daß sein Institut in Nha Trang dem Pariser Institut Pasteur unterstellt wurde. Nach dem Ersten Weltkrieg, als die Niederlassungen in Hanoi und später in Dalat eröffnet worden waren, kam es zu einer stillschweigenden Übereinkunft zwischen diesen drei Instituten und der Niederlassung in Saigon. Fortan ergänzten sie sich sinnvoll in ihrer Arbeit.

Ein wichtiger Grund für diesen Zusammenhalt dürfte in der Freundschaft zu finden sein, die die beiden Gründer verband: Yersin in Nha Trang und Calmette in Saigon. In den Biographien, die Noël Bernard den beiden widmete, wird zu Recht auf diese Freundschaft hingewiesen, die bei aller Gegensätzlichkeit der Charaktere auf beiderseitiger Wertschätzung beruhte. Eine Freundschaft, die übrigens auch weiterbestand, als Calmette nach Lille, dann nach Paris zurückkehrte, wo er seine letzten Jahre an der Seite Roux' verbrachte (sie starben wenige Tage nacheinander). Roux, Calmette und Yersin unterhielten zeitlebens enge Beziehungen. Roux war ein asketischer Charakter, genau wie Yersin, und beide führten ein Einsiedlerdasein. Calmette dagegen war kontaktfreudiger als seine Kollegen. Er war verheiratet und teilte mit seiner Frau alle Höhen und Tiefen seines Lebens. Gemeinsam gingen sie auf Reisen, gemeinsam erlebten sie die Entdeckung des BCG-Impfstoffs, gemeinsam litten sie unter der Besetzung Lilles im Ersten Weltkrieg. Die Saigoner Niederlassung blieb auch nach Calmettes Rückkehr nach Frankreich im Jahr 1893 *sein* Institut, obwohl es zum damaligen Zeitpunkt nur aus einem Zimmer im Pavillon eines Militärhospitals bestand. Und auch als das Labor 1899 den ganzen Pavillon einnahm und später neue Gebäude errichtet wurden, blieb es das Haus Calmettes. Die Freundschaft der beiden Gründer prägte auch die Entwicklung der Institute, und als von Saigon aus die Niederlassung in Hanoi und von Nha Trang aus jene in Dalat eingerichtet wurde, blieben die vier Häuser in engem Kontakt.

Daß es zu einer vorübergehenden Belastung dieser Freundschaft kam, belegt ein Briefwechsel zwischen Calmette und Simond aus den Jahren 1898 und 1899.[1] Yersin wünschte damals die Ankoppelung der Saigoner Filiale an Nha Trang und hatte in diesem Sinn an Roux geschrieben. Calmette setzte sich gegen dieses Vorhaben entschieden zur Wehr: «Lille, den 2. Februar 1898. Mein lieber Simond ... Yersin hat an Monsieur Roux geschrieben und ihm erklärt, es sei besser, das Saigoner Laboratorium mit dem in Nha Trang zusammenzulegen und dort an der Tollwut weiterzuforschen. Ich bin da ganz andrer Meinung, und Roux hat mir beigepflichtet. Wir haben nur spärliche Kontakte mit Nha Trang, und die Verbindung ist schwierig. Meiner Ansicht nach wäre eine Zusammenlegung deshalb absurd. Nha Trang muß ein Laboratorium für Pest und Rinderpest bleiben. Man hat dort ohnehin schon viel zu hohe Ausgaben, was bedauerlich ist. Man sollte alles beim alten lassen. Ich denke, das ist auch Ihre Ansicht.» Am 19. Mai kam Calmette noch einmal auf dieses Thema zu sprechen: «Es war höchste Zeit, daß ich Roux drängte, an Doumer zu schreiben, sonst wäre es Yersin gelungen, die Auflösung durchzusetzen. Ich wäre ihm deswegen sehr böse gewesen, denn es wäre wirklich unverzeihlich, ein Laboratorium aufzulösen, das wertvolle Arbeit leisten kann und dessen Gründung mich so viel Mühe gekostet hat.» Am 5. Oktober 1898 zeigte sich Calmette beunruhigt über Yersins Kontakte zum allmächtigen Paul Doumer. Hatte er seine Beziehungen dazu benützt, die Verlegung des Saigoner Labors durchzusetzen? In einem Brief an Simond bringt Calmette alle seine Beschwerden gegen Yersin vor: «Er schrieb mir übrigens nur, um mich um einige Gefallen zu bitten. In meiner Antwort teilte ich ihm mit, welch unangenehmen Eindruck sein Verhalten auf mich gemacht habe und daß es mir nicht länger möglich sei, dies für mich zu behalten. Ganz unter uns: Zunächst einmal bin ich sehr verärgert darüber, daß er Doumer dazu bringen wollte, das Saigoner Institut aufzulösen und alle Abteilungen nach Nha Trang zu verlegen. Wenn ich und Monsieur Roux, der in dieser Angelegenheit ganz meiner Ansicht ist, nicht eingegriffen hätten, wäre das beschlossene Sache gewesen. Dann ist mir von verschiedenen Seiten zu Ohren gekommen, daß er nicht gerade freundlich über mich spricht. Mehreren Kollegen soll er gesagt haben, ich sei ein Wirrkopf und habe es nur wegen meines Bruders beim *Figaro* zu etwas gebracht. Nun, wenn mir jemand dankbar sein müßte, dann gerade er, denn mehr als einmal habe ich mich für ihn förmlich in Stücke gerissen. Hätte ich nicht seine Abrechnungen gemacht, sein Verhältnis zu den Ministerien in Ordnung gebracht und ihn den Vorgesetzten empfohlen, die ihn nicht einmal kannten, ich glaube, er hätte noch immer keine gesicherte Position. Aber damit nicht genug. Ich bin ihm außerdem böse, weil er sich nie die Mühe macht, mir das zu beschaffen, was ich für meine Arbeit brauche. Dabei wäre das so einfach auf seinen Reisen. Ich habe ihm ganz offen geschrieben, was ich auf dem Herzen habe. Wir werden sehen, was er antwortet.» Wir kennen Yersins Antwort nicht, jedenfalls scheint sie Calmette beruhigt zu haben, denn am 14. Januar schrieb er, wieder an Simond: «Was Yersin angeht, so hat er mir gerade geantwortet. Er beteuert seine Freundschaft mir gegenüber und bestreitet die Äußerungen, die er über mich gemacht haben soll. Mittlerweile ist es mir egal, ob sie wahr sind oder nicht. Ich halte Yersin für einen Mann, der sich verdient gemacht hat, aber ich habe auch erfahren müssen, daß er über eine gehörige Portion Egoismus verfügt. Sonst habe ich nichts gegen ihn. Ich habe mich nur über ihn geärgert, als ich von seinen Plänen erfuhr, das Saigoner Laboratorium zugunsten seines eigenen aufzulösen. Und die Idee, sich zu Ihrem Vorgesetzten zu machen, fand ich geradezu phantastisch. Monsieur Roux hat mich letzte Woche für drei Tage besucht, und ich habe die Gelegenheit benützt, ihm zu erklären, daß ein solches Vorgesetztenverhältnis nicht statthaft sei, denn Sie seien älter als Yersin, ranghöher usw. Er hat mich verstanden.»[2] Ein weiterer Brief Yersins glättet die Wogen endgültig: «Yersin hat geschrieben. Er scheint zu glauben, daß ich immer noch böse auf ihn bin. Das ist ein Irrtum. Ich bin ihm überhaupt nicht mehr böse. Ich bin keiner von denen, die nach einer offenen Aussprache noch Groll gegen den anderen hegen. Ich werde ihm übrigens zurückschreiben.»

Soweit der vorübergehende Bruch einer Freundschaft, die bis zum Tod Calmettes durch nichts mehr getrübt sein sollte. Nach diesem Streit versäumte Yersin nie, bei seiner alljährlichen Reise nach Paris, wo er am Wissenschaftsrat des Institut Pasteur teilnahm, Madame Calmette Besuche abzustatten. In seinem Notizbuch «Flugreise Saigon–Paris–Saigon» findet sich neben den Flugdaten und seinem Terminplan für Paris häufig die Eintragung: «Mme Calmette (Schokolade).»

Als Yersin 1901 Simond, der nach Frankreich zurückkehrte, ersetzte und die Leitung des Saigoner Institut Pasteur übernahm, übertrug er seine Vollmachten den verschiedenen stellvertretenden Direktoren, die sich im Lauf der Jahre auf diesem Posten ablösten. Einmal im Monat verließ er sein Hafenstädtchen und die Plantagen, um für eine ausführliche Inspektion nach Saigon zu fahren. Er interessierte sich für jede Kleinigkeit und konnte sich besser als irgend jemand sonst ein Urteil über die laufenden Arbeiten bilden. Jeder Mitarbeiter in Nha Trang und in Saigon genoß sein volles

Vertrauen. Wenn er den Eindruck bekam, sein Vertrauen sei enttäuscht worden, konnte er sich von einer unerbittlichen Seite zeigen.

Die Zusammenarbeit der beiden Institute Indochinas wurde im Lauf der Zeit immer effektiver, nicht zuletzt dank der Bemühungen der Direktoren und ihrer Stellvertreter, die Yersins Arbeit Bewunderung und Verständnis entgegenbrachten: Henri Schein und Henri Jacotot in Nha Trang und Noël Bernard in Saigon. Sie unterstützten Yersin nach Kräften, nahmen ihm alle Routineaufgaben ab und erwarben sich durch ihren Arbeitseifer und ihre intellektuelle Redlichkeit die Wertschätzung ihres Vorgesetzten. Robert Gallois organisierte, verwaltete und kooperierte mit den Wissenschaftlern zum Wohle des Instituts. Alle diese vertrauenswürdigen Mitarbeiter ermöglichten Yersin, sich die Freiheiten zu nehmen, die er während der Dozentenjahre in Hanoi verloren hatte und die auch später noch durch die drückende Last der administrativen Aufgaben bedroht waren.

Als Noël Bernard 1910 seinen Dienst in Saigon antrat, hatten die beiden Institute ihre Gründerjahre schon längst hinter sich. Die provisorischen Einrichtungen im Saigoner Hospital und in der Strohhütte am Strand von Nha Trang gehörten der Vergangenheit an. Jede Filiale besaß jetzt ein eigenes neues Gebäude mit modernen Einrichtungen, und das Abkommen von 1905 definierte klar die Aufgabenverteilung und die Beziehungen zum Mutterhaus in Paris.[3] Wie hätte sich Yersin wohl verhalten, wenn er nicht so hervorragend unterstützt worden wäre und ganz allein die Führung der beiden Häuser hätte übernehmen müssen? Hätte er seine Unternehmungslust, die ihn zu immer neuen Aufgaben herausforderte, unterdrückt, oder wäre ihm dieses Opfer so unerträglich geworden, daß er Nha Trang verlassen hätte, so wie er 1890 aus Paris weggegangen war? Es gab andere Forschungsgebiete, die ihn interessierten, die seinen ganzen Einsatz forderten, seine ganze Aufmerksamkeit in Anspruch nahmen und ihn in Bereiche führten, auf die ihn seine medizinische Ausbildung nicht vorbereitet hatte: die Tierzucht und die Landwirtschaft.

Es ist nicht schwer zu erraten, wie er sich wohl entschieden hätte: für das Abenteuer und gegen die Routine. Ohne ihn wären aus den beiden Instituten wahrscheinlich reine Analyselaboratorien geworden. Man hätte vielleicht ein wenig unterrichtet, aber niemand wäre dagewesen, der wie Yersin große Forschungsprojekte in Angriff genommen hätte. Nach seinem Abschied hätte Roux aus den Teilnehmern seines Mikrobiologiekurses einen neuen Direktor berufen, der, ohne die Probleme Indochinas zu kennen, das Institut allein nach seinen persönlichen wissenschaftlichen Interessen ausgerichtet hätte. Eine weitere Möglichkeit, die man sich vorstellen kann: Yersin, vertieft in ein neues Projekt, hätte durch einen ehrgeizigen Stellvertreter verdrängt werden können, der nur seine eigene Karriere im Auge hat. Was wäre aus Alexandre Yersin geworden ohne sein Institut in Nha Trang? Er wäre wahrscheinlich der geblieben, der er immer war. Er, der Ex-Bakteriologe, Schiffsarzt und Forschungsreisende, hätte unverwüstlich auch diese Seite seines Lebens umgeblättert. Um Züchter und Pflanzer zu werden, hätte er allein und auf sich gestellt sein Ziel ansteuern müssen. Möglicherweise hätte er es sehr bedauert, das Institut verlassen zu haben. Aber er hätte ein Leben führen können wie viele andere Kolonisten auch, die im Hinterland wohnten und ein Haus am Strand besaßen, in einem ehemaligen verschlafenen Fischerdörfchen, das sich zum Badeort gewandelt hatte.

Einer der Glücksfälle in Yersins Leben war, daß er vor diese Wahl nie gestellt wurde. Umgeben von Männern, die ihn bewunderten, verehrten und seinen Drang nach Unabhängigkeit verstanden, konnte er Pflicht und Abenteuer miteinander vereinbaren. Auf diese Weise blieb ein Mann an der Spitze der Institute Indochinas, der wie kaum ein anderer die Krankheiten bei Mensch und Tier in diesem Teil der Erde kannte und für die Institute deshalb ein unersetzlicher Ratgeber war. Die vorhandenen Verwaltungsstrukturen ermöglichten Yersin, seine neuen Forschungsaktivitäten breiter zu streuen, als er es allein vermocht hätte. Als Direktor des Institut Pasteur in Nha Trang und als Bevollmächtigter der Pariser Zentrale konnte er sich ganz der Tierzucht und der Landwirtschaft widmen. Der geistige Zuwachs und die materiellen Gewinne kamen dem Institut Pasteur letzten Endes nur zugute.

Ende des Ersten Weltkriegs war man in der Kolonie mit vielen Projekten beschäftigt: das Saigoner Institut wurde erweitert, die Niederlassung in Hanoi eingerichtet, und zusätzlich betreute man

Labors der Gesundheitsämter in Hue, Vientiane und Phnom Penh. Diese ehrgeizigen Projekte entsprachen den Bedürfnissen eines Landes, das dank dem neuen Straßen- und Eisenbahnnetz, das die Ausnutzung der mannigfachen natürlichen Reichtümer ermöglichte, einen blühenden wirtschaftlichen Aufschwung erlebte. Das Generalgouvernement von Indochina unterstützte die Pasteurianer denn auch bereitwillig bei ihrer Expansion.

Nach Absprache mit Roux und Calmette in Paris und mit ihrem Einverständnis erklärte Yersin den Verzicht auf sein bisheriges Amt. Weil er immer für neue Projekte plädiert hatte und lieber Neuland bestellte, als sich auf seinen Lorbeeren auszuruhen, und weil er durch seine Chinarindenbaum-Pflanzungen sehr in Anspruch genommen war, hielt es Yersin für angebracht, einem jüngeren Mann (er selbst ging auf die sechzig zu) in Zukunft die Leitung des Instituts zu überlassen. Neuer Direktor der Pasteur-Institute in Indochina und Pariser Bevollmächtiger wurde deshalb Noël Bernard; Yersin machte man zum Inspizienten der Einrichtungen des Institut Pasteur in Indochina. Der Begriff «Einrichtungen» schloß die Zuchtstationen und Pflanzungen mit ein. «Es gibt gewiß nicht viele Beispiele für eine solche Uneigennützigkeit», schreibt Noël Bernard in seiner Yersin-Biographie. «Er selbst tritt in den Hintergrund, um anderen jene Handlungsfreiheit zu geben, die ihm selbst unsäglich viel bedeutet.» Die Vielfalt der Aufgaben sollte 1925 und dann noch einmal im Dezember 1935 zu neuen Verträgen zwischen den Niederlassungen in Indochina und dem Generalgouvernement führen.

Pünktlich jedes Jahr übernahm Yersin bei der Generalversammlung der Institute Indochinas das Präsidium. Auch in anderen Gremien übernahm er eine Vertretung, wenn er es für nötig hielt und fand, das Ansehen des Instituts stehe auf dem Spiel. So etwa im Wirtschafts- und Finanzrat von Indochina, der 1929 eingesetzt wurde. Die Mehrzahl der Mitglieder wurde von regionalen Gremien der verschiedenen Provinzen gewählt (Tonkin, Kotschinchina, Annam, Kambodscha, Laos), doch der Generalgouverneur behielt sich das Recht vor, sieben Mitglieder aus den Reihen der angesehensten Persönlichkeiten Indochinas auszuwählen: Eine dieser Persönlichkeiten war Alexandre Yersin, der am 20. Oktober

1929 an der ersten beratenden Versammlung dieses Großen Rates teilnahm und, in seiner Eigenschaft als Alterspräsident, den Vorsitz führen mußte.

Ein weiteres Gremium war der Wissenschaftsrat des Institut Pasteur, der 1934 nach Roux' Ausscheiden ins Leben gerufen wurde. Dieser Rat ernannte Yersin zum Ehrenpräsidenten des Mutterhauses. Bis 1940 verließ er jedes Jahr mit dem Flugzeug Saigon, um an den jährlichen Beratungen dieser Versammlung teilzunehmen. Und Yersin spielte dabei eine durchaus effektive Rolle. Durch seine langjährige Korrespondenz mit Roux und sein ungebrochenes Interesse an den Arbeiten und Entdeckungen in Paris war er stets gut informiert und konnte in voller Kenntnis der Sachlage seinen Rat beisteuern.

Inspizieren und beraten, das war alles, was ihn von 1910 bis zu seinem Tod noch mit den Forschungen auf dem Gebiet der Bakteriologie verband. Er selbst wurde auf diesem Gebiet nicht mehr aktiv. Seine ganze Schaffenskraft war durch die Tierzucht und die Plantagen in Anspruch genommen. Trotzdem wurde in den Niederlassungen Indochinas auch weiterhin geforscht. Was aber lange vermißt wurde, war ein eigenes Publikationsorgan.

Um die Zusammenarbeit zwischen den Niederlassungen zu vertiefen und um die Arbeit, die in jedem Institut geleistet wurde, bekannt zu machen, schuf Yersin daher die *Archives des Instituts Pasteur d'Indochine.* Bis anhin waren die Artikel der Wissenschaftler in verschiedenen Zeitschriften erschienen, vor allem in den *Annales de l'Institut Pasteur de Paris,* aber auch im *Bulletin de la Société de Pathologie exotique,* in den *Archives de Médecine navale et coloniale* oder den *Annales d'Hygiène et de Médecine coloniales* sowie den Zeitschriften, die ihr Publikum eher in der Hauptstadt hatten wie *La Presse Médicale,* die *Comptes rendus de l'Académie de Médecine* oder die *Comptes rendus de l'Académie des Sciences.* Die steigende Zahl der Themen und die daraus resultierenden Publikationen, die über den wissenschaftlichen Fortschritt und die neusten Entdeckungen informierten, machten die Gründung einer Zeitschrift unerläßlich, die nur den Pasteur-Instituten Indochinas zur Verfügung stehen sollte. Im Jahr 1926 erschien die erste Nummer der in Saigon gedruckten *Archives des Instituts Pasteur d'Indochine.*

Von nun an sollte die Zeitschrift zweimal jährlich erscheinen. Neben Artikeln aus den Bereichen Medizinische Forschung, Bakteriologie, Insektenkunde und Hygiene sollte sie Besprechungen von Aufsätzen, die Forscher aus Indochina in anderen Zeitschriften veröffentlicht hatten, und Tätigkeitsberichte anderer Institute enthalten. Andere Niederlassungen des Mutterhauses hatten schon eigene Zeitschriften oder waren dabei, welche ins Leben zu rufen: Die *Archives de l'Institut Pasteur de Tunis* waren von Charles Nicolle 1906 gegründet worden, die in Algier 1923, das griechische Institut Pasteur gab seine ab 1928 heraus, Marokko zog 1932 nach. Nach dem Zweiten Weltkrieg gründeten auch die französischen Institute in Lille und Lyon eigene Blätter.

Die *Archives des Instituts Pasteur d'Indochine* veröffentlichten bedeutende Studien, die aus der Feder von engen Mitarbeitern Yersins stammten, allen voran Henri Jacotots, der unermüdlich Yersins Themen vertiefte und ab 1926 Zusammenfassungen über den Stand der Forschungen und Richtigstellungen zu Rinderpest, Pasteurella, Barbone-Krankheit und Surra, zur Behandlung von Rinderpest, Schweinepest oder Schafpocken publizierte. Das letzte Heft der *Archives des Instituts Pasteur d'Indochine* (April–Oktober 1941) konnte erst im August 1944 gedruckt werden. Bedingt durch die politischen Ereignisse in Indochina war ein regelmäßiges Erscheinen nicht mehr möglich, und mit der Nummer 33/34 des 9. Bandes stellte die Zeitschrift ihr Erscheinen ein.

Die letzte Niederlassung der Pasteur-Institute Indochinas entstand in Dalat auf der Hochebene Lang Bian, die Yersin am 21. Juni 1893 während seiner dritten Forschungsreise zu den Moi entdeckt hatte und von der er damals so beeindruckt gewesen war. Zu Beginn des Jahrhunderts bestand die Niederlassung zwar nur aus ein paar Pfahlhütten, die dem Personal, das Yersins Pflanzungsversuche überwachte, eine Unterkunft boten, und der Zugang war äußerst beschwerlich, denn die ohnehin schon miserablen Wege führten nur bis zum Fuß des Gebirges, und von dort konnte man sich nur kletternd bis zum 1500 Meter hohen Plateau vorarbeiten. Doch die Luft war so klar, die Temperaturen so mild, daß erholungsbedürftige Europäer nicht lange auf sich warten ließen. Ein kleines, mit bescheidenem Komfort ausgestattetes Hotel nahm die Gäste auf.

Damit war der Anfang gemacht, und die von Paul Doumer geplante Höhenstation nahm allmählich Gestalt an. Der Ausbau der Zufahrtswege erleichterte die bauliche Erschließung der Hochebene. Nach und nach wuchsen kleine Siedlungen aus dem Boden, aus der wichtigsten entstand die Stadt Dalat. 1924 setzte das Generalgouvernement unter der Leitung von Noël Bernard eine Kommission ein, deren Aufgabe es sein sollte, die sanitären Einrichtungen in der Stadt zu überwachen.

Yersin hatte die Hochebene ursprünglich zwar nur für landwirtschaftliche Forschungen vorgesehen, doch bald schon erkannte er, daß sich das gemäßigte Klima sehr gut für die Herstellung von Seren und Impfstoffen eignete. Das Personal war weder drückender Hitze noch Taifunen ausgesetzt, das ganze Jahr über herrschten gleichmäßige Temperaturen, und die Luft war klar und rein – das alles waren günstige Rahmenbedingungen.

Mit Zustimmung Yersins entschieden die Pasteur-Institute Indochinas, in Dalat eine moderne Fabrik für die industrielle Produktion von Impfstoffen zu errichten. Am 1. Januar 1936 wurde das neue Institut eingeweiht. Neben der Herstellung bakterieller Impfstoffe gehörten zu seinen Aufgaben die Kontrolle des Trinkwassers und diverse andere mikrobiologische und anatomisch-pathologische Untersuchungen, die die medizinische Versorgung der Bevölkerung und der Kurgäste gewährleisten sollten. 1936 wurden 1838 Untersuchungen durchgeführt, 1940 waren es schon 5572. Unter den 1936 behandelten Fällen waren auch zweihundert Malariakranke. Sie waren aus anderen Regionen in das heilsame Klima Dalats geschickt worden. Doch das Institut erhob Einspruch gegen diese Praxis: «Die Stadt Dalat und ihre unmittelbare Umgebung sind momentan frei von Malaria. Jetzt aber schickt man Kranke aus Dran und Djiring, aus malariaverseuchten Gebieten also, ins Krankenhaus von Dalat. Diese Konzentration einer großen Zahl von Malariakranken könnte für die Höhenstation zu einer ernsten Gefahr werden, falls die Anophelesfliegen, die Malaria übertragen können und auch hier schon anzutreffen sind, eines Tages günstigere Vermehrungsbedingungen vorfinden sollten.»[4] Auch das Institut in Dalat leistete also einen Beitrag zur Überwachung der öffentlichen Gesundheit in Indochina.

XI

Monsieur Nam

Die Jahre verstrichen, und Yersin, immer wieder in irgendein neues Projekt vertieft, von seinen Plantagen und Tierherden in Anspruch genommen und unermüdlich um den Erfolg der Institute bemüht, alterte ohne besondere Zwischenfälle. Ehe, Kinder, Karriere, Ehrenämter, kurz alles, was für gewöhnlich die Lebensabschnitte eines Menschen markiert, interessierten ihn nicht, und die Zeit hinterließ ihre Spuren nur in Form kleiner Gebrechen. Er wurde weitsichtig und mußte deshalb einen Zwicker tragen, seine Haare ergrauten, und das Schnüren der Schuhe fiel ihm zunehmend schwerer. Aber was bedeuteten schon diese Unannehmlichkeiten des Alters angesichts eines glücklichen Lebens, das er nach Lust und Laune gestalten konnte, in einem Land, das er sich selbst zur Wahlheimat auserkoren hatte und das er aus tiefstem Herzen liebte. Ob in seinem Haus in Nha Trang, wo er im Schaukelstuhl auf seiner Veranda sitzend die Sicht auf die herrliche Bucht genießen konnte, die ihn schon 1891 fasziniert hatte, oder in einer seiner kleinen Villen in Suoi Giao und am Hon-Ba, wo er sich mit zunehmendem Alter immer häufiger aufhielt – Yersin führte ein zufriedenes Einsiedlerdasein. Er war nicht zurückgezogen, weil die anderen ihn aus ihrer Gemeinschaft ausgeschlossen hätten; das wäre bitter gewesen. Im Gegenteil, er hatte sich freiwillig für die Einsamkeit entschieden, weil sie ihm das verschaffte, was ihm immer besonders wichtig gewesen war: seine Freiheit.

In den Schriften, die ihm Henri Jacotot widmete, aber auch in der Biographie Noël Bernards ist immer wieder die Rede von seiner Genügsamkeit im täglichen Leben, seiner Schüchternheit und vollkommenen Gleichgültigkeit gegenüber den Spielregeln der Gesellschaft, von seiner Empfindsamkeit, die freilich nur jene an ihm kennenlernten, denen er nach reiflicher Überlegung und selbst dann noch zögernd sein Vertrauen schenkte, und schließlich von seiner Arbeitsmoral und intellektuellen und wissenschaftlichen Neugier für die unterschiedlichsten Wissenszweige.

Nichts deutet darauf hin, daß er ähnliche Aktivitäten nicht auch woanders und unter anderen Bedingungen hätte entfalten können. Trotzdem muß man einräumen, daß er von zwei günstigen Umständen profitierte: Zum einen kam er zu einem Zeitpunkt nach Indochina, als die militärische Eroberung des Landes abgeschlossen war und die politisch-administrative Organisation des Landes erste konkrete Formen annahm. Aus eigener Kraft und Tüchtigkeit gelang es Yersin, sich ein eigenes Reich zu schaffen. In diesem Teil der Welt, der über Jahrzehnte hinweg unzählige Gouverneure, Residenten und Beamte kommen und wieder gehen sah, die von den Pariser Ministerien nach Belieben ernannt, abberufen und ersetzt wurden, verkörperte Yersin besser als jeder hohe Staatsbeamte Dauerhaftigkeit und Beständigkeit französischer Präsenz. Zwar war auch er von Paris abhängig, aber eben nicht vom Palais-Bourbon und von politischen Zwängen, sondern von Roux und seiner wissenschaftlichen Integrität. Zudem billigten und förderten alle, die Yersin auf seinem Lebensweg begleiteten und in Indochina mit ihm zusammenarbeiteten, seine Methoden und Projekte. Es gab zwar auch Ausnahmen. So mancher hat Nha Trang wieder verlassen und seine Karriere woanders fortgesetzt, weil er, wie es Carré seiner Tochter gegenüber ausdrückte, «mit Yersin nicht über seine Ansichten diskutieren konnte». Auch Vernet beklagte sich in einem langen, verbitterten Brief an Roux[1] über Yersins Forschungen auf Gebieten (Astronomie, Fotografie), die sich seiner Meinung nach nicht mit der Zielsetzung des Instituts deckten. Sie seien nichts weiter als die Marotten und «Hobbys eines argwöhnischen Charakters». Ein origineller Kopf und selbständiger Mensch wird eben in den seltensten Fällen von allen akzeptiert und anerkannt.

Die meisten aber, die mit Yersin zu tun hatten, brachten ihm Verständnis, Bewunderung und die ihm gebührende Wertschätzung entgegen. Allen voran zwei Männer, die – der eine an seiner Seite, der andere aus der Ferne – seine Aktivitäten unterstützten und ihn gleichzeitig ermutigten, sich seine Unabhängigkeit zu bewahren. Einer der beiden war Noël Bernard. Zwischen 1900 und 1906 hatte sich Bernard in Laos, Kotschinchina, Annam, Tonkin und Siam aufgehalten und in Tonkin den Gesundheitsdienst beim Eisenbahnbau organisiert. Anschließend hatte er bei den Grenzziehungen zwischen Indochina und Siam mitgewirkt. Aufenthalte an den Pasteur-Instituten in Paris und Lille im Jahr 1908 stellten dann die Weichen für sein weiteres Leben: In Lille lernte er Albert Calmette kennen, mit dem er sich auf Anhieb gut verstand und mit dem er bis zu dessen Tod 1933 in enger Freundschaft verbunden bleiben sollte.[2] 1910 eröffnete Noël Bernard in Hue ein Institut für Mikrobiologie, danach kehrte er nach Frankreich zurück, um am Ersten Weltkrieg teilzunehmen: zunächst an der französischen Front, ab 1916 dann in Saloniki und auf den Dardanellen. Nach Indochina kehrte er 1917 zurück. Er wurde zunächst stellvertretender Direktor (1917), dann Direktor (1918) des Institut Pasteur von Saigon, später leitete er auch die Niederlassung in Hanoi. Noël Bernard entfaltete beachtliche Aktivitäten: Er reorganisierte und vergrößerte die Laboratorien am Saigoner Institut, 1936 leitete er die Arbeiten in Dalat, darüber hinaus kontrollierte er die Hygiene-Institute in Vientiane und Hue. Später ging er als stellvertretender Direktor ans Pariser Mutterinstitut. Seiner persönlichen Qualitäten wegen und sicher auch aufgrund seiner Beziehung zu Albert Calmette nahm ihn Yersin wohlwollend auf. Schon 1919 urteilte er über Bernard: «Das ist ein Mann, dem man vertrauen kann.» Dieses Vertrauen sollte nie enttäuscht werden. Bernard setzte konsequent die Arbeit Calmettes und Yersins fort, wobei er letzteren so gut es ging von administrativen Aufgaben entlastete. Wenn Yersin dreimal im Jahr zur Inspektion nach Saigon kam, fand er ein wissenschaftlich und wirtschaftlich intaktes und florierendes Institut vor. Als ihn Bernard von der Notwendigkeit überzeugt hatte, die Niederlassungen in Indochina zu vergrößern und neu zu organisieren, entschied er in Absprache mit Roux, Bernard an seiner Stelle zum Pariser Bevollmächtigten und Direktor der Pasteur-Institute von Indochina zu ernennen. Damit stufte er seine eigene Position auf die eines Inspizienten zurück. Noël Bernard selbst dachte nicht im entferntesten daran, sich damit zu brüsten, den Platz des Älteren eingenommen zu haben. Unter seine Bewunderung für Yersin mischte sich ein Gefühl tiefer Zuneigung, wie in seiner Yersin-Biographie deutlich zum Ausdruck kommt: «Man mußte sich seiner liebevoll annehmen ... sein väterliches Vertrauen durch das Gefühl familiärer Zugehörigkeit erwidern.» Aus der Ferne, von Saigon, Dalat und Hue aus, hat sich Bernard respektvoll und im «Gefühl familiärer Zugehörigkeit» seiner angenommen.

Henri Jacotot, der enger mit Yersin zusammenarbeitete, füllte eine ähnliche Rolle aus. Er machte gerade ein Bakteriologie-Praktikum im Labor des Pariser Instituts,[3] als Yersin Calmette darum bat, ihm einen jungen Veterinär zu schicken. Jacotot traf im Januar 1922 in Nha Trang ein und zog in eines der drei Häuser, die für die französischen Wissenschaftler reserviert waren. Yersin war zum damaligen Zeitpunkt mit seinen Kautschukplantagen beschäftigt. Jacotot wurde Stellvertreter Henri Scheins, dessen Posten als Leiter der Abteilung Tiermikrobiologie und Rinderpest er 1927 übernahm.[4] Auf Empfehlung Yersins wurde er später Direktor des Institut Pasteur von Nha Trang. Sowohl auf diesem Posten als auch nach seiner Rückkehr in die Heimat 1947 befaßte er sich in seinen Arbeiten auf dem Gebiet der Mikrobiologie und der angewandten Immunologie mit verschiedensten Krankheiten wie Pest bei Tieren, Myxomatose, Pasteurella, Maltafieber, Tollwut, aber auch mit der Chemotherapie der Schlafkrankheit und mit diversen, die immunisierende Wirkung stimulierenden Zusatzmitteln. Darüber hinaus untersuchte er in Indochina die Möglichkeiten der Akklimatisierung und Kreuzung verschiedener Tierarten. In den Jahren 1922 bis 1943 war Henri Jacotot der engste Mitarbeiter Yersins, der ihm vollstes Vertrauen entgegenbrachte. So schrieb er ihm während eines längeren Aufenthalts in Paris und kurz nach dem Tod Calmettes und Roux' einen Brief, in dem er die Neuorganisation des Institut Pasteur forderte: «Lassen Sie öfter mal hören, was es Neues gibt in Nha Trang. Ich muß es unbedingt wissen ... und seien Sie herzlichst von mir gegrüßt.»[5] Jacotot war es auch, dem er im September 1938 den Umschlag mit seinem Testament anvertraute. So wie Yersin in seinem Nachruf auf Lambert seine aufrichtige Zuneigung hatte durchscheinen lassen, so machte auch Jacotot aus seinen Gefühlen keinen Hehl: «Heute, da ich nun selbst schon auf die achtzig zugehe, denke ich immer mit Freude daran, daß ich ihm an seinem Lebensabend ein verständnisvoller Mitarbeiter und guter Kamerad sein konnte.»

Viele Franzosen, ob sie nun in Indochina wohnten oder nur auf der Durchreise waren, hätten den berühmten Doktor Yersin gerne kennengelernt, über den bei den häufigen Empfängen und Festivitäten der besseren Gesellschaft in der Kolonie so oft gesprochen wurde, bei denen der Held selbst sich aber nie blicken ließ. Äußerte aber jemand die Absicht, Yersin zu besuchen, wurde ihm dringend abgeraten: Der Mann sei ein Grobian, ein Sonderling, ein Wilder, ein Spinner. Die wenigen, die sich davon nicht abschrecken ließen und Yersin tatsächlich zu Gesicht bekamen, kehrten beeindruckt zurück. Er, der einzige, der nach dem Tod Calmettes und Roux' noch von Pasteurs Schülern übriggeblieben war, war ein kleiner, schwächlich wirkender Mann,[6] der stets einen ärmlichen khakifarbenen Anzug trug. Schweigsam hörte er seinen Gesprächspartnern zu, die er durch den Ausdruck seiner blauen Augen und die höfliche Gleichgültigkeit, die seine kurzen Antworten verrieten, mehr und mehr einschüchterte. War ihm sein Gegenüber aber wichtig, taute er auf, und «seine lebhaften, kristallklaren Augen wurden ruhiger und zugänglicher; den Kopf hielt er leicht nach vorn gebeugt ... frei von jener Scheu, die ihn unter anderen Umständen hätte verstummen lassen, brachte er in einfachen, klaren, aber überzeugenden und kraftvollen Worten zum Ausdruck, was er zu sagen hatte».[7]

Wie wenig er auf Orden und Ehrenbezeugungen gab, veranschaulicht ein Vorfall aus dem Jahr 1920, den man sich in den Saigoner Salons nicht ohne Ironie, in den Pariser Labors aber mit Nachsicht erzählte: Am 22. Januar 1920 ging Yersin nach zweimonatigem Aufenthalt in Paris an Bord der *Paul-Lecat* in Marseille. Als ehemaliger Mitarbeiter und Dauergast der Messageries Maritimes war er auf der Linie Saigon–Marseille–Saigon bestens bekannt. Jeder wußte, wer er war, mit Ausnahme eines jungen Stewards, der kürzlich erst eingestellt worden war und Yersin den Zutritt zum Speisesaal verwehrte, weil dieser sich wie gewohnt in abgetragenem Khakianzug und mit offenem Hemdkragen zu Tisch setzen wollte. Der junge Steward erinnerte ihn daran, daß der Zutritt zum Speisesaal nur mit Krawatte gestattet sei. Yersin ging in seine Kabine, kam wieder zurück, stellte sich vor den jungen Mann hin und fragte: «Tut es auch diese Krawatte?» Im offenen Hemdkragen trug er den Kommandeursorden der Ehrenlegion. Noch 1965 machte diese Anekdote im Pariser Institut unter den älteren Pasteurianern die Runde, obwohl keiner mehr wußte, wann sich diese Geschichte zugetragen hatte. Es muß aber im Januar 1920 gewesen sein, weil ihm dieser Orden, der ihm schon am 9. August 1913 zuerkannt worden war, erst nach dem Weltkrieg während einer Frankreich-Reise verliehen wurde. Am 5. August 1939 wurde Yersin zum Grand Officier befördert, aber zu diesem Zeitpunkt reiste er bereits nur noch mit dem Flugzeug.

Es ist durchaus kein Widerspruch, daß sich Yersin einerseits aus Ehrungen nichts machte, sie andererseits aber auch nicht ablehnte. Ganz offenkundig hat er sich nie nach Auszeichnungen gedrängt, geschweige denn sich damit gebrüstet, mit Orden geradezu überhäuft zu werden. Daß Pasteur im Jahr 1890 ausgerechnet ihn, den damals 27jährigen, mit der akademischen Palme auszeichnete, kam für ihn sehr überraschend: «Stell Dir vor», schrieb er seiner Mutter, «Pasteur hat mich zum Officier d'Académie ernennen lassen. Das Ehrenzeichen ist ein violettes Ordensband, das an den französischen Universitäten sehr begehrt ist und das ich nicht verdient zu haben glaubte.» Er wunderte sich zeitlebens darüber, wenn Akademien oder gelehrte Gesellschaften aus Frankreich und Europa um seine aktive Mitgliedschaft oder seine Ehrenmitgliedschaft warben. Wenn er solchem Werben nachgab, dann immer mit dem Hinweis, die Ehre gebühre eigentlich nicht ihm, sondern Pasteur und Roux, seinen Lehrern, und den Instituten in Indochina.

Die Geldpreise hingegen, die mit den Auszeichnungen verbunden waren, verschmähte er keineswegs, selbst wenn es sich nur um kleine Summen handelte. Alle seine Preisgelder investierte er in die laufenden Arbeiten. Der Orden der Ehrenlegion, den er 1894 für die Entdeckung des Pestbazillus erhielt, brachte ihm «eine kleine Rente von 250 Francs im Jahr ein. Das ist nicht zu verachten.» Der Preis François Audiffred, den ihm am 22. Juni 1900 die Académie des Sciences morales et politiques verlieh, war mit der Summe von 15 000 Francs dotiert. Yersin erwartete sie ungeduldig, um damit die Löcher in der Kasse von Suoi Giao zu stopfen.[8] Der Preis Lasserre, den ihm das Erziehungsministerium zuerkannte, war «ein unverhoffter Gewinn» von 8650 Francs, den er für den Bau eines befahrbaren Wegs von Suoi Giao zum Hon-Ba verwendete und «der die definitive Inbetriebnahme der Höhenstation ermöglichte».[9] Im Dezember 1927 erhielt er den Preis Lecomte der Akademie der Wissenschaften: «Dieser Preis ist eine Ehre für das Institut Pasteur, und die damit verbundene Summe wird uns bei unseren Akklimatisierungsversuchen des Chinarindenbaums von Nutzen sein.» Weder an den Ruhm noch den persönlichen Vorteil, den er aus seinen Erfindungen hätte ziehen können, verschwendete er einen Gedanken. Demgegenüber konnte er sehr gut nachempfinden, daß sich seine Mitarbeiter Gedanken um ihre Karriere machten. Wenn er jemals Bittgesuche stellte, dann nur für einen von ihnen, wie ein Brief vom 7. Juli 1898 an Roux belegt: «Hat sich wegen Fraimbaults Orden schon etwas getan? Es täte mir sehr leid, wenn Ihre Bemühungen erfolglos blieben.»

Während der ganzen Jahre in Indochina ging er gesellschaftlichen Empfängen und Festlichkeiten, ob bei Franzosen oder Annamiten, geflissentlich aus dem Weg, obwohl ihm wegen seines Ansehens bei den Annamiten alle Türen offenstanden. Wissen schätzten die Annamiten mehr als alles andere, und Yersin, der Gründer der Medizinischen Schule von Hanoi, war in ihren Augen ein Meister. Die einzigen Türen, durch die er bereitwillig ging, führten zu Versammlungen, vorausgesetzt, Yersin hielt es für seine Pflicht, wenigstens an ein paar Sitzungen teilzunehmen. Aus eben diesem Pflichtgefühl empfing er aus den Händen Seiner Kaiserlichen Majestät Bao Dai am 28. Juni 1935, während der feierlichen Einweihung des Yersin-Gymnasiums in Dalat, das Große Kreuz Erster Klasse des Drachen von Annam.

In Dalat, der damals aufblühenden Kleinstadt, in der die Europäer Ferien machten und sich erholten, gab es schon 1927 eine kleine Internatsschule, in die Franzosen aus Indochina ihre Kinder schicken konnten. 1930 wurden an diesem Gymnasium 150 Schüler unterrichtet. Als die Schule immer stärker besucht wurde, beschloß die Stadt, in schönster Lage ein großes neues Gebäude zu errichten, in dem fast sechshundert Schüler Platz finden sollten. Im März 1935 ließ der Direktor des neuen Gymnasiums bei Yersin anfragen, ob er damit einverstanden sei, wenn man die Einrichtung nach ihm benenne, und er war es. Am 10. Mai 1936 veröffentlichte das *Journal officiel de l'Indochine* den Erlaß. Die Umbenennung des Gymnasiums von Dalat in «Lycée Yersin» wurde im Rahmen einer feierlichen Zeremonie vorgenommen, über die Indochinas Zeitungen ausführlich berichteten: Am Morgen des 28. Juni 1935 begab sich der Resident und Bürgermeister von Dalat in Begleitung seiner Stadträte zuerst zu den noch im Bau befindlichen Gebäuden des Institut Pasteur von Dalat, wo er von Yersin, Henri Jacotot und dem Leiter des Ausbildungswesens in Indochina erwartet wurde. Souchard, der das Institut ein halbes Jahr später als Direktor übernehmen sollte, führte die Herren durch die Einrichtungen. Danach gab es für die kleine Gruppe einen Empfang im Rathaus, bei dem der Bürgermeister die noch junge Geschichte seiner Stadt vorstellte – nicht, ohne sich ausführlich über Yersins Entdeckungsreise auszulassen. Danach wurden die Franzosen in Dao[10] vom annamitischen Erziehungsminister, vom Provinzmandarin, der die wichtigsten Stationen in Yersins Leben schilderte, und von Vertretern der einheimischen Bevölkerung empfangen. Dort wartete eine Überraschung auf Yersin: Man hatte zwei alte Moi, die er einst bei seinen Expeditionen durch die Küstenkette von Annam kennengelernt hatte, ausfindig machen und für die Einweihung des Gymnasiums nach Dalat bringen können. Die drei alten Männer freuten sich über das Wiedersehen. Anschließend wurde in Anwesenheit Seiner Majestät Bao Dai, des Generalgouverneurs, der Residenten von Annam und Kotschinchina, des Oberkommandierenden der französischen Streitkräfte und anderer französischer und annamitischer Persönlichkeiten im Hotel Lang Bian Palace ein Essen gegeben. Und hier nun verlieh der Kaiser Yersin das Große Kreuz des Drachen von

Annam. Am Nachmittag fand dann die Preisverleihung an die Schüler statt, und Yersin mußte eine weitere Laudatio – diesmal sprach einer der Lehrer – über sich ergehen lassen. Danach ergriff der Generalgouverneur das Wort. Er würdigte Yersin als ein «leuchtendes Vorbild in einem Jahrhundert, in dem der Sinn für geistige Werte im Schwinden begriffen» sei. Eine ausführliche Besichtigung der schulischen Räumlichkeiten schloß sich an, die bei einem Ehrentrunk im Refektorium nach gutem französischem Brauch ihren krönenden Abschluß fand. Stellvertretend für seine Mitschüler sprach der Sekundaner P. Duvernoy Yersin seinen Dank dafür aus, daß er dem Gymnasium seinen Namen gegeben habe.

Dann war Yersin an der Reihe. Bis dahin hatte er geschwiegen, sich höflich, aber fast teilnahmslos die Schilderungen seines Lebens und seiner Abenteuer angehört. Auf den Fotografien von Zeitungsreportern erkennt man ihn als unscheinbare weiße Gestalt, umrahmt von den prachtvoll bestickten Gewändern der Annamiten und den dunklen Anzügen der Franzosen. Sein Gesichtsausdruck verrät weder Ärger noch Ungeduld, und Stolz schon gar nicht, nur Abwesenheit. Als er endlich das Wort ergriff, sagte er, er sei aufrichtig bewegt über die Reden und über die Ehre, die seinem Namen zuteil werde, doch alles verdanke er nur seinem Lehrer Pasteur, den gekannt zu haben ihn mit Stolz erfülle, und seinen verstorbenen Freunden Roux und Calmette. Mehr als sein Leben möge der Arbeitseifer und die Redlichkeit dieser drei Männer den jetzigen und zukünftigen Schülern des Gymnasiums zum Vorbild dienen.

Die Lehrer freilich und die Schüler mochten Yersin in seinem Wunsch nicht folgen, bescheiden hinter seine Lehrmeister zurückzutreten: Er war ihr Held, und ihn wollten sie feiern, solange er noch am Leben war. So kam es zwischen 1936 und 1942 alljährlich zu einem Briefwechsel, der nach einem festen Ritual verlief. Der Direktor lud Yersin ein, bei der Abschlußfeier im Juli die Preisverteilung vorzunehmen, und Yersin lehnte dankend ab: Zu seinem Bedauern sei er durch diverse andere Verpflichtungen momentan unabkömmlich, schicke aber einige Bücher, die an die besten Schüler verteilt werden sollten. Der Direktor bedankte sich mit einer Liste der prämierten Schüler und den Namen der Glücklichen, die Yersins Bücher erhalten hatten.

1938 wünschte sich die Schule eine Büste ihres berühmten Gönners, und der Resident von Nha Trang sprach wegen dieses Anliegens bei der Direktion der Pasteur-Institute von Indochina vor. Aber Yersin lehnte kategorisch ab, was seine Mitarbeiter in einige Verlegenheit brachte: «26. März 1938, Dr. Morin, Direktor der Pasteur-Institute Indochinas, an den französischen Residenten von Nha Trang. Bezugnehmend auf Ihr Schreiben vom ... erlaube ich mir, Sie davon in Kenntnis zu setzen, daß Doktor Yersin gegenwärtig offenbar nicht bereit ist, für eine Büste Modell zu sitzen. Er hat aber nichts dagegen einzuwenden, wenn ein Bild von ihm in der nach ihm benannten Schule aufgehängt wird. Für diesen Fall empfiehlt er eine große Bronzemedaille, die der renommierte Pariser Bildhauer Monsieur Prudhomme von ihm angefertigt hat. Er schlägt vor, sich wegen einer Kopie in erforderlicher Größe oder der Reproduktionserlaubnis an diesen Herrn zu wenden ... Ich bedauere, Ihnen keinen positiveren Bescheid geben zu können, hoffe aber, daß diese Anregung geeignet sein möge, beiden Seiten gerecht zu werden, sowohl dem allzu verständlichen Wunsch der Schule sowie Doktor Yersins strikter Ablehnung jeglicher Form von persönlicher Zurschaustellung, die solche Wünsche nun einmal nach sich ziehen. Ich würde es sehr bedauern, wenn Monsieur Le Tien-Phuc darin eine Kritik an seiner Person oder seinem Talent sähe. Dem ist nicht so. Wenn sich Monsieur Yersin weigert, ihm Modell zu sitzen, gehorcht er nur einem seiner Grundprinzipien, an das er sich zeitlebens gehalten hat. Die Medaille Monsieur Prudhommes, der im übrigen ein Freund des Hauses ist, wurde zur gleichen Zeit wie die der anderen Pasteurianer angefertigt. Es handelte sich damals um einen besonderen, einmaligen Fall, der sich seitdem nicht mehr wiederholte. Ich wäre Ihnen sehr verbunden, wenn Sie Monsieur Le Tien-Phuc diese Gründe darlegen könnten. Wir bedauern zutiefst, daß wir ihm keinen besseren Dienst erweisen können, obwohl seine Bewunderung für unseren Doyen über jeden Zweifel erhaben ist. Aber das letzte Wort in dieser Angelegenheit liegt nun einmal bei Doktor Yersin.»

Yersin mied zwar die bessere Gesellschaft, doch um so lieber mischte er sich unter die Bevölkerung Nha Trangs. Er gehörte zu ihnen, sie akzeptierten ihn als einen der Ihren. Yersin fühlte sich wohl unter den einfachen Leuten, weil auch dort bei den Annamiten Höflichkeit, Liebenswürdigkeit, Zurückhaltung und Respekt verbreitete Tugenden waren. Er hatte von ihrer Seite nichts zu befürchten, was das gutnachbarschaftliche Verhältnis belastet oder vergiftet hätte. Sie schätzten an ihm, daß er wie sie selbst ein bescheidenes, ja fast ärmliches Leben führte. Sie respektierten ihn als Gelehrten und rechneten ihm hoch an, daß er die Krankheiten in ihrem Land bekämpfte, die Mensch und Tier bedrohten. Er wiederum lernte ihre taktvolle Gesellschaft schätzen und war in den Jahren 1895 bis 1943 immer Arzt, Berater und Beschützer der einfachen Leute, die ihn, weil sie seinen richtigen Namen nicht korrekt aussprechen konnten, nur «Monsieur Nam» nannten. In der Sprache der Annamiten bedeutet *nam* der fünfte. Sie wußten, daß es Yersin in der französischen Armee bis zum Sanitätsobersten gebracht hatte, und da ihnen Titel Respekt einflößten, gaben sie ihm einen Namen, der den fünf Tressen seines Rangabzeichens gerecht wurde, auch wenn er nie Uniform trug und 1920 seiner Schwester schrieb: «Seit dem 1. Februar bin ich im Ruhestand. Allerdings habe ich mich nie als richtiger Soldat gefühlt, so daß sich mein Leben dadurch kaum verändern wird.»

Den Annamiten gefiel auch Yersins tiefe Abscheu vor jeder Form der Gewalt. Einst hatte er die Peitschenhiebe für einen leichtsinnigen Annamiten gebilligt, weil dieser sein Pferd erschreckt und seinen Wagen zum Umstürzen gebracht hatte. Das gehörte längst der Vergangenheit an. Später, im vorgerückten Alter, verzichtete er sogar darauf, einen Lastwagenfahrer zu verklagen, der ihn angefahren hatte, als er mit dem Fahrrad unterwegs war. Er tröstete den verstörten Mann und ging nach Hause, um seine aufgeschlagenen Knie zu verarzten. Yersin war der Patriarch des kleinen Hafenstädtchens. Er schlug gern moralisierende Töne an, wenn es darum ging, einen Streit unter den Fischern zu schlichten. Wenn er Frieden und Eintracht predigte, war er ganz der Sohn der Freien Evangelischen Kirche von Morges.

Störenfrieden, Touristen und offziellen Besuchern blieb sein Haus verschlossen. Doch die Kinder von Nha Trang fanden bei ihm immer offene Türen. Der Schriftsteller Cung Giu Nguyen war eines von ihnen. Er berichtete später von seinen häufigen Besuchen bei Monsieur Nam, dessen Bibliothek viele Märchen- und Bilderbücher enthielt.[11] Als guter Schweizer besaß Yersin eine eindrucksvolle Uhr mit Kalenderanzeige,[12] die er in der Brusttasche seiner alten Leinenweste trug und mit Schnur an einem Knopfloch verknotet hatte, und es bereitete ihm Vergnügen, das Gehäuse zu öffnen und den staunenden Kindern die feine Mechanik vorzuführen. Selbstverständlich durften sie auch einen Blick durch das astronomische Fernrohr werfen. Yersin veranstaltete Kinoabende auf der Veranda seines Hauses, bei denen er Filme von Charlot oder Dokumentarfilme über Paris zeigte. Die grenzenlose Nachsicht des alten Mannes Kindern gegenüber setzte nur die Haltung fort, die der angehende Mediziner in der Chirurgischen Klinik von Marburg und im Hôpital des Enfants Malades von Paris gegenüber den kleinen Patienten gezeigt hatte.

Yersin sprach nur schlecht Vietnamesisch. Es reichte zwar, um sich zu verständigen, aber er verwendete Umschreibungen und Ungenauigkeiten, denn obwohl er viel Zeit darauf verwendete, die Sprache der Annamiten zu erlernen, erschien sie ihm zeitlebens schrecklich schwierig. Dagegen machte es ihm in seinen letzten Lebensjahren Vergnügen, aus dem Lateinischen und Griechischen zu übersetzen. Sieben große Blätter sind davon erhalten. Sie sind beidseitig beschrieben und enthalten zwei Fabeln von Phädrus, ein Hirtengedicht von Vergil, eine Ode von Horaz und Texte von Sallust, Cicero, Platon und Demosthenes. Yersin hat mit Füllfederhalter oder Schreibmaschine sorgfältig die Originaltexte abgeschrieben und zwischen den Zeilen einen großen Abstand gelassen. Dort hinein setzte er dann mit seiner kleinen, akkuraten Pennälerschrift, ohne viele Streichungen vorzunehmen, seine französische Version.

Schon zu Beginn des Zweiten Weltkriegs hatte Yersin eine mögliche Ausweitung des Konflikts bis nach Südostasien vorausgeahnt. Am 26. Dezember 1939 schrieb er an seinen Neffen Adolphe:[13] «Wir in Indochina sind weit vom Schuß und verhältnismäßig unbesorgt. Wenn die Japaner ihre bisherige Linie beibehalten, wird alles gutgehen. Wenn nicht, weiß niemand, was geschehen wird.» Was dann tatsächlich geschah, war der Anschluß Tokios an die Achsenmächte, der den Japanern erlaubte, in den Norden der französischen Kolonie einzufallen. Am 30. August 1940 war der französische Botschafter in Tokio gezwungen, die Vorherrschaft der Japaner im Fernen Osten anzuerkennen, drei Flughäfen in Tonkin an die japanischen Truppen abzutreten und Unterkünfte für 6000 Soldaten bereitzustellen. Bald wuchs die Zahl der im Norden Indochinas stationierten Truppen auf 25 000 Mann an. Gleichzeitig berief die Regierung in Vichy Admiral Decoux, den Oberbefehlshaber der französischen Ostasienflotte, auf den Posten des Generalgouverneurs von Indochina. Schon ein Jahr später forderte der kommandierende japanische General in Hanoi freie Verfügung über mehrere Militärbasen im Süden der Kolonie, eine Forderung, die von der Regierung Vichy am 23. Juli 1941 erfüllt wurde. Schon am 30. Juli landeten 50 000 Japaner am Kap Saint-Jacques. Von diesem Zeitpunkt an übten die Japaner nicht mehr nur versteckt, sondern ganz offen Druck auf die Franzosen aus und schürten durch heimliche Propaganda bei religiösen und politischen Gruppen antifranzösische Ressentiments. Admiral Decoux befand sich in einer äußerst unbequemen Lage: Auf der einen Seite waren die Japaner, die das Land mehr und mehr unter ihre Kontrolle brachten, auf der anderen Seite war die Regierung in Vichy, die über die Angelegenheiten Indochinas nur direkt mit Tokio verhandelte. Decoux bemühte sich, so gut es ging, die Japaner in Schach zu halten und an die Vorteile der französischen Kolonisation zu erinnern.[14]

1942 bat er Yersin, für die Zeitschrift *Indochine* die Geschichte seiner Expeditionen zu verfassen. Yersin kramte seine Reisetagebücher heraus, und im Juli 1942 erschien sein erster Artikel. Er liest sich wie eine Strafarbeit und enthält überdies falsche Daten: «Soweit ich mich erinnere, war es im Juli 1890. Ich war Schiffsarzt der Messageries Maritimes auf der Linie Saigon–Haiphong.» Am 5. Juli 1890 war aber gerade Roux' Mikrobiologiekurs zu Ende gegangen, und Yersin arbeitete in den Pariser Krankenhäusern. Er wartete auf den Bescheid der Messageries Maritimes und wußte noch nicht, wo man ihn einsetzen würde.

Am 27. Februar 1943 fühlte sich Yersin zu schwach, um sein

Bett zu verlassen, obwohl er die vorausgegangenen Tage regelmäßig um Mitternacht und um 6 Uhr morgens aufgestanden war, um sich die Gezeitenstände zu notieren. Sein vertrauter Diener Tran-Quang-Xe benachrichtigte Henri Jacotot, der sofort kam, um am Bett des Greises zu wachen. In der Nacht zum 1. März 1943, morgens um 1 Uhr, schied Yersin friedlich aus dem Leben.[15] Sechs Monate später wäre er achtzig Jahre alt geworden.

Am nächsten Morgen versammelten sich die Pasteurianer aus Nha Trang und Suoi Giao, die Brüder Gallois, Guichet, Vittoz, Leroux und der Präparator Ton-That-Chi im Sterbezimmer, wo Henri Jacotot das Testament verlas, das ihm Yersin am 9. September 1938 anvertraut hatte:[16] «Meinem Neffen Adolphe Yersin, Lehrer am Kolleg in Aubonne (Kanton Waadt, Schweiz), hinterlasse ich alles, was sich an Wertpapieren und Bargeld auf meinem laufenden Konto bei der Crédit Lyonnais, Pariser Vertretung A.O., Rue Lecourbe Nr. 2 (Kto 4156), befindet. Er soll es gerecht mit seinen Geschwistern teilen. Dem Institut Pasteur vermache ich mein gesamtes Mobiliar, Kühlschrank, Funkempfänger, meine Fotoapparate, dazu meine gesamte Bibliothek und alle meine wissenschaftlichen Geräte. Das Institut kann nach Belieben darüber verfügen. Meine physikalischen, astronomischen und meteorologischen Instrumente und Apparaturen können dem Observatorium von Phu-Lien übergeben werden, falls sich im Institut Pasteur niemand findet, der mit ihnen umgehen kann. Ich wünsche ferner, daß meine alten und treuen annamitischen Diener von den Zinsen des Kontos, das ich eigens für diesen Zweck bei der Hongkong-Shanghai-Bank in Saigon eingerichtet habe und das Monsieur Gallois verwaltet, eine Leibrente erhalten. Monsieur Jacotot möchte sich bitte dieser Aufgabe annehmen und die Rente an folgende Diener auszahlen lassen: Nuoi, Dung, vor allem an Xe, dann auch an meinen Gärtner Trinh-Chi, an Du, der meine Vögel versorgt, an Chutt, einen Sohn des früheren Boys von Monsieur Gallois, und an alle anderen aus meiner Umgebung, die Monsieur Jacotot für würdig erachtet. Ich wünsche ein schlichtes Begräbnis ohne Pomp und ohne Reden. Nha Trang, den 9. September 1938. P.S. Mein laufendes Konto bei der Hongkong-Shanghai-Bank und das Bargeld aus meinem Panzerschrank werden nach Abzug aller ausstehenden Zahlungen dem Kapital zugeschlagen, das für die Renten meiner annamitischen Diener bestimmt ist.»

Der Wunsch nach einem «schlichten Begräbnis ohne Pomp und ohne Reden» wurde respektiert, obwohl die Nachricht von Yersins Tod in der Presse Indochinas ein starkes Echo auslöste. Die größte Zeitung Saigons, *Le Courrier-l'Opinion*, brachte als Schlagzeile auf der ersten Seite: «Ein Leben für die Wissenschaft und für Indochina.»

Am 3. März 1943 trug man Yersins Sarg durch die Straßen Nha Trangs. Eine große Trauergemeinde folgte ihm: an der Spitze das gesamte Personal des Institut Pasteur von Nha Trang und einige Kollegen aus Saigon, dahinter die offiziellen Repräsentanten des öffentlichen Lebens, Vertreter des Militärs in Galauniform, zahlreiche ansässige Franzosen und schließlich die annamitische Bevölkerung Nha Trangs. Keiner der Fischer fuhr an diesem Tag aufs Meer hinaus. Alle waren mit ihren Familien gekommen, um Monsieur Nam das letzte Geleit zu geben. Vorbei an den nach Weihrauch duftenden Altären, die Einheimische am Weg aufgestellt hatten, wurde der bescheidene Sarg nach Suoi Giao getragen, wo Henri Jacotot am Hang eines Hügels eine Grabstätte ausgesucht hatte. Hier sollte Yersin seine letzte Ruhe finden, in dieser Erde, die er so geliebt hatte.

Während die Zeitungsmeldungen vom Tod des letzten Pasteurschülers in der wissenschaftlichen Welt zahlreiche Würdigungen seines Lebenswerkes nach sich zogen, gedachten sehr viele vietnamesische Familien in Nha Trang des Verstorbenen auf ihre Weise. Sie stellten ein Foto Yersins auf den Hausaltar, und einmal in der Woche, am Todestag, versammelte sich die Familie davor. Dann stellten sie ein Tablett mit den traditionellen Speisen auf den Altar, zündeten Weihrauchstäbchen an und beteten. Darauf wurde die Platte wieder heruntergenommen und daraus gegessen, als befinde sich der Tote noch unter ihnen. In der siebten Woche nach dem Todestag beschloß eine letzte Mahlzeit das annamitische Begräbnisritual. So wurde in vielen Familien Nha Trangs Yersin die letzte Ehre erwiesen.

In Frankreich wurde die Nachricht von Yersins Tod außerhalb der akademischen Kreise kaum registriert. Zum einen gelangten

Nachrichten aus dem Ausland und aus Übersee wegen der Zensur der deutschen Besatzung nur spärlich ins Land, zum anderen waren die Franzosen zu sehr mit sich und ihrer unmittelbaren Zukunft beschäftigt, als daß sie um einen Mann hätten trauern können, der sich seit seiner Pioniertat im Jahr 1894 alle Mühe gegeben hatte, jedem Rummel um seine Person aus dem Weg zu gehen. Das Schweigen der großen Zeitungen hätte der Einsiedler von Nha Trang sicherlich mit Befriedigung registriert.

XII

Nach Yersin

Am 9. März 1945, zwei Jahre nach Yersins Tod, wurde das labile Gleichgewicht zwischen den französischen und den japanischen Truppen in Indochina durch einen Gewaltakt der Japaner zerstört. Nach dem Zusammenbruch der Naziherrschaft in Europa und der Rückeroberung der pazifischen Inseln durch die Amerikaner – Manila war am 5. Februar 1945 gefallen – fühlte sich Japan direkt bedroht, und am 9. März 1945 wurde Admiral Decoux von Tokio aus aufgefordert, sämtliche Luft-, Land- und Seestreitkräfte sowie die gesamte Administration japanischer Kontrolle zu unterstellen, um die Verteidigung der Kolonie bei einer möglichen Landung der Amerikaner organisieren zu können. Noch am selben Abend wurden alle französischen Soldaten gefangengesetzt. Wer sich wehrte, wurde erschossen, die Häuser wurden geplündert. Nha Trang blieb von diesen Übergriffen nicht verschont, und auch Yersins Haus bekam «Besuch».[1]

Dies war der Beginn des langjährigen Krieges, der Indochina bis zum Fall Saigons am 30. April 1975 zermürben und mit Tod und Zerstörung überziehen sollte. Französische und britische Truppen vertrieben die Japaner und Nationalchinesen, die den Norden besetzt hatten, und wurden dann selbst Ziel ständiger Überfälle durch die Widerstandskämpfer des Viet-Minh. Es folgten Jahre tiefer politischer Umwälzungen, schließlich der Abzug der Franzosen nach der Niederlage bei Dien-Bien-Phu 1954 und die Teilung des Landes. Die Demokratische Republik Vietnam im Norden führte in Tonkin und Teilen Annams einen Sozialismus nach sowjetischem und maoistischem Vorbild ein, und die Republik Südvietnam erlebte eine Reihe politischer Richtungswechsel und Regierungsstürze, deren Urheber verschiedene politische Gruppierungen oder religiöse Sekten waren. Zusätzlich belastete die unsichtbare, aber militärisch um so fühlbarere Präsenz der Guerillas aus dem Norden das krisengeschüttelte Land. Beunruhigt über die kommunistische Unterwanderung des Südens, griffen die Amerikaner ab 1965 offen in die Kämpfe ein, ohne daß es ihnen allerdings gelang, die Besetzung zu verhindern. 1975 mußten sie aus Südvietnam abziehen. Die ganze ehemalige französische Kolonie wurde ein sozialistischer Staat.

Obwohl sich Indochina im Kriegszustand befand, wurde 1953 der zehnte Todestag Yersins gefeiert. Am Grab in Suoi Giao versammelten sich Franzosen aus Saigon und Nha Trang, zahlreiche Annamiten, Regierungsvertreter und Repräsentanten verschiedener Konfessionen zu einer Feierstunde. Man betete, hielt Andachten, und über allem lag der Duft der Weihrauchstäbchen. Zahlreiche regionale Zeitungen berichteten ausführlich über dieses Ereignis.[2] Neben dieser Veranstaltung mit ihrem besonderen Anlaß fanden alljährlich am christlichen Totensonntag bescheidenere Gedenkfeiern statt.

Im Jahr 1958 stellte das Institut Pasteur von Nha Trang Yersins Haus nach langem Zögern der örtlichen Polizei zur Verfügung. Die meisten persönlichen Gegenstände aus Yersins Besitz wurden in einen Raum des Instituts gebracht, der später in ein Yersin-Museum umgewandelt wurde. Dort kann man noch heute sein Bett, seine Bibliothek, sein astronomisches Fernrohr und verschiedene andere Instrumente besichtigen. Weitere Gegenstände wurden nach Paris gebracht und werden heute im Pasteur-Museum aufbewahrt.

Fünf Jahre nach der Genfer Indochina-Konferenz wurden die Pasteur-Institute Indochinas durch den Präsidentenerlaß vom 8. Januar 1959 zu «Pasteur-Instituten Vietnams»; das französische Personal verließ das Land, und Annamiten traten an seine Stelle. Am 20. Februar desselben Jahres machte eine Kommission für die bevorstehende offizielle Übergabe der Institute an die Regierung der Republik Vietnam eine Aufstellung über die verschiedenen Besitzungen. Neben den Labors wurden in der Liste vier Häuser in Saigon, zehn in Dalat und vier in Nha Trang aufgeführt sowie die Plantagen in Suoi Giao (1591 Hektare), am Kleinen Lang Bian, in Dran und Diom. (Die Plantagen schrumpften in den nachfolgenden Jahren: 1955 trat man das Gelände von Djiring an die Regierung ab, die dort Flüchtlinge aus dem kommunistischen Norden unterbrachte; 1966 wurden 1219 Hektare unerschlossenes Waldgebiet aufgegeben.) In Dalat wurden 1968 während der Têt-Offensive vier leerstehende Villen zerstört.

Zwar produzierten die Institute nach wie vor Impfstoffe – wenn auch mehr schlecht als recht –, und die Labors erfüllten auch weiterhin ihre medizinisch-biologischen Aufgaben, doch was die Plantagen betrifft, so büßten sie der veränderten Situation auf dem Weltmarkt wegen rasch ihren früheren Wert ein. Synthetische Malaria-Medikamente, die nach dem Zweiten Weltkrieg den Markt eroberten, machten die Kulturen der Chinarindenbäume überflüssig, und auch der Kautschuk aus Suoi Giao fand keine Abnehmer mehr. Die Latexausbeute lag weit unter dem Ertrag anderer Plantagen, denn der permanente Kriegszustand verhinderte einen intensiven Anbau. Das Fachpersonal wurde zum Militär eingezogen und durch unqualifizierte Arbeitskräfte ersetzt. Der technische Direktor der Plantagen, Dr. de Sigaldy, versuchte zwar, neue Kulturen anzulegen – wie zum Beispiel Balsa- und Kapokbäume –, aber es gelang ihm nicht, rentable Mengen zu verkaufen. Auch die medizinischen Pflanzen *(Paravallaris, Gelsemium, Vinca rosea)* und Textilpflanzen *(Sansevieria)* wurden nach und nach aufgegeben, da wegen des latenten Kriegszustandes die Käufer ausblieben und Sigaldy seine Erzeugnisse nicht mehr absetzen konnte.

In Nha Trang aber feierte man 1963 den zwanzigsten Todestag Monsieur Nams, und eine lange Menschenschlange zog unter buddhistischen und katholischen Gebeten, Gesängen und eingehüllt in Weihrauchdüfte nach Suoi Giao. Auch F. Merle, der Leiter des Hospitals Grall in Saigon,[3] wohnte der Zeremonie bei. Anläßlich des hundertsten Geburtstages Calmettes und Yersins – Calmette wurde am 12. Juli 1863, Yersin am 22. September desselben

Jahres geboren – beschloß er, den beiden Pasteurianern ein gemeinsames Denkmal zu setzen, und gab beim vietnamesischen Bildhauer Nguyen ein Flachrelief aus Bronze in Auftrag. Das Relief zeigt links Yersins, rechts Calmettes Kopf und dazwischen die Jahreszahl 1963, dazu die Inschrift: «Von den Saigoner Ärzten und Ehemaligen der Écoles de Santé navale et militaire im Gedenken an ihre großen Ahnen.» Diese Bronzeplatte wurde im Beisein der Botschafter mehrerer Länder, des Gesundheitsministers von Südvietnam und zahlreicher Franzosen im Garten des Hospitals Grall in einen polierten Sockel eingelassen.

Der Gedenkstein wurde in einer Zeit eingeweiht, da die Stadt von politischen und militärischen Umwälzungen erschüttert wurde. Einige Tage zuvor, am 1. November 1963, war der Staatschef Ngo Dinh Diem beim Verlassen einer Saigoner Kirche von einem Militärkommando ermordet worden. Jahre der Gewalt waren vorausgegangen, in denen das herrschende Regime nicht nur von Nationalisten, Militärs und religiösen Sekten angegriffen worden war, sondern auch Ziel von Attentaten des Vietcong gewesen war.

Die Ersetzung der französischen durch eine vietnamesische Obrigkeit veränderte den Status der ansässigen Franzosen von Grund auf: «Die herzlichen Beziehungen, die von jeher den Umgang unter Pasteurianern geprägt hatten, verwandelten sich unversehens in Geschäftsbeziehungen. Gewiß, man war immer höflich, aber es fehlte das ‹fair-play›[4] von seiten unserer Gesprächspartner.» Auch die materiellen Bedingungen veränderten sich: Die Vietnamesen, die in den Häusern des Instituts wohnten, zahlten sehr niedrige Mieten, von denen sich der Staat zudem noch 40 Prozent Steuern abzwackte. Was übrig blieb, reichte nicht einmal mehr für die Instandhaltung der Häuser, die in kurzer Zeit ziemlich verkamen. Nach dem Fall Saigons im April 1975 und der Machtübernahme der nordvietnamesischen Regierung in ganz Vietnam waren die Beziehungen dann nicht einmal mehr höflich. Das bekamen nicht nur die wenigen Franzosen, die noch in Indochina geblieben waren, zu spüren, sondern vor allem auch die vietnamesischen Ärzte und Angestellten der Pasteur-Institute Vietnams.

Und die Pest? Es konnte nicht ausbleiben, daß sie, wie schon so oft in der Geschichte, bedingt durch Krieg, Flüchtlingsströme und nachlassende Gesundheitskontrollen wieder an Boden gewann. So war es auch nach dem Abzug der Franzosen von den Pasteur-Instituten Indochinas. Während in den Jahren zwischen 1940 und 1963 (ausgenommen 1948–1954) jährlich nicht einmal hundert Fälle registriert worden waren, verschärfte sich die Situation ab 1963. Im Jahr 1962 waren in nur fünf Provinzen Pesterkrankungen registriert worden; 1964 gab es in zehn Provinzen bereits 514 nachgewiesene Fälle. 1965 wurden in vierundzwanzig Provinzen 4500 Pestfälle registriert. Damit spitzte sich die Lage dramatisch zu: 1966 traten 2844 Fälle auf, im Jahr darauf waren es 5619. 1968 erkrankten 4194 Vietnamesen an der Pest, im nachfolgenden Jahr 3850, 1970 stieg die Zahl dann wieder auf 4056. 35 Prozent aller Erkrankungen traten in fünf nördlichen Provinzen Indochinas auf, die bislang verschont geblieben waren. Es ist schwer abzuschätzen, in welchem Maße die Zerstörung der Wälder im Krieg durch Entlaubungsmittel und die nachfolgende Überwucherung der verödeten Flächen durch eine unkrautartige Schicht die Ausbreitung der Pest unter den wild lebenden Nagetieren begünstigt haben.

Im Jahr 1972 griff sie sogar auf Kambodscha über, das seit vierzehn Jahren pestfrei gewesen war. Betroffen war die westlich von Saigon an Vietnam angrenzende Provinz Svay Rieng. Ursache für die Epidemie war nun weniger das Wiederaufflammen alter Seuchenherde, als vielmehr der mit dem Beginn der Kampfhandlungen einsetzende Flüchtlingsstrom aus Vietnam, der die Bevölkerung Svay Riengs innerhalb weniger Monate von 20 000 auf 110 000 Einwohner ansteigen ließ.

Im April 1975 wurde Saigon in Ho-Chi-Minh-Stadt umbenannt. Seit Beginn des Jahres hatte man zu diesem Zeitpunkt bereits 536 Pestfälle in Vietnam gezählt. Die neuen Herrscher ließen sich dadurch nicht davon abhalten, den kompetentesten Vietnamesen auf dem Gebiet der Pestbekämpfung in ein Umerziehungslager zu schicken, wo er vier Jahre bleiben sollte: Die Rede ist von Nguyen Duc Hahn, der seit 1962 die Pestabteilung im Institut Pasteur von Saigon geleitet hatte.

Während die Spuren westlicher Präsenz in Vietnam allmählich verblaßen, behält der Name Yersin auch in der sozialistischen Republik seinen guten Klang. Noch immer heißen Straßen in Nha Trang, Saigon, Hanoi und Dalat nach ihm. Während andere französische Namen unerbittlich ausgelöscht wurden, regte sich gegen den Namen Yersin nicht der leiseste Widerspruch.[5] Der 1963 im Garten des Saigoner Hospitals errichtete Gedenkstein wird bis heute respektiert.

Die Verehrung des alten Einsiedlers durch die Bevölkerung war so tiefgründig, daß sie schließlich eine Legende hervorbrachte: Eine Schönheit vom Stamm der Rhadé soll Yersin einen Sohn geschenkt haben.[6] Dieser Sohn soll nie bei seinem Vater gelebt haben, sondern bei der Mutter in den Bergen geblieben sein. Als er erwachsen war, so erzählt man sich, schenkte ihm Yersin ein Stück Land, das er bebaute und von dem er sich ernährte. Diese Geschichte kursierte unter den annamitischen Angestellten des Institut Pasteur von Nha Trang als wahr. Trotzdem bleibt sie eine unbewiesene, wenn auch rührende Legende: Die Rhadé lebten wie die Banhar und andere Stämme in Bergregionen, weit abseits von der annamitischen und französischen Zivilisation und fernab von jeder behördlichen Erfassung. Da die Legende Yersins Auserwählte gerade dort ansiedelte, war sie nur schlecht zu widerlegen. Sie kam erst einige Jahre nach Yersins Tod auf, wie Henri Jacotot ausdrücklich betont: In der Zeit von seinem Dienstantritt 1922 bis 1947 habe er nie etwas von einem Sohn Yersins gehört. Allerdings kann eine in dieser Gegend übliche Gepflogenheit zur Legendenbildung beigetragen haben: Bei einigen französischen Familien in Indochina war es üblich, annamitische Kinder zu adoptieren und sie in die Familie zu integrieren. Nun hat auch Yersin, der am Leben der Dorfbewohner regen Anteil nahm, häufig Kinder bei sich aufgenommen, sich um ihre Familien gekümmert, sie großzügig finanziell unterstützt und einige dieser Kinder gewissermaßen «adoptiert», auch ohne ihr leiblicher Vater zu sein. Er hatte wohl zuviel Ehr- und Pflichtgefühl, als daß er sich aus der Verantwortung einer Vaterschaft gestohlen und seinen Sohn mit einer Parzelle Land abgespeist hätte. Als Dr. Huard 1949 die Leitung des Institut Pasteur in Nha Trang übernahm, arbeitete einer der «Söhne» Yersins als Elektriker im Institut, und dessen Sohn reparierte die Kühlschränke in der Stadt. Beide, der «Sohn» und der «Enkel» Yersins, waren keine Mischlinge, sondern Annamiten. Im genetischen Sinn ist die Geschichte von Yersins Vaterschaft also nur eine Legende. Aber sie spiegelt doch sehr treffend die Vaterrolle wider, die er für die Bevölkerung, mit der ihn gegenseitige Zuneigung verband, verkörperte.

Das Institut Pasteur von Nha Trang existiert noch heute. Yersins ehemaliges Büro ist das «Yersin-Museum» geblieben. Im restlichen Gebäude schmücken Bilder von Marx und Lenin die Wände.

Yersins Haus am Strand ist dagegen verschwunden. Ein Hotel-Restaurant für Polizisten der Sozialistischen Republik Vietnam steht an seinem Platz.

Aber das Grab Yersins wird weiterhin sorgfältig gepflegt und ist immer noch eine Stätte der Verehrung. In Suoi Giao hat sich der Wald den größten Teil der Anbauflächen wieder zurückerobert. Doch der Hügel und der Garten, wo sich Yersins Grab befindet, wird von einem eigens damit beauftragten Dorfbewohner bewacht und in Ordnung gehalten. Auf der großen Grabplatte ist noch immer in dicken, weißen Lettern zu lesen: «Alexandre YERSIN 1863–1943». Üppige Pflanzen wachsen in kleinen Trögen rings um das Grab. Links steht ein kleiner, quadratischer «Pagodon», eine Kapelle, die G. de Sigaldy erbauen ließ und deren hintere Wand eine Fotografie Yersins schmückt. Wenn Besucher kommen, zünden sie im Gedenken an Monsieur Nam Kerzen und Weihrauchstäbchen an.

Die Vietnamesen sind sehr stolz darauf, daß der alte Mann an seinem Lebensabend nicht in das Land seiner Vorfahren zurückgekehrt ist, sondern es vorzog, in der Erde Annams seine letzte Ruhe zu finden.

Er ruht, wie er gelebt hat: allein, ganz allein.

Anhang

Alexandre Yersins wichtigste Veröffentlichungen

Yersin A., Tumeur mélanique de la plante du pied. *Annales de l'Institut Pasteur,* 1887, *I,* 3, 142.

Yersin A., Besprechung dreier Artikel: P. Liborius «Recherches sur l'action désinfectante de la chaux», O. Bujwid «Une réaction chimique pour les bacilles du choléra», Fischer «Recherches bactériologiques pendant un voyage aux Indes». *Annales de l'Institut Pasteur,* 1887, *I,* 6, 318–319.

Yersin A., De l'action de quelques antiseptiques et de la chaleur sur le bacille de la tuberculose. *Annales de l'Institut Pasteur,* 1888, *2,* 60–65.

Yersin A., Étude sur le développement du tubercule expérimental. *Annales de l'Institut Pasteur,* 1888, *2,* 245–266.

Roux E., Yersin A., Contribution à l'étude de la diphthérie. *Annales de l'Institut Pasteur,* 1888, *2,* 12, 629–661.

Yersin A., Besprechung des Artikels «Sur les relations entre les bacilles de la tuberculose et les cellules» von Stschastny. *Annales de l'Institut Pasteur,* 1889, *3,* 2, 93–94.

Yersin A., Besprechung des Artikels «Sur la coloration des bacilles dans les nodules morveux» von H. Kühne. *Annales de l'Institut Pasteur,* 1889, *3,* 1, 44–45.

Roux E., Yersin A., Contribution à l'étude de la diphthérie. Deuxième mémoire. *Annales de l'Institut Pasteur,* 1889, *3,* 6, 273–288.

Roux E., Yersin A., Contribution à l'étude de la diphthérie. Troisième mémoire. *Annales de l'Institut Pasteur,* 1890, *4,* 7, 385–426.

Yersin A., Voyage de Nha Trang à Stung-Treng. *Bulletin de la Société de Géographie commerciale de Paris,* 1892–1893, *XV,* 80–86.

Yersin A., Les Moïs de la Cochinchine et du Sud-Annam. *Revue Indochinoise illustrée,* 1893, *4,* 42–51.

Yersin A., De Nha Trang à Tourane par les pays moïs. Saigon 1894, Imprimerie coloniale, 35 Seiten, 3 Karten, Fotos.

Yersin A., Notes recueillies pendant trois voyages chez les Moïs de l'Indochine. *Archives de Médecine navale,* 1894, *61,* 310–312.

Yersin A., Sur la peste de Hong Kong. Bericht an die Académie des sciences vom 30. 7. 1894. *Comptes rendus de l'Académie des sciences,* 1894, *119,* 356.

Yersin A., La peste bubonique à Hong Kong. *Annales de l'Institut Pasteur,* 1894, *8,* 662–667.

Yersin A., La peste bubonique à Hong Kong. *Archives de Médecine navale,* 1894, *62,* 256–261.

Yersin A., La peste bubonique à Hong Kong. Bericht an den Internationalen Kongreß für Medizin, Budapest 1894.

Yersin A., Calmette A., Borrel A., La peste bubonique. Deuxième note. *Annales de l'Institut Pasteur,* 1895, *9,* 589–592.

Yersin A., La peste bubonique. Deuxième note. *Archives de Médecine navale,* 1895, *64,* 207–210.

Yersin A., Notes succintes sur une épizootie de buffles, sur la typhomalarienne et la bilieuse hématurique. *Archives de Médecine navale,* 1895, *64,* 49–52.

Yersin A., Note sur la fièvre bilieuse hématurique. *Comptes rendus de la Société de Biologie,* 1895, *47,* 447–449.

Yersin A., Chez les Moïs. *Journal des Voyages,* 22. 11. 1895.

Yersin A., Sur la peste (sérothérapie). *Annales de l'Institut Pasteur,* 1897, *11,* 81–93.

Yersin A., Rapport sur la peste aux Indes. *Archives de Médecine navale,* 1897, *68,* 366–372.

Yersin A., Historique du premier cas de peste traité et guéri par l'emploi du sérum antipesteux. *Bulletin de l'Académie de Médecine,* 1897, *36,* 195–199.

Yersin A., Expériences sur la peste bovine. *Bulletin Économique de l'Indochine,* 1898, *II,* 245.

Yersin A., Carré Ch., Fraimbault, Traitement de la peste bovine. *Annales d'Hygiène et de Médecine coloniales,* 1899, *2,* 175–182.

Yersin A., Rapport sur la peste bubonique de Nha Trang (Annam). *Annales de l'Institut Pasteur,* 1899, *13,* 251–261.

Yersin A., L'épidémie de peste à Nha Trang de juin à octobre 1898. *Annales d'Hygiène et de Médecine coloniales,* 1899, *2,* 378–390.

Yersin A., L'Institut Pasteur de Nha Trang, Annam. *Bulletin Économique de l'Indochine.* 1900, 253–265.

Yersin A., L'Institut Pasteur de Nha Trang (Annam). *Annales d'Hygiène et de Médecine coloniales,* 1900, *3,* 506–520.

Yersin A., Carré Ch., Vaccination par atténuation du coccobacille de la peste. *13e Congrès International de Médecine,* Paris 1900.

Yersin A., Simond P.L., Les épidémies de peste en Extrême-Orient. *13e Congrès International de Médecine,* Paris 1900.

Yersin A., Les impressions du Dr Yersin sur l'hévéa en Annam, en Malaisie et à Ceylan. *Revue Indochinoise,* 1903, 252, 750–752.

Yersin A., Note sur les épizooties des bovins en Indochine. *Annales d'Hygiène et de Médecine coloniales,* 1903, *6,* 467–469.

Yersin A., Études sur quelques épizooties de l'Indochine. *Annales de l'Institut Pasteur,* 1904, *18,* 7, 417–449.

Yersin A., Note sur un cas de fièvre récurrente en Indochine. *Comptes rendus de la Société de Biologie,* 1906, *60,* 1037–1038.

Yersin A., Vassal J.J., Une maladie rappelant le typhus exanthématique observée en Indochine. *Bulletin de la Société de Pathologie exotique,* 1908, *1,* 156–164.

Yersin A., Quelques observations sur l'astrolabe à prisme de MM. Claude et Driencourt. *Bulletin astronomique,* 1912, *XXIX,* 129–135.

Yersin A., Braudat L., Lalung-Bonnaire, La «Simaroubine» dans la dysenterie amibienne. *Comptes rendus des travaux du Troisième Congrès Biennal de la Far Eastern Association of Tropical Medicine,* Saigon 1913, 101–105.

Yersin A., La station d'altitude du Hon-Ba. *Bulletin agricole de l'Institut Scientifique de Saigon,* 1919, 129.

Yersin A., La station d'altitude du Hon-Ba (Annam). Les essais agricoles qui y sont poursuivis. *Revue de Botanique appliquée et d'Agriculture coloniale,* 1925, *5,* 574–582.

Yersin A., Expériences de cultures de cinchonas en Indochine. *Comptes rendus de l'Académie des sciences coloniales,* 1926–1927, *VIII,* 465–466.

Yersin A., Lambert A., Essais d'acclimatation de l'arbre à quinquina en Indochine. Première note. *Revue de Botanique appliquée et d'Agriculture coloniale,* 1927, *VII,* 250–254 und 331–338.

Yersin A., Lambert A., Note sur divers essais agricoles entrepris aux stations d'altitude des instituts Pasteur d'Indochine. Deuxième note. *Revue de Botanique appliquée et d'Agriculture coloniale,* 1927, *VII,* 809–816.

Yersin A., Essai d'acclimatation de l'arbre à quinquina en Indochine. *Archives de l'Institut Pasteur d'Indochine,* 1928, *8,* 5–22.

Yersin A., Lambert A., Note sur divers essais agricoles entrepris aux stations d'altitude des instituts Pasteur d'Indochine. Troisième note. *Revue de Botanique appliquée et d'Agriculture coloniale,* 1928, *VIII,* 119–122.

Yersin A., Quelques observations d'électricité atmosphérique en Indochine. *Comptes rendus de l'Académie des sciences,* 1930, 191, 366–368.

Yersin A., Essai d'acclimatation de l'arbre quinquina en Indochine. Broschüre für die Kolonialausstellung in Paris 1931. Hanoi 1931, Imprimerie d'Extrême-Orient, 23 Seiten.

Yersin A., Lambert A., Note sur divers essais agricoles entrepris aux stations d'altitude des instituts Pasteur d'Indochine. Quatrième note. *Revue de Botanique appliquée et d'Agriculture coloniale,* 1931, *XI,* 301–304.

Yersin A., La question des quinquinas. Bericht für den Finanz- und Wirtschaftsrat von Indochina. Saigon 1931, Aspar.

Yersin A., Longue survie d'hévéas brisés par un typhon. *Comptes rendus de l'Académie des sciences,* 1932, *194,* 1620.

Yersin A., Lambert A., Essais d'acclimatation du quinquina en Indochine. Cinquième note. *Revue de Botanique appliquée et d'Agriculture coloniale,* 1935,*XV,* 225–234.

Yersin A., Note sur les essais d'acclimatation des quinquinas entrepris en Indochine par l'Institut Pasteur. *Bulletin de la Société médico-chirurgicale de l'Indochine,* 1936, 594–595.

Yersin A., Vorwort zu N. Bernards und L. Nègres «Albert Calmette, sa vie, son œuvre scientifique», Paris 1939, *Masson,* 272 Seiten, 1–2.

Yersin A., Lambert A., Essais d'acclimatation du quinquinas en Indochine. Sixième note. *Revue de Botanique appliquée et d'Agriculture coloniale,* 1939, *XIX,* 237–242.

Yersin A., Premier contact avec les pays moïs de l'Annam. *Indochine,* 1942, *3,* 99, 1.

Yersin A., Rencontre avec des pirates sur le plateau moï. *Indochine,* 1942, *3,* 100, 8.

Yersin A., Première reconnaissance du plateau du Lang Bian. *Indochine,* 1942, *3,*101,4.

Yersin A., Voyage de Stung-Treng à Tourane par les pays moïs (première partie), *Indochine,* 1942, *3,* 103, 4.

Yersin A., ibid. (deuxième partie), *Indochine,* 1942, *3,* 104, 3.

Yersin A., ibid. (dernière partie), *Indochine,* 1942, *3,* 109, 3.

Yersin A., Un mois chez M'Siao (juillet–août 1893). *Indochine,* 1942, *3,* 117, 3.

Yersin A., De Nha Trang à Tourane par les plateaux moïs (I). *Indochine,* 1943, *4,* 137, 3.

Yersin A., ibid. (II). *Indochine,* 1943, *4,* 146, 4.

Yersin A., Note inédite sur une station d'altitude aux environs de Nha Trang: le Hon-Ba. Reconnaissance et premiers contacts. Diagramme des niveaux des marées observées à Nha Trang. *Bulletin de la Société des Études indochinoises,* 1944, 104–105 (posthume Veröffentlichung durch Henri Jacotot).

Einige Zahlen

Einige Zahlen der Serum-, und Impfstoffproduktion des Institut Pasteur von Nha Trang veranschaulichen seine zunehmende praktische Bedeutung bis zum Tod seines Gründers (1943).

	Jahr	*Serum*	*Impfstoff*
Barbone-Krankheit	1930	1 805 Dosen	11 550 Dosen
	1933	9 250 Dosen	48 535 Dosen
	1943	10 280 Dosen	215 086 Dosen
Milzbrand	1904		39 Dosen
	1923		4 200 Dosen
	1933		3 755 Dosen
	1942	475 Dosen	
	1943	2 638 Dosen	31 373 Dosen
Rauschbrand	1921		200 Dosen
	1927	180 Dosen	
	1931		13 280 Dosen
	1940	850 Dosen	
	1943		15 091 Dosen
Geflügelcholera	1927	700 Dosen	
	1933		1 912 Dosen
	1943	2 725 Dosen	62 506 Dosen
Schweinepasteurellose	1936	730 Dosen	150 Dosen
	1943	5 616 Dosen	5 410 Dosen
Rinderpest	1900	6 500 Dosen	
	1913	10 000 Dosen	
	1923	114 435 Dosen	

	1933	29 700 Dosen	139 551 Dosen (Jacotot)
	1943	67 121 Dosen	1 580 736 Dosen
Schweinepest	1935	400 Dosen	442 Dosen
	1943	6 490 Dosen	19 009 Dosen
Hundetollwut	1934		11 323 Dosen
	1943		23 944 Dosen
Schweinerotlauf	1940	200 Dosen	
	1943	920 Dosen	540 Dosen

Die Produktion von Bakterienimpfstoffen für Menschen am Institut Pasteur von Dalat.

Die Produktionskurve steigt und sinkt natürlich in dem Maße, wie einige ansteckende Krankheiten auftraten und wieder erloschen. So mußten etwa während der Choleraepidemie 1937–1938 und der Meningitisepidemie 1939–1940 in wenigen Tagen riesige Mengen Impfstoff hergestellt werden. Das Institut Pasteur von Dalat bewältigte diese Aufgabe, wie folgende Zahlen verdeutlichen:

Choleraimpfstoff	1937	2 446 170 Dosen
	1938	9 523 000 Dosen
	1940	1 160 000 Dosen
Abdominaltyphus	1936	66 654 Dosen
	1938	672 115 Dosen
	1940	89 277 Dosen
Meningokokken-Infektionen	1936	2 500 Dosen
	1938	2 500 Dosen
	1940	1 254 480 Dosen
Pest	1936	33 950 Dosen
	1940	127 535 Dosen

Bekämpft wurden außerdem Staphylokokken, Streptokokken, Kolibakterien, Pneumokokken und andere Infektionen.

Kurzbiographien

BABLET, Jean; geboren am 5. 6. 1886 in Quimper. Als Arzt im kolonialen Sanitätskorps erlitt er mehrere Schicksalsschläge: Bei einem Ausflug in den Buschwald Äquatorialafrikas wurde er von einem Panther angegriffen und so schwer verletzt, daß sein linker Ellbogen steif blieb. 1914 nahm er am Krieg in Frankreich teil und kehrte 1916 nach Afrika zurück, wo er sich die Schlafkrankheit zuzog. Während seiner zweijährigen Genesung im Hôpital Pasteur in Paris vertiefte er seine Kenntnisse in pathologischer Anatomie. Von 1920 bis 1932 arbeitete er zunächst am Institut Pasteur von Saigon, danach wurde er Direktor der neuen Niederlassung in Hanoi. 1932 geriet der Dampfer, der ihn nach Paris bringen sollte, auf dem Indischen Ozean in Brand. Bablet wurde zwar gerettet, aber das Gepäck mit allen seinen wissenschaftlichen Aufzeichnungen ging verloren. In Paris kam er in die Tuberkulose-Abteilung des Institut Pasteur. Im Auftrag Albert Calmettes gründete er eine Abteilung für pathologische Anatomie, von deren Arbeit Pasteurianer in aller Welt profitierten. Neben seinen Arbeiten zur Tuberkulose wies Bablet durch Forschungen in Indien nach, daß entgegen der damals herrschenden Meinung auch Asiaten an Krebs erkranken. Durch Hunderte von Untersuchungen kranker Lebern entwickelte er eine histologische Diagnostik des Gelbfiebers. Seine Studien über Nährstoffmangel vertieften die Kenntnisse auf dem Gebiet der Ernährungsstörungen. Bablet starb am 25. 9. 1952 (*Annales de l'Institut Pasteur,* 1952, *83,* 6, S. 721–724).

BEAU, Jean-Baptiste Paul; geboren am 26. 1. 1857 in Paris. Als Jurist begann er seine Laufbahn im Außenministerium (1883), dann Botschaftssekretär in Rom (1888), Sekretär im Ministerrat (1891), bevollmächtigter Gesandter in Peking (1901), Generalgouverneur von Indochina (1902 – 1908) und Botschafter in Bern (1911). Beau starb 1926.

BÉCHAMP, Pierre Jacques Antoine; geboren 1816 in Bassing. Doktor der Naturwissenschaften, Dozent an der École Supérieure für Pharmazie in Straßburg, Professor für Chemie an der Fakultät in Montpellier, danach Lehrstuhlinhaber an der Katholischen Fakultät für Medizin und Pharmazie in Lille. Béchamp starb 1908 in Paris.

BERNARD, Noël; geboren 1875 in Béziers. Ausbildung an der Marine-Sanitätsschule in Bordeaux. Als Doktor der Medizin trat er 1900 in die Kolonialarmee ein. Von 1940 bis 1958 Stellvertretender Direktor des Institut Pasteur von Paris. Er schrieb Biographien von Calmette und Yersin sowie 1951 «De l'empire colonial à l'Union française» (Flammarion). Er veröffentlichte Arbeiten über Opium, Beriberi, Filariasis, die Epidemiologie der Tuberkulose in Annam usw., außerdem zahlreiche wichtige Aufsätze über ehemalige Pasteurianer in Übersee. Er starb am 15. Juni 1971. Im Vorwort seiner Calmette-Biographie schrieb Pasteur Vallery-Radot: «Drei Namen beherrschten den Fernen Osten: Calmette, Yersin und Noël Bernard.»

BOUGAREL, Louis; geboren am 24. 6. 1854. 1871 Anstellung bei den Messageries Maritimes. Tätigkeit in den Niederlassungen Saigon (1889), Manila (1890), Hong Kong (1892) und Kobé (1898). 1920 ging er in Ruhestand.

BOULLOCHE, Léon Jules Pol; geboren am 10. 5. 1859 in Paris. Höhere Beamtenlaufbahn im Finanzministerium (ab 1882), persönlicher Referent des Generalresidenten von Annam (1888), Oberresident von Indochina (1894), Generalsekretär des Generalgouverneurs von Indochina (1902), Generalgouverneur von Guadeloupe (1905). 1907 nahm er seinen Abschied.

BRONI, Stanislas Auguste Marie; geboren am 20. 5. 1849 in Sarzeau (Morbihan). Als Verwaltungsoffizier der Marine a. D. wurde er 1899 Leiter der Abteilung für zivile Angelegenheiten beim Generalgouverneur von Indochina und 1902 Oberresident in Tonkin. 1907 kehrte er aus Gesundheitsgründen nach Frankreich zurück. Broni starb am 16. 9. 1907 infolge seiner Malariaerkrankung an einem Lebergeschwür.

BUDIN, Pierre; war 1887 41 Jahre alt. Schüler von Terrier und Frauenarzt am Hospital Charité seit 1882. Er führte 1891 in seiner Station erstmals eine wöchentliche Mütterberatung durch, bei der die Säuglinge gewogen wurden usw. 1901 gründete er die «Liga gegen die Säuglingssterblichkeit». Er setzte sich persönlich ein, um in den wichtigsten Provinzstädten Aufklärungsarbeit zu leisten und die Einrichtung ähnlicher Sprechstunden einzuführen. In dieser Absicht kam er auch nach Marseille, wo er am 22. 1. 1907 im Alter von 60 Jahren unerwartet starb.

CALMETTE, Léon Charles Albert; geboren am 12. 7. 1863 in Nizza. 1895 gründete er das Institut Pasteur in Lille. 1898 wurde er Professor für Hygiene und Bakteriologie an der dortigen Medizinischen Fakultät. Seine Arbeiten über Hefepilze leisteten den Bierbrauern wichtige Dienste. 1910 gründete er mit Sergent das Institut Pasteur von Algier. 1919 wurde er Stellvertretender Direktor des Pariser Institut Pasteur, wo ihm für seine Tuberkuloseforschungen ein eigenes Labor zur Verfügung gestellt wurde. 1921 experimentierte er erstmals mit dem BCG-Impfstoff. Von Roux erhielt er die Genehmigung für den Bau eines Tuberkulosezentrums, das im Juni 1931 eingeweiht wurde und in dessen hinterem Teil er seine Wohnung hatte. Dort starb er am 29. 10. 1933, fünf Tage vor Roux. Sein Bruder

Gaston Calmette, Chefredakteur des Figaro, wurde von Madame Caillaux ermordet (N. Bernard: «La vie et l'œuvre d'Albert Calmette», Paris 1961, A. Michel).

CAROUGEAU, Joseph; geboren 1872 in Patay (Loiret). Doktor der Tiermedizin an der Hochschule in Lyon. Arbeitete von 1900 bis 1903 in Nha Trang und ging dann nach Madagaskar, wo er die ärztliche Betreuung der Tierzucht organisieren sollte. Parallel dazu erforschte er am Institut Pasteur von Tananarive weiter die Lymphangitis bei Pferden und Maultieren, die Osteomalazie bei Pferden usw. 1911 isolierte er den später nach ihm benannten *Sporotrichus carougeaui.* Er war Generalinspekteur der Veterinärabteilungen in Übersee und beendete seine Laufbahn als technischer Berater im Pariser Kolonialministerium. Carougeau starb am 21. 7. 1956 in seiner Geburtsstadt.

CARRÉ, Anselm Étienne Charles; geboren am 21. 5. 1865 in Péronville (Eure-et-Loire). Als Jahrgangsbester der Veterinärmedizinischen Hochschule von Alfort trat er in die Armee ein. Er wurde in Paris stationiert und profitierte von der Nähe des Institut Pasteur, um in Roux' Labor zu arbeiten. Sein Name steht nicht auf den Teilnehmerlisten des Mikrobiologiekurses der Jahre bis 1897. (Danach hatte sich Roux nicht mehr die Namen der zahlreichen Gasthörer, sondern nur noch ihre Anzahl notiert.) Trotzdem befand sich Carré am Institut Pasteur, als Yersin bei Roux nach einem Nachfolger für Pesas fragte. Als Veterinär war er von Ende 1897 bis 1900 in Nha Trang. Bis 1906 war er in der Garnison von Moulins stationiert, ging dann nach Täbris in Persien und lernte den Thronfolger und späteren Schah (1908) kennen, der ihn nach Teheran mitnahm. 1910 kehrte er nach Frankreich zurück, wurde Oberstabsarzt im 45. Artillerieregiment und später Leiter des Veterinärdienstes der Armee in Saloniki, danach in Konstantinopel. 1920 war er an den Vorbereitungen für die Kolonialausstellung in Marseille beteiligt. 1924 ging er in Pension und starb am 20. 9. 1943 in Orléans.

CHAMBERLAND, Charles Édouard; geboren am 12. 3. 1851 in Chilly-le-Vignoble (Jura). Besuchte die École normale supérieure, wurde Gymnasiallehrer in Nîmes (1874 – 1875) und begann als Präparator in Pasteurs Labor in der Rue d'Ulm. 1879 Doktor der Naturwissenschaften. Bis 1888 war er Stellvertretender Direktor in Pasteurs Labor. Nach der Eröffnung des Instituts übernahm er die Leitung der Impfabteilung. Von 1904 bis zu seinem Tod am 2. 5. 1908 war er Stellvertretender Direktor des Institut Pasteur. Zahlreiche Veröffentlichungen über Virenabschwächung, Ätiologie und Prophylaxe bei Milzbrand, über Rotlaufimpfung, Tollwut usw. Er stellte Regeln zur Sterilisation von Mikrobenkulturen auf, entwickelte einen Sterilisationskasten, der in allen Labors Verwendung finden sollte, verbesserte die Filterverfahren und schuf damit die Voraussetzung für die Entdeckung ultramikroskopischer Organismen. Die Verwendung der «Chamberland-Kerzen» bei der Desinfektion von Trinkwasser hat seinen Namen bekannt gemacht. Er wurde Abgeordneter des Jura und wirkte als Referent bei der Ausarbeitung des Gesundheitsgesetzes mit (*Annales de l'Institut Pasteur,* 1908, *22,* 5, 369–380).

CHARMES, Marie Julien François, genannt Francis; geboren am 21. 4. 1848 in Aurillac. Kam 1872 zum «Journal des Débats», wo er Thiers unterstützte. Stellvertretender Leiter der Abteilung für politische Angelegenheiten im Außenministerium

(1880) und Abgeordneter von Murat (1881). Als Sekretär der Deputiertenkammer nahm er 1883 an den Beratungen über die Expeditionen nach Tonkin und Madagaskar teil. 1906 wurde er Leiter der politischen Abteilung am Quai d'Orsay, zwei Jahre später Mitglied der Académie française. Charmes starb 1916 in Paris.

CHAUTEMPS, François Émile; geboren am 2. 5. 1850 in Valleiry (Haute-Savoie). Praktizierte als Doktor der Medizin in Paris und ging in die Politik. 1884 wurde er Abgeordneter, 1895 Kolonialminister.

CHAVASSIEUX, Léon Jean Laurent; geboren am 29. 7. 1848 in Montbrison. Brach sein Medizinstudium zugunsten einer Verwaltungslaufbahn ab. War von 1874 bis 1879 im Ministerium für Zivilangelegenheiten in Kotschinchina, Resident in Annam, in Tonkin und Bürgermeister von Haiphong (1891), schließlich Interimsgouverneur von Indochina. Chavassieux starb am 7. 6. 1895 in Hanoi.

CORREVON, Henry; geboren 1854. Als Landwirtschaftsingenieur übernahm er 1871 die Gärtnerei seiner Familie in Yverdon und widmete sich vor allem dem Export von Alpenpflanzen und ihrer Akklimatisierung in anderen Teilen der Welt. 1883 gründete er die Vereinigung zum Schutz der Pflanzenwelt. Er war Autor zahlreicher Bücher über wildwachsende Pflanzen in der Schweiz und wirkte an der Schaffung von Naturreservaten in seinem Land mit. Er starb 1939.

CUPET, geboren 1859 in Sermaize-les-Bains. Bei den Kolonialtruppen in den verschiedensten Bereichen tätig. Wieder in Frankreich, setzte er seine militärische Karriere fort. Er war Oberstleutnant, als er 1907 völlig unerwartet bei Manövern im Departement Drôme starb. Die Armee ehrte ihn mit einem feierlichen Begräbnis in seiner Heimatstadt, an der auch eine Delegation von Mandarinen aus der indochinesischen Gesandtschaft teilnahm.

DOUMER, Paul; geboren am 22. 3. 1857 in Aurillac. Er war Abgeordneter, von 1895 bis 1896 Finanzminister (er brachte den ersten Gesetzesentwurf zur Einkommenssteuer ein) und wurde 1897 zum Generalgouverneur von Indochina ernannt. Nach seiner Rückkehr wurde er 1905 Präsident der Deputiertenkammer, 1912 Senator von Korsika, 1925 von neuem Finanzminister, zwei Jahre später Senatspräsident, und 1931 wurde er schließlich zum Präsidenten der Republik gewählt. Am 6. Mai 1932 erschoß ihn der russische Emigrant und Doktor der Medizin Paul Gorguloff, der mit dieser Tat «dagegen protestieren wollte, wie sich die zivilisierten Nationen den Bolschewisten gegenüber verhalten». Der Mord geschah während der Eröffnung einer Buchausstellung. In der allgemeinen Aufregung nach den Schüssen hatte man es allem Anschein nach versäumt, Doumer die nötige erste Hilfe zu leisten. Er starb am Tag darauf. (Dazu J. Bréhat: «Documents inédits sur la mort du président Paul Doumer», *Presse médicale,* 1968, *76,* 31, 1579–1582).

DUCLAUX, Émile; geboren am 24. 6. 1840 in Aurillac. 1859 begann er sein Studium an der École normale supérieure, 1862 wurde er Präparator in Pasteurs Labor, 1865 Doktor der Naturwissenschaften und schließlich Professor in Tours, dann in Clermont-Ferrand, wo er Roux als Präparator einstellte. In den Semesterferien erforschte er mit Pasteur in Alès die Fleckenkrankheit der Seidenraupen, und die beiden Wissenschaftler beschäftigten sich auch mit der alkoholischen Gärung von Bier. 1878 wurde Duclaux Professor für Meteorologie am Landwirtschaftlichen Institut von Paris und hielt Vorlesungen an der Sorbonne. In der Rue d'Ulm verfolgte er die Forschungen über Geflügelcholera, Milzbrand, Tollwut, die Abschwächung der Viren usw. 1887 gründete er die *Annales de l'Institut Pasteur,* deren Chefredakteur er bis zu seinem Tod blieb. 1895 wurde er Nachfolger Pasteurs als Direktor des Instituts und ließ das Hôpital Pasteur bauen. Er starb am 3. 5. 1904 in Paris *(Annales de l'Institut Pasteur,* 1904, *18,* 5, 272–276 und 6, 337–362).

DUREIGNE, François Louis Romain; geboren am 29. 2. 1864 in Peyrusse (Gers). Stabsapotheker bei der Kolonialarmee. 1906 wurde er für seinen aufopferungsvollen Dienst bei der Choleraepidemie im Senegal und der Pestepidemie in Hanoi mit dem Orden der Ehrenlegion ausgezeichnet.

FLÜGGE, Carl; geboren am 9. 12. 1847. Direktor des ersten Hygiene-Instituts in Berlin (1883), Professor in Breslau (1887) und in Berlin (1909 – 1922). Er starb am 12. 10. 1923.

GALLOIS, Anatole; geboren 1855 in Nevers. Er bereitete sich gerade auf sein naturwissenschaftliches Examen vor, als seine Eltern starben und er sich der kleinen Schwester annehmen mußte. Sein älterer Bruder Léon leitete damals das *Journal d'Haiphong* und holte ihn nach Indochina. Gallois trat der Zeitung bei, überwarf sich aber mit dem Bruder, verließ Haiphong und fand bei der Medizinischen Hochschule von Hanoi eine Anstellung als Sekretär in der Buchhaltung. Als Yersin Hanoi verließ, nahm er ihn mit und machte ihn zum Verwalter der Pasteur-Institute in Nha Trang und Saigon. Er starb 1918 in Nha Trang.

GALLOIS, Augustin; Sohn von Anatole Gallois, geboren am 3. 3. 1887 in Clermont-Ferrand. Er war Direktor der Plantagen von Suoi Giao, Dran und Djiring. Er starb am 25. 3. 1968 in Nizza.

GALLOIS, Robert; Sohn von Anatole Gallois, geboren am 16. 6. 1885 in Clermont-Ferrand. Gab seine Laufbahn beim Zoll- und Steueramt von Indochina 1909 auf, um sich den Kautschuk-Pflanzungen in Suoi Giao zu widmen. Nach dem Ersten Weltkrieg trat er die Nachfolge seines Vaters an und wurde Verwalter der Pasteur-Institute von Nha Trang und Saigon, später der Institute in Hanoi und Dalat. Bei der Organisation der Plantagen von Djiring und Dran spielte er eine wichtige Rolle. 1938 kehrte er nach Frankreich zurück, wo er am 28. 10. 1944 in Bergerac starb.

GRALL, Ch.; geboren am 29. 12. 1851. Als Angehöriger des Sanitätskorps der Marine erforschte er Malaria und Gelbfieber und nahm an der Eroberung Tonkins teil. 1890 kam er zum neugeschaffenen kolonialen Sanitätskorps. Als Leiter des Gesundheitsamtes von Tonkin und später von Indochina war er am Aufbau des Gesundheitssystems der Kolonie beteiligt. 1908 kehrte er nach Frankreich zurück und wurde unter anderem Präsident des Gesundheitsrats der Kolonien. Unter seiner Leitung wurde der «Traité de pathologie exotique» herausgegeben. 1914 meldete er sich freiwillig für den Orientfeldzug, zwei Jahre später nahm er seinen Abschied. Er starb 1924 in Nizza.

GRANCHER, Jacques Joseph; geboren am 29. 9. 1843 in Felletin (Creuse). Als Krankenhausarzt und Professor für Kinderkrankheiten widmete er einen großen Teil seiner Aktivitäten dem Schutz des Kindes vor der Tuberkulose. Er machte sich als Pathologe und Anatom einen Namen, erforschte aber auch Erkrankungen des Atmungsapparats und ansteckende Krankheiten. Er spielte am Institut Pasteur eine wichtige Rolle als Vorsitzender des Verwaltungsrats. Er starb am 13. 7. 1907.

GRANDIDIER, Alfred; geboren am 20. 12. 1836 in Paris. Schon als 21jähriger erhielt er eine wissenschaftliche Mission, die ihn in die Vereinigten Staaten und nach Südamerika führte. Zusammen mit seinem jüngeren Bruder besuchte er Peru, Bolivien und Brasilien und brachte von dort Pflanzen und Mineralien mit. 1863 fuhr er allein nach Madagaskar. Da er wußte, daß die Kenntnisse von der Hauptinsel ungenau waren, nahm er geographische und geologische Messungen vor und studierte die Pflanzenwelt. Nach dem Krieg 1870/71, an dem er als Soldat teilnahm, veröffentlichte er die Ergebnisse seiner Arbeit, auf die sich Galliéni bei der Eroberung Madagaskars stützte. Grandidier starb 1921.

HAFFKINE, Waldemar Mordecai; geboren am 15. 3. 1860 in Odessa. Doktor der Naturwissenschaften (1884). Er floh vor religiösen und politischen Verfolgungen aus seiner Geburtsstadt, unterrichtete in Lausanne (1888) und ging dann zu seinem Landsmann Metchnikoff nach Paris. 1892 entdeckte er am Institut Pasteur einen Impfstoff gegen Cholera. Der Vize-König von Indien lud ihn ein, die Bevölkerung seines Landes zu impfen. Im März 1893 eröffnete er ein Labor in Kalkutta, und bis 1896 zog er von Stadt zu Stadt, um gegen Cholera zu impfen. Zu Ende des Jahrhunderts geriet er ins Schußfeld der Kritik: Bei einer breit angelegten Impfkampagne starben 19 Menschen an Tetanus; man gab Haffkine die Schuld, er wurde abberufen. Eine Untersuchungskommission rehabilitierte ihn fünf Jahre später, und 1907 konnte er in seinem Labor in Kalkutta weiterarbeiten. Doch als die Hindus erfuhren, daß er für seine Nährlösungen das Fleisch heiliger Kühe verwendete, und gleichzeitig die Feindseligkeit der Engländer gegenüber dem Ausländer wuchs, zog er es vor, 1915 nach Frankreich zurückzukehren. Fortan widmete er seine Zeit und sein Geld der Abfassung zionistischer Werke. Er starb am 25. 10. 1930 in Lausanne.

HAMY, Ernest; Anthropologe, Amerikanist, Völkerkundler, Geschichtsschreiber, Präsident der Geographischen Gesellschaft und der Gesellschaft für Anthropologie sowie Professor am Museum für Naturgeschichte. Auf seine Initiative hin wurde das Ethnographische Museum am Trocadero, der Vorläufer des Musée de l'Homme, geschaffen, dessen erster Präparator er wurde. Hamy starb am 18. 11. 1908.

HUYN DE VERNEVILLE, Albert-Louis; am 17. 10. 1847 in Metz geboren. Nach dem Besuch der Kriegsakademie trat er der Marineartillerie bei. Ministerialrat für Zivilangelegenheiten in Kotschinchina (1873), französischer Konsul in Tonkin (1880), Oberresident in Kambodscha (1889–1897). 1897 wurde er nach Frankreich zurückbeordert.

JACOTOT, Henri; geboren am 29. 5. 1896 in Dijon. Ausbildung an der Veterinärmedizinischen Hochschule von Alfort. Der zweite Teil seiner Karriere verlief am Institut Pasteur von Paris (1948–1966), wo er als Honorarprofessor tätig war. Mitglied (1961) und Ehrenpräsident (1978) der Akademie für Medizin.

KITASATO, Shibasaburo; geboren in Ogunigo (Japan) 1852. Er begann sein

Medizinstudium in Kumamoto an der neu geschaffenen und von dem deutschen Professor Mansfeld geleiteten Fakultät. 1883 schloß er sein Studium in Tokio ab und trat dem staatlichen Gesundheitsamt am Innenministerium bei. 1885 wurde er zu Koch nach Berlin geschickt, um Bakteriologie zu studieren. Es gelang ihm, den Tetanusbazillus, den Nicolaier entdeckt hatte, zu isolieren. 1890 arbeitete er zusammen mit Behring und veröffentlichte wichtige Arbeiten über Diphtherie- und Tetanustoxin. Als er nach sieben Jahren in Berlin nach Japan zurückkehrte, verlieh ihm die preußische Regierung den Titel eines Professors, eine Auszeichnung, die bis dahin noch keinem Ausländer zuteil geworden war. In Tokio gründete er 1892 ein Labor für bakteriologische Forschung, das dem Innenministerium unterstand und dem die Institute für Immunologie und Serumtherapie angeschlossen wurden. 1914 wurde das Forschungszentrum der Universität eingegliedert, ohne daß sein Direktor gefragt worden war. Kitasato nahm seinen Abschied, gefolgt von seinen Kollegen, und gründete sein eigenes Forschungsinstitut: das Institut Kitasato. 1921 berief ihn der Kaiser von Japan ins Oberhaus, wo er ein Gesetz zur Abstimmung brachte, das die Ausübung des Arztberufs staatlichen Richtlinien unterwarf. 1924 wurde ihm der Titel «Baron» verliehen. Er starb am 13. 6. 1931. Kitasato verehrte Koch abgöttisch. Miyajima berichtet in seinem Buch «Der Lehrer und sein Schüler» (Tokio 1935), daß Kitasato beim letzten Besuch Kochs in Tokio die Haare seines alten Lehrers vom Kamm sammelte, um sie aufzubewahren.

KLUMPKE, Augusta; geboren am 15. 10. 1857 in San Francisco. 1887 bestand sie die Assistentenprüfung, und noch im selben Jahr heiratete sie Dejerine, den sie im Hôpital de la Charité kennengelernt hatte, wo sie 1880 als Praktikantin beschäftigt gewesen war. Sie arbeitete in der neurologischen Abteilung ihres Mannes, im Hôpital de Bicêtre, dann in der Salpêtrière. Sie starb am 5. 11. 1927.

KREMPF, Armand; geboren am 2. 2. 1879 in La Tremblade (Charente-Mar). Er reiste 1911 in staatlichem Auftrag nach Algerien, um die Bedingungen für die Akklimatisierung von Dattelpalmen und Feigenbäumen in Indochina zu untersuchen. Während des Ersten Weltkriegs arbeitete er im Malarialabor des Pariser Institut Pasteur. 1924 schuf er in Khane Hoa das Ozeanographische Institut von Indochina, um im Kontakt mit der Akademie der Wissenschaften, dem Museum für Naturgeschichte und dem Pariser Ozeanographischen Institut die Meere und Binnengewässer Indochinas zu erforschen. Nach seiner Rückkehr nach Frankreich 1931 setzte er sich in der Wirtschaftsvertretung Indochinas für das Wohl der Kolonie ein.

LANESSAN, Jean-Marie Antoine de; geboren am 13. 7. 1843 in Saint-André-de-Cubzac (Gironde). Nach dem Medizinstudium trat Lanessan der Marine bei und fuhr bis 1870 zur See. Nach dem Krieg setzte er sein Studium fort, wurde 1872 Doktor der Medizin und 1876 außerordentlicher Professor. Parallel dazu begann er eine politische (als Pariser Abgeordneter) und journalistische Laufbahn: 1881 gründete er den *Réveil* und übernahm ein Jahr später die Leitung der *Marseillaise*. Er war Abgeordneter der extremen Linken in der Deputiertenkammer, Fachreferent für das Budget der Marine und der Kolonien und brachte die Gesetze zur Finanzierung der Madagaskar-Expedition zur Abstimmung. 1885 wechselte er von der Linken zum Zentrum über, blieb aber Fachmann für Kolonialfragen. 1886 erhielt er den Auftrag, für die Weltausstellung die Abteilung «Kolonien» vorzubereiten, und reiste aus diesem Anlaß nach Tunesien und Indochina. Am 21. 4. 1891 wurde er Generalgouverneur von Indochina und blieb es bis zum 29. 12. 1894. Als Marineminister (1900) ließ er 123 Schiffe bauen. Nach der Pensionierung schrieb er in Écouen seine Memoiren. Er starb 1919.

LANNELONGUE, Odilon Marc; geboren am 4. 12. 1840 in Castéra-Verduzan (Gers). Doktor der Medizin (1867), Chirurg, außerordentlicher Professor (1869) und Professor für äußere Pathologie (1884). Er war ein Freund Pasteurs und Gambettas und leitete während der Belagerung von Paris ein Feldlazarett. 1893 wurde er Abgeordneter des Departement Gers und 1896 Senator. Er starb am 23. 12. 1911. Zur Erinnerung an seine Frau hatte er in Paris die Poliklinik Marie Lannelongue gegründet.

LEFÈVRE-PONTALIS, Pierre Antoine; geboren am 13. 11. 1864. Diplomierter Orientalist für das Malaiische und Annamitische sowie Botschaftsattaché. 1894 wurde er stellvertretender Siedlungskommissar in der Republik Laos, später Mitarbeiter bei Grenzziehungskommissionen, Botschaftssekretär in Kairo, Sankt Petersburg, Athen und Washington, bevollmächtigter Gesandter in Bangkok (1912) und in Wien (1920). 1924 ging er in Pension und starb am 19. 6. 1938.

LEGENDRE, Louis Paul; 1854 in Paris geboren. War gleichzeitig an der medizinischen, philosophischen und juristischen Fakultät eingeschrieben. Zwischen 1870 und 1876 brachte er im Odéon ein Theaterstück zur Aufführung, organisierte einen Geographenkongreß und verkehrte vorwiegend in Literatenkreisen. 1877 nahm er sein Medizinstudium wieder auf und wurde 1886 Stationsarzt. 1896 organisierte er eine Kampagne gegen den Alkoholismus und arbeitete auf dem Gebiet der Tuberkulose-Prophylaxe. 1914 wurde er Chefarzt am Militärhospital in La Flèche, 1916 leitete er die Station für serbische Offiziere am Hôpital Lariboisière. Er prägte den Begriff «praktischer Arzt».

LIEBERKUHN, Samuel Nathanael; geboren am 8. 7. 1821 in Barby an der Elbe. Promovierte 1849 zum Doktor der Medizin in Berlin, wo er auch einige Zeit praktizierte. 1857 wurde er Prosektor an der Universität, 1862 Aushilfslehrkraft. 1867 ging er als Professor für Anatomie nach Marburg, später übernahm er als Direktor die Institute für Anatomie und Zoologie. Er starb am 14. 4. 1887.

LOIR, Adrien; 1862 in Lyon geboren. Nach seiner Rückkehr nach Frankreich wurde er 1893 nach Tunesien geschickt, um dort ein Institut Pasteur zu eröffnen. 1902 löste ihn Charles Nicolle ab, und Loir erforschte in Rhodesien die Tollwut. 1906 unterrichtete er Biologie in Montréal. Von 1908 bis zu seinem Tod 1942 war er Leiter des Gesundheitsamts in Le Havre.

METCHNIKOFF, Elie; geboren am 16. 5. 1845 bei Krakau, wo er ein naturwissenschaftliches Staatsexamen ablegte. Es folgten Aufenthalte auf Helgoland, in Gießen, München und Neapel. 1867 promovierte er in Zoologie an der Universität Odessa, wo er von 1870 bis 1882 vergleichende Anatomie und Zoologie unterrichtete. 1882 ging er nach Messina, widmete sich dort der vergleichenden Embryologie und entdeckte das Phänomen der Phagozytose bei niederen Tierarten. Nach einem Zwischenaufenthalt in Odessa kam er 1888 nach Paris ans Institut Pasteur, wurde 1905 dessen stellvertretender Direktor und erhielt 1908 zusammen mit Ehrlich den Nobelpreis für Medizin und Physiologie für seine Arbeit auf dem Gebiet der Immunologie. Er hinterließ zahlreiche Werke. Metchnikoff starb am 15. 7. 1916 in Paris (dazu: Olga Metchnikoff: «Vie d'E. Metchnikoff», Hachette, Paris 1920).

MICHEL, Louise. 1885 kehrte sie als 50jährige aus der Strafkolonie Neu-Kaledonien zurück, wohin sie ein Kriegsgericht am 16. 12. 1871 wegen ihrer Teilnahme an der Pariser Kommune verbannt hatte. Als Mitglied der 1. Internationale hatte sie während der Belagerung zahlreiche kämpferische Artikel im «Le Cri du Peuple» veröffentlicht und zündende Reden gehalten. Während ihrer Verbannung betätigte sie sich in ihrem Beruf als Lehrerin, alphabetisierte die Kanakken und predigte auch ihnen die Revolution. Gleich nach ihrer Heimkehr nahm sie den Kampf wieder auf und faszinierte mit ihren Reden die Anarchisten mehrerer europäischer Länder. 1883 wurde sie in Paris erneut verurteilt, doch wieder auf freien Fuß gesetzt. Nach fünfjährigem Aufenthalt in London kehrte sie 1895 nach Frankreich zurück, wo sie bis zu ihrem Tod 1905 von Versammlung zu Versammlung zog.

MILLET, Jules Armand; geboren am 12. 1. 1864 in Hirson. Fuhr als Schiffsarzt bei den Messageries Maritimes, zunächst mit der *Oxus*, später mit der *Godavery* auf der Linie Singapur–Batavia. Aus gesundheitlichen Gründen kehrte er in die Heimat zurück und verließ 1891 die Schiffahrtsgesellschaft.

MORAX, Victor. Als Medizinstudent lernte er auf der Station Charcots im Hospital Salpêtrière Parinaud, den Begründer der Ophtalmoneurologie, kennen. Als Assistent arbeitete er 1890 in der ophtalmologischen Abteilung bei Delens. 1894 beschrieb er in seiner Doktorarbeit den Diplobazillus, den Erreger einer chronischen Bindehautentzündung, der seitdem seinen Namen trägt: *Moraxella lacunata.* 1900 stieg die Ophtalmologie – bis dahin nur zweitrangige Disziplin – in den Rang einer Spezialdisziplin auf, als an den staatlichen Hospitälern entsprechende Stellen ausgeschrieben wurden. Der naturalisierte Franzose Morax bekam eine Anstellung, arbeitete im Hospital Lariboisière und unterhielt ein Labor im Institut Pasteur. Seine Arbeit fand weltweit Anerkennung. Von überall kamen Schüler nach Paris, um bei ihm zu lernen. Bis zu seinem Tod 1935 leitete er die *Annales d'oculistique.*

NICOLLE, Maurice; geboren am 1. 3. 1862 in Rouen. Arztsohn und Bruder des späteren Nobelpreisträgers Charles Nicolle. Er schloß sein Medizinstudium in Cornils Labor in Paris ab. Nicolle war musisch veranlagt und sehr gebildet, verkehrte bei den Daudets (wohin er auch Yersin mitnahm) und war Stammgast bei den literarischen Zirkeln der Brüder Goncourt in Auteuil. Aber seine Schwerhörigkeit – eine Familienkrankheit, von der auch sein Bruder Charles nicht verschont blieb – drängte ihn in eine Isolation, die sich auch auf seinen Charakter auswirkte. Er besuchte den Mikrobiologiekurs und wurde überzeugter Pasteurianer. 1892 gründete er in Konstantinopel das Kaiserliche Institut für Bakteriologie Nichan-Tach, wo er unterrichtete, schrieb und Seren und Impfstoffe herstellte. Gleichzeitig begeisterte er sich für das Land, lernte Türkisch, Arabisch, Persisch und beschäftigte sich mit der Kunst des Teppichknüpfens. Durch Eigensinn und seinen gelegentlich schroffen Umgangston zog er sich in dem Land, in dem Diplomatie zu den grundlegenden gesellschaftlichen Spielregeln gehört, Feindschaften zu, die seine Arbeit entscheidend behinderten. Er suchte in Paris um Unterstützung nach, verstand es aber nicht, seine Interessen durchzusetzen, und nahm 1902 seinen Abschied. Verbittert ging er ans Institut Pasteur zurück, wo er in seinem kleinen Pariser Labor bald wieder Schüler um sich scharte, die die außergewöhnliche Bedeutung ihres Lehrers zu schätzen wußten. Allein oder in Zusammenarbeit mit anderen Pasteurianern beschäftigte er sich mit der Tierkrankheit Rotz, mit Gonokokken und Pneumokokken, mit der Ruhr, der Titrieranalyse von Toxinen und Antitoxinen sowie mit der Chemotherapie der Schlafkrankheit. Noch als Fünfzigjähriger lernte er Englisch (Deutsch sprach er schon fließend). Nicolle war am Ende seines Lebens gelähmt und starb am 26. 8. 1932 (vgl. *Annales de l'Institut Pasteur*, 1932, *49*, 3, S. 275–278).

NOCARD, Edmond Isidore Étienne; geboren am 29. 1. 1850 in Provins. 1873 Doktor der Veterinärmedizin, 1878 ordentlicher Professor für Pathologie und klinische Chirurgie, 1887 Direktor der Veterinärhochschule von Alfort und Inhaber des neugeschaffenen Lehrstuhls für Infektionskrankheiten. Als Pasteurianer der ersten Stunde arbeitete er allein oder mit seinem Freund Roux an Tollwut, Tetanus, Maul- und Klauenseuche sowie Rotz und bewies die Einheit der Tuberkulose bei Mensch und Tier. Er starb am 2. 8. 1903 in Saint-Maurice bei Alfort.

OUTREY, Ernest Antoine Georges Amédée; geboren am 11. 4. 1863 in Konstantinopel. Er besuchte die Bergbauakademie in Paris und sprach Annamitisch, Englisch, Deutsch, Neugriechisch und Chinesisch. 1889 begleitete er die Delegation, die der Kaiserhof von Hue zur Weltausstellung entsandt hatte, nach Indochina zurück. 1890 wurde er Stellvertretender Referent des Gouverneurs von Kotschinchina, von 1890 bis 1900 war er Ministerialrat am Ministerium für Zivilangelegenheiten in Kotschinchina. 1893 ließ er eine 200 Kilometer lange Straße von Kotschinchina nach Laos anlegen, und 1900 leitete er den Bau einer Eisenbahnstrecke am oberen Don Nai. Verwaltungsinspektor (1907), Oberresident von Indochina (1910) und Kambodscha (1911). Nach seinem Abschied 1914 wurde er zum Abgeordneten von Kotschinchina gewählt.

PAVIE, Auguste; 1847 in Dinan geboren. Generalkonsul in Bangkok, ab 1895 bevollmächtigter Gesandter. Nach seiner Rückkehr veröffentlichte er sein umfangreiches Material: 15 Bände der «Missions Pavie», Bücher mit Volksmärchen aus Kambodscha, Laos und Siam sowie Aufsätze zur Naturgeschichte des östlichen Indochina. Er starb 1925 in Dinan.

PERDRIX; studierte an der École normale supérieure bis 1881, war von 1884 bis 1891 Präparator bei Pasteur, dann Professor für Chemie und schließlich Lehrstuhlinhaber an der Naturwissenschaftlichen Fakultät in Marseille. Er starb 1917.

PERROT, Georges; geboren am 12. 11. 1832 in Villeneuve-Saint-Georges. Er begann sein Studium 1852 an der École normale supérieure und wechselte dann an die Hochschule in Athen. Lehrtätigkeit in Angoulême (1858) und Orléans (1859). 1860 nahm er an archäologischen Ausgrabungen in Kleinasien teil. Als Doktor der Philosophie unterrichtete er an der École normale klassische Sprachen und Literatur (1869). Er war Professor für Archäologie an der Sorbonne (1876), Autor wichtiger archäologischer und geschichtlicher Werke und Verfasser der monumentalen *Histoire de l'art dans l'antiquité.* Von 1883 bis 1904 war er Direktor der École normale supérieure. Er starb am 30. 6. 1914 in Paris.

PILINSKI, Joseph Constantin; geboren am 1. 9. 1850. Konsul in Rangun (1889), Batavia (1893) und Bombay (1896). Von 1899 bis 1902 Generalkonsul in Kalkutta.

QUEYRAT, geboren im Departement Creuse. In seiner Station am Krankenhaus Cochin reformierte er die Behandlung von Syphiliskranken und richtete Abendsprechstunden ein. Auch nach seiner Pensionierung 1923 kämpfte er aktiv für die Einrichtung von Behandlungszentren für Geschlechtskrankheiten.

RICHET, Didier Dominique Alfred; geboren am 16. 3. 1816 in Dijon, gestorben am 3. 12. 1891 in Hyères. Professor für klinische Chirurgie an der Medizinischen Fakultät in Paris. Vater des Physiologen Charles Richet.

RÖSER, Wilhelm Ferdinand; geboren am 26. 3. 1817 in Stuttgart. Promovierte 1839 in Tübingen im Fach Medizin, Professor für Chirurgie und Chefchirurg in Reutlingen (1845). Professor an der Chirurgischen Klinik in Marburg, ab 1850 deren Direktor. Er starb am 16. 12. 1888. Anläßlich seines 80. Geburtstags wurde in Marburg eine Straße nach ihm benannt.

SAINT-ARROMAN, Raoul de; geboren am 8. 12. 1849 in Bordeaux. 1873 kam er in die Wissenschaftsabteilung am Erziehungsministerium. Zu seinem Ressort gehörten in erster Linie wissenschaftliche Missionen und die gelehrten Gesellschaften. Er war maßgeblich an der Vorbereitung der Reisen Savorgnan de Brazzas, Foureaus und Lamys beteiligt. Für die Weltausstellungen von 1889 und 1900 organisierte er die Abteilung «Wissenschaftliche Expeditionen». Außerdem war er Theaterkritiker, Romanschriftsteller und Journalist. Er starb am 20. 3. 1915 in Paris.

STRAUS, Isidor; geboren am 24. 11. 1845 in Dambach am Niederrhein. Chirurg in Paris, ab 1888 Lehrstuhlinhaber für vergleichende und experimentelle Pathologie. Er starb 1896.

TERRILION, Octave; geboren am 17. 5. 1844 in der Nähe von Dijon. Er nahm unter General Aurelle de Paladines als Hilfschirurg am deutsch-französischen Krieg 1870/71 teil. Als man an der École normale supérieure eine kleine chirurgische Abteilung für Tollwutkranke einrichtete, stellte ihn Pasteur auf Empfehlung ein. Zwei Jahre arbeitete Terrillon in der Rue d'Ulm. Er starb am 22. 12. 1895.

VASSAL, Joseph; geboren 1867. Er studierte an der Sanitätshochschule der Marine in Bordeaux und trat 1894 dem Institut Pasteur in Paris bei, wo er mit Laveran und Mesnil zusammenarbeitete; später ging er nach Lille zu Calmette. 1901 war er an der serumtherapeutischen Bekämpfung der Pestepidemie auf der Insel Réunion beteiligt. In Nha Trang wies er mit Yersin die Existenz der Dreitagefieber in Indochina nach, und er entdeckte einen Blutschmarotzer, den Laveran nach ihm benannte *(Haemamoeba vassali).* Im Ersten Weltkrieg nahm er am Dardanellen-Feldzug teil. Als Leiter des Gesundheitsdienstes in Französisch-Äquatorialafrika (1922 – 1924) erstellte er eine Karte der von der Schlafkrankheit verseuchten Gebiete und erforschte Denguefieber und Malaria. Er starb am 10. 11. 1957.

VERNET, Georges Armand; geboren 1877 in Nizza. Nach seinem Abschied aus dem Institut Pasteur von Nha Trang arbeitete er in der Saigoner Niederlassung bei Noël Bernard und wurde später Leiter des technischen Labors am Naturwissenschaftlichen Institut von Indochina in Saigon. Er starb dort am 25. 11. 1924.

ZEISS, Carl; geboren am 11. 11. 1816 in Weimar. Er gründete 1846 in Jena eine feinmechanisch-optische Werkstätte, die schnell berühmt wurde und in der er bahnbrechende soziale Einrichtungen schuf. Er starb am 3. 12. 1888.

Anmerkungen

Vorwort

1. J. N. Biraben, *Les hommes et la peste en France et dans les pays européens et méditerranéens,* Paris 1976, La Haye, Mouton. 1. Band: *La peste dans l'histoire.* 2. Band: *Les hommes face à la peste.*
2. Generaldirektor des Institut Pasteur von Vietnam.
3. Sammlung von Yvonne Bastardot-Yersin.
4. P. Rentchnick: «Les orphelins mènent le monde». *Médecine et Hygiène,* 1975, *33,* 1745, 1766.

1. Kapitel: Morges

1. A. Forel: «Notice sur A. Yersin, membre de la Société vaudoise des Sciences naturelles», *Bulletin de la Société vaudoise des Sciences naturelles,* 1846 – 1865, *VIII,* 228 – 234.
2. W. Martin: *Histoire de la Suisse. Essai sur la formation d'une confédération d'États,* Lausanne 1974, Payot, 407 Seiten.
3. Sammlung von Yvonne Bastardot-Yersin.
4. Dieser Ausruf stammt von Madame Gallois, deren Mann Robert von 1911 bis 1938 als Verwalter des Institut Pasteur von Nha Trang mit Yersin zusammenarbeitete. Das Ehepaar Gallois traf Émilie Yersin 1928 während eines Ferienaufenthalts in der Schweiz.
5. Dem Brief liegt eine kleine Skizze bei.
6. R. Dupraz: «Fondation de l'Église Évangélique Libre du Canton de Vaud et coup d'œil sur l'histoire de l'Église Libre de Lausanne», Lausanne 1897, Druck G. Bridel, 47 Seiten, 26 Illustr.
7. Als sich im Juni 1914 Francks Sohn bei Alexandre darüber beklagte, daß er dem Bruder nie schreibe, anwortete er ihm: «Wir haben so wenig gemeinsam und sind soweit voneinander entfernt, daß es schwierig wäre, sich regelmäßig

zu schreiben. Das würde beiden Seiten schnell zur Last fallen.» Mit seiner Schwester führte er allerdings bis zu ihrem Tod eine regelmäßige Korrespondenz.

8. Y. Bastardot: *Hao Ti descendu sur terre,* Œuvre suisse des Lectures pour la Jeunesse, Zürich 1965, Nr. 893, 32 Seiten, Illustr.
9. E. C. Bonard: «Deux lettres d'Alexandre Yersin», *Revue médicale de la Suisse romande,* 1972, *92,* 995–1000.
10. Céranville: «Dr. Jean Morax», *Revue médicale de la Suisse romande,* 1913, *33,* 3/4, 1–15.

2. Kapitel: Marburg

1. R. Dilg-Frank: «Alexandre Yersin, 1863–1943, als Medizinstudent in Marburg», *Alma Mater Philippina,* 1978–1979, 19–23.
2. Er starb am 13. 1. 1895, vgl. «Zur Erinnerung an Eduard Kulz» von E. Siemerling, Marburg 1896, 24 Seiten.
3. Der Kieler Chirurg F. von Esmarch hatte die Verwendung der nach ihm benannten Binde vor Operationen eingeführt.
4. Der Gebrauch von Thermometern etablierte sich in der Medizin zwischen 1855 und 1875 (Wunderlich, *Das Verhalten der Körperwärme bei Krankheiten,* Leipzig 1868).
5. «Enfans»: So die Schreibweise an der Vorderfront des Hospitals in der Rue de Sèvres 149 in Paris.
6. R. Cruchet: *La Médecine dans quelques universités allemandes du Sud,* Bordeaux 1901, Druck Gounouilhou.
7. A. Kannengieser: *Juifs et Catholiques en Autriche-Hongrie,* Paris 1896, Lethielleux, 363 Seiten.
8. S. Guerchberg: «La controverse sur les prétendus semeurs de la Peste noire, d'après les traités de peste de l'époque», *Revue des Études juives,* 1948, *VIII,* 3–40.
9. L. Poliakov: *Histoire de l'antisémitisme,* 4. Band: *L'Europe suicidaire 1870–1933,* Paris 1977, Calmann-Lévy, 368 Seiten.
10. C. de Beauregard: «Notes et documents sur la condition des juifs en Savoie dans les siècles du Moyen Age», *Mémoires de l'Académie royale de Savoie,* 1854, *II,* 81–126.
11. E. Olivier: «Pestes dans le pays de Vaud», in: *Yersin et la peste* von N. Bernard, P. Hauduroy und E. Olivier, Lausanne 1944, Druck F. Rouge, 125–175.
12. Diesen Begriff prägte 1879 F. H. Besnier.

3. Kapitel: Paris

1. J. Pinet, Archivar des Bon Marché, Privatkorrespondenz.
2. Es wurde gegen 1100 neben der Notre-Dame längs der Seine gebaut und im Lauf der Jahrhunderte mehrmals wieder zerstört. Napoleon III. ließ es auf der gegenüberliegenden Seite des Platzes wieder errichten, wo es noch heute steht. 1885 war es also ein Neubau.
3. War der Urheber dieses unglaublichen Transplantationsversuchs verwandt mit dem namhaften Professor für klinische Chirurgie und Autor der berühmten «Éléments de Pathologie chirurgicale», Auguste Nélaton (1807 – 1873)?
4. 1934 wurde das Gebäude der Polizeischule eingegliedert. Ein neues Hôpital Beaujon wurde im selben Jahr in Clichy gebaut.
5. A. Galinowski: *L'enseignement à la faculté de médecine de Paris au début de la Troisième République et le décret du 20 Juin 1878,* thèse de médecine, Créteil 1979.
6. Cornil war Abgeordneter, dann Senator und Vorsitzender des Departementrats von Allier. Er starb 1908.
7. A. Galinowski a.a.O. S. 36 – 37.
8. Eine vergleichbar rassistische, feindselige und darüber hinaus gewalttätige Stimmung herrschte, als im Oktober 1962 mit James Meredith der erste farbige Student zur Immatrikulation an der Universität Oxford (Mississippi) zugelassen wurde und nur unter Begleitschutz von Soldaten, die Präsident Kennedy entsandt hatte, das Universitätsgelände betreten konnte.
9. Yersin übersetzte später auch einige Artikel, um sie in den *Annales de l'Institut Pasteur* unter seinem Namen zu rezensieren. Die *Annales* wurden 1887 von E. Duclaux gegründet.
10. Im Jahr 1885 währte der Kampf der Heilsarmee gegen Sünde und Atheismus, der in London seine Anfänge genommen hatte, bereits zwanzig Jahre. Die Mitglieder trugen Uniformen und waren pseudo-militärisch organisiert. Sie gewährten den Ärmsten materielle Unterstützung, die sie mit einer Bekehrung zum protestantischen Glauben zu verknüpfen sich bemühten. William Booth, der Gründer, ernannte sich selbst zum Marschall und sein Frau zum Ersten Offizier.
11. Tollwutkranke erleiden schreckliche Qualen. Pfleger oder Angehörige laufen Gefahr, von ihnen gebissen und angesteckt zu werden. Vor der Behandlungsmethode Pasteurs fand es auf dem Land allgemeine Billigung, daß man die Kranken zunächst fesselte und dann mit einem Kissen erstickte. Es war die einzige Form der Tötung, die von der Kirche nicht als schwere Sünde verurteilt wurde.
12. Zwar kann die Tollwut beim Menschen auch heute noch nicht geheilt werden, wenn sie erst einmal ausgebrochen ist, doch dank Pasteurs Impfung kann ihr wirksam vorgebeugt werden. Wir müssen unterscheiden zwischen *Schutzimpfung* bei Personen, die berufsbedingt Bissen tollwütiger Tiere ausgesetzt sind, und *Heilimpfung*, die bei bereits gebissenen Personen den Ausbruch der

Krankheit verhindern soll. Bei dieser Heilimpfung macht man sich die lange Inkubationszeit der Tollwut zunutze – durchschnittlich 35 Tage. Der Schutz, den diese Impfung verleiht, hält jedoch höchstens 14 Tage an.

13. H. Jacotot: «Le Dr. Yersin, esquisse de ce qu'il fut et de ce qu'il fit», *Bulletin de la Société des Études indochinoises,* 1944, 48 Seiten.

14. In Wahrheit hat Roux wahrscheinlich nie selbst geimpft. Die Injektionen wurden zuerst von Grancher, dann von Charrin vorgenommen.

15. N. Bernard, «Alexandre Yersin», in: *Yersin et la peste* von Noël Bernard, P. Hauduroy und E. Olivier, Lausanne 1944, Druck F. Rouge, S.21 – 22.

16. N. Bernard, *Alexandre Yersin, pionnier, savant, explorateur, 1863 – 1943,* Paris 1955, La Colombe, S.20 – 21.

17. Als sich Pasteur unter dem Drängen Vulpains und Granchers dazu durchrang, Joseph Meister zu impfen, war Roux der Meinung, die Tollwutimpfung sei noch nicht ausreichend bei Tieren erprobt. Er weigerte sich, seine Unterschrift unter den Behandlungsbericht zu setzen, und stellte seine Mitarbeit an der Tollwutforschung ein. Er setzte erst wieder einen Fuß in das Labor, als Pasteur von der Akademie für Medizin heftig angegriffen wurde (vgl. René Dubos: *Louis Pasteur, franc-tireur de la science,* Paris 1955, PUF).

18. Nach Pasteurs Tod 1895 wurde Duclaux Institutsdirektor. Als er 1904 starb, trat Roux, der bisherige stellvertretende Direktor, seine Nachfolge an. Bis zu seinem Tod 1933 bekleidete er diesen Posten. 1889 rief er jenen Kurs ins Leben, der in der ganzen Welt als «Roux' Kurs» bekannt werden sollte. Während des Ersten Weltkriegs richtete er Labors bei der Armee ein, unter seiner Leitung wurden Millionen von Dosen lebenswichtigen Impfstoffs für die Truppen an der Front hergestellt usw. Er war maßgeblich an der Gründung der Pasteur-Institute im Ausland und in den französischen Kolonien beteiligt. Roux war mehr als nur Direktor, er war gewissermaßen die Seele des Instituts. Sein Leben war ganz der Arbeit, der Forschung und Ausbildung gewidmet. Er war zurückhaltend, wortkarg, bescheiden; sein Äußeres und seine Lebensweise waren geradezu asketisch. Als er am 3. November 1933 starb, erhielt er ein Staatsbegräbnis. Er wurde im Garten «seines» Instituts begraben.

19. Zur Erinnerung an den regelmäßigen Kirchgänger gibt es in einem Nebengebäude der Kirche noch heute ein «Pasteur-Zimmer».

20. E. C. Bonard, «Deux lettres d'Alexandre Yersin», a.a.O. Diese beiden Briefe sind an Dr. Jaïn adressiert.

21. Mitte des 19. Jahrhunderts hatte Ignaz Semmelweis in Wien festgestellt, daß die zahlreichen Todesfälle durch Kindbettfieber auf die Tatsache zurückzuführen waren, daß die Ärzte bei der Untersuchung von Wöchnerinnen nicht nur alle Regeln der Hygiene außer acht ließen, sondern zwischen einer Leichensektion und einer Untersuchung nicht einmal die Hände desinfizierten. Die Ärzte selbst infizierten also die Patientinnen. Die Desinfektion der Hände allein hatte die erschreckend hohe Sterblichkeitsrate auf ein verschwindend geringes Maß senken können. Von seinen Kollegen geächtet und der Lächer-

lichkeit preisgegeben, starb Semmelweis unter dramatischen Umständen an einer Blutvergiftung, die er sich durch eine Verletzung bei einer Autopsie zugezogen hatte. Auch Holmes in Boston hatte gelehrt, daß mangelnde Hygiene bei Chirurgen und Wöchnerinnen für die Ansteckung verantwortlich sei. Doch obwohl die Tatsachen und die erzielten Resultate eindeutig waren, blieben die Ärzte gleichgültig, ja sogar feindselig. So empörte sich Meige in Philadelphia, wie man Chirurgenhände schmutzig nennen könne, und im Pariser Hôtel-Dieu sterilisierte Richet seine Instrumente zwar vor der Operation, als er Besuch von Pasteur bekam, doch am folgenden Tag wischte er sie wie gewohnt wieder an der Schürze ab. An der Maternité in Paris starben zwischen 1861 und 1864 von 9886 Wöchnerinnen 1226 an Kindbettfieber. Während des deutsch-französischen Kriegs von 1870/71 starben von 13 000 Soldaten, an denen eine Amputation vorgenommen worden war, 10 000 an einer Infektion. Die Antisepsis, die Terrier 1883 im Hôpital Bichat zur Regel machte, setzte sich zwischen 1886 und 1892 nur langsam durch.

22. Wenige Wochen später wird er den Lehrstuhl für experimentelle Pathologie an der Medizinischen Fakultät von Paris übernehmen.
23. Im stillen mißbilligte Pasteur den Liberalismus Perrots: Als er selbst noch diese Hochschule verwaltet hatte, war eine seiner Forderungen gewesen, jeden Schüler, der «rauchend angetroffen werde», von der Schule auszuschließen. Verständlich, daß er Perrots Neuerungen nicht gutheißen konnte: die Erlaubnis, Zeitungen jeder politischen Richtung zu lesen, abends ins Theater zu gehen und morgens später aufzustehen usw.
24. Roux und Chamberland: «Immunité contre la septicémie conférée par des substances solubles», *Annales de l'Institut Pasteur,* 1887, *I,* 561–572.
25. Im Prüfungsausschuß Chirurgie saß Professor Adolphe Jalaguier, der um 1900 als einer der bekanntesten Kinderchirurgen galt. Als überzeugter Anhänger der Antisepsis hatte er seine Hände immer mit Jodoform desinfiziert und davon einen juckenden Hautausschlag bekommen. So kam er 1887 auf die Idee, sich extrem dünne Gummihandschuhe anfertigen zu lassen. Wenige Jahre später verwendeten alle Chirurgen solche Handschuhe.
26. *Annales de l'Institut Pasteur,* 1888, *II,* 245–265.
27. Virchow, der dabei war, als Koch am 24. März 1883 seine Arbeit der Öffentlichkeit vorstellte, ließ sich nicht überzeugen und blieb immer skeptisch, was die Einheit und bakterielle Ursache der Tuberkulose anbelangt.
28. Das Heft mit dem Umschlagtitel «Laboratoire de M. Koch» wird im Museum Pasteur unter der Nummer 10 668 aufbewahrt; außerdem etwa zwanzig Blätter, die ebenfalls seinem Aufenthalt am Hygiene-Institut gewidmet sind (Nummer 10 669).
29. H. H. Mollaret, «Contribution à la connaissance des relations entre Koch et Pasteur», *NMT Schriftenreihe Gesch. Natur. Technik Med.,* Leipzig 1983, *20,* 1, 57–65.
30. Ohne die Chronologie der Ereignisse zu berücksichtigen, schrieb ein amerikanischer Bakteriologe, Yersin sei 1887 nach Berlin gegangen, um Koch zu

treffen, und dieser habe Yersin geraten, an der Tuberkulose zu arbeiten; demselben Autor zufolge sollen Yersins Professoren an der Medizinischen Fakultät von Paris teilweise ehemalige Tropenärzte gewesen sein, die ihn durch ihre Erzählungen dazu angeregt hätten, später in exotische Länder zu reisen (T. Butler: *Plague and other Yersinia infections,* New York 1983, Plenum Medical Book Company, S. 10).

31. A. Delaunay, *L'Institut Pasteur des origines à aujourd'hui,* Paris 1962, France-Empire, 367 Seiten.

32. «Kanton Genf, Staatsarchiv, den 24. Dezember 1888. Herkunftsbescheinigung. Ich, der Unterzeichnende, bestätige hiermit, daß Alexandre John Émile Yersin am 22. September 1863 in Lavaux bei Aubonne, Kanton Waadt, als Sohn des Alexandre Jean Yersin und der ihm am 10. Dezember 1858 in Commagny (Waadt) angetrauten Fanny Isaline Moschell geboren wurde. Ferner, daß obige Fanny Isaline Moschell am 2. Januar 1835 in Paris als Tochter von Jacob Moschell und Catherine Émilie Demole, verehelicht am 18. Juni 1831 in Genf, geboren wurde. Ferner, daß obige Catherine Émilie Demole am 2. Prairial im Jahr 8 in Montpellier (Hérault) als Tochter von Jean-Pierre Demole und seiner Frau Jeanne-Marguerite Soubeiran geboren wurde. Ferner, daß obiger Jean-Pierre Demole am 20. Dezember 1770 in Avally (Region Genf) als Sohn von Jean-Jacques Demole aus Avally und der ihm am 20. Januar 1750 in Cartigny (Region Genf) angetrauten Henriette Dufour geboren wurde. Ferner, daß obige Henriette Dufour, wie das Testament ihres Vaters vom 1. Dezember 1760 belegt, als Tochter von Jacques Dufour aus Cartigny und der ihm am 5. Februar 1736 in Cartigny angetrauten Michèle Goy geboren wurde. Ferner, daß obiger Jacques Dufour am 15. Januar 1715 in Cartigny als Sohn von Élie Dufour aus Cartigny und Catherine Domergue geboren wurde, deren Ehe am 17. Januar 1711 vor dem Notar geschlossen wurde. Ferner, daß obige Catherine Domergue am 25. Februar 1694 in Chancy (Region Genf) als Tochter von Étienne Domergue und seiner Ehefrau Marie-Madeleine Richard geboren wurde. Ferner, daß obiger Étienne Domergue, Sohn des Jacques Domergue aus Combaz (Diözese Uzès, Languedoc), vor den aus religiösen Gründen durchgeführten Dragonaden in der Languedoc nach Sezegnin in der Region Genf flüchtete. Louis Dufour, Staatsarchivar.» Seine Unterschrift wurde amtlich beglaubigt.

33. Ältester Sohn Francks und Vater von Yvonne Bastardot-Yersin.

34. Peter, ein erbitterter Gegner Pasteurs, spritzte sich viermal Gewebe von membranartigen Belägen in den Hals; außerdem holte er sich bei Kranken unbeabsichtigt eine Infektion an Auge und Lippen, ohne daß die Diphtherie bei ihm ausbrach.

35. *Presse médicale,* 15.3.1939.

36. Er wird im Museum Pasteur unter der Nummer 10 635 aufbewahrt.

37. Schon von Carlo Francesco Cogrossi im Aufsatz *La nuova idea del mal contagio de bovi,* 1714, den er anläßlich einer Rinderseuche schrieb, erkannt, wenn auch nicht mit letzter Sicherheit.

38. Vgl. *Annales de l'Institut Pasteur,* 1889, *III,* 1, 1–14.
39. Die zwei Ingenieure Émile Nouguier und Maurice Koechlin aus Eiffels Firma und der Architekt Stephen Sauvestre entwarfen den Turm im Juni 1884. Gustave Eiffel hat niemals versucht, ihre Rolle herunterzuspielen, weder vor der Société des Ingenieurs civils am 20. März 1885, als er den endgültigen Entwurf vorlegte, noch in dem Vertrag, durch den die beiden Ingenieure alle ihre Rechte an ihn abtraten, noch während der offiziellen Feierlichkeiten. Eiffel war allein verantwortlich für den Bau des Turmes, der schließlich auch nach ihm benannt wurde.
40. C. Cordat, *La Tour Eiffel,* Paris 1955, Éditions de Minuit, 192 Seiten, Illustr., Vorwort von Le Corbusier.
41. Professor Pierre Nicolle fand diese Zettel und veröffentlichte sie in «Propos familiers du Dr. Roux avec ses amis Elie et Olga Metchnikoff et quelques membres de l'Institut Pasteur», *Bulletin de l'Association des Anciens Élèves de l'Institut Pasteur,* 1980, *85,* 27–33 und *86,* 29–33. Diese reich illustrierten Aufsätze schildern das Leben am Institut Pasteur jener Tage und die Beziehungen zwischen Yersin und Roux aus der Sicht des letzteren.
42. Obwohl Roux Yersins Abreise ganz entschieden mißbilligte, half er ihm finanziell, wie ein Brief belegt, den Yersin kurz vor seiner Abfahrt in Marseille schrieb: «Mein lieber Monsieur Roux ... ich nehme Ihr freundliches Geschenk dankbar an. Es war mir sehr nützlich bei der Vervollständigung meiner Ausrüstung, die ganz schön umfangreich geworden ist.» (zit. nach N. Bernard, a.a.O.)

4. Kapitel: Für die Messageries Maritimes unterwegs

1. Während einer Pestepidemie 1377 wurden in Ragusa zum erstenmal in der Geschichte Quarantänemaßnahmen verhängt und seitdem Menschen und Waren, die aus einem Land kamen, in dem ansteckende Krankheiten wie Pest, Cholera oder Gelbfieber grassierten, unter Beobachtung gestellt. Wenn der Reisende eine Bescheinigung vorlegen konnte, die bestätigte, daß sein Herkunftsort bei seiner Abreise epidemiefrei gewesen war, blieb ihm die Quarantäne erspart. Während der Choleraepidemien in der zweiten Hälfte des 19. Jahrhunderts erhielten diese Maßnahmen neue Aktualität. Sie sind auch noch heute gültig.
2. Die *Volga* war 1864 gebaut worden, hatte 1635 Tonnen und bot 67 Passagieren Platz. Sie wurde 1895 verkauft und in Amoy verschrottet.
3. Als die Franzosen die Stadt 1859 eroberten, wurde sie von den Einwohnern in Brand gesteckt und verbrannte fast völlig. Die französischen Behörden ließen sie im Stil einer europäischen Stadt wieder aufbauen. 1890 zählte Saigon etwa 45 000, Cholon 120 000 Einwohner.
4. Schon drei Erdbeben hatten die Stadt teilweise oder ganz zerstört: 1645, 1796 und das letzte 1824.

5. Yersin machte mit der *Volga* zehn Überfahrten: Saigon 22.10. – Manila 25.10.; Manila 4.11. – Saigon 7.11.; Saigon 19.11. – Manila 23.11.; Manila 1.12. – Saigon 5.12.; Saigon 16.12. – Manila 20.12. 1890; Manila 25.1. 1891 – Saigon 29.1.; Saigon 10.2. – Manila 15.2.; Manila 22.2. – Saigon 26.2.; Saigon 10.3. – Manila 15.3.; Manila 22.3. – Saigon 25.3. 1891. Die Linie Saigon – Manila wurde von den Messageries Maritimes zu diesem Zeitpunkt allem Anschein nach eingestellt.
6. Mischbevölkerung aus Malaien und Chinesen.
7. *Dictionarium annamiticum lusitanum et latinum*, Rom 1651 (ein Exemplar befindet sich im Besitz der Bibliothèque Nationale de Paris, Nummer X 3044 1). A. de Rhodes stammte aus Avignon und verwendete daher okzitanische Konsonanten. So sprach er das H mouilliert aus, und aus Nha Trang beispielsweise wurde Nia Trang. Auch nach der Entkolonialisierung und dem Verschwinden französischer Namen aus dem Straßenbild Vietnams blieb der Name Rhodes erhalten.
8. Die Kaiser von Annam hatten ihren Einfluß auf die gesamte Halbinsel einschließlich Kotschinchina und Tonkin ausgedehnt.
9. G. Grandjean, *L'Épopée jaune. Missionaires et marins en Indo-Chine. De Mgr d'Adran et de l'empereur Gia-Long au commandant Rivière et à Luu-Vinh-Phuoc, général des Pavillons Noirs*, Paris 1929, S.F.E.L.T. Malfère, 252 Seiten.
10. Noël Bernard, *De l'empire colonial à l'Union française*, Paris 1951, Flammarion, 219 Seiten.
11. Im Chinesischen bedeutet Annamit «Chinese aus dem Süden».
12. «Les Moïs de la Cochinchine et du Sud-Annam», *Revue indochinoise illustrée*, Hanoi, November 1893, 42–52.
13. Gestützt auf seine Notizen, veröffentlichte Yersin auf Bitten des Generalgouverneurs von Indochina, Admiral Decoux, 1942 einen Bericht über diese Reise, der unter dem Titel «Premier contact avec les pays moïs de l'Annam» in der Zeitschrift *Indochine, 3,* 99, auf S.1–3 erschien.
14. H. H. Mollaret, «Alexandre Yersin, médecin de la Compagnie des Messageries Maritimes», *Courrier des Messageries Maritimes,* 1971, *121,* 18–42.

5. Kapitel: Die Forschungsreisen

1. In seinem Buch *Yersin, pionnier, savant, explorateur* vertritt Noël Bernard die Ansicht, diese erste Reise sei eine offizielle Mission gewesen. Die Lektüre der Reisetagebücher Yersins (die im Museum Pasteur aufbewahrt werden) und seiner Briefe stützt diese Ansicht nicht. Dagegen hatten die Missionen von 1893 und 1894 tatsächlich einen offiziellen Charakter.
2. Die Einzelheiten dieser Reise sind in den Tagebüchern festgehalten, die im Museum Pasteur unter den Nummern 13 646 und 13 647 aufbewahrt werden.
3. Eine Kopie dieses Briefes wird im Museum Pasteur unter der Nummer 24 361 aufbewahrt.

4. Veröffentlicht im *Bulletin de la Société de Géographie commerciale de Paris,* 1892–1895, *XV,* 80–86.
5. *Comptes rendus des séances de la Société de Géographie,* 1892, 15–16. Dieselbe Zeitschrift hatte fünf Jahre zuvor Rimbauds Bericht über seine Reise in unbekannte Gebiete Ugandas veröffentlicht. In einem Brief an die Familie vom 15.12.1887 berichtet Rimbaud: «Für die Société de Géographie habe ich einen Bericht über meine Reise nach Abessinien geschrieben. Außerdem habe ich Artikel an die Zeitungen *Temps, Figaro* usw. gesandt. Ich habe die Absicht, auch dem *Courrier des Ardennes* einige interessante Berichte über meine Ostafrika-Reise zu schicken.»
6. «Magasin et fabrique d'armes Georges Mayor, 2, rue de la Louve, Lausanne»; Rechnung vom 16. Dezember 1892 (Sammlung des Autors).
7. Unter der Nummer 10 743.
8. *Indochine,* 1942.
9. Die Einzelheiten dieser Expedition finden sich in dem Tagebuch, das unter der Nummer 13 649 im Museum Pasteur aufbewahrt wird.
10. Ein Manuskript mit dem Titel «Sept mois chez les Moïs de l'Indochine» wird unter der Nummer 13 649 im Museum Pasteur aufbewahrt. Die entsprechenden Fotografien dieser Expedition finden sich unter den Nummern 8 637 und 11 634 bis 11 691.
11. Die anthropologische Abteilung des Musée de l'Homme (Palais de Chaillot) hat in ihrer Sammlung fünf Moï-Schädel. In den Archiven gibt es keine Briefe, die darüber nähere Auskunft geben. Jedoch tragen die Schädel Etiketten mit der Aufschrift: «Dr. Yersin».
12. Die zeitgenössische Ethnologie schöpfte wertvolle Informationen aus diesen Artikeln, die unter dem Titel «Journal de Voyage de M. Guerlach, missionaire de la Cochinchine orientale, chez les sauvages Banhars» in *Les Missions Catholiques,* dem wöchentlichen illustrierten Bericht der Œuvre de la Propagation de la Foi, erschienen waren; Paris 1884, *16,* 1887, *19,* und 1894, *26.*
13. Hauptmann Cupets Erinnerungen an diesen Aufenthalt erschienen 1893 in der Zeitschrift *Tour du Monde.*
14. Zusammen mit drei von Yersin selbst gezeichneten Karten und 17 Fotografien wurde dieser 35 Seiten umfassende Bericht in einer Auflage von 15 Exemplaren im Herbst 1894 in Saigon gedruckt. Titel: *De Nha Trang à Tourane par les pays moïs,* von Dr. A. Yersin (ein Exemplar befindet sich im Museum Pasteur, Nummer 10 677).

6. Kapitel: Die Pest

1. Wu Lien-Teh, J. W. H. Chun, R. Pollitzer, C. Y. Wu, *Plague, a manual for medical and public health workers,* Shanghai, Weishengshu, 1936.
2. W. J. R. Simpson, *A treatise on plague,* Cambridge 1905.

3. A. Yersin, «Mon voyage à Hong Kong au sujet de la peste». Das Manuskript wird im Museum Pasteur unter der Nummer 11 630 aufbewahrt. Ignoranz und Nicht-wahrhaben-Wollen begleiteten die Pest durch die Geschichte und trugen wesentlich zu ihrer Verbreitung bei. Immer wieder verhinderten sie, daß rechtzeitig Gegenmaßnahmen ergriffen werden konnten – im wesentlichen Quarantänemaßnahmen, die natürlich dem Handel geschadet hätten. So leugneten 1720 die Stadtväter von Marseille zunächst einmal, daß der Frachter *Grand Saint-Antoine*, der eine Ladung Stoff für den Markt von Beaucaire brachte, die Pest eingeschleppt hatte. Auch die Behörden von San Francisco bestritten im Jahr 1900, daß im Hafengebiet Pestfälle aufgetreten waren, und warfen dem Bakteriologen vom städtischen Gesundheitsamt, Dr. Kinyoun, Inkompetenz und Unkenntnis vor. Hätte Lanessan seine Einwilligung gegeben, wäre die Entdeckung, die Yersin im Jahr 1894 in Hong Kong gelingen sollte, wahrscheinlich zwei Jahre früher in Yunnan erfolgt. Mit zwei Jahren Vorsprung hätte man vorbeugende Maßnahmen treffen, den Pesterreger entdecken und die Rolle der Ratten entschlüsseln können.
4. Vgl. dazu die öffentliche Sitzung der Medizinischen Gesellschaft vom 24. Februar 1897. Kurz zuvor hatte die Pest auf Suez übergegriffen.
5. «Das allgemeine Elend der Bevölkerung, vor allem was Unterkünfte, Ernährung und Kleidung angeht, das völlige Fehlen sanitärer Einrichtungen, die Vernachlässigung der Bodenkultivierung, die Anhäufung verderblicher organischer Stoffe, der Morast in vielen Siedlungen, Boden und Luftfeuchtigkeit und schließlich die hohen Temperaturen», darin sieht Professor Griesinger von der Medizinischen Fakultät Berlin noch 1877 die Ursachen der Pest. *Traité des Maladies infectieuses*, Paris 1877, Baillière.
6. A. Yersin: «Mon voyage à Hong Kong au sujet de la peste». Dieser Bericht wird im Museum Pasteur unter der Nummer 11 630 aufbewahrt. Vgl. auch den Aufsatz «La peste bubonique à Hong Kong», der in den *Annales de l'Institut Pasteur*, 1894, *8*, 662–667 erschienen ist, sowie B. Latours befremdende Rezension dieses Artikels in *Les microbes, guerre et paix*, Paris 1894, A. M. Métailié, S. 104–111.
7. «Mon voyage à Hong Kong au sujet de la peste», Museum Pasteur, Nummer 11 630.
8. T. Aoyama: «Mittheilungen über die Pestepidemie im Jahre 1894 in Hong Kong», in *Mitteilungen der Medizinischen Fakultät der Kaiserlich-Japanischen Universität zu Tokyo*, 1895, Bd. 3, Nr. 2, 123 Seiten, 6 Abb.
9. H. H. Mollaret, «Contribution à la connaissance des relations entre Koch et Pasteur», *NTM Schriftenreihe Geschichte, Naturwissenschaft, Technik, Medizin*, Leipzig 1983, *20*, I, 8, 57–65.
10. Nicht nur Lawson, auch Sir Robinson, der Generalgouverneur, steht auf der Seite der Japaner. Er stellt ihnen für die Dauer ihres Aufenthalts eine Villa zur Verfügung und sendet ein Telegramm an den Mikado, in dem er die Bewunderung der Briten für Kitasatos Entdeckung des Pestbazillus zum Ausdruck bringt. Yersin trägt es mit Fassung: «Hier spielt Politik mit herein, vor allem

die Korea-Frage», schreibt er am 21. Juli an Calmette. In der Tat: Seit Jahrzehnten hatten ausländische Mächte versucht, ihre Einflußsphäre auf Korea auszudehnen, das verzweifelt um seine Unabhängigkeit kämpfte. Trotzdem mußte das Land 1883 seine Häfen ausländischen Schiffen öffnen, wovon in erster Linie die Japaner profitierten. Bald fand Korea in China einen Verbündeten, mit dessen Hilfe es gelang, die Japaner nach und nach zurückzudrängen. Doch die Japaner schlugen zurück, und 1894 fiel Korea unter japanische Vorherrschaft. Die Diplomatie der Engländer in Hong Kong und ihre zuvorkommende Haltung gegenüber Kitasato sind vor diesem politischen Hintergrund zu sehen.

11. Als Kitasato Hong Kong verlassen hatte und auf Formosa Zwischenstation machte, telegrafierte er an die japanische Regierung und meldete die Entdekkung des «Pestvirus». Die Japaner nahmen diese vorschnelle Nachricht mit Beifall auf. Eine medizinische Zeitschrift berichtete, daß «die Bevölkerung von Nagasaki Professor Kitasato für seine Entdeckung des Pestbazillus einen Goldpokal» schickte.
12. N. Howard-Jones, «Kitasato, Yersin and the Plague Bacillus», *Clio Medica*, 1975, *10*, 1, 23–27.
13. So I. Fischer, *Biographisches Lexikon*, 1932; Bulloch, *History of bacteriology*, 1938; R. Shryrock, *Development of modern medicine*, 1947 (hier wird Yersin nicht einmal erwähnt).
14. F. H. Garrison, *Introduction to the History of Medicine*, 1929; C. E. A. Winslow, *The conquest of epidemic diseases*, 1943; Topley and Wilson, *Principles of bacteriology and immunity*, 5. Aufl. 1964; Manson, *Tropical Diseases*, 1966. Der englische Herausgeber von A. Castiglionis *Storia della medicina* spricht vom Kitasato-Yersin-Bazillus; die französische Ausgabe erwähnt nur Yersin. L. F. Hirst, «Conquest of Plague», 1953.
15. *Comptes rendus hebdomadaires des séances de l'Académie des sciences*, 1894, *119*, Sitzung vom 30. Juli, S. 356.
16. Diese Beschreibung wurde 1894 in der Oktobernummer der *Archives de Médecine navale* ungekürzt wieder abgedruckt.
17. Ein erster Artikel mit dem Titel «La peste à Hong Kong» war schon am 11. August im *Lancet* anonym erschienen: «Von Dr. J. A. Lawson aus Hong Kong haben wir folgende Aufzeichnungen erhalten», schrieb der Redakteur. «Er sandte uns Präparate des Pestbazillus, von denen einige Dr. Kitasato für ihn hergestellt hat, einige er selbst. Wir zeigen mehrere Fotografien. Der Bazillus ähnelt demjenigen, den man bei Blutvergiftungen antrifft, nur sind die Enden oft stärker abgerundet und fast wie bei verkapselten Diplokokken eingefärbt ... am häufigsten und manchmal sogar in Reinkultur sind die Bazillen in den Beulen zu finden, die entweder in der Leistengegend, unter den Achseln oder am Hals entstehen ... Dr. Lawson hofft, daß er uns demnächst eine Beschreibung der Krankheit und der Mikroorganismen schicken kann, wenn es gelungen ist, sie außerhalb des Körpers zu züchten ...» Die Bazillen, die auf Kitasatos Präparaten zu sehen sind, haben

sowohl Ähnlichkeit mit den Bazillen der Geflügelcholera als auch mit Diplokokken oder Pneumokokken. Ob sie grampositiv oder gramnegativ sind, wird nicht angegeben. Sie sind vorwiegend in den Beulen zu finden, wie Yersin Dr. Lawson gezeigt hatte, der dies anscheinend gleich an die Japaner weitergab.

18. Nach dem klassischen Lehrsatz G. Girards: «Ein Bazillus, der außerhalb des Organismus binnen 24 Stunden wächst und Rinderfleischwasser eintrübt, ist kein Pestbazillus.»

19. 1926 veröffentlichte der belgische Bakteriologe E. Lagrange, der 1920 einige Monate im Institut Pasteur von Nha Trang gearbeitet hatte, in *Biologie médicale (XVI,* 261–274) einen Artikel mit dem Titel «Quelques précisions sur la découverte du bacille de la peste», der in englischer Übersetzung im September 1926 im *Journal of Tropical Medicine and Hygiene* erschien. Ziel dieser Arbeit war, Yersin zu seinem Recht zu verhelfen und zu beweisen, daß Kitasato einem Irrtum unterlegen war, was Lagrange auch gelang. Dennoch machte auch er einige Fehler, so schrieb er etwa auf S.268: « . . . vor 400 Teilnehmern, darunter 250 ausländischen Delegierten, erklärte der Präsident des Fernöstlichen Medizinischen Kongresses Kitasato mit einer Offenheit, die ihm zu höchster Ehre gereicht, daß nicht er den Pestbazillus entdeckt habe, sondern daß dieses Verdienst allein Yersin gebühre.» Leider enthalten die Protokolle dieses Kongresses, den die Far Eastern Association of Tropical Medicine 1925 in Tokio organisierte, nicht eine Zeile, die auf einen eventuellen Widerruf Kitasatos hindeutet. Richtig ist vielmehr, daß der Schüler Kochs bis zu seinem Tod 1931 das Verdienst für sich beanspruchte, den Pestbazillus entdeckt zu haben. Auf S. 271 heißt es weiter bei Lagrange: «Der Kontakt zu den Japanern war äußerst schwierig, denn Yersin sprach nur wenige Brocken Deutsch.» Wäre dem so gewesen, hätte Yersin in Marburg nicht ein Jahr lang Medizin studieren können. Diese Irrtümer Lagranges wurden von mehreren Biographen Yersins wiederholt, bis sie schließlich Howard-Jones richtigstellte (darüber J. Brossollet, «Les prépasteuriens à la recherche du bacille de Yersin», *Histoire des Sciences médicales,* 1973, *VII,* 353–355).

20. T. Yabe, «Sur le microbe de la peste», in französischer Sprache in den *Archives de Médecine navale,* 1900, *74,* 469–472.

21. G. Girard, «L'association pneumocoque – bacille de Yersin, in vitro et in vivo», *Annales de l'Institut Pasteur,* 1946, *72,* 708–718.

22. Zitiert nach L. F. Hirst, *Conquest of Plague,* a.a.O.

23. A. Yersin, «La peste bubonique à Hong Kong», *Annales de l'Institut Pasteur,* 1894, *8,* 662–667.

24. A. Yersin, «Sur la peste (sérothérapie)», *Annales de l'Institut Pasteur,* 1897, *11,* 81–93.

25. Vgl. darüber besonders H. H. Mollaret, «Conservation expérimentale de la peste dans le sol», *Bulletin de la Société de Pathologie exotique,* 1963, *56,* 1168–1182. – Y. Karimi, «Conservation naturelle de la peste dans le sol», ebd., 1183–1186. – H. H. Mollaret, Y. Karimi, M. Eftekhari, M. Baltazard:

«La peste de fouissement», ebd., 1186–1193. – M. Baltazard, Y. Karimi, M. Eftekhari, M. Chamsa, H. H. Mollaret: «La conservation interépizootique de la peste en foyer invétéré. Hypothèse de travail», ebd., 1230–1241. «Conservation du bacille de la peste durant 28 mois en terrier artificiel: démonstration expérimentale de la conservation interépizootique de la peste dans ses foyers invétérés», *Comptes rendus de l'Académie des sciences,* Paris 1968, *267,* 972–973.

26. A. Yersin, *De Nha Trang à Tourane par les pays moïs,* Saigon 1894, imprimerie coloniale, 35 Seiten, 17 Ill., Karten. Ein Exemplar befindet sich im Museum Pasteur, Nummer 10 677.
27. A. Yersin, «Note sur la fièvre bilieuse hématurique», *C.R. Soc. Biol.,* 1895, *47,* 447–449.
28. A. Yersin, «Notes succintes sur une épizootie des buffles, sur la typho-malarienne et la bilieuse hématurique recueillies pendant le cours d'une mission», *Archives de Médecine navale et coloniale,* 1895, *64,* 49–52.
29. Beachten wir Yersins uneigennützigen Charakterzug: Kaum hat er den Pestbazillus entdeckt, schickt er Probe um Probe nach Paris, ohne sich um das Risiko zu kümmern, daß andere vor ihm einen Impfstoff entdecken könnten.
30. R. Pollitzer, *Plague,* Genf 1954, World Health Organization.
31. In ihrem Buch «Le Matin des Magiciens» (Gallimard, 1960) schrieben L. Pauwels und J. Bergier auf S. 72: «Yersin, einer der engsten Mitarbeiter Pasteurs und Roux', soll während einer Reise nach Madras 1890 biologischen Geheimnissen auf die Spur gekommen sein, und dank der Hinweise, die er dort bekommen haben soll, entwickelte er Seren gegen Pest und Cholera.» Obwohl wir uns, was die Glaubwürdigkeit der Autoren anging, keinerlei Illusionen hingaben, fragten wir J. Bergier nach seinen Quellen. Am 11. November 1967 antwortete er uns: « . . . die Unterlagen zum ‹Matin des Magiciens› habe ich aus Platzmangel nicht aufbewahrt.»
32. Nach A. Delaunay «kehrte Yersin Ende 1894 nach Frankreich zurück und zeigte Pasteur voller Stolz seinen Erreger unter dem Mikroskop. Es war Pasteurs letzte wissenschaftliche Freude.» In «La vie de Pasteur» gibt René Vallery-Radot eine andere Version. Danach stattete Pasteur vor seinem Tod am 28. September 1895 dem Institut Ende April einen letzten Besuch ab: «Gegen Mittag ließ er sich ins Labor bringen. Roux nahm ein Mikroskop und zeigte seinem Lehrer den Pestbazillus.»
33. Dieses flotte Tempo bescherte ihm einen Unfall: «Wegen so einem Trottel von Annamiten bin ich mit meinem Wagen schon in ein Reisfeld gestürzt. Zum Glück war der Wasserstand nur gering. Der Annamit folgte meinem Pferdewagen, wollte mich überholen und gab seinem Pferd die Peitsche. Das meinige bekam es mit der Angst und ging durch. Ich habe mich deshalb beim annamitischen Mandarin beschwert. Man faßte den Schuldigen, der sich aus dem Staub gemacht hatte, als er mich ins Reisfeld kippen sah. Nach annamitischem Gesetz wurde er zu hundert Stockhieben verurteilt, zudem soll er zwei Monate lang der prallen Sonne ausgesetzt werden. Außerdem verurteilte man

seinen Bruder, seinen Vater und den Bürgermeister seines Dorfes zu jeweils vierzig Stockhieben und einem Monat Gefängnis! Wie Sie sehen, sind nach chinesischem Recht auch die Verwandten und Vorgesetzten eines Übeltäters für seine Vergehen verantwortlich. Das mag uns Europäern reichlich seltsam erscheinen. Trotzdem senkt gerade dieses Gesetz, wenn es gut angewandt wird, entscheidend die Kriminalität.» (Brief an Roux vom 23. November 1895. Er wird im Museum Pasteur unter der Nummer 24 203 aufbewahrt).

34. Dieser Aufsatz ist in zwei Zeitschriften erschienen: in den *Annales de l'Institut Pasteur,* 1897, *11,* 85 – 87, und im *Bulletin de l'Académie de médecine,* 1897, *36,* 195 – 199.
35. Die Resultate, die er bei den in Amoy behandelten Fällen erzielte, werden in den *Annales de l'Institut Pasteur,* 1897, *11,* 87 – 93 beschrieben.
36. Brief Yersins an Roux vom 24. 7. 1896; Museum Pasteur Nummer 24 209.
37. E. H. Hankin, «La Propagation de la peste», *Annales de l'Institut Pasteur,* 1898, *12,* 11, 705 – 762.
38. Nach Hankin herrscht in der Literatur keine einhellige Meinung darüber, von welchen epidemischen Krankheiten Bombay in diesen Jahren heimgesucht wurde.
39. *Reports and papers on Bubonic Plague,* Local Government Board, London 1902, 448 Seiten (S. 244).
40. B. Bonneau, «Étude sur la peste de Bombay», *Archives de Médecine navale,* 1897, *68,* 201 – 229.
41. A. Yersin, «Rapport sur la peste aux Indes», *Archives de Médecine navale,* 1897, *68,* 366 – 372.
42. Im August 1899 erhielt sein Labor neu den Namen «Plague Research Laboratory», als dessen Direktor er jedes Jahr einen «Summarized Report of the Bombay Plague Research Laboratory» herausgab. 1925 wurde diese Einrichtung in Haffkine Institut umbenannt. So heißt sie noch heute.
43. R. Pollitzer, *Plague,* a.a.O.
44. Aufbewahrt im Museum Pasteur unter der Nummer 24 389.
45. Bonneau, «Étude sur la peste de Bombay», *Archives de Médecine navale,* 1897, *68,* 201 – 229.
46. Bonneau, a.a.O., S. 219.
47. J. Woelckel, «La vie et l'œuvre de P. L. Simond: 1858 – 1947», *Médecine tropicale,* 1969, *29,* 429 – 441.
48. Während seines Aufenthalts in Mandvi zeichnete Simond die Zelte der Pestforscher in sein Skizzenheft, darunter auch das, in welchem Yersin gewohnt hatte. Dieses Heft und Yersins Briefe an Simond wurden uns von dessen Neffen Dr. Marc Simond aus Grenoble zur Verfügung gestellt.
49. Dieser Brief gehört zur historischen Sammlung des Tropenmedizinischen Instituts des Sanitätsdienstes der Armee in Marseille (wird gegenwärtig katalogisiert).
50. N. Howard-Jones, *The scientific background of the International Sanitary Conferences 1851 – 1938,* Genf 1975, Weltgesundheitsorganisation, 111 Seiten.

51. Die französische Delegation wurde angeführt von Barrière (bevollmächtigter Gesandter), Brouardel (Vorsitzender der Hygienekommission) und Adrien Proust (Generalinspizient des Sanitätsdienstes und Vater des berühmten Schriftstellers).
52. P. L. Simond, «Comment fut mis en évidence le rôle de la puce dans la transmission de la peste», *Revue d'Hygiène,* 1936, *58,* 1, 5–17.
53. Einige Maler, die eine Epidemie miterlebt hatten, haben diese Pestkarbunkel auf ihren Bildern festgehalten, so etwa T. C. van der Schuer, «Die Pest in Leiden», Victor Janssen, «Der Heilige Karl Borromäus bittet die Heilige Jungfrau um die Beendigung der Pest in Mailand» und Luca Giodano, «Der Heilige Januarius betet zur Jungfrau, zu Jesus Christus und zum Ewigen Vater, damit sie Neapel von der Pest des Jahres 1656 befreien (vgl. H. H. Mollaret und J. Brossollet, «La peste, source méconnue d'inspiration artistique», *Jaarboek 1965,* Koninklijk Museum voor Schone Kunsten, Antwerpen).
54. Die Informationen über die Epidemie in Nha Trang zogen wir hauptsächlich aus Briefen Yersins an Roux. Sie werden im Museum Pasteur unter den Nummern 24 222 bis 24 238 aufbewahrt.
55. Vgl. Dechêneaus Artikel im *Matin,* den er nach seiner Rückkehr aus Indochina schrieb und der am 28. November 1899 unter dem Titel «Le maître de la Peste» erschien. Dechêneau war Abgeordneter des Departement Aisne.
56. *Annales de l'Institut Pasteur,* 1899, *XIII,* 251–261. Derselbe Text erschien unter dem Titel «L'épidémie de peste de Nha Trang de juin à octobre 1898» in den *Annales d'Hygiène et de Médecine coloniale,* 1899, *2,* 378–390.

7. Kapitel: Nha Trang

1. Carré, Fraimbault und Yersin, «Résultats d'expériences faites à l'Institut Pasteur de Nha-Trang sur le traitement de la peste bovine», *Annales d'Hygiène et de Médecine coloniales,* 1899, 2, 175–182.
2. Das Serum gegen die *Pest beim Menschen* darf nicht mit dem antiseptischen Serum gegen die *Rinderpest* verwechselt werden.
3. N. Bernard, *Les instituts Pasteur d'Indochine,* Saigon 1922, Imprimerie nouvelle, 249 Seiten, Ill.
4. H. Jacotot, «Recherches sur la vaccination contre la peste bovine. Préparation de l'antigène par déshydratation de la pulpe splénique virulente», *C. R. Acad. Sciences Paris,* Paris 1931, 8, 516.
5. H. Marneffe, «L'œuvre scientifique de l'Institut Pasteur en Indochine», *Presse médicale,* 1957, *65,* 703–705.
6. Heute schreibt sich der Ort Suoi Dau, trotzdem behalten wir Yersins Schreibweise bei.
7. E. Fourneau entdeckte das Stovaïne in der Zeit der frz.-brit. Entente cordiale (ab 1904), als die englische Sprache in Frankreich sehr in Mode kam. Deshalb gab er

seiner Erfindung eine Bezeichnung, die aus der englischen Übersetzung seines Namens (fourneau-stove-Ofen) abgeleitet war. Fourneau trat später dem Institut Pasteur Paris bei, wo er eine wichtige Abteilung leitete, deren Mitarbeiter D. Bovet, F. Nitti und die Trefouëls die Sulfonamide entdeckten.

8. Kapitel: Die Medizinische Schule in Hanoi

1. E. Bonhoure, «L'Indochine», Paris 1900, Challamel, 359 Seiten.
2. «Situation et fonctionnement de l'École de médecine et des établissements scientifiques en dépendant en 1903», *Revue Indo-Chinoise Illustrée,* 1903, 912–913.
3. L. G. Naudin, «Quelques notes sur l'historique, le développement et le fonctionnement de l'École de médecine et de pharmacie de plein exercice de l'Indo-Chine à Hanoi», 6. Kongreß der Far Eastern Association of Tropical Medicine, Tokio 1925, *Transactions,* Bd. 1, 781–795.
4. A. Rivoalen, «L'œuvre française d'enseignement au Viêt-nam», *France-Asie,* Saigon 1956, Nr. 125–127, S. 401–418.

9. Kapitel: Wieder in Nha Trang

1. A. Yersin und J. Vassal, *Bulletin de la société de Pathologie exotique,* 1908, *I,* 156–164.
2. N. Bernard, *De l'Empire colonial à l'Union française,* Paris 1951, Flammarion, 219 Seiten.
3. Die 12. Nummer der Zeitschrift *Archives des instituts Pasteur d'Indochine* von 1930 befaßt sich ausschließlich mit der Malaria in dieser Region.
4. J. Vassal, «Trypanosomiase des chevaux de l'Annam», *Annales de l'Institut Pasteur,* 1906, 206 Seiten.
5. L. Broudin, «Sur le traitement du surra», *Archives des instituts Pasteur d'Indochine,* 1927, 5/6, 127–141.
6. *Archives des instituts Pasteur d'Indochine,* 1927, 5/6, 5–92.
7. H. Jacotot, «Prophylaxie de la rage par la vaccination des chiens», *Feuillets d'Hygiène indochinoise,* 1935, 522–533.
8. Wir haben im Anhang einige Zahlen zusammengestellt, die den Umfang der Produktion am Institut Pasteur von Nha Trang bis zu Yersins Tod 1943 vor Augen führen.
9. A. Rivoalen, «L'œuvre française d'enseignement au Viêt-nam», *France-Asie,* 1956, Nr. 125–127, S. 401–422.
10. 1934, *20,* 524.
11. Émilie Yersin, vgl. die Seiten 214, 215, 216 und 217 der Zeitschrift *La vie à la Campagne* aus dem Jahr 1921: «Comment j'ai organisé un élevage sélec-

tionné», «Comment je conduis l'élevage des poussins», «Comment j'élève des volailles sélectionnées» und «Comment j'apprécie les bonnes pondeuses».

12. A. Yersin, «Longue survie d'hévéas brisés par un typhon, *Comptes rendus de l'Académie des sciences,* 1932, *CXIV,* 1620.
13. A. Chevalier, «Production du caoutchouc en Indochine et situation du marché mondial», *Revue de Botanique appliquée et d'Agriculture coloniale,* 1939, *XIX,* 715–719.
14. J. Le Bras, *Le caoutchouc,* PUF, 1969.
15. Unter ihnen R. Bouvier, «Le caoutchouc, brillante et dramatique histoire de l'hévéa», Paris 1947, Flammarion.
16. G. Vassal, *Mes trois ans d'Annam,* Paris 1912, Hachette, 306 Seiten, Ill., mit einem Vorwort von Émile Roux.
17. Obwohl sich nicht alle akklimatisierten, wuchsen in Yersins Gewächshaus wundervolle Blumen, auf die er stolz sein konnte: *Cattleya Schröderae* und *C. Trianae, Cypripedium macranthum (Swartz) Pfitz, Dendrobium Devonianium Paxt.* und *D. Wardianum warn., Miltonia spectabilis Lindl.* und *M. Vexillaria Benth. et Hook, Oncidium Kramerianum Rchb. f.* und *O. Macranthum, Pleiones maculatum Lindl. et Paxt., Renanthera coccinea Lour* und *Zygopetalum cerinum Rchb. f., Z. crinitum Lodd., Z. Mackayi Hook., Z. maxillare Lodd., Z. rostratum Hook.* und *Z. Wendlandii* und *Vanda coerulea.* Yersin erwähnt auch die Arten *Thubia* und *Odontoglossum,* ohne die Unterarten genauer zu benennen.
18. P. Armand-Delille, G. Paisseau, P. Abrami, H. Lemaire: «Le paludisme macédonien», Paris 1917, Masson, 111 Seiten.
19. A. Yersin und A. Lambert, *Essais d'acclimatation de l'arbre à quinquina en Indochine,* Exposition coloniale internationale, Indochine française, Paris 1931.
20. A. Yersin, «La question des quinquinas», anläßlich einer Sitzung des Wirtschafts- und Finanzrats von Indochina 1931. Der Bericht wird besprochen in den *Archives des instituts Pasteur d'Indochine,* 1932, *16,* 313–318.
21. Erster Artikel 1927, S. 250–254; zweiter Artikel 1927, S. 809–816; dritter Artikel 1928, S. 119–122; vierter Artikel 1931, S. 301–304; fünfter Artikel 1935, S. 225–234.
22. 1936, 6, 24.
23. A. Yersin, «La station d'altitude du Hon-Ba», *Bulletin agronomique de l'Institut scientifique de Saigon,* 1919, S. 129.
24. A. Yersin, «La station d'altitude du Hon-Ba (Annam). Les essais agricoles qui y sont poursuivis», *Revue de Botanique appliquée et d'Agriculture coloniale,* 1925, *5,* 574–582.
25. R. Miéville, «La culture des arbres fruitiers à la station du Lang Bian», *Revue de Botanique appliquée et d'Agriculture coloniale,* 1927, *VII,* 144–146.
26. J. Schunck de Goldfiem, «Le rôle des jardins d'essais coloniaux dans la pharmacologie française», *La Presse médicale,* 1933, Nr. 71, 1395–1397.
27. Museum Pasteur, Nummer 13 702.

28. Claude und Driencourt, «L'astrolabe à prisme», Journal de Physique, 1907. 1951 hat A. Danjon an diesem Instrument einige Verbesserungen vorgenommen (vgl. «La nouvelle astronomie. Science de l'Univers», Paris 1971, Hachette, J. C. Pecker, S. 52.
29. A. Yersin, «Quelques observations d'électricité atmosphérique en Indochine», *Comptes rendus de l'Académie des sciences,* 1930, *191,* 366–368.
30. Erschienen in seiner Monographie «Yersin, esquisse de ce qu'il fut et de ce qu'il fit», *Bulletin de la Société des études indochinoises,* 1944.

10. Kapitel: Die Pasteur-Institute in Indochina

1. Historische Sammlung des Tropenmedizinischen Instituts des Sanitätsdienstes der Armee, Marseille.
2. Dieser Brief beleuchtet einen wichtigen Aspekt dieses Streites: Yersin hatte nie vor, bei der Armee Karriere zu machen wie Calmette und Simond. Im Gegensatz zu seinen beiden Kollegen trat er dem kolonialen Sanitätskorps erst bei, als er schon beim Institut Pasteur war. Calmettes Reaktion verrät den Korpsgeist des Militärs, wenn er in seinem Brief vom 5. Oktober 1898 von «unseren Vorgesetzten» spricht und auf den Dienstgrad anspielt.
3. N. Bernard, *Les instituts Pasteur d'Indochine,* zum 100. Geburtstag Pasteurs, Saigon 1922, Imp. Portail, 249 Seiten, Ill.
4. *Archives des Instituts Pasteur d'Indochine,* 1937, 120 Seiten.

11. Kapitel: Monsieur Nam

1. Aufbewahrt im Museum Pasteur unter der Nummer 24 710.
2. N. Bernard, *La vie et l'œuvre d'Albert Calmette,* Paris 1961, Albin Michel, 315 Seiten.
3. Roux' Kurs in praktischer Mikrobiologie wurde während des Krieges ausgesetzt und erst wieder im Januar 1922 aufgenommen.
4. Die Arbeit der anderen Abteilungen verrichteten Auguste Gallois und P. Garnier (Chemielabor in Suoi Giao), Robert Gallois (Verwalter), Bui-Quang-Phuong (seit 25 Jahren Präparator) und die Präparatoren Le-Van-Da und Ngo-Dai. Drei Laborgehilfen, sieben Facharbeiter, sechs Stallknechte und achtzehn Hilfskräfte vervollständigten das Personal am Institut Pasteur von Nha Trang (Noël Bernard, *Les Instituts Pasteur d'Indochine,* Festschrift zum 100. Geburtstag Pasteurs, Saigon 1922, Imprimerie Nouvelle, 55 Seiten.
5. H. Jacotot, *Yersin en son temps,* a.a.O.
6. R. Hérisson, «Souvenirs sur Yersin», *Pallas,* 1951, *26,* 15–16 und *40,* 3–4.
7. H. Jacotot, a.a.O. Lyautey, der Yersin 1896 traf, war beeindruckt von dessen «Glaubwürdigkeit, Willensstärke und Leidenschaft»: «Er hat praktisch mit

nichts angefangen, aber trotzdem zwanzig Pferde zu je 15 Piastern für seine Impfstoffproduktion gekauft und sich mit dem Veterinär Pesas zusammengetan, den er schulte und für seine Ziele begeisterte ... und dann ist er abgereist.» *(Lettres du Tonkin et de Madagascar).*

8. Brief an Roux, Museum Pasteur, Nummer 24 239.
9. Zitiert bei Jacotot, a.a.O., S. 41.
10. Sitz des annamitischen Gouverneurs.
11. Vgl. N. Bernard, a.a.O., S. 173 – 175.
12. Aufbewahrt im Museum Pasteur unter der Nummer 13 750.
13. Sohn seines Bruders Franck und Vater von Y. Bastardot-Yersin.
14. A. Decoux, *A la barre de l'Indochine,* Paris 1949, Plon, 507 Seiten.
15. Persönliche Mitteilung H. Jacotots.
16. Eine Kopie wird im Museum Pasteur unter der Nummer 24 083 aufbewahrt.

12. Kapitel: Nach Yersin

1. 1963 wurde G. de Sigaldy, damals technischer Direktor der Plantagen des Institut Pasteur, von einem alten chinesischen Grundbesitzer angerufen, der ihm erklärte, er habe Yersin gut gekannt und sei ein großer Bewunderer von ihm gewesen. Am 9. März 1945, während der gewalttätigen Übergriffe der Japaner gegen die Franzosen, als alle französischen Häuser geplündert worden seien, habe er einem Dieb den stereoskopischen Bildwerfer Richard abgekauft, den er nun an einen Pasteurianer zurückgeben wolle, denn seine Erben hätten kein Interesse an diesem Erinnerungsstück.
2. Die Zeitungen *L'Union Française, Le Journal d'Extrême-Orient, l'Entente, Études d'Outre-Mer* usw. sind im Museum Pasteur unter den Nummern 24 116 bis 24 124 aufbewahrt.
3. Name des alten Militärhospitals, in dem Calmette 1890 sein erstes kleines Labor eingerichtet hatte.
4. Bericht von G. de Sigaldy an das Institut Pasteur Paris, 21. Oktober 1970.
5. Auch die Namen Calmette, Pasteur und Curie blieben erhalten.
6. Eine zählebige Legende. Ihre letzte Version findet sich bei T. Butler, *Plague and other Yersinia infections,* New York 1983, Plenum Medical Book Company, S. 25.

Die wichtigsten Veröffentlichungen über A. Yersin

Alexandre Yersin 1863–1943, Nha Trang, Institut Pasteur, 1981, 15 Seiten (in Vietnamesisch).

Bastardot Y., Hao-Ti descendu sur terre, Zürich 1965, Œuvres suisses des lectures pour la jeunesse, Nr. 893, 32 Seiten, Ill.

Baudrit A., Alexandre Yersin. *Bulletin général de l'Instruction publique,* 1943, *22,* 8, 181–194.

Bernard Noël, A. Yersin 1863–1943. *Annales de l'Institut Pasteur,* 1943, *69,* 129–134.

Bernard Noël, A. Yersin 1863–1943. *La Presse médicale,* 1943, *17,* 237.

Bernard Noël, A. Yersin 1863–1943. *France-Indochine,* 1951, *8,* 76, 97–100, Ill.

Bernard Noël, Yersin, pionnier, savant, explorateur, 1863–1943, Paris 1955, La Colombe, 191 Seiten, Ill.

Bonard E.C., Deux lettres d'Alexandre Yersin, *Revue médicale de la Suisse romande,* 1972, *92,* 12, 995–1000.

Brossollet J., De Morges à Nha Trang, Itinéraire d'Alexandre Yersin, *Médecine et Hygiène,* 1974, *32,* 1576–1578.

Des Cilleuls J., L'adieu à Robert Hérisson, le compagnon du Père de Foucauld, du général Laperrine et d'Alexandre Yersin, *Histoire des Sciences médicales,* 1973, *VII,* 4, 357–371.

Dilg-Frank R., Alexandre Yersin, 1863–1943, als Medizinstudent in Marburg, *Alma Mater Philippina,* 1978–79, 19–23.

Fonfreide F., Quinzaine Alexandre Yersin, *France-Indochine,* 1951, *8,* 76, 95.

Genevray J., A. Yersin, 22 septembre 1863 – 1er mars 1943, *Indochine,* 1943, *4,* 133, 3–5.

Genevray J., L'œuvre en Indochine du docteur Yersin, savant français, *Pallas,* 1954, *XX,* 40, 1–3.

Hauduroy P., Les découvertes de Yersin et les méthodes pasteuriennes, *Revue des Deux Mondes,* 1943, 180–189.

Hommage au vainqueur de la peste, *Le Journal d'Extrême-Orient*, 4. März 1953.

Jacotot H., Le docteur Alexandre Yersin. Esquisse de ce qu'il fut et de ce qu'il fit, *Bulletin de la Société des Études indochinoises*, 1944, 48 Seiten, Ill.

Jacotot H., Yersin en son temps, *Bulletin de l'Association des Anciens Élèves de l'Institut Pasteur*, 1973, *57*, 74–79, und *58*, 110–114.

Lacroix A., A. Yersin, *Comptes rendus de l'Académie des Sciences*, 1943, *216*, 11, 361–364.

Le Docteur Alexandre Yersin, de Morges, *L'Estafette*, 1894, *32*, 286, S. 1.

Mafart Y., Alexandre Yersin, 1863–1943, *Médecine tropicale*, 1965, *XXV*, 4, 427–438.

Messerli M., A propos des soixante-dix ans du docteur Yersin, *Société médicale de la Suisse romande*, 1933, 5 Seiten.

Mollaret H.H., Alexandre Yersin tel qu'en lui-même enfin... Les révélations d'une correspondance inédite échelonnée de 1884 à 1926, *Nouvelle Presse médicale*, 1973, *2*, 39, 2575–2580.

Mollaret H.H., Souvenirs inédits d'A. Yersin sur Pasteur et l'Institut Pasteur, *Médecine et Maladies infectieuses*, 1973, *III*, 5, 191–201.

Mollaret H.H., Alexandre Yersin, médecin de la Compagnie des Messageries Maritimes, *Courrier des Messageries Maritimes*, 1971, *121*,18–42.

Moseley J.E., Travels of Alexandre Yersin: letters of a pastorian in Indochina, 1890–1894, *Perspectives in Biology and Medicine*, 1981, 607–618.

Morine P., Un bienfaiteur de l'humanité: Alexandre Yersin, *L'Illustré* vom 23. 2. 1939.

Peilly C., La carrière originale et féconde du docteur Yersin, *Le Midi colonial* vom 18. 3. 1943.

Ramon G., Alexandre Yersin, 1863–1943, *Bulletin de l'Académie de Médecine*, 1943, *25/26*, 382.

Rosenberg J.C., Alexandre Yersin, *New England Journal of Medicine*, 1968, *278*, 5, 261–263.

Saint-Restitut C., Alexandre Yersin, 1863–1943, *Gazette médicale de France*, 1980, *87*, 33, 4519–4522.

Vallery-Radot P., Yersin, *Revue des Deux Mondes*, 1934, 327–329.

Un deuil national: Le Docteur Yersin est mort, *L'Impartial* (Saigon), 1943, *27*, 7726, 1.

Un grand savant disparaît: le Docteur Yersin, *Le Courrier – L'Opinion de Saigon*, 2. März 1943, S. 1 und 4.

Yersin et la peste. Eine Veröffentlichung zum fünfzigsten Jahrestag der Entdeckung der Pestmikrobe von N. Bernard, P. Hauduroy und E. Olivier. Erstmals erschienen 1944 in Lausanne bei F. Rouge, dann in Paris bei Masson, 247 Seiten, Ill.

Veröffentlichungen von Henri H. Mollaret und Jacqueline Brossollet

Baltazard M., Karimi Y., Eftekhari M., Chamsa M., Mollaret H.H., La conservation interépizootique de la peste en foyer invétéré. Hypothèse de travail, *Bulletin de la Société de Pathologie exotique,* 1963, *56,* 1230 – 1241.

Blanc G., Mollaret H.H., Étude expérimentale et biochimique d'une souche de bacille pesteux provenant d'une souche de bacille de Malassez et Vignal, *Bulletin de la Société de Pathologie exotique,* 1962, *55,* 3, 323 – 329.

Brossollet J., Influence de la peste du Moyen Age sur le thème de la Danse macabre, *Médecine et Hygiène,* 1969, *860,* 233 – 236.

Brossollet J., La Vierge au manteau protecteur contre les flèches de pestilence, *Médecine de France,* 1971, *218,* 15 – 20.

Brossollet J., Les Danses macabres en temps de peste, *Jaarboek 1971,* Koninklijk Museum voor Schone Kunsten Antwerpen (Jahrbuch des Königlichen Museums der Schönen Künste von Antwerpen), 29 – 72.

Brossollet J., Reflections on the plague in art, *Sydsvenska Medicinhistoriska Sällskapets, Arsskrift* (Schweden), 1971, 11 – 24.

Brossollet J., Saint Roch et la pudeur, *La Clinique,* 1971, *LVI,* 677, 225 – 229.

Brossollet J., Sur quelques traces des anciennes épidémies de peste dans la langue et la légende, *Vie et Langage,* 1971, *227,* 99 – 106.

Brossollet J., Les fêtes contemporaines ayant pour origines une épidémie de peste, *Médecine de France,* 1972, *229,* 19 – 22.

Brossollet J., Les prépasteuriens à la recherche du bacille de Yersin, *Histoire des Sciences médicales,* 1973, *VII,* 4, 353 – 355.

Brossollet J., De Morges à Nha Trang, Itinéraire d'Alexandre Yersin, *Médecine et Hygiène,* 1974, *1118,* 1576 – 1578.

Brossollet J., Rubens et les saints thérapeutes, *Comptes rendus du XXIVe Congrès international d'Histoire de la Médecine,* Budapest 1974, Band II, 913 – 916.

Brossollet J., Alcuni aspetti storico-artistici della peste in Europe, Ausstellungskatalog *«Venezia e la Peste»,* Venedig 1979, Marsilio, 201 – 205.

Brossollet J., Attraits et pièges de l'histoire de la peste, *Archistra*, 1983, *58*, 27–29.
Brossollet J., in «La Médecine à Paris du XIIe au XXe siècle», Paris 1984, Hervas (S. 399–400: Moreau de Jonnes; S. 464: Haffkine; S. 467–468: Yersin).
Brossollet J., La peste et le jeu de la Passion d'Oberammergau, in «Festschrift für Marielene Putscher», Köln 1984, Band I, 279–289.
Brossollet J., Quelques aspects religieux de la grande peste du XIVe siècle, *Revue d'Histoire et de Philosophie religieuses*, 1984, *64*, 1, 53–66.
Karimi Y., Alonso J.-M., Mollaret H.H., Activité lytique du bactériophage antipesteux vis-à-vis de certaines souches de E. coli, *Bulletin de l'Organisation mondiale de la Santé*, 1976, *53*, 480–481.
Klein J.M., Alonso J.-M., Baranton G., Poulet A.R., Mollaret H.H., La peste en Mauritanie, *Médecine et Maladies infectieuses*, 1975, *5*,4, 198–207.
Martinevskij V., Mollaret H.H., L'épidémie de peste en Mandchourie de 1910–1911, Moskau 1971, Medycina, 216 Seiten (in Russisch).
Mollaret H.H., Conservation expérimentale de la peste dans le sol, *Bulletin de la Société de Pathologie exotique*, 1963, *56*, 1168–1182.
Mollaret H.H., Données récentes sur la conservation de la peste dans ses foyers invétérés, *Annales d'Hygiène de Langue française*, 1965, *I*, 2, 67–58.
Mollaret H.H., La peste, in *Maladies infectieuses*, Paris 1965, Flammarion.
Mollaret H.H., Remarques sur la communication de MM. Brygoo et Dodin: «Apropos de la peste de fouissement et de la peste tellurique. Données malgaches», *Bulletin de la Société de Pathologie exotique*, *1965*, *58*, 2, 140–154.
Mollaret H.H., Conservation du bacille de la peste durant 28 mois en terrier artificiel: démonstration expérimentale de la conservation interépizootique de la peste dans ses foyers invétérés, *Comptes Rendus de l'Académie des Sciences*, 1968, série D, *267*, 972–973.
Mollaret H.H., Épidémiologie de la peste en Afrique du Nord-Ouest, *8th Congres of Tropical Medicine and Malaria*, Teheran 1968, 558–561.
Mollaret H.H., L'Arche d'Alliance et la maladie des Philistins. Dysenterie, peste ou parasitose?, *La Presse médicale*, 1969, *77*, 55, 2111–2114.
Mollaret H.H., Neue Kenntnisse auf dem Gebiet der Pestepidemiologie, *Medizinische Monatsschrift*, 1969, *23*, 8, 338–344.
Mollaret H.H., Les causes de l'invétération de la peste dans ses foyers naturels, *Bulletin de la Société de Pathologie exotique*, 1971, *64*, 5, 713–717.
Mollaret H.H., La Peste, in *Encyclopédie Médico-Chirurgicale*, 1971, 8035 E^{10}, 4–1972, 1–16.
Mollaret H.H., État actuel des connaissances sur les causes de l'invétération de la peste dans ses foyers naturels, *Congres of Tropical Medicine and Malaria*, Athen 1973.
Mollaret H.H., Presentazione della peste, Vorwort zum Katalog der Ausstellung *Venezia e la Peste*, Venedig 1979, Marsilio, 11–17.
Mollaret H.H., Le monde des Yersinioses, *Médecine et Maladies infectieuses*, 1982, *12*, 12, 658–663.

Mollaret H.H., Vorwort zum *Journal de l'année de la Peste* von Daniel Defoe, Paris 1982, Gallimard, coll. Folio, S. 1–25.

Mollaret H.H., Brossollet J., La peste, source méconnue d'inspiration artistique, *Jaarbœk 1965*, Koninklijk Museum voor Schone Kunsten, Antwerpen, 3–112.

Mollaret H.H., Brossollet J., Sur la mort de Saint-Louis, *La Presse médicale*, 1966, *74*, 55, 2913–2916.

Mollaret H.H., Brossollet J., A propos des «Pestiférés de Jaffa» de A. J. Gros, *Jaarbœk 1968*, Koninklijk Museum voor Schone Kunsten, Antwerpen, 263–307.

Mollaret H.H., Brossollet J., La procession de saint Grégoire et la peste à Rome en l'an 590, *Médecine de France*, 1969, *199*, 13–24.

Mollaret H.H., Brossollet J., Nicolas Poussin et les «Philistins frappés de la peste», *Gazette des Beaux-Arts*, März 1969, 171–178.

Mollaret H.H., Karimi Y., Eftekhari M., Baltazard M., La peste de fouissement, *Bulletin de la Société de Pathologie exotique*, 1963, *56*, 1186–1193.

Mollaret H.H., Nguyen Van Ba, Vandekerkove M., Karimi Y., Sur l'uréase du bacille de Yersin, *Annales de l'Institut Pasteur*, 1964, *107*, 3, 424–429.

Dank

Unser Dank gilt all denen, die zu dieser Biographie Informationen und dokumentarisches Material beigesteuert haben. Insbesondere danken wir:

Henri Jacotot, Doktor der Tiermedizin und Ehrenpräsident des Institut Pasteur, der sich für uns an die 21 Jahre erinnerte, die er an der Seite von Alexandre Yersin in Nha Trang verbracht hat;

Professor Albert Delaunay, Ehrenpräsident und Historiker des Institut Pasteur, der uns mit Denise Dupuis bekannt machte, durch die wir Yvonne Bastardot-Yersin kennenlernten;

Doktor Marc Simond, der uns Yersins Briefe an P. L. Simond und dessen Skizzen, die er während seines Indienaufenthalts angefertigt hatte, zur Verfügung stellte;

Gilbert Larguier, der in Zusammenarbeit mit dem Collège franais in Nha Trang während seines dortigen Aufenthalts für uns eine außergewöhnliche Dokumentation zusammenstellte;

Hilda Benichou, die uns als Konservatorin am Museum Pasteur bei der Sichtung von Objekten, die an Yersin erinnern, eine große Hilfe war;

Professor Pierre Mercier, der 1969 als damaliger Leiter des Institut Pasteur Paris diesem Buchprojekt zustimmte;

Madame R. Gallois, ihrer Tochter Madame Ducrest sowie Mademoiselle Noël-Bernard für ihre Erinnerungen an Nha Trang und Saigon, wo sie Alexandre Yersin kennengelernt hatten.

Ferner danken wir:

Madame R. Dilg-Frank, Assistentin am Institut für Geschichte der Pharmazie an der Universität von Marburg/Lahn, für ihre Dokumentation über das Medizinstudium in dieser Stadt während des letzten Jahrhunderts;

Madame M. Pouliquen vom französischen Staatsarchiv, Abteilung Übersee, die uns Einsicht in die Akten der Franzosen gewährte, die in Indochina Dienst taten und mit Yersin zusammentrafen;

C. Gobert für seine Auskünfte über die Schiffahrtsgesellschaft Messageries Maritimes, bei der Yersin angestellt war;

Professor Dietrich Tutzke für seine Dokumentation über die Schule Robert Kochs;

Fernand Junod für den Stammbaum der Familie Yersin.

Wertvolle Informationen zugetragen haben uns auch: Professor L. Hirth über seinen Schwiegervater G. Vernet; Madame Lecointre über ihren Vater und Doktor der Tiermedizin Ch. Carré; Dr. Émile Bonard über Dr. Jaïn; Dr. Pierre V. Morax über seinen Vater Dr. Victor Morax, den Schulkameraden Yersins; Jean-Pierre Escale über seinen Großvater Henri Guibier; Pierre Calmette über seinen Onkel Georges Winckler; Aymon Correvon über seinen Vater, den Botaniker Henry Correvon; Bernard Brossollet über Georges Perrot, der zu Pasteurs Lebzeiten die École normale supérieure leitete.

Ferner schulden wir all denen Dank, die nach dem Tod Yersins in Nha Trang oder Saigon lebten und durch die wir ebenfalls zu wichtigen Informationen gelangten: Dr. M. Huard, Leiter des Institut Pasteur von Nha Trang von 1949 bis 1959; G. de Sigaldy, technischer Direktor der Plantagen des Institut Pasteur von Nha Trang; Generalarzt F. Merle, der in Saigon von 1962 bis 1964 das Hôpital Grall leitete; Dr. J. Vittoz, der 1938 ans Institut von Nha Trang kam und die letzten Tage Yersins miterlebte.

Wir danken ferner Pastor J.-Cl. Verrey für seine Dokumentation über die Freie Evangelische Kirche; Generalarzt J. Voelckel, der uns Einsicht in die Briefe Calmettes an Simond gewährte; Admiral de Brossard für seine Hinweise zur Geschichte des Prismenastrolabiums; schließlich Jean Montalbetti für seine kritische Durchsicht des Manuskripts.